图解手术配合丛书

总主编　龚仁蓉　李继平　李　卡

图解胸外科手术配合

主　编　许宁惠　黄智慧　龚仁蓉

科学出版社

北京

内 容 简 介

本书系《图解手术配合丛书》之一，全书共8章。主要包括胸外科常见手术与手术配合，基本按照手术用物准备、手术体位、消毒铺巾、手术配合及特殊关注点的顺序予以介绍。重点突出手术配合部分，对手术步骤配以解剖、器械及具体操作的图解，循序渐进，图文并茂。本书作者均来自于临床一线，所介绍的手术方式及术中配合技巧也来源于临床经验的总结，并得到了临床医师的指导。全书强调整体护理观念，关注手术配合技能，为高质量的手术配合提供全面的解决方案。

本书既适合于初入手术室工作的人员，也可供有一定手术室工作经验的人员阅读。既可用于手术室护士的三基三严培训，也可作为手术室教学教师备课的参考书。

图书在版编目（CIP）数据

图解胸外科手术配合 / 许宁惠，黄智慧，龚仁蓉主编. —北京：科学出版社，2016.3

（图解手术配合丛书 / 龚仁蓉，李继平，李卡总主编）

ISBN 978-7-03-047589-3

Ⅰ. 图… Ⅱ. ①许… ②黄… ③ 龚… Ⅲ. 胸部外科手术-图解 Ⅳ. R655-64

中国版本图书馆 CIP 数据核字（2016）第 046590 号

责任编辑：戚东桂　殷梦雯 / 责任校对：彭　涛
责任印制：赵　博 / 封面设计：范璧合

科学出版社出版
北京东黄城根北街16号
邮政编码：100717
http://www.sciencep.com
中煤（北京）印务有限公司印刷
科学出版社发行　各地新华书店经销
*
2016年3月第　一　版　开本：787×1092　1/16
2025年9月第六次印刷　印张：22　1/2
字数：528 000

定价：78.00 元

(如有印装质量问题，我社负责调换)

《图解手术配合丛书》编委会

罗　媛	罗春蓉	罗红英	马　慧
马　利	马　悦	莫　宏	倪禾丰
宁　芳	牛　玲	潘昕茹	彭　巧
彭　铄	蒲　岚	戚　齐	邱姝婷
石伊潇	帅文彬	宋　敏	宋　珍
覃　燕	谭　辉	谭永琼	汤红梅
汤宁宁	唐　玲	唐　庆	唐　英
田　清	田蕾蕾	田延利	涂雪花
万　莉	汪丽英	王　慧	王　静
王　敏	王仁秋	魏美辰	温　娜
文　波	文艳琼	吴　非	吴若梅
吴雪霖	夏青红	向　瑜	向琦雯
肖小潇	谢　静	谢　利	谢　敏
谢江英	徐　静	徐　莉	徐淑芳
徐小凤	许宁惠	鄢　伟	阳　光
杨　茜	杨　婷	杨　霄	杨立惠
杨思悦	杨小蓉	叶　红	余小兰
袁　凤	袁　琦	曾昌群	曾维渝
张　燕	张　译	张妮娅	张天笑
张祥蓉	赵迪芳	赵秀梅	郑　丹
郑　静	郑　艳	植路君	钟　玲
周俊英	朱　炜	朱　燕	朱道珺
朱晓燕	邹世蓉		

《图解胸外科手术配合》编写人员

主　编　许宁惠　黄智慧　龚仁蓉

副主编　黄　燕　李义萍　丁宁莹

编　者（按姓氏汉语拼音排序）

陈　芳　陈　静　邓圆圆　丁　林

丁宁莹　冯　清　龚仁蓉　郝　淼

何春梅　黄　燕　黄长琴　黄智慧

李义萍　唐　玲　涂雪花　许宁惠

杨　茜　赵金兰

《图解手术配合丛书》序

护理成为一级学科以后对临床护理专业化发展提出了更高的要求。作为涉及范围广、专科特点强、技术含量高的手术护理成为国家卫生和计划生育委员会提出的首批专科护理建设的专业护理领域。随着医疗亚专业的细化和发展，医疗器材、微创技术在外科得以迅速发展，使疾病治疗能在创伤最小、住院时间最短、术后生命质量最佳的状态下完成，与此同时，围手术期的护理也面临专业护理技术精细化的更大挑战。

如何在短期内有效提升各级医院手术室护理人员的专业服务能力，成为我国各级医院护理管理需要解决的重要任务。《图解手术配合丛书》是以国家卫生方针政策为依据，以满足社会患者手术需求为立足点，以提升我国各级医院手术护理专业人才专科服务能力、促进外科手术护理学科人才专业化发展需求为切入点而进行组织编写的实用性与学术性并重的医院手术护理指南。

近年来，手术技术发展日新月异，技术的进步对手术室护士的专业技能与手术配合也提出了更高的要求。为了帮助各级手术护理人员适应现有手术技术的发展，提升护士手术配合质量，保证患者安全，由四川大学华西医院牵头组织编写了本套丛书。丛书有如下特点：①图文并茂，易于理解，适用于各级医院手术护理人员。②深入浅出，既有操作层面的手术操作步骤与程序，又有手术护理发展的理论基础，对各级手术护理人员均有较强的指导作用。③内容覆盖面广。根据不同医院手术范围和特点，丛书涉及全国医院手术室开展的绝大多数手术类型，包括普外科、骨科、神经外科、泌尿外科、心血管外科、胸外科、耳鼻咽喉-头颈外科、眼科和妇科。④编写队伍实力雄厚，编委均是来自全国各大医院的手术室护理专家和教育专家，具有丰富的临床手术配合技能及专科护理理论知识。⑤编写立足手术护理实践，注重手术护理新业务、新技术发展前沿，为广大手术护理人员提供了可持续发展的实践指导。⑥强调医护配合，在手术配合理念、步骤等内容编写过程中，得到外科各专业医疗专家亲自指导、修改和完善，使丛书更具学科建设价值和手术护理实践操作价值。

本套丛书具有很强的指导性、实用性和便捷性，对手术室护理同仁，特别是各专科的护理配合工作有重要的参考价值。希望《图解手术配合丛书》能成为各级医院手术室护理人员全面、系统的工具书，在持续提升全国手术专科护理人员专业能力方面做出积极贡献。

中华护理学会副理事长
四川大学华西医院护理学科主任
四川大学华西医院博士生导师
李继平教授
2014 年 12 月

前　言

随着现代胸外科手术技术朝着精细化、微创化方向发展，对医护人员也提出了越来越高的要求。

近年来，肺癌已经位列癌症致死率第一位，明显高于其他肿瘤。胸部疾病需要行外科手术的患者呈现上升趋势，手术的种类、术式向精准化方向发展。手术技术及方式的改变也带动了手术器械、装备、消毒供应等技术的革新。

传统的胸外科开胸是采用“前胸贴后背”的方式，也就是前面的切口尽头在胸骨，后面的切口在脊柱边缘。这给患者带来了恢复时间长、术后并发症多、生活质量极度下降等问题，让患者对开胸手术产生了极大的恐惧和不安。随着科技的进步，传统的开胸手术越来越少，更多采用了腔镜手术，无论胸腔多孔镜还是单孔镜，都给患者带来了福音，但同时对医务人员的要求也越来越高，从四川大学华西医院的数据来看，术式改变后患者的住院时间缩短、疼痛减轻、恢复加快，回归社会的时间缩短，生命质量得到了提升。

本书就术式及路径采用图解的形式对常规的手术体位、消毒铺巾、器械的选择、设备的准备、手术方式、路径及医护配合等做了详细的介绍。对于手术方式，就传统的术式、腔镜术式分别进行阐述。全书对手术患者医护配合关键内容进行了描述，意在为临床一线护士提供参考，使手术更加安全、流畅，通过术式的图解，让手术室护士了解医师的手术路径，做到彼此之间配合默契，提高手术的成功率，减少患者的并发症及院内感染，进而缩短住院时间，提升患者的就医满意度，最终服务于广大患者。

本书在编撰过程中得到了四川大学华西医院胸外科各位教授、医师的大力协助，在此特别感谢各位同仁在编写过程中提供的对图片、术式等的指导和修改意见。

本书基于华西医院手术室的条件、环境及手术流程、医护配合经验总结，由于编者水平有限。难免有以偏概全之嫌，不足与疏漏之处也在所难免。尚祈读者不吝指正。

编　者

2015年8月

前言

[illegible]

目　录

第一章　总　论

第一节　普通胸外科手术室基本设置

一、手术间的基本设置

为保证普通胸外科手术的顺利实施，手术室需提供符合胸外科手术标准的环境、设施、设备和合理的人员配置(图 1-1-1)。

(1)手术间面积约为 $50m^2$，设有中央空调和空气层流装置，手术区空气洁净度达到 1000 级，周边区达到 10 000 级，为 6 级洁净手术室。

(2)每个手术间设有氧气、二氧化碳、氧化亚氮(笑气)、压缩空气和负压吸引等终端接口，一式两套，分别安装于多功能吊塔和手术间墙壁上。吊塔上应设有电源插座、废气回收排放接口和仪器平台等。在距地面 30cm 的手术墙上安装电源插座，以方便使用。

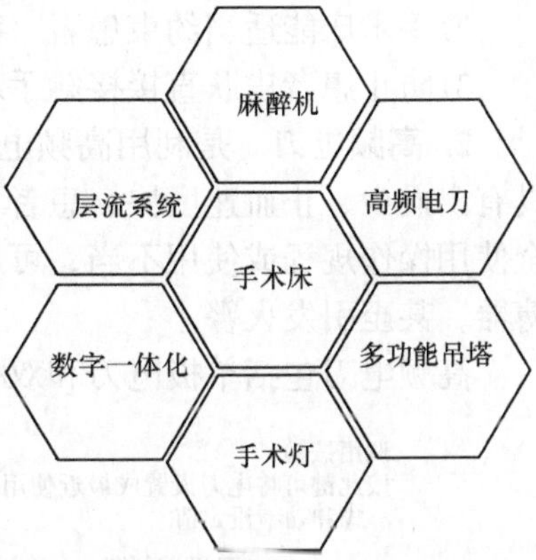

图 1-1-1　手术的基本设置

(3)每个手术间设有多功能控制面板，将层流、无影灯、照明、观片灯、计时器、温度显示及调节等开关集合在一起。输液轨道顺手术台正上方两侧与手术床平行。

(4)手术室配有通讯装置(电话)、网络终端(电脑)、麻醉机(监护仪和呼吸机)、麻醉药品柜(包括麻醉药物、抢救药物、降压药等)、治疗车、可移动托手架、可移动和升降器械托盘(单、双各一个)、器械桌 2 个。

(5)手术室装置与仪器设备布局应合理，以不影响手术为原则。各仪器放置在合适的区域，方便取用，包括高频电刀、胸腔镜、超声刀、能量平台、各种生理监测仪、氩气刀等。手术室人员均有一定的位置和活动范围，器械护士应面向手术台，主动协助手术医生完成手术；麻醉医生靠近患者以利于观察和处理术中的各种情况；巡回护士全面掌握手术进度，密切配合手术的开展；参观手术者尽量少，站于手术者背侧或旁侧，距离应在 30cm 以上，原则上参观手术人员不超过 3 人，均需要服从手术室护士的管理。

二、胸外科手术室设备

(一)胸外科手术室基本设备

1. 手术床

(1)手术床的特点

1)多功能手术床配件、功能齐全，由4～8个截面组成，可调节为各种不同的位置，满足各种手术需要。

2)设计符合人体解剖特点，坚固、耐用、操作简便。

3)床垫设计适合患者体位变化，感觉舒适，易拆卸清洗。

(2)注意事项

1)完成各项调节后，锁定手术床，防止手术床移位。

2)手术床能适当约束患者，防止坠床。

3)防止患者皮肤直接接触手术床的金属部位，避免使用电刀时发生旁路灼伤。

2. 高频电刀 是利用高频电流对人体组织进行切割、止血的一种高频、大功率设备。具有出血少、止血速度快、患者术后愈合好等优点，但也存在诸多安全隐患，如违反安全使用操作规程或使用不当，可导致过敏、灼伤、烧伤、压力性坏死、干扰心电图或起搏器，甚至引发火警。

高频电刀包括单极电刀和双极电刀(图1-1-2)。

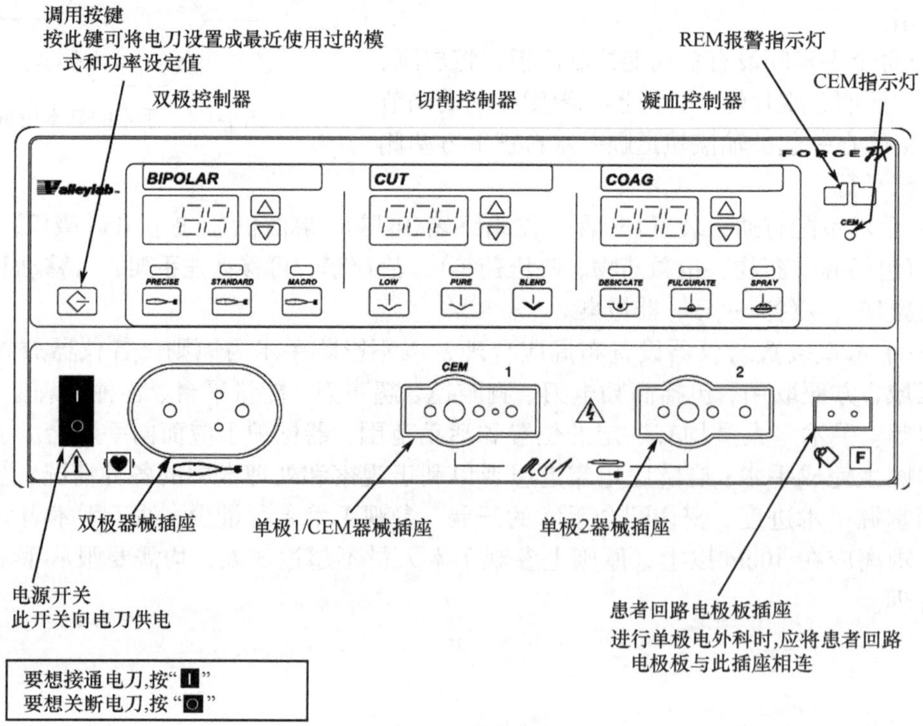

图1-1-2 高频电刀

(1)单极电刀

1)构成：一般由主机、电刀笔(又称活动电极)和回路电极(又称负极板)组成。

一次性软式回路电极板，使用方便，导电材料含有水分，方便粘贴，可填充不规则的皮肤，易于导电，避免负极板对患者的灼伤。

使用隔离式发生器，高频电流的唯一通路是负极板，输出的切割及凝血电流均从负极板返回，发生旁路灼伤的可能性很小。

2)应用范围分切割模式和凝血模式

A. 切割模式

a. 低压切割功能：几乎无火花的切割，适用于精细组织。一般输出功率为30W。

b. 纯切割功能：几乎不止血的情况下，对组织进行清晰、精确、无损伤的切割。

c. 混切割功能：用于对组织的切割，同时具有凝血作用。

B. 凝血模式

a. 干燥凝血：无需产生电火花或进行切割，即可使组织破坏和脱水，输出功率低于35W。

b. 电灼凝血：激活电极发出的电火花经过空气达到患者的组织而使组织凝固，一般输出功率为35～45W。

c. 喷射凝血：能实现最佳电灼，大面积止血，使用输出功率可达60W。

(2)双极电刀

1)构成：一般由主机、双极镊和脚踏控制开关组成。

双极电刀是一种电子式射频电流发生器，双极镊与组织接触良好，电流在双极镊的两极之间经过，形成回路，不需要使用回路电极板。

双极电刀主要是凝血功能，无切割功能。

2)应用范围：一般用于脊柱和椎管旁组织，输出功率为15～20W。

(3)操作方法

1)连接电源线、回路电极板线路。

2)接通电源，开机自检。

3)根据手术和术者要求设置合适的输出功率和输出模式。

4)回路电极板粘贴于患者肌肉丰富部位。

5)洗手护士将电刀笔固定于手术台上，主机端口递予巡回护士。将主机端口插入高频电刀对应插口。

6)洗手护士应及时清除电刀笔和电凝镊上的焦痂：暂时不用时应将电刀笔头放入绝缘保护套内。

7)使用完毕，先关主机电源，拔出电凝线，再拔出电源插头和清洁整理设备。

(4)注意事项

1)督促维修人员定期检查设备性能，调节各种参数，防止漏电或短路。

2)注意回路电极板的安全使用

A. 选择面积大小合适的回路电极板，儿童及婴幼儿选择相应大小的回路电极板。禁止裁剪，因其黏性强且裁剪后容易撕脱。

B. 回路电极板：尽可能粘在易于观察、血管丰富、肌肉丰满与手术切口的距离不小于15cm、已剃除毛发、清洁干燥完整部位，减少阻抗；心电监护的患者回路电极板距心电监护电极至少15cm，保证患者安全；如果体内有金属移植物的患者使用高频电刀，应注意使高频电流避开金属移植物，以防止产生湍流而灼伤患者；使用前后评估患者皮肤完整性，防止患者灼伤、烧伤。注意保护患者皮肤，防止各种皮肤潜在性损伤。负极板的长边与高频电流流向垂直。拆除负极板时应从边缘沿皮纹方向以尽量小的角度缓慢揭除回路电极板。

(5)消毒方法：环氧乙烷灭菌消毒或高温高压灭菌消毒。

3. 超声刀 是用于软组织切开和止血，并且热损伤最少的仪器，它可代替高频电刀。超声刀的切割凝血原理：刀头以55 500Hz振动，刀头运动与组织蛋白接触，蛋白氢键断裂，蛋白重组，蛋白凝固，蛋白受振动产生二级热量，深度凝固闭合较大的管腔。

(1)特征：精确的切割与凝血，较小的侧向热损伤，更少的焦痂，更少的烟雾，无电流通过患者的机体，多功能手控设计，数码芯片控制，数码自检测系统。

(2)临床优势：可安全用于重要组织的处理，可在重要器官附近进行操作；防止焦痂脱落造成术后出血；手术视野清晰，便于精细操作；无传导性组织损伤；更经济省时，真正实现单手操作，功率输出更平稳、流畅，便于快速发现和排除故障。

(3)设备安装

1)连接电源线。

2)将超声刀设备放置于适当的位置，距离电刀≥1m。

3)洗手护士将超声刀手柄及连接线固定于手术台上。

4)巡回护士将连接手柄线与主机端口白点对白点插入。

5)洗手护士安装超声刀头：洗手护士在保持手柄和刀头呈垂直方向用手旋转至不能继续时，用扭力扳手顺时针方向把刀头旋牢，听到“咔咔”两声即可。注意扭力扳手进出时保持刀头闭合状态。

6)开机，主机进行自检(3～5 秒)，“Standby”灯亮，屏幕显示“3”档和“5”档功率。

7)刀头自检：按“Standby”键，“Ready”运行键灯亮，保持脚踩开关或手按手控按扭(需打开手控模式)张开刀头让超声刀在空气自检，主机发出自检提示音，持续3～5秒过渡到正常音后自检结束，可以开始使用。

8)清洗刀头：可将刀头张开放置于生理盐水中，启动超声刀可清洗刀头。

9)卸超声刀头：先将刀头闭合，放入扭力扳手，逆时针转动刀头至松动，取下扭力扳手，逆时针拧刀头银色杆身即可，注意扭力扳手进出时保持刀头闭合状态。

10)拆机：关闭电源开关，拔出手柄接口，拔出电源，清理、整理设备。

(4)注意事项

1)超声刀主机

A. 同时踩两个脚踏开关，主机会报警，但无故障显示。

B. 自检故障：主机显示故障代码，应报请专业技术人员及时维修。

2) 超声刀头

A. 超声刀工作时禁止用手触摸。

B. 超声刀头夹持金属类时，不能闭合刀头激发超声刀。

C. 持续工作时间过长、温度过高、机器报警时，应将超声刀头浸泡于生理盐水中，降低温度后使用。

D. 连续使用10～15分钟后把刀头浸泡于生理盐水中，打开开关轻轻抖动刀头。使刀头里面的血块和组织排出，避免堵塞。

E. 将组织夹持于刀头前端约2/3的部位，闭合切割效果最佳。

F. 超声刀头和手柄线只能用低温灭菌：环氧乙烷、过氧化氢等离子体灭菌。

4. 头灯 额带式可调节冷光源(100～150W)，可满足常规胸外科特殊部位手术照明。

注意事项：

(1) 正确连接头灯各组件(图1-1-3)。

(2) 冷光源处于"0"时，接通电源，开启电源开关，调节冷光源至适宜的亮度。

(3) 头灯使用完毕后，先调节冷光源至"0"，再关闭电源开关。

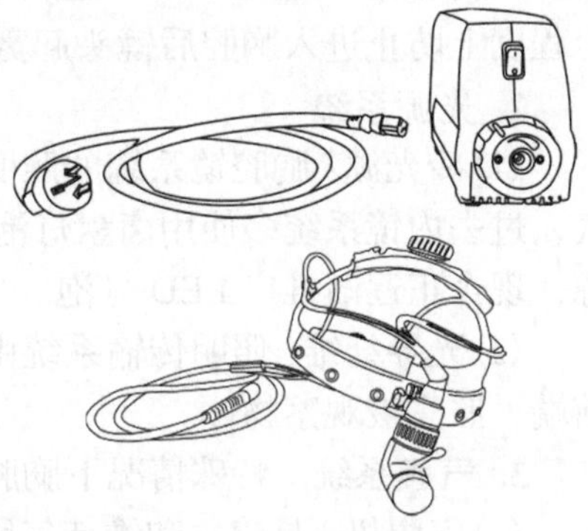

图1-1-3 头灯

(二) 胸外科常规手术器械及手术用物

胸外科常规手术器械及手术用物见本章第三节。

(龚仁蓉 许宁惠)

第二节 内镜系统

胸腔镜技术是微创技术的代表，避免了传统开胸手术的大切口对胸壁的创伤，减轻了术后切口疼痛。胸腔镜使外科医师能以最小的胸壁创伤达到对胸腔的最大暴露，同时避免了胸腔内器官的持续体外暴露、蒸发、创面干燥，减少了对胸内组织的触摸、挤压和牵拉，从而对胸腔内组织的影响明显减轻。

一、胸腔镜系统组成

胸腔镜系统包括五类基本设备：摄像系统、光源系统、气腹系统、冲洗吸引系统、录像系统。

1. 摄像系统 胸腔镜手术时由于视频设备完全代替了术者的视觉感受，所以这些设备须能够提供清晰的术野图像，以保证安全、精确的手术操作。现今在胸腔镜手术中使用2D图像系统，依靠物体的深度和位置的间接印象来判断胸腔内器官的空间关系。3D

技术也在逐步推广。

(1)摄像机：胸腔镜摄像机应用1.27～1.7cm硅偶电装置将影像转变成分散的像素。摄像机用纯白色光作为参考值进行校准后才能产生精确的彩色光谱(白平衡)。因此，在使用摄像机前需要自动或手动设置白平衡，这样摄像机才能正确调节产生白色的原色的亮度。

(2)监视器：由于胸腔镜手术时影像替代了医生的直观视觉感受，高质量的视频系统至为重要，高分辨率的摄像机应连接高质量的监视器。

(3)硬性内镜：胸腔镜管由杆状透镜、镜头间的空气间隙及用于补偿周边失真的透镜组成，由光导纤维把光线经胸腔镜传递到胸腔。影响镜管显像清晰度的因素除了血液和烟雾污染，更重要的是温度较低的镜管进入胸腔后表面起雾发生的冷凝现象。在将胸腔镜置入胸腔前可用50～70℃温热的生理盐水加热镜头或湿性碘伏纱球擦拭镜头，可在一定程度上防止进入胸腔后镜头起雾。

2. 光源系统

(1)冷光源：胸腔镜系统的照明是由冷光源完成的。冷光源用的灯泡中充有卤素或疝气，过去内镜系统多使用卤素灯泡，而现在疝气灯泡已成为多数胸腔镜手术用的标准光源，现今正逐渐推广LED灯泡。

(2)光导纤维：照明传输系统由光导纤维组成，冷光源的光经过光导纤维传输到内镜前端，照亮被观察物体。

3. 气腹系统 特殊情况下胸腔镜手术时需要建立人工气胸以增加手术操作空间。

(1)气腹机：是建立和维持气胸、气腹必不可少的设备。预设好的气腹机需要满足下列标准①电子控制；②送气量至少达到6L/min；③在气体经鞘管或吸引，漏出速率约1L/min时，最少要维护胸腔内压为8mmHg。理想的电子控制气腹机流速应达到30L/min，这样在胸腔吸引时就不会使胸内压过低。

(2)气腹管：向胸腔内输入气体的管路。

(3)气体：二氧化碳是用于建立和维持人工气胸的气体。二氧化碳在血液中溶解度很高，因此，如果少量二氧化碳进入血液循环，可以很快吸收、排出，不会引起致命性的气体栓塞。

4. 冲洗吸引设备 胸腔镜手术时必须要有良好的冲洗吸引设备。冲洗流速最少应达到1L/min。吸引管内径至少应该为5mm，以便吸出烟雾、液体或血凝块。吸引头有多个侧孔，以便快速吸出血块和大量液体。

5. 录像设备 胸腔镜手术操作可以记录在录像带上供教学和交流之用，应用高质量的录像机和录像带才能保证获得清晰的图像。

二、胸腔镜操作流程及注意事项

1. 操作流程

(1)用物准备：胸腔镜主机、腔镜器械包、中心供二氧化碳。

(2)连接电源线及二氧化碳供气管。

(3)开机：包括监视器、摄像头、冷光源、气腹机。主机自检，确保各部分处于待机状态，并检查主副监视器图像传输是否正常。

(4)连接光学视管、光源线(需人工气胸时连接气腹管)。

(5)待光源线与光学视管连接后，按下冷光源键，调整白平衡。光亮度不合适时，通过冷光源机面板上的亮度调节按钮来调节光亮强度。

(6)调节气腹机压力及流量。根据手术要求设定气腹机压力及流量，将气腹机调节为使用状态。

(7)手术结束后依次关闭各组成部分，再关闭电源，拔出二氧化碳管。

(8)收纳光学视管、导光束和气腹管。

(9)摄像头盖上防尘帽并将有导针一端盖帽，妥善放置。

2. 操作注意事项

(1)检查摄像机、监视器、冷光源、工作站、气腹机等设备的电源连接及工作情况。

(2)专职人员及时拆卸、检查设备，将各种器械分类整理。

(3)镜头需放置于专用盒内，轻拿轻放，特别注意保护镜头斜面，手工清洗，用专用的擦镜纸擦拭，清洗抹干后要旋转检查清晰度，并套上保护帽，勿用手指触摸镜头，以免留下指印。

(4)导光束避免打折，应盘曲放置，其弯曲程度不能超过90°，避免折成锐角，不用时不可悬吊，盘曲成直径大于20cm的圆圈，以防止光纤维折断，必须定期清洗纤维端面。每次用完及术前准备器械时，导光纤维都应做对光检查(方法是将其一端对光照射，若另一端看到一个个小黑点，则表明是折断的纤维，若截面的20%～30%发黑，则需要更换导光纤维)。

(5)光源·开机时亮度应从低到高调节，关机前应将亮度调至最低。若使用中突然断电，应等待1～3分钟，再开电源，以保护灯泡，延长灯泡寿命。

(龚仁蓉 许宁惠)

第三节 胸外科常用手术器械包

(一)肺叶器械包

1. 肺叶普通器械包器械和总数 见表1-3-1、图1-3-1。

2. 胸腔牵开器 见表1-3-2、图1-3-2。

表1-3-1 肺叶普通器械包器械总数

器械名称	皮肤拉钩	方头拉钩	肩胛拉钩	肺叶钳	肋骨闭合器	线剪	组织剪	剥离剪(长)	剥离剪(短)	4号刀柄	7号刀柄
数量(件)	2	1	1	2	1	1	1	1	1	2	1

器械名称	组织镊	组织钳	敷料镊	持针钳(长)	持针钳(短)	巾钳	小弯止血钳	卵圆钳	弯止血钳	支气管钳	大弯止血钳	直角钳	钝性剥离器	无损伤镊
数量(件)	2	6	3	3	2	2	6	3	10	2	6	2	1	1

表 1-3-2 胸腔牵开器器械总数

器械名称	牵开器支架	拉钩片(大号)	拉钩片(小号)
数量(件)	1	2	2

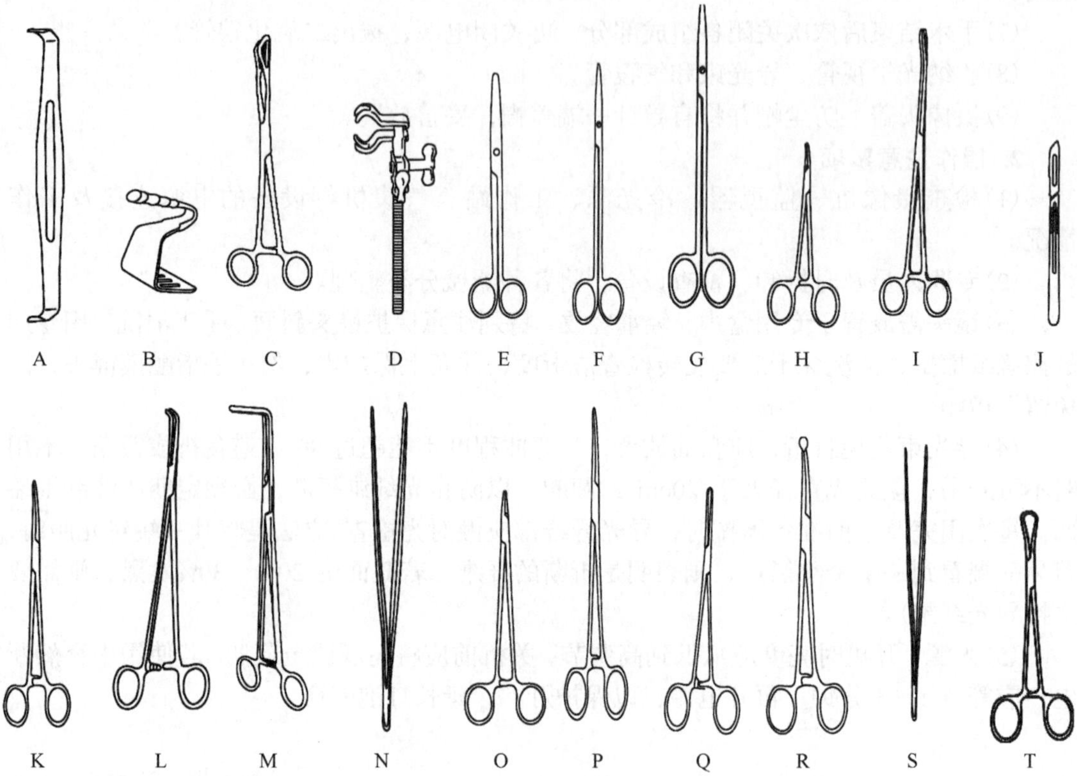

图 1-3-1 肺叶普通器械包

A. 皮肤拉钩；B. 肩胛拉钩；C. 肺叶钳；D. 肋骨闭合器；E. 线剪；F. 组织剪；G. 剥离剪；H. 小弯止血钳；I. 卵圆钳；J. 手术刀柄及刀片；K. 中弯止血钳；L. 直角钳；M. 支气管钳；N. 长平镊；O.持针钳；P. 大弯止血钳；Q. 组织钳；R. 钝性剥离器及“花生米”；S. 无损伤镊；T. 巾钳

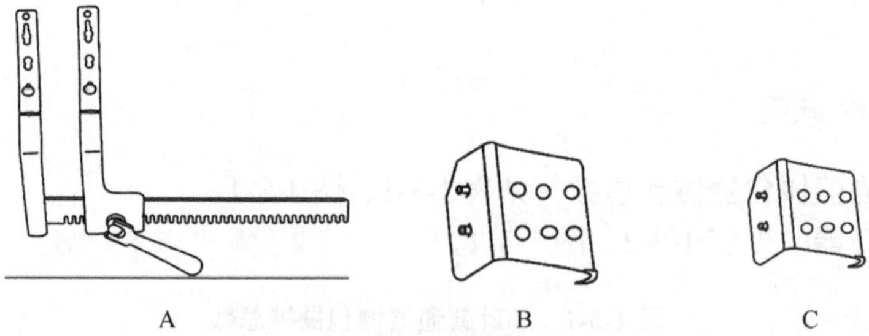

图 1-3-2 胸腔牵开器

A. 牵开器支架；B. 大号拉钩片；C. 小号拉钩片

3. 肋骨切除器械和总数 见表 1-3-3、图 1-3-3。

表 1-3-3 肋骨切除器械总数

器械名称	肋骨剪	骨膜剥离器	肋骨钩	咬骨钳
数量(件)	1	1	1	1

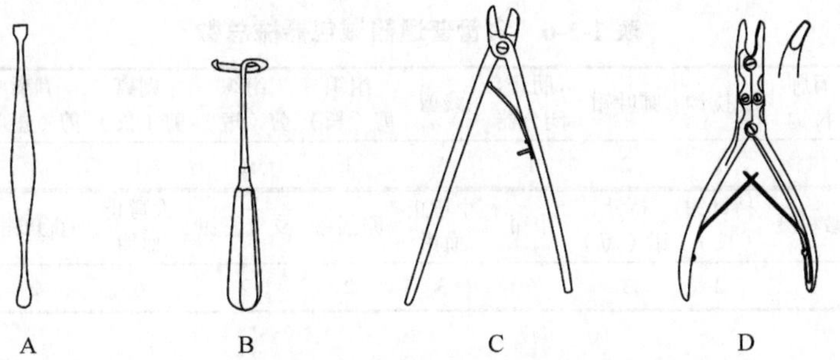

图 1-3-3 肋骨切除器械

A.骨膜剥离器；B. 肋骨钩；C. 肋骨剪；D. 咬骨钳

4. 淋巴结钳器械和总数 见表 1-3-4、图 1-3-4。

表 1-3-4 淋巴结钳器械总数

器械名称	淋巴结钳(大号)	淋巴结钳(中号)	淋巴结钳(小号)
数量(件)	2	1	1

5. 肺血管盒和总数——胸腔大出血的应急器械和总数 见表 1-3-5、图 1-3-5。

表 1-3-5 肺血管盒器械总数

器械名称	血管持针钳	4 号吸引器头	腔静脉钳	管道钳	扁桃体钳	无损伤镊	肾蒂钳	血管剪	过线钩	哈巴狗钳
数量(件)	4	1	5	2	4	4	1	1	2	8

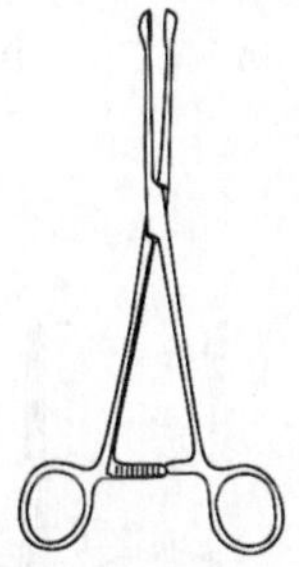

图 1 3-4 淋巴结钳

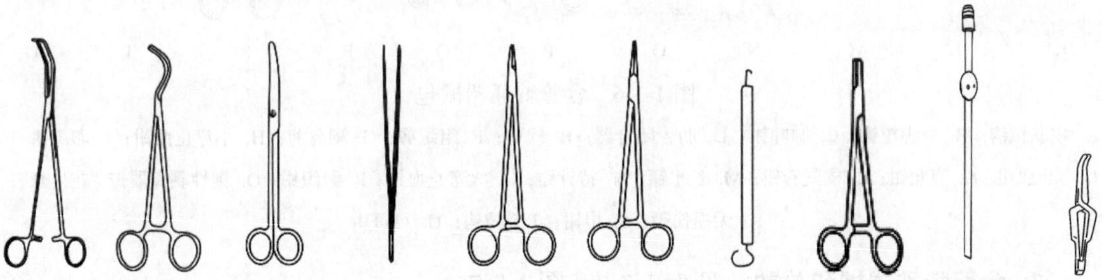

图 1-3-5 肺血管盒

A. 腔静脉钳；B. 肾蒂钳；C. 血管剪；D. 无损伤镊；E. 血管持针钳；F. 扁桃体钳；G. 过线钩；H. 管道钳；I. 4 号吸引器头；J. 哈巴狗钳

(二)食管器械

1. 食管普通器械包器械和总数 见表 1-3-6、图 1-3-6。

表 1-3-6　食管普通器械包器械总数

器械名称	皮肤拉钩	肩胛拉钩	S 拉钩	肺叶钳	肋骨闭合器	线剪	组织剪（长）	组织剪（短）	剥离剪（长）	剥离剪（短）	手术刀柄	组织镊
数量(件)	2	1	1	2	1	1	1	1	1	1	3	2
器械名称	组织钳	敷料镊	持针钳（长）	持针钳（短）	巾钳	小弯止血钳	卵圆钳	支气管钳	大弯止血钳	直角钳	钝性剥离器	可可钳
数量(件)	6	3	2	3	6	3	2	2	6	2	1	2

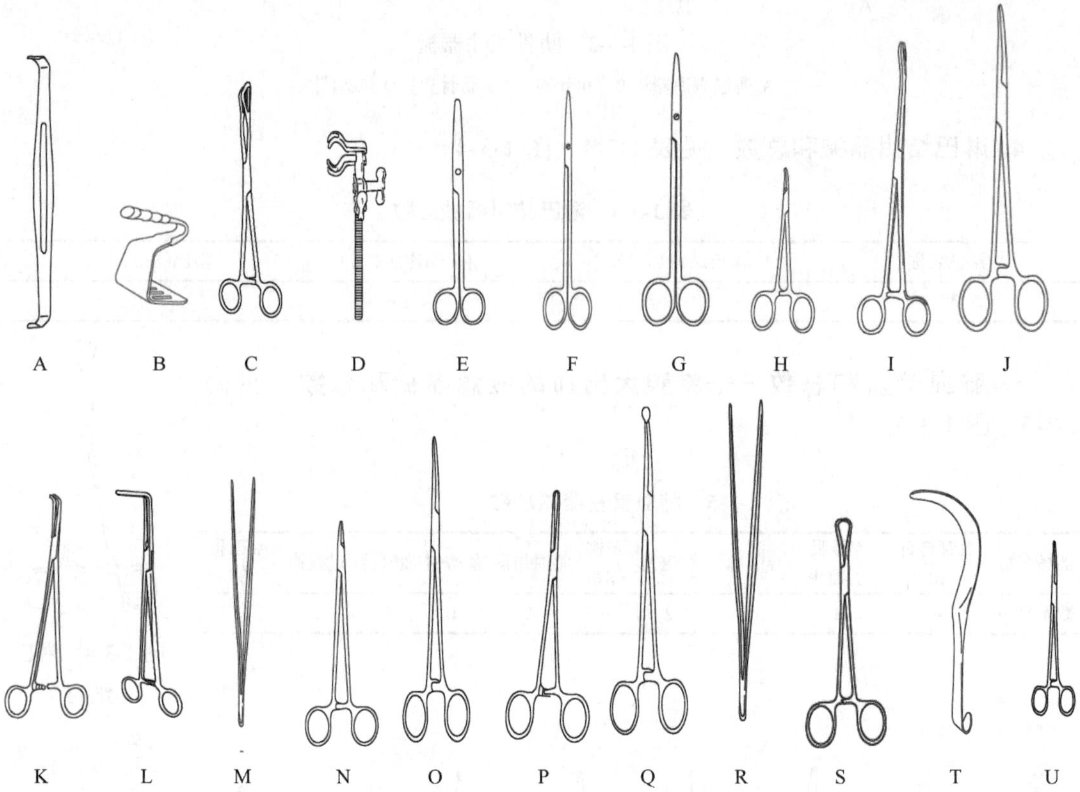

图 1-3-6　食管普通器械包

A. 皮肤拉钩；B. 肩胛拉钩；C. 肺叶钳；D. 肋骨闭合器；E. 线剪；F. 组织剪；G. 剥离剪；H. 小弯止血钳；I. 卵圆钳；J. 弯止血钳；K. 直角钳；L. 支气管钳；M. 长平镊；N. 持针钳；O. 大弯止血钳；P. 组织钳；Q. 钝性剥离器带“花生米”；R. 无损伤镊；S. 巾钳；T. S 拉钩；U. 可可钳

2. 食管特殊器械和总数　见表 1-3-7、图 1-3-7。

表 1-3-7　食管特殊器械总数

器械名称	三叶钳	直角剪	超声刀	钛夹钳
数量(件)	1	1	1	1

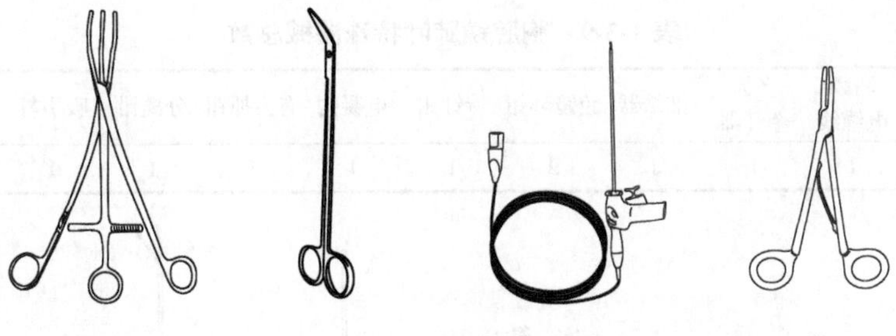

图 1-3-7　食管特殊器械

A. 三叶钳；B. 直角剪；C. 超声刀；D. 钛夹钳

（三）胸腔镜器械

1. 胸腔镜肺叶普通器械和总数　见表 1-3-8、图 1-3-8。

表 1-3-8　胸腔镜肺叶普通器械总数

器械名称	拉钩	组织镊	无损伤镊	手术刀柄	小弯止血钳	直角钳	肺叶钳	持针钳	弯止血钳	大弯止血钳	组织钳	巾钳	卵圆钳	手术剪
数量(件)	1	2	1	2	4	2	2	4	4	2	4	2	3	3

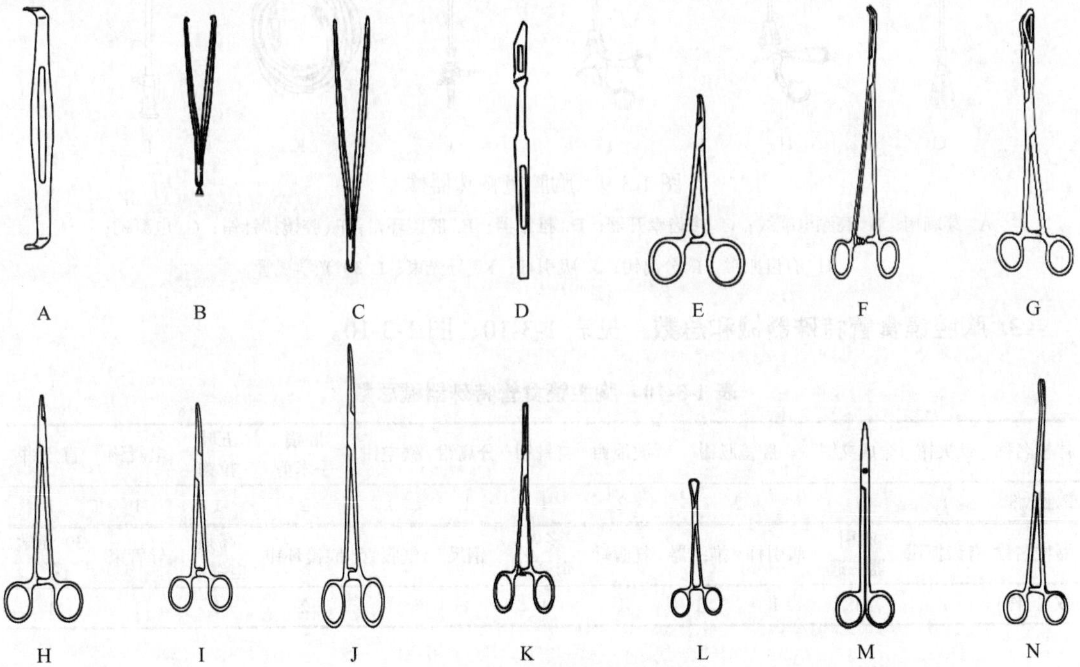

图 1-3-8　胸腔镜肺叶普通器械

A. 皮肤拉钩；B. 组织镊；C. 无损伤镊；D. 手术刀片及刀柄；E. 弯蚊式止血钳；F. 直角钳；G. 肺叶钳；H. 持针钳；I. 中弯止血钳；J. 大弯止血钳；K. 组织钳；L. 巾钳；M. 手术剪；N. 卵圆钳

2. 胸腔镜肺叶特殊器械和总数　见表 1-3-9、图 1-3-9。

表 1-3-9　胸腔镜肺叶特殊器械总数

器械名称	10.5mm穿刺鞘	高频电缆线	多齿牵开器	推结器	腔镜环钳	持针钳	电凝钩	有齿抓钳	分离钳	吸引杆	导光束	30°光学视管
数量(件)	1	1	1	1	2	1	1	1	1	1	1	1

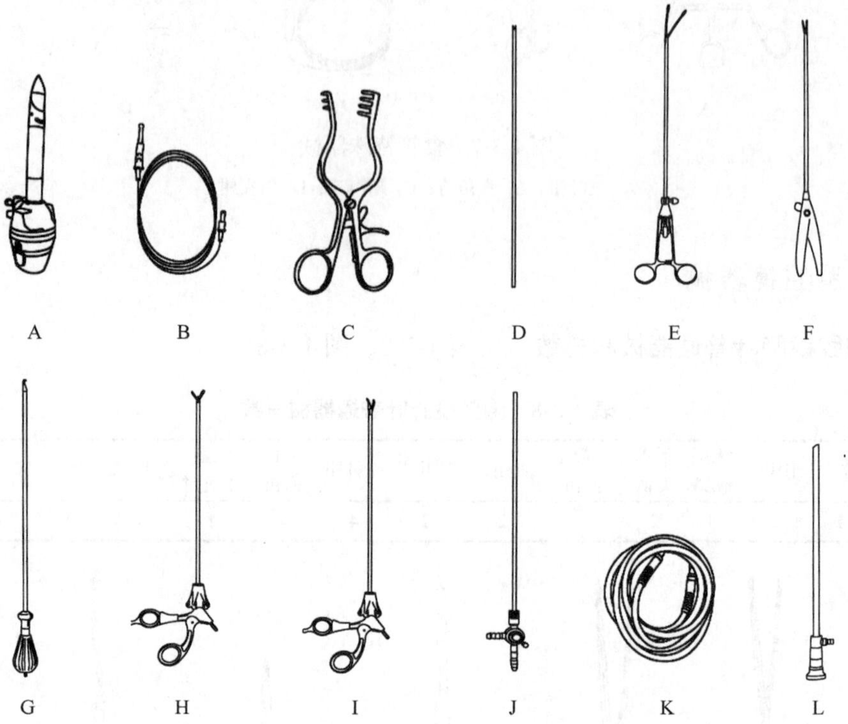

图 1-3-9　胸腔镜特殊器械

A. 穿刺鞘；B. 高频电缆线；C. 多齿牵开器；D. 推结器；E. 腔镜环钳；F. 腔镜持针钳；G. 电凝钩；H. 有齿抓钳；I. 分离钳；J. 吸引杆；K. 导光束；L. 30°光学视管

3. 胸腔镜食管特殊器械和总数　见表 1-3-10、图 1-3-10。

表 1-3-10　胸腔镜食管特殊器械总数

器械名称	钛夹钳	合成夹钳	腔镜肠钳	波浪钳	持针钳	分离钳	镂空钳	腔镜手术剪	五叶拉钩	电凝钩	直角钳
数量(件)	1	1	2	2	1	1	1	2	1	1	1
器械名称	有齿抓钳	吸引器三通	吸引杆	推结器	气腹针	多齿牵开器	钢尺	气腹管	腔镜环钳	高频电缆线	导管束	30°光学视管
数量(件)	1	1	1	1	1	1	1	1	2	1	1	1

4. 纵隔镜器械和总数　见表 1-3-11、图 1-3-11。

表 1-3-11　纵隔镜器械总数

器械名称	皮肤拉钩	20 号手术刀柄	11 号手术刀柄	弯止血钳	大弯止血钳	组织钳	持针钳	巾钳	卵圆钳	手术剪	不锈钢杯	组织镊
数量(件)	2	1	1	2	2	4	2	2	2	2	1	2

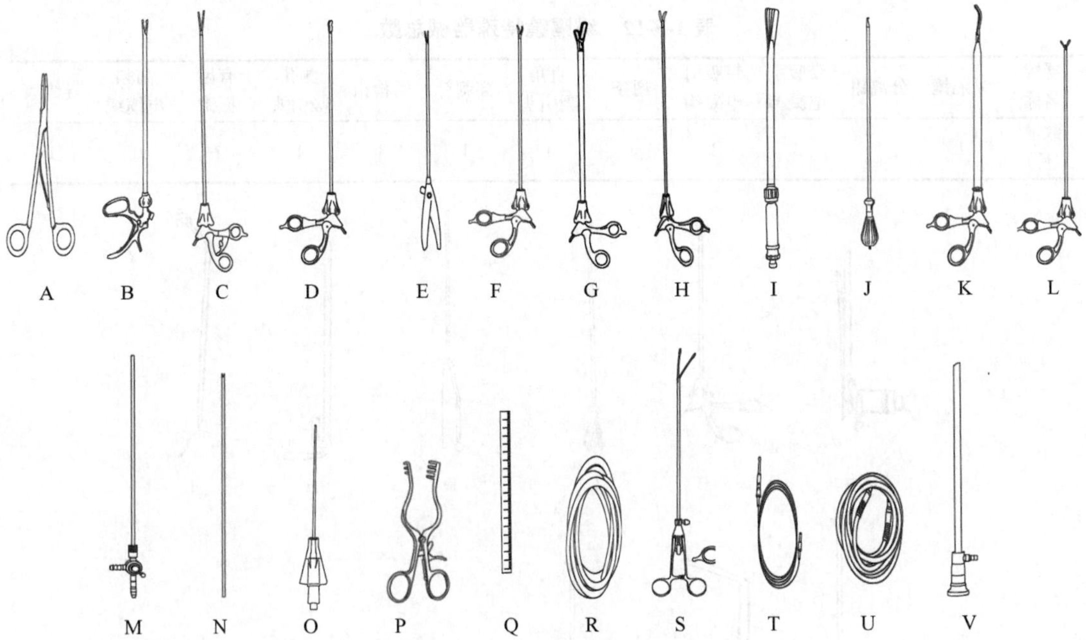

图 1-3-10 胸腔镜食管特殊器械

A. 钛夹钳；B. 合成夹钳；C. 腔镜肠钳；D. 波浪钳；E. 腔镜持针钳；F. 分离钳；G. 镂空钳；H. 腔镜手术剪；I. 五叶拉钩；J. 电凝钩；K. 直角钳；L. 有齿抓钳；M. 吸引杆；N. 推结器；O. 气腹针；P. 多齿牵开器；Q. 钢尺；R. 气腹管；S. 腔镜环钳；T. 高频电缆线；U. 导光束；V. 30°光学视管

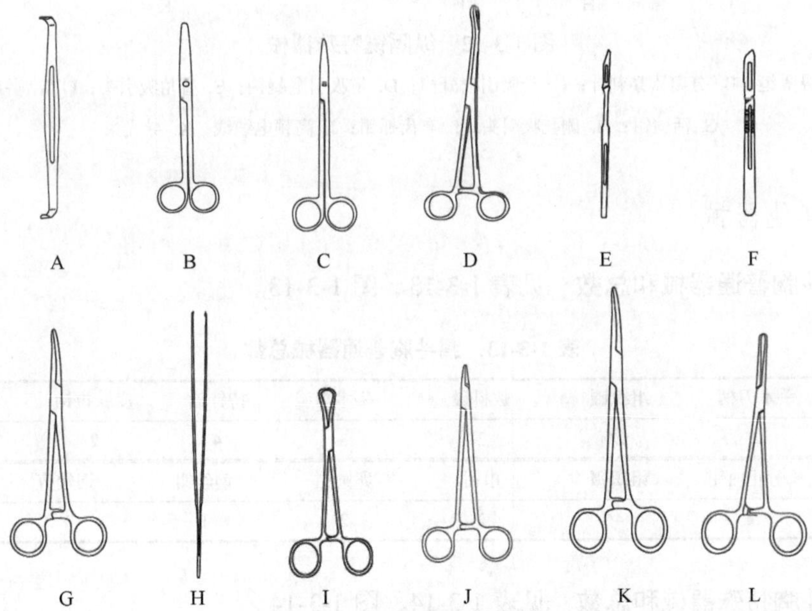

图 1-3-11 纵隔镜普通器械

A. 皮肤拉钩；B. 线剪；C. 剥离剪；D. 卵圆钳；E. 11 号刀柄及刀片；F. 20 号刀柄及刀片；G. 中弯止血钳；H. 组织镊；I. 巾钳；J. 持针钳；K. 大弯止血钳；L. 组织钳

5. 纵隔镜特殊器械包和总数 见表 1-3-12、图 1-3-12。

表 1-3-12 纵隔镜特殊器械总数

器械名称	纵隔镜	分离钳	带吸引电凝棒	带吸引电凝钩	通条	直角吸引头	穿刺针	活检钳	侧孔吸引头	有齿抓钳	高频电缆线	导光束
数量(件)	1	1	3	1	1	1	1	3	1	1	1	1

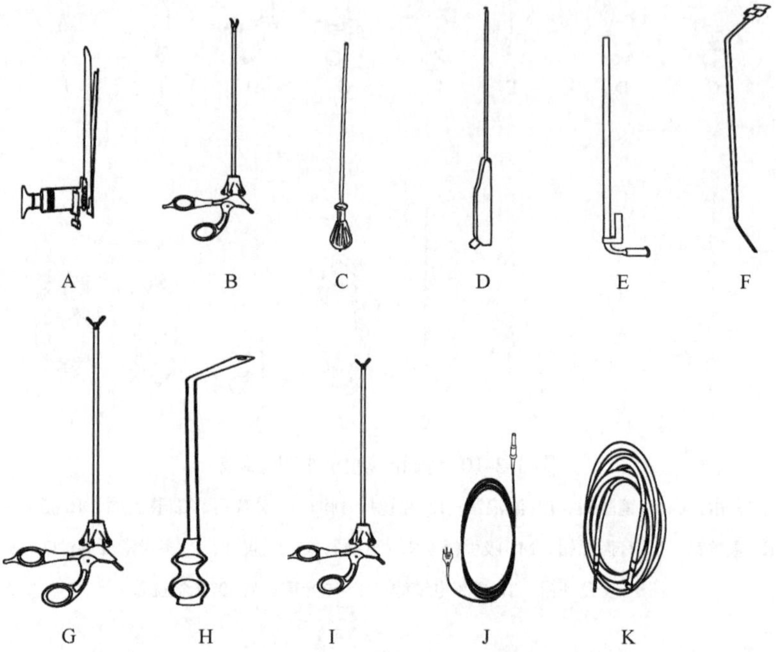

图 1-3-12 纵隔镜特殊器械

A. 纵隔镜；B. 分离器穿刺针；C. 带吸引电凝棒；D. 带吸引电凝钩；E. 直角吸引头；F. 穿刺针；G. 活检钳；H. 侧孔吸引头；I. 有齿抓钳；J. 高频电缆线；K. 导光束

(四)其他器械

1. 漏斗胸普通器械和总数 见表 1-3-13、图 1-3-13。

表 1-3-13 漏斗胸普通器械总数

器械名称	手术刀柄	组织镊	敷料镊	手术剪	持针钳	皮肤拉钩	弯蚊式止血钳
数量(件)	2	2	2	3	4	2	8
器械名称	长弯止血钳	组织镊	巾钳	卵圆钳	钢丝钳	钢丝剪	可可钳
数量(件)	6	4	2	2	1	1	8

2. 漏斗胸特殊器械和总数 见表 1-3-14、图 1-3-14。

表 1-3-14 漏斗胸特殊器械总数

器械名称	折弯器	翻转器	穿导器
数量(件)	2	1	2

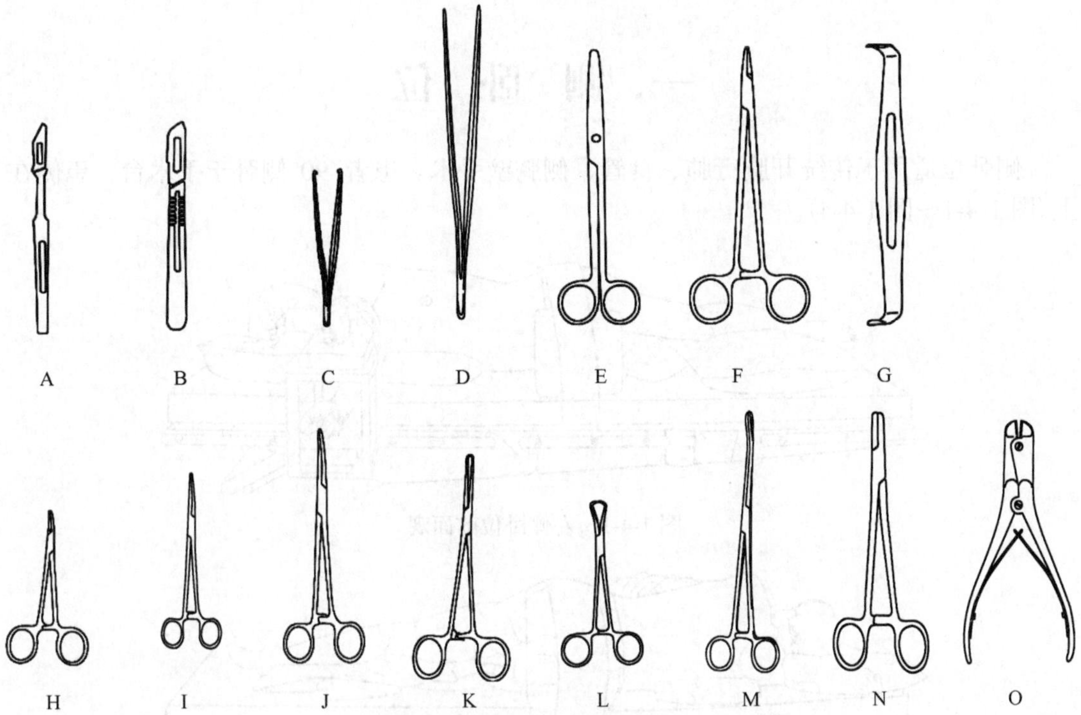

图 1-3-13　漏斗胸普通器械

A. 11 号手术刀柄及刀片；B. 20 号手术刀柄及刀片；C. 组织镊；D. 长平镊；E. 组织剪；F. 持针钳；G. 皮肤拉钩；H. 弯蚊式止血钳；I. 可可钳；J. 中弯止血钳；K. 组织钳；L. 巾钳；M. 卵圆钳；N. 钢丝钳；O. 钢丝剪

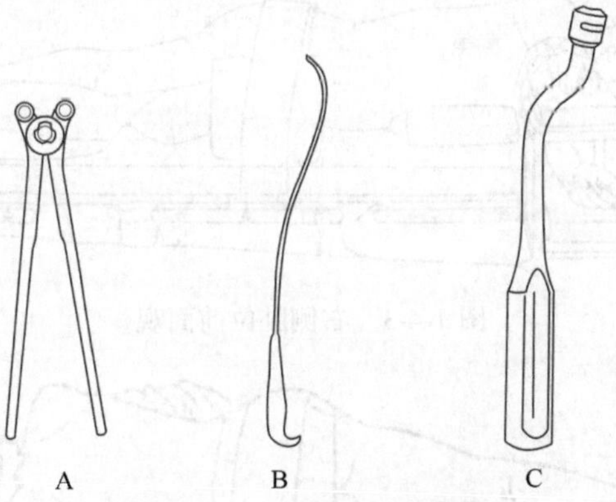

图 1-3-14　漏斗胸特殊器械

A. 折弯器；B. 穿导器；C. 翻转器

（杨　茜　许宁惠　黄智慧）

第四节　胸外科手术常用体位

普胸外科常用手术体位有侧卧位、仰卧位。侧卧位包括改良侧卧位、侧俯卧位；仰卧位包括斜仰卧位、双上肢外展仰卧位、垂头仰卧位、水平仰卧位。

一、侧 卧 位

侧卧位适用于传统开胸行肺、食管、侧胸壁手术。患者 90°侧卧于手术台，患侧在上(图 1-4-1～图 1-4-4)。

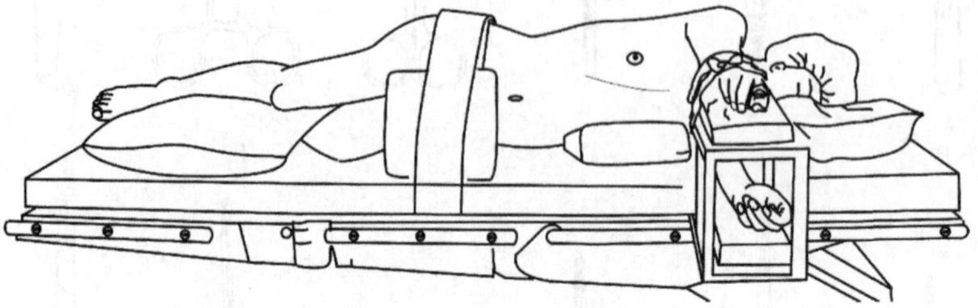

图 1-4-1 左侧卧位前面观

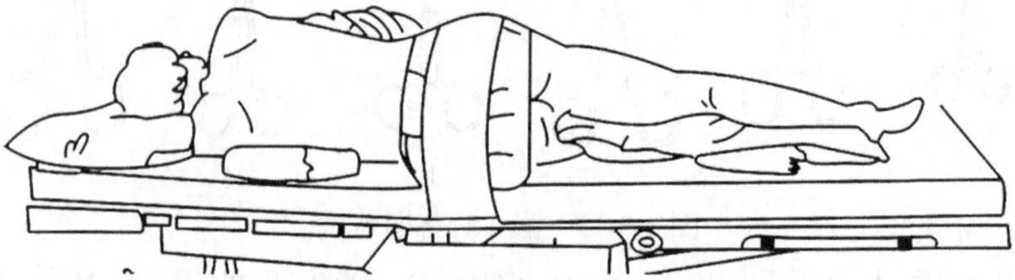

图 1-4-2 左侧卧位背面观

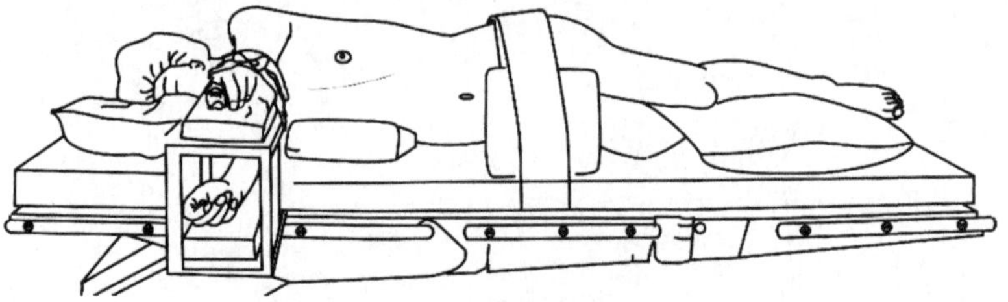

图 1-4-3 右侧卧位前面观

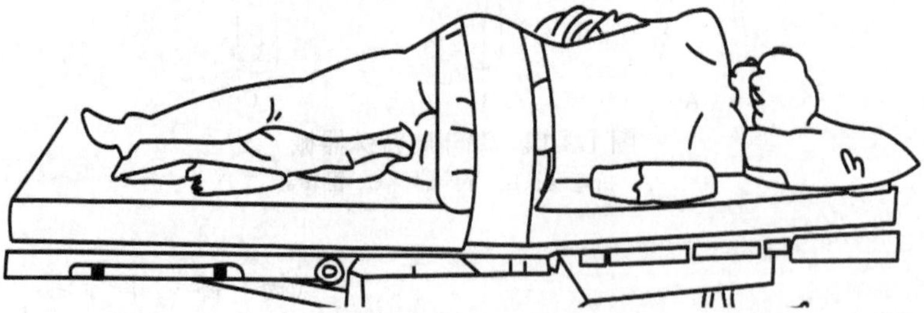

图 1-4-4 右侧卧位后面观

(一)体位摆放前准备

摆放前准备包括环境准备、体位用物准备、患者准备和操作者的准备。

1. 环境准备 提前开启净化空调系统，保持适宜的温度和湿度，手术室内安静、清洁。

2. 体位用物准备 软枕 2 个、腋枕 1 个、泡沫垫 2 个、沙袋 2 个、双层托手架 1 个、束手带 2 根、尼龙搭扣 1 对。

3. 患者准备

(1)麻醉实施后，患者生命体征平稳。

(2)手术部位标识清晰，检查皮肤完整性。

(3)气管插管，输液管、导尿管等固定牢固。

4. 操作者的准备 操作人员清洁双手，穿戴整洁。

(二)侧卧位摆放流程

取健侧卧位 90°，患侧在上。

(1)患者平卧于手术床上，再次核对手术部位标识，平移患者至患侧床缘后以脊柱为轴心向健侧翻转 90°，双上肢掌心相对分别置于双层托手架的上下层。

(2)头下置一软枕，健侧腋下垫一腋枕以使肋间隙增宽，距腋窝一拳，避免上肢血管、臂丛神经压迫损伤。

(3)健侧髂前上棘下垫一海绵垫，骶尾部和耻骨联合处分别放置沙垫，沙垫与会阴之间的空隙加以自制软垫予以填塞，尼龙搭扣宽约束带固定髋部，骶尾部、耻骨联合骨隆突部及会阴部组织加以棉垫保护，避免局部压疮形成，女性患者注意勿压伤乳房，男性患者勿压伤生殖器。

(4)双下肢间放一软枕，健侧下肢微曲，患侧下肢屈曲(屈髋、屈膝)，呈跑步状错开，约束带固定膝关节。

(5)固定双上肢。托手架上层患侧上肢下垫一泡沫垫，束手带固定肘关节，托手架下层健侧上肢下垫泡沫垫，高度平手术床平面，约束带固定腕关节。

(6)粘贴回路电极板于患侧大腿外侧。

(7)头架横放固定于患者背侧床头，下缘平额平面，高度 50cm。

(8)检查安全性及舒适度。

(9)用小棉被遮盖患者髋部和下肢，暴露胸部手术消毒范围皮肤。

二、改良侧卧位

改良侧卧位根据侧卧位改进而来，目的是增加肋间隙的宽度，有利于内镜器械的使用，更符合人体工学，减少操作者的疲劳感。改良侧卧位主要用于全胸腔镜下肺、食管及后纵隔手术(图 1-4-5～图 1-4-8)。

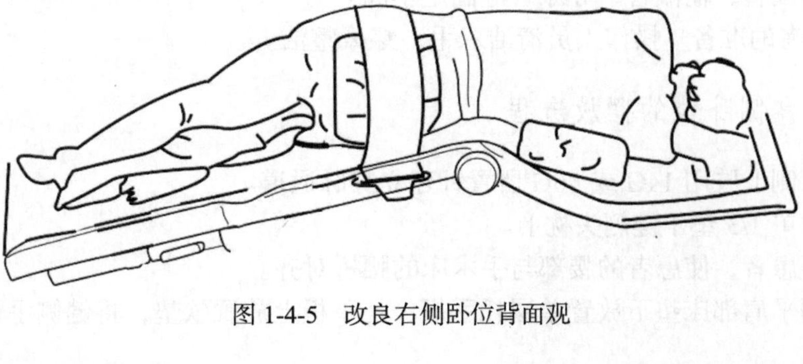

图 1-4-5 改良右侧卧位背面观

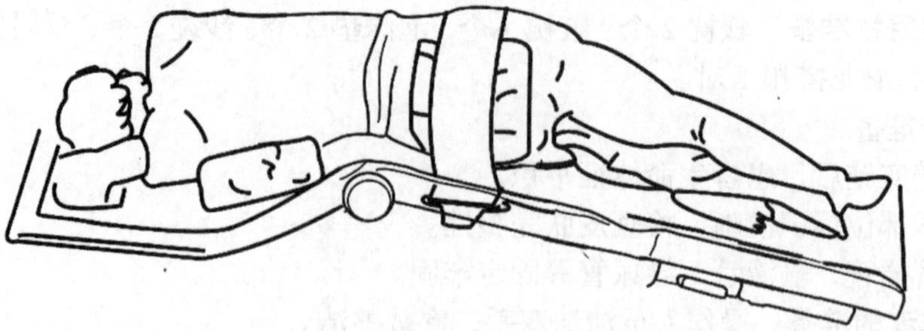

图 1-4-6　改良左侧卧位背面观

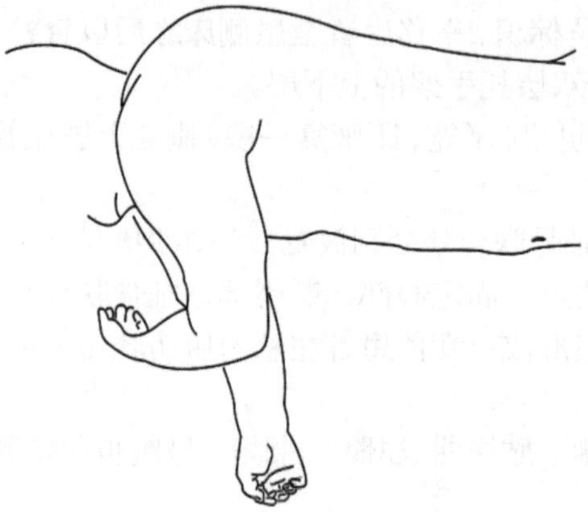

图 1-4-7　改良右侧卧位正面观

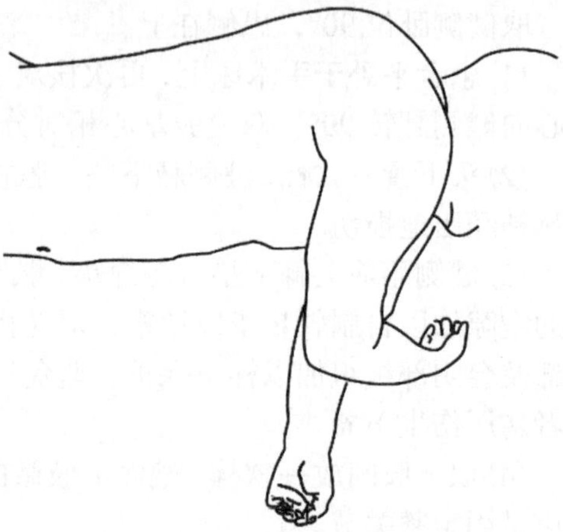

图 1-4-8　改良左侧卧位正面观

（一）摆放前准备

摆放前准备包括环境准备、体位用物准备、患者准备和操作者的准备。

1. 环境准备　提前开启净化空调系统，保持适宜的温度和湿度，手术室内安静、清洁。

2. 体位用物准备　软枕 2 个、腋枕 1 个、泡沫垫 2 个、沙袋 2 个、单层托手板 1 个、束手带 2 根、尼龙搭扣 1 对。

3. 患者准备

(1) 麻醉实施后，患者生命体征平稳。

(2) 手术部位标识清晰，检查皮肤完整性。

(3) 气管插管，输液管、导尿管等固定牢固。

4. 操作者的准备　操作人员清洁双手，穿戴整洁。

（二）改良侧卧位的摆放流程

(1) 在患侧上肢用 14G 或 16G 留置针建立静脉通道。

(2) 将中单 1/3 垫于健侧头枕上。

(3) 平移患者，使患者的腰部与手术床的腰桥对齐。

(4) 健侧平肩部床垫下放置单层托手板，托手板上放置软垫，将健侧手臂外展＜90°

放在托手板上，妥善固定。

(5)手术医师(至少两人)分别托起患者肩背部、腰骶部及双下肢；麻醉医师托起头颈部；使其在同一水平以脊柱为轴心向健侧慢慢旋转 90°，腋枕距腋窝 10cm 放置于腋窝下，以一拳为宜。

(6)患侧髋下垫软垫。

(7)扶牢患者，在患者耻骨联合处及骶尾部分别垫沙袋。男性患者注意保护生殖器。在患侧髋部与沙袋之间的空隙处垫软垫，用宽约束带固定髋部。

(8)患侧上肢自然屈肘放于面部前方软枕上，并将枕头上的包布越过患侧上肢垫于患者头部软枕下。注意保持静脉通道通畅。

(9)健侧下肢稍微弯曲，患侧下肢屈膝，两腿间垫一软枕，双下肢屈髋屈膝呈跑步状错开。压腿带固定膝关节，松紧度以能通过两个指头为宜。

(10)将手术床调整为头高脚低式斜坡位 30°为宜，使患者髋部和双下肢下沉，使患者腰部肌肉绷紧成“折刀位”。放低手术床头板，垫高患者头部使患者颈椎保持水平位。

(11)将集尿袋挂在健侧床缘，回路电极板贴于患者体毛较少、肌肉丰厚、血运丰富、靠近手术区域处，注意保护患者隐私并保暖。

(12)头架平患者眉弓，横放固定在患者背侧床头，高度为 50cm。

(13)检查安全性及舒适度。

(14)用小棉被遮盖患者髋部和下肢，暴露胸部手术消毒范围皮肤。

三、双上肢外展仰卧位

双上肢外展仰卧位(图 1-4-9)主要用于漏斗胸矫治术及手汗症行双侧交感神经链切断术。

(一)体位摆放前准备

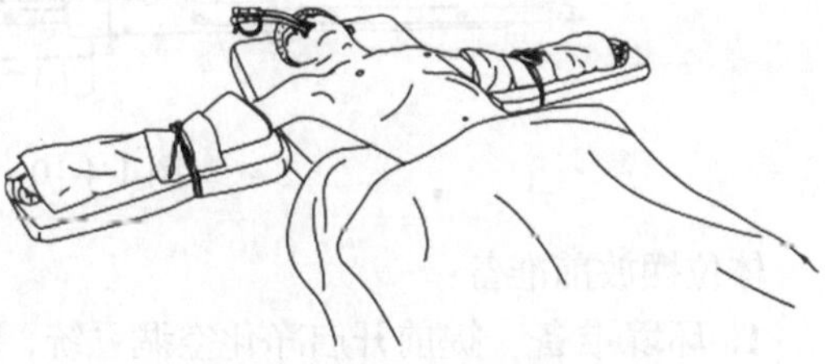

图 1-4-9 双上肢外展仰卧位

1. 环境准备 提前开启净化空调系统，保持适宜的温度和湿度，手术室内安静、清洁。

2. 体位用物准备 软枕 2 个、泡沫垫 2 个、长单层托手板 1 个、束手带 2 根、尼龙搭扣 1 对，大棉垫 1 个。

3. 患者准备

(1)麻醉实施后，患者生命体征平稳。

(2)手术部位标识清晰，检查皮肤完整性。

(3)气管插管，输液管、导尿管等固定牢固。

4. 操作者的准备 操作人员清洁双手，穿戴整洁。

(二)体位摆放流程

(1)患者仰卧于手术台，后背垫体位垫使胸部抬高，便于切口暴露及方便术中操作，双上肢外展 90°，前臂伸直置于托手板上，水平高度与手术床平齐，以棉垫包裹后分别用约束带固定。

(2)双下肢在膝关节下垫软垫后，尼龙搭扣固定膝关节。

(3)回路电极板粘贴于患者体毛较少、肌肉丰富、近切口的大腿外侧。

(4)头架横放固定于主刀医生的对侧床头，高度约 50cm，下缘平眉弓。

(5)腹部及双下肢用小棉被覆盖保暖，尽量减少肢体暴露。

(6)手汗症需将温度传感器固定在患者的手部做皮肤温度监测。

(7)检查患者体位安全性和舒适度。

(8)消毒铺巾后抬高手术床头 30°～45°。

(9)手术时将手术床向非手术侧倾斜，术侧升高 10°～20°。

四、水平仰卧位

水平仰卧位(图 1-4-10)主要用于经胸骨正中开胸、前纵隔肿瘤切除手术。

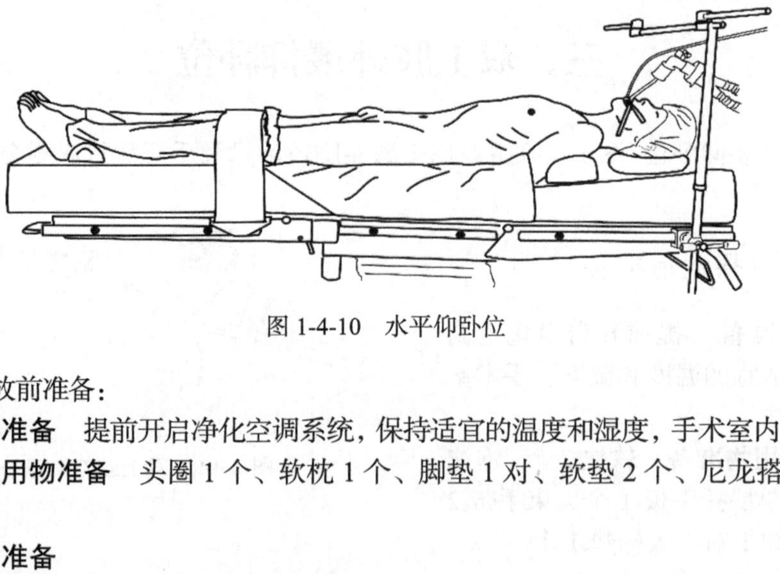

图 1-4-10　水平仰卧位

体位摆放前准备：

1. 环境准备　提前开启净化空调系统，保持适宜的温度和湿度，手术室内安静、清洁。

2. 体位用物准备　头圈 1 个、软枕 1 个、脚垫 1 对、软垫 2 个、尼龙搭扣 1 对，大棉垫 1 个。

3. 患者准备

(1)麻醉实施后，患者生命体征平稳。

(2)手术部位标识清晰，检查皮肤完整性。

(3)气管插管，输液管、导尿管等固定牢固。

4. 操作者的准备　操作人员清洁双手，穿戴整洁。

(1)患者仰卧，头部放在头圈上。

(2)肩胛部用软枕垫高使患者胸部上抬 5～10cm，便于暴露手术野。

(3)骶尾部垫软垫，足跟用脚垫悬空，防止术后足跟部局部血肿、压疮形成。

⑷双上肢平放于身体侧，在保证双上肢各种通道通畅、安全的情况下，用中单将双上肢包裹、保护、固定。

⑸双膝关节下垫软垫，尼龙搭扣固定双膝关节处。

⑹回路电极板贴于靠近手术部位的毛发少、血循环丰富、肌肉多的大腿处，电刀笔和回路电极板之间的回路中不能有金属物(如钢板、螺钉、起搏器、金属移植物等)。

⑺头架固定于主刀医生对侧床头平眉弓，高度50cm。

⑻用小棉被遮盖患者髋部和双下肢，暴露胸部手术消毒范围皮肤。

五、垂头仰卧位

垂头仰卧位(图1-4-11)主要用于纵隔镜检查。

(一)体位摆放前准备

1. 环境准备　提前开启净化空调系统，保持适宜的温度和湿度，手术室内安静、清洁。

2. 体位用物准备　软枕1个、头圈1个、中单1张，脚垫1对、软垫2个、尼龙搭扣1对，大棉垫1个。

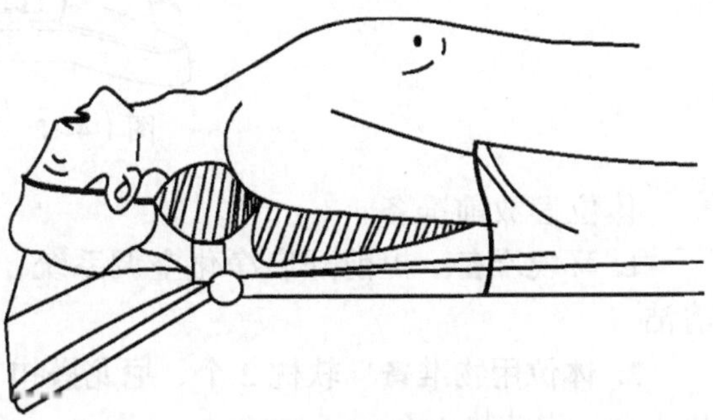

图1-4-11　垂头仰卧位

3. 患者准备

⑴麻醉实施后，患者生命体征平稳。

⑵手术部位标识清晰，检查皮肤完整性。

⑶气管插管，输液管、导尿管等固定牢固。

4. 操作者的准备　操作人员清洁双手，穿戴整洁。

(二)垂头仰卧位摆放流程

⑴患者仰卧于手术床正中，肩部垫软枕，头后仰置于头圈上，颈部过伸，使气管向上牵拉。一般成人颈过伸时气管隆嵴上提至距胸骨切迹5～6cm。调低手术床头背板10°～15°，使患者呈头低脚高位，以减少术野静脉淤血。

⑵双上肢平放于身体两侧，中单包裹固定，尼龙搭扣固定双膝关节处。

⑶回路电极板粘贴于靠近手术切口、血循环丰富、肌肉多处，注意电刀笔和回路电极板之间的回路中不能有金属物(如钢板、螺钉、起搏器、金属移植物等)。

⑷将手术托盘放于右侧头部，托盘距手术切口宽、高各20cm，便于麻醉师观察气管插管情况和放置手术器械。

⑸检查安全和舒适度。

⑹用小棉被遮盖患者腹部和双下肢，暴露颈部及胸部手术消毒范围皮肤。

六、斜仰卧位

斜仰卧位(图 1-4-12)主要用于胸腔镜胸腺切除术。

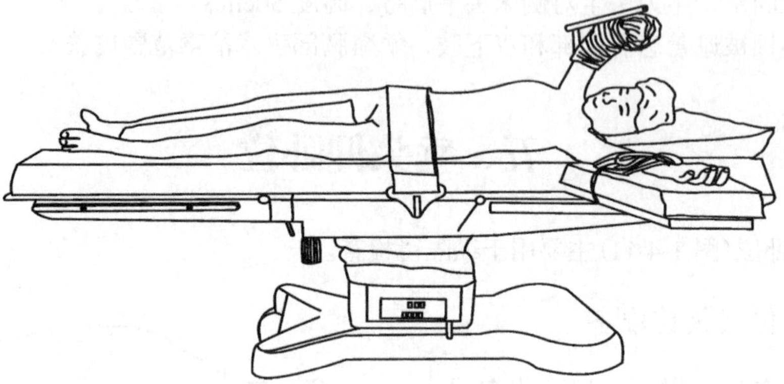

图 1-4-12 斜仰卧位

体位摆放前准备：

1. 环境准备 提前开启净化空调系统，保持适宜的温度和湿度，手术室内安静、清洁。

2. 体位用物准备 软枕 2 个、尼龙搭扣 1 对，大棉垫 1 个、绷带、沙袋 2 个、大棉垫 1 个、泡沫垫 1 个。

3. 患者准备

(1)麻醉实施后，患者生命体征平稳。

(2)手术部位标识清晰，检查皮肤完整性。

(3)气管插管，输液管、导尿管等固定牢固。

4. 操作者的准备 操作人员清洁双手，穿戴整洁。

(1)患侧肩下垫 1 个软垫，抬高患者右侧胸部 30°，利于术野显露。

(2)右侧手臂自然屈肘，上举，用棉垫包裹，用绷带将患者上肢悬吊固定在麻醉头架上(注意绷带勿缠绕过紧，不要将肢体裸露在麻醉头架上，以免在使用电刀时灼伤皮肤)。

(3)健侧上肢根据手术需要手臂外展(小于 90°)，置于托手板上，托手板上垫泡沫垫，高度平手术床。

(4)右骶尾部、左髋部各放一沙袋，用束腿带固定髋部。双下肢伸直，右下肢下垫一软枕，左膝关节下放一软垫，双足跟垫软垫。约束带固定膝关节。

(5)回路电极板贴于大腿外侧，避开体毛较多、肌肉丰富处。

(6)头架横放固定于右侧，高度与右上臂屈肘后的肘关节相平行，下缘平头顶部。

(7)检查安全性及舒适度。

(8)用小棉被遮盖患者髋部和双下肢，暴露胸部手术消毒范围皮肤。

附 体位用物规格长×宽×高：

(1)头圈：外直径23cm，内直径7cm。

(2)腋枕：38cm×15cm×12cm。

(3)软枕：67cm×43cm。

(4)泡沫垫：53cm×20cm×7cm。

(5)沙袋：20cm×18cm×4cm。

(龚仁蓉 许宁惠)

第五节 胸外科手术消毒铺巾

皮肤消毒的目的是杀灭手术切口的暂居菌，最大限度地减少常居菌。手术区域皮肤消毒是防止术后切口感染的有效手段。手术区域铺无菌巾的目的是防止细菌进入切口，因此在手术过程中应严格执行无菌操作并保持无菌巾干燥。

一、经侧胸壁入路手术的消毒铺巾

(一)消毒

1. 消毒液 5%聚维酮碘(碘伏)。

2. 消毒用物 弯盘，小药杯，消毒纱球、环钳。

3. 消毒范围 上至颈根部平面，下至脐部平面，前至对侧腋前线，后至对侧腋后线，上臂至肘关节上5cm，包括同侧腋窝(图1-5-1)。

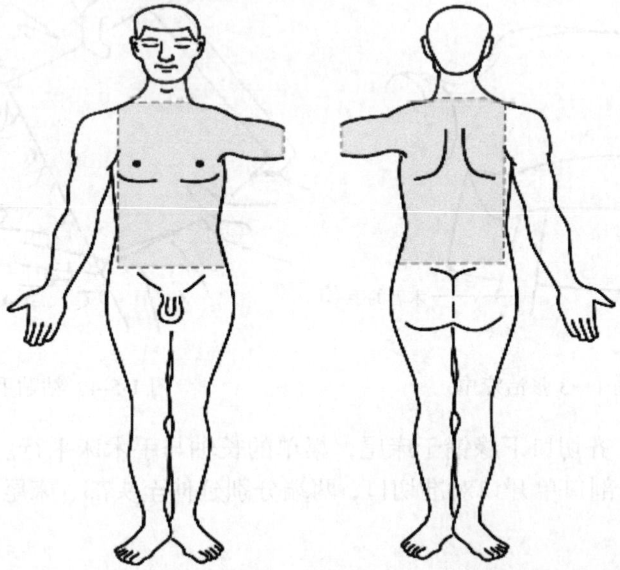

图1-5-1 胸部手术侧卧位的消毒范围

4. 消毒方法 消毒医生刷手并戴好手套，巡回护士将消毒液倒入弯盘内装有消毒纱球的小药杯里。洗手护士将此弯盘和一把有齿环钳递给消毒医生。第一遍消毒完后更换消毒环钳，消毒后的纱球放在弯盘内，便于术后清点。

（二）铺巾

（1）治疗巾3张反折1/4折面向外，分别铺在患者健侧腋前线、腋后线和手术床之间、髂前上棘5cm处（图1-5-2，图1-5-3）。

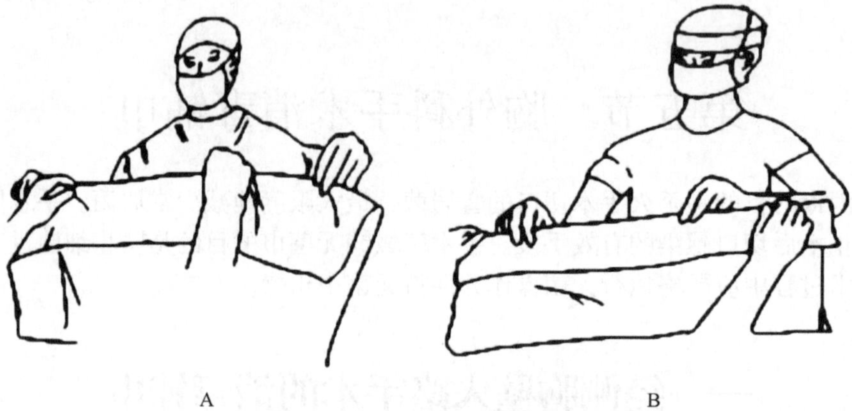

图1-5-2 传递治疗巾

A. 传递前1～3张治疗巾；B. 传递4～7张治疗巾

（2）铺桌单：1张铺于头侧，桌单的长轴与手术床垂直，遮盖双上肢、头架及头部。

（3）治疗巾4张反折1/4，按照会阴侧、对侧、头侧、近侧顺序铺于切口周围，显露胸壁切口；50cm×60cm无菌粘贴手术膜固定切口（图1-5-4）。

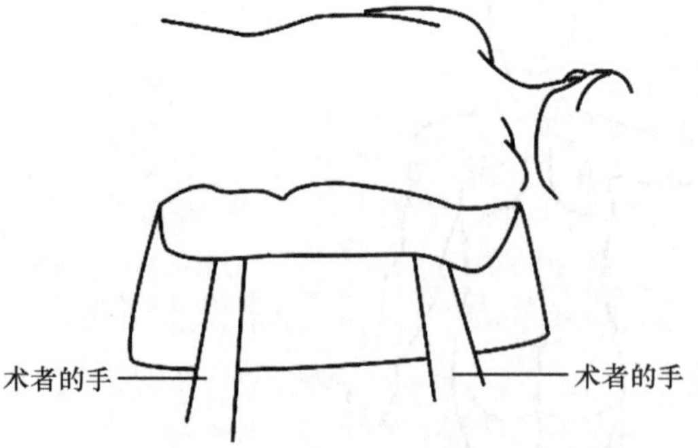

图1-5-3 铺1～3张治疗巾

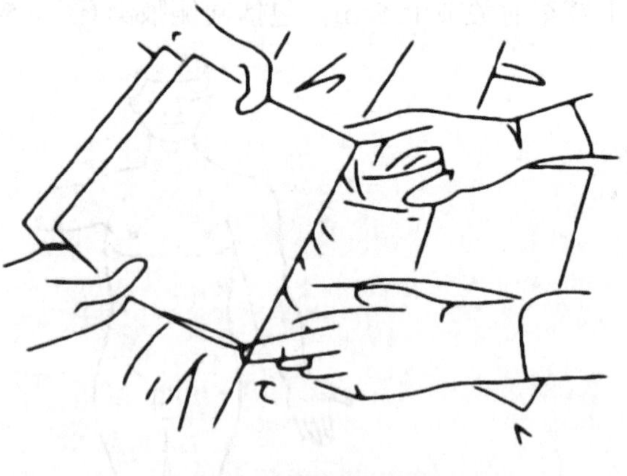

图1-5-4 粘贴手术薄膜

（4）桌单1张，齐切口下缘铺于床尾，桌单的长轴与手术床平行。

（5）铺剖口单：剖口单开口对准切口，两端分别延伸至头部、床尾及托盘（图1-5-5）。

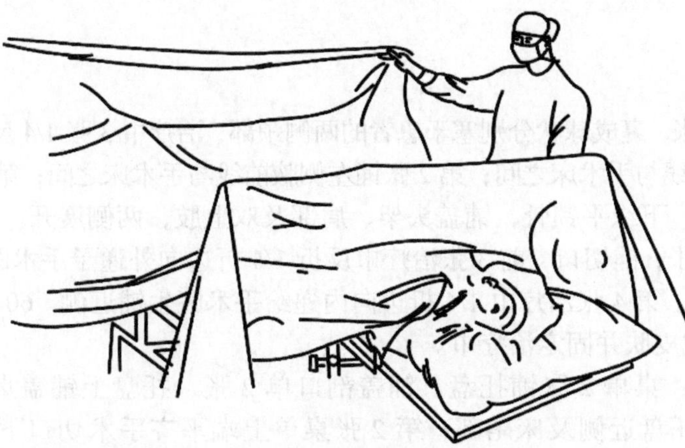

图 1-5-5 铺剖口单

(6)桌单 1 张，铺盖切口下缘及托盘。

二、仰卧位的消毒铺巾

(一)消毒

1. 消毒液 5%碘伏。
2. 消毒用物 弯盘，小药杯，消毒纱球、环钳。
3. 消毒范围 上至下颌、颈、肩、上臂的 1/2 处，双侧至腋前线，下平脐(图 1-5-6)。

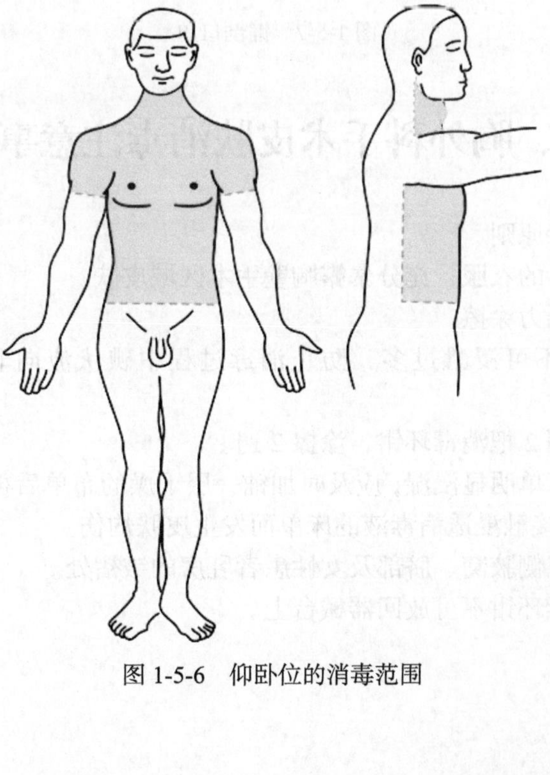

图 1-5-6 仰卧位的消毒范围

（二）铺巾

(1)治疗巾 2 张，裹成球状分别塞于患者的两侧颈部，治疗巾 3 张 1/4 反折，折边向外。第 1 张铺右侧腋前线与手术床之间；第 2 张铺左侧腋前线与手术床之间；第 3 张铺脐部。

(2)桌单 1 张，下缘平锁骨，铺盖头架、肩部及双上肢，两侧展开。

(3)治疗巾 4 张，铺切口，前 3 张治疗巾反折 1/4 折边向外递予手术医生，依次铺头侧、对侧、会阴侧。第 4 张治疗巾 1/4 折边向内递给手术医生铺近侧。60cm×50cm 手术贴膜粘贴切口区域皮肤并固定治疗巾。

(4)铺剖口单：桌单 2 张铺托盘。铺盖剖口单 2 张，托盘上铺盖桌单 2 张。第 1 张桌单主要铺盖托盘近侧及床尾部；第 2 张桌单上端平齐手术切口下缘，铺盖托盘（图 1-5-7）。

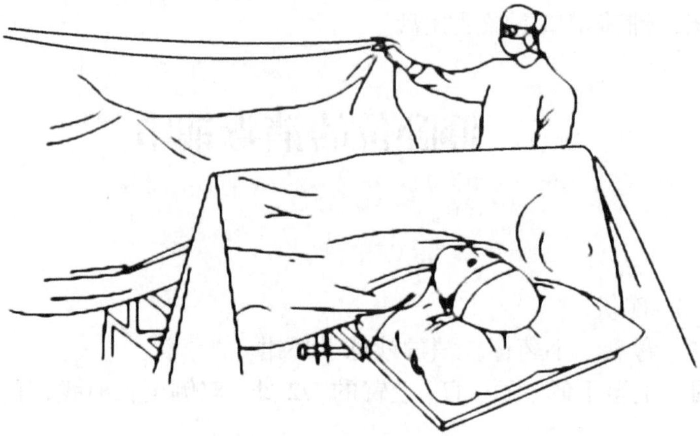

图 1-5-7　铺剖口单

三、胸外科手术皮肤消毒注意事项

(1)遵循皮肤消毒原则。

(2)完全脱去患者的衣服，充分暴露胸壁手术区域皮肤。

(3)消毒皮肤需用力涂擦。

(4)碘伏消毒液不可浸醮过多，防止消毒过程中碘伏流向非手术区域造成皮肤灼伤。

(5)消毒过程中用 2 把消毒环钳，涂擦 2 遍。

(6)消毒过程中床单明显浸湿，应及时加铺一层干燥的布单后再铺无菌巾，防止手术中患者的皮肤长时间接触浸透消毒液的床单而发生皮肤灼伤。

(7)消毒时注意患侧腋窝、脐部及女性患者乳房的皱褶处。

(8)使用后的消毒环钳不可放回器械台上。

四、胸外科手术铺无菌巾的注意事项

(1)遵循无菌原则。

(2)铺治疗巾应距离切口 2～3cm，悬垂床缘 30cm 以上，无菌巾至少 4 层。

(3)严格遵循胸科手术铺巾顺序：先铺会阴侧，再对侧，后头侧，最后铺同侧。

(4)治疗巾一单铺下，不得随意移动。如需移动，只能由内向外，不得由外向内移动。

（龚仁蓉 许宁惠）

第六节 胸外科手术配合常规关注点

一、术前关注点

(1)严格执行查对制度：包括患者信息、术前准备是否完善、手术用物清点等。

查对抗生素皮试结果，核对术中医嘱，在手术开始前 30 分钟至 2 小时内，择机使用抗生素，不与麻醉药同时使用，避免出现药物反应，干扰麻醉效果。

(2)仪器设备需认真检查，充分准备，正确连接，保障有效使用。

(3)陪伴床旁，为患者提供心理支持。协助麻醉医师观察患者麻醉反应，提供必要的护理。

(4)在准备手术体位时，麻醉医生、手术医生和巡回护士一定要做到协同用力，默契配合，减少体力消耗，保障病人安全。麻醉医师负责患者的气道通畅。

(5)体位垫放置正确，避免皮肤受压和神经损伤。尤其注意男性患者会阴部的保护和双膝、双踝、双肘、双髋等骨突出部位的皮肤保护。腋枕距腋窝一拳距离，避免损伤腋神经。

(6)注意为患者保暖，减少不必要的肢体暴露，保护患者隐私。同时提升手术间的温度在 22℃左右。

(7)每台手术开始前，记录废液搜集瓶中的废液量，便于观察、计算本台手术的体液引流量和出血量。

(8)消毒前检查气管插管、血压计袖带、心电监护导线、静脉输液通道、负极板连接线等各种管线，安全放置稳妥固定。

二、术中关注点

(1)物品清点及特殊用物准备应及时。

(2)若需调整手术床，应检查患者体位是否安全，避免因手术床调整造成肢体受压。

(3)确保电外科使用安全。身体勿直接接触手术床的金属部分，防止电流旁路形成造成电灼伤。

(4) 随时关注纱布、纱球、缝针的数量及完整性。

(5) 及时清除器械上的血迹，保证所有器械处于功能状态。

(6) 密切观察患者的生命体征及手术进展程度，做到在关键步骤和出现紧急情况有预案、有措施。

(7) 根据病人生命体征及术中需要控制输液速度，维持出入量平衡。

(8) 术中冲洗需使用温热生理盐水，可避免体质虚弱的患者在冲洗胸腔时突发心律失常甚至心脏骤停。

三、术后关注点

(1) 守护床旁，适当约束，避免患者复苏期躁动引起意外坠床。

(2) 确保各种通道的通畅和安全，避免意外脱落：如气道、动静脉通道、伤口引流管道等。

(3) 检查患者皮肤受压情况，如有压红及时处理，并做好床旁交接。

(4) 危重病人转运，应提前做好与接收科室间的有效沟通。

(5) 转运途中确保患者安全并注意保暖。

（黄　燕　许宁惠）

第二章　微创肺手术配合

第一节　肺 的 解 剖

一、肺的位置及形态

肺位于胸腔内，纵隔左右两侧各一个，左肺两叶，右肺三叶(图 2-1-1，图 2-1-2)，肺含有空气，富有弹性，质软。婴幼儿肺为淡红色，随着年龄增长，因吸入大量尘埃及环境污染、长期吸烟等因素，肺大多为暗灰色，其间布满小黑点。肺表面有光滑的脏层胸膜覆盖。

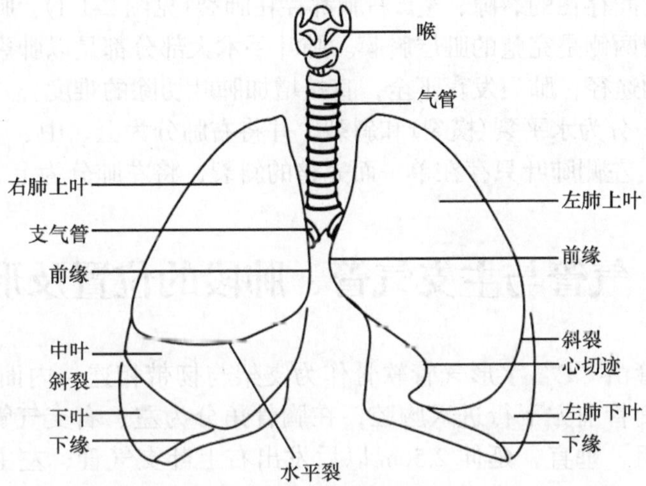

图 2-1-1　肺的前面观

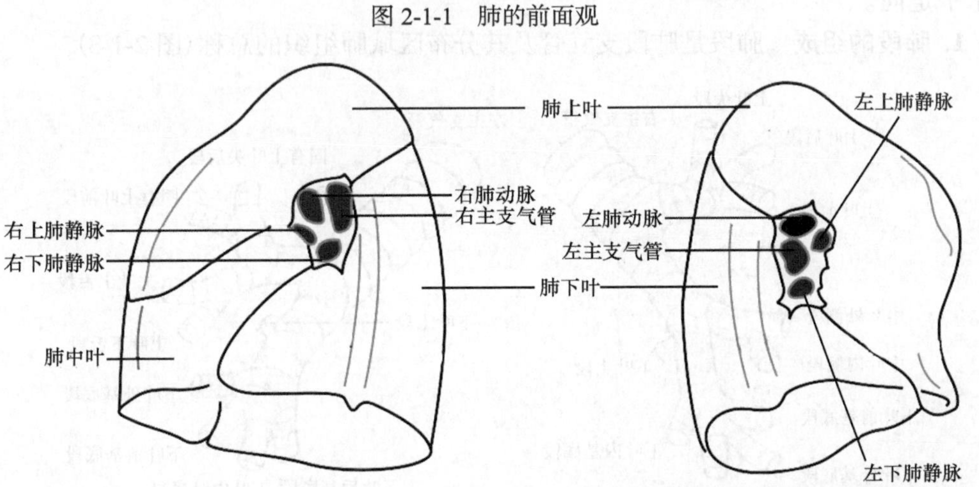

图 2-1-2　左、右肺内侧面

肺近似圆锥形，由于心脏和主动脉位于左侧胸腔内，使左肺比右肺狭长，右侧膈肌偏高使右肺粗短。

肺的毗邻位置：

1. 肺尖 为钝圆形，紧密贴于两侧胸膜腔顶部。

2. 肺底 即肺的膈面，为肺的最下方，贴于膈肌上。

3. 肺肋面 与胸廓的前、后、外侧面壁内的壁层胸膜紧贴。

4. 肺纵隔面 内侧邻纵隔胸膜。

肺的纵隔面中央有一凹陷，称肺门，是主支气管、肺血管、淋巴管和神经进出肺的部位，这些结构被胸膜包绕成束，总称肺根。肺的前缘和下缘锐利，左肺前缘下部有一弧形凹陷，称左肺心切迹(见图 2-1-1)。

二、肺　　裂

肺裂是肺叶之间存在的裂隙，左、右肺都存在肺裂(见图 2-1-1)。肺裂将肺分隔成几个不同肺叶，肺裂两侧是完整的脏层胸膜。肺叶手术大部分都是以肺裂作为解剖和分离肺动脉、肺静脉的途径，肺裂发育不全，直接增加肺叶切除的难度。

1. 右侧肺裂 分为水平裂(横裂)和斜裂，并将右肺分为上、中、下三叶。

2. 左侧肺裂 左侧肺叶只存在单一而完整的斜裂，将左肺分为上、下两叶。

三、气管与主支气管、肺段的位置及形态

气管、支气管由“C”字形气管软骨作为支架与韧带相连，内面以黏膜构成。气管上起喉，位于食管前方下行进入胸腔，在胸骨角分为左、右支气管(见图 2-1-1)。右主支气管短、粗、垂直，延伸 2.5cm 以后发出右上叶支气管；左主支气管细、长，成水平走向。

1. 肺段的组成 肺段是肺段支气管及其分布区域肺组织的总称(图 2-1-3)。

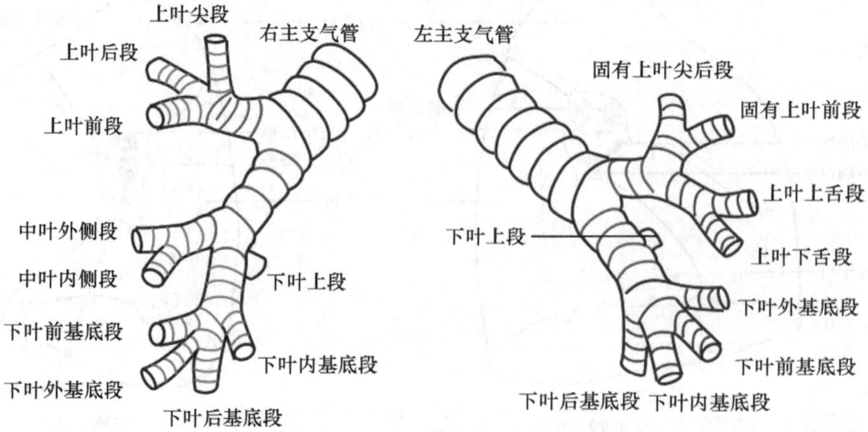

图 2-1-3　支气管和段支气管

根据支气管和血管的分布，肺可分为多个肺段,每一个肺段有其独立的支气管和血管(图2-1-4)。肺段支气管与相应的肺动脉伴行，位于肺段中心，肺段静脉位于相邻肺段之间，肺段之间以薄层组织相连，肺段间平面无动脉和支气管通过(图 2-1-5)，是一个独立完整的功能单位。肺段在左右两肺基本对称。每个肺段大小不等，形态各异。

2. 肺段的划分　见图 2-1-6。

(1) 右肺分为 10 段

1) 肺上叶：分为 3 个段，即尖段、前段和后段。

2) 肺中叶：分为 2 个段，即内、外侧段。

3) 肺下叶：分为 5 个段，即内基底段、背段、前基底段、外基底段、后基底段。

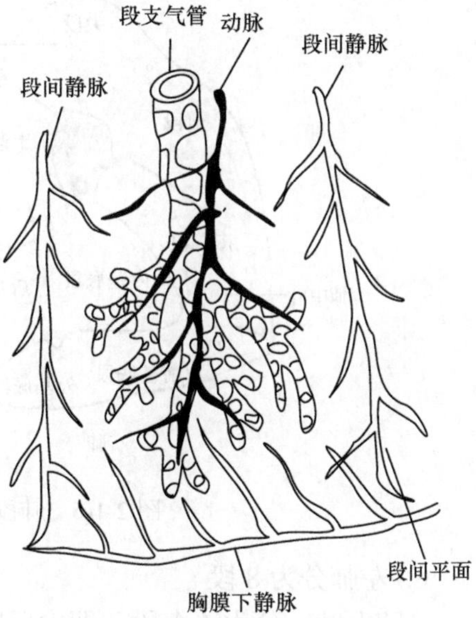

图 2-1-4　支气管肺段解剖

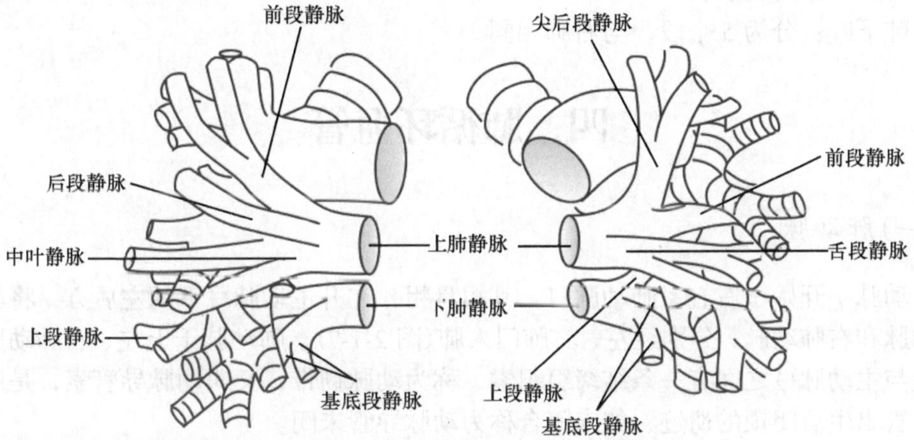

图 2-1-5　肺段静脉血管分布(前面观)

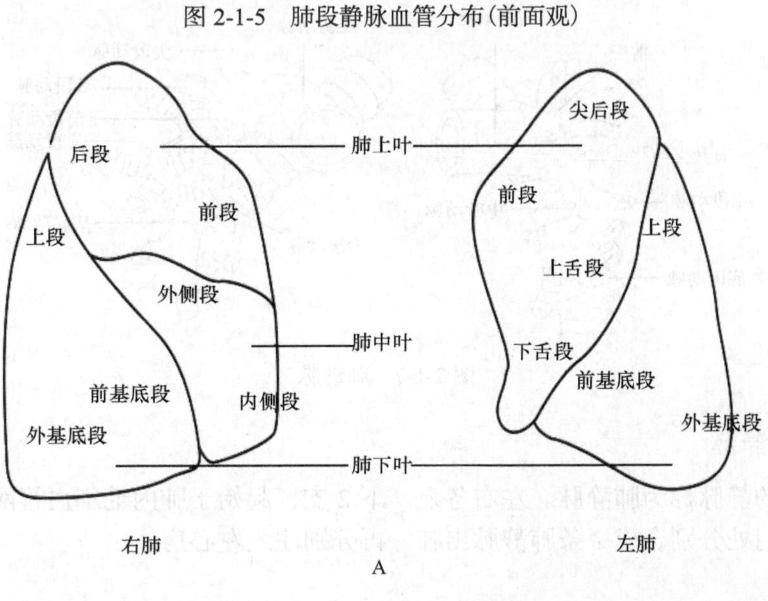

A

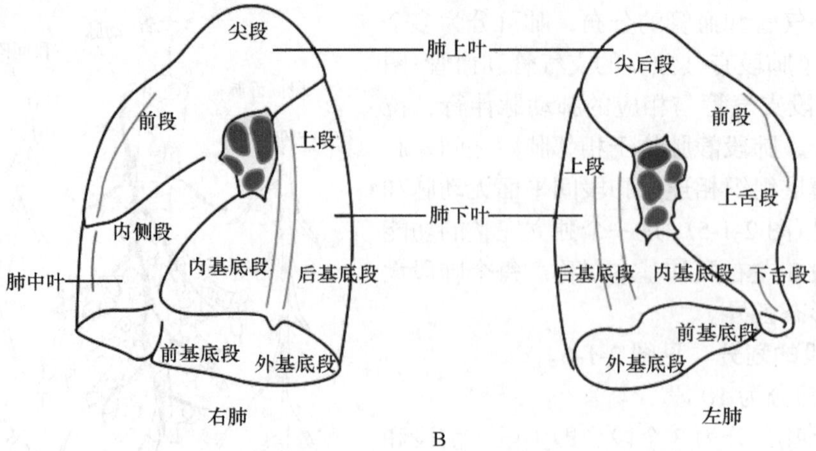

图 2-1-6 肺段前面观(A)；肺段内面观(B)

(2)左肺分为 8 段

1)肺上叶：分为 4 个段，即尖后段、前段、上舌段、下舌段，前两段又称为固有上叶，后两段又称为舌段。

2)肺下叶：分为 5 个段，与右肺相同。

四、肺循环血管

(一)肺动脉

肺动脉干开始于右心室肺动脉口，其短且粗，在升主动脉弓下的左后方，将其分为左肺动脉和右肺动脉，分别经左、右肺门入肺(图 2-1-7)。肺动脉干上左、右肺动脉分叉处偏左与主动脉弓之间有一条结缔组织索，称为动脉韧带，又叫动脉导管索，是胎儿期动脉导管出生后闭锁的遗迹，如未闭合称为动脉导管未闭。

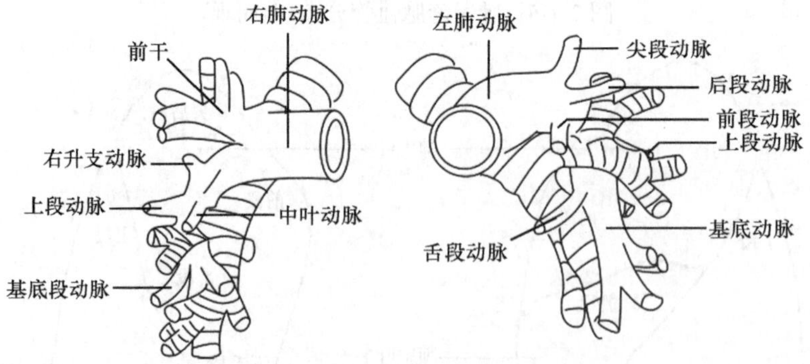

图 2-1-7 肺动脉

(二)肺静脉

肺循环的静脉称为肺静脉。左右各上、下 2 支，起始于肺内毛细血管网，逐级汇合后在两侧肺门处分别合成 2 条肺静脉出肺，再分别注入左心房。

五、肺血液循环

血液沿着心室、动脉、毛细血管、静脉、心房的固定方向往返不止的流动称为血液循环。根据其具体的途径分为肺循环和体循环(图 2-1-8)。

肺循环又称小循环。经体循环回心的静脉血，从右心房流入右心室。当心室收缩时，右心室射出的静脉血经肺动脉干及其分支进入肺泡毛细血管网，在此处与肺泡进行气体交换后，变成动脉血，再经肺静脉返回到左心房。

肺循环途径：右心室→ 肺动脉干→ 左、右肺动脉及其分支→ 肺泡毛细血管→ 肺静脉→ 左心房。

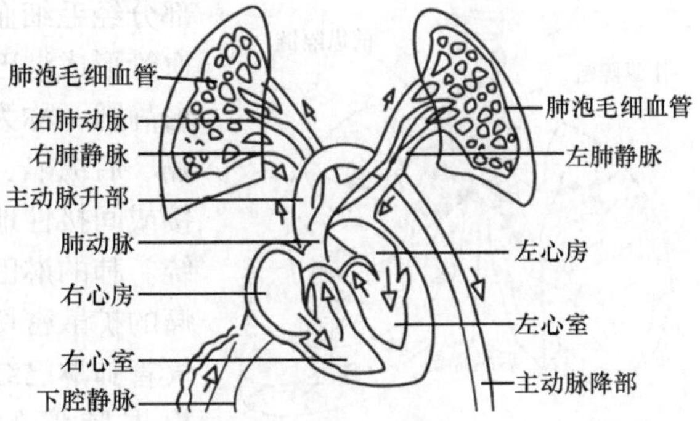

图 2-1-8　肺循环

六、肺　　门

肺门是肺动脉、肺静脉、主支气管、支气管血管及淋巴管进出的部位。四周被胸膜包绕，是解剖性肺叶切除，游离及离断支气管、肺血管的重要解剖部位。右肺门有奇静脉弓包绕，奇静脉弓跨过右肺门汇入上腔静脉；左肺门有主动脉弓包绕，两侧肺门中肺动脉的位置各不相同，以支气管为定位标志：双侧上肺静脉都位于肺门的最前方，下肺静脉位于肺门的左后方，右肺动脉位于右主支气管的前下方，左肺动脉位于左主支气管的前上方(图 2-1-9)。

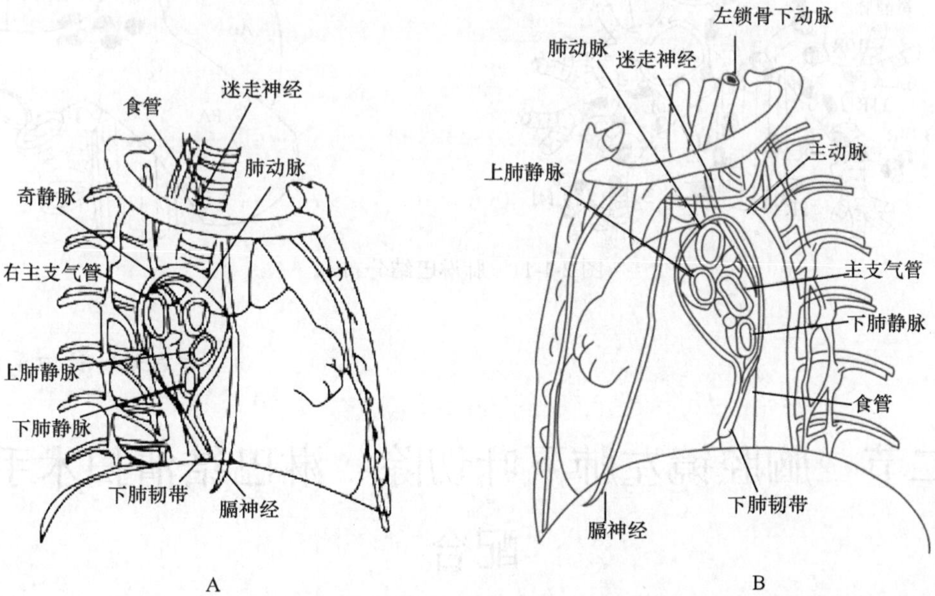

图 2-1-9　肺门解剖

A. 右肺门；B. 左肺门

七、肺的淋巴回流

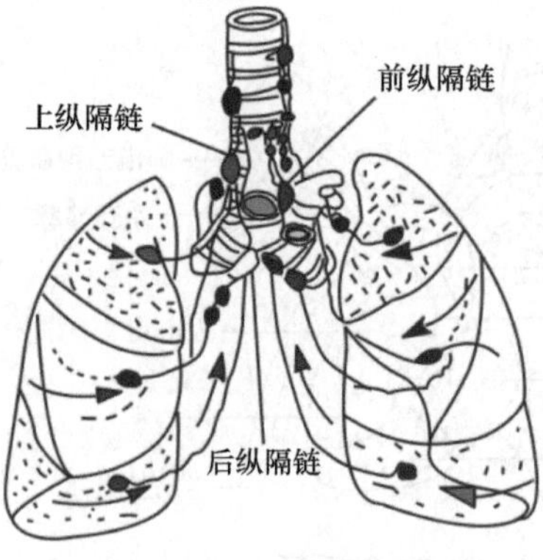

图 2-1-10　肺的淋巴回流

当血液流经毛细血管的动脉端时生成组织液，大部分经毛细血管静脉端返回血液，小部分则渗出毛细血管形成淋巴液。淋巴液经一系列淋巴管道后注入无名静脉，称为淋巴循环。胸内各器官淋巴都通过上纵隔、后纵隔、隆嵴下、气管和支气管淋巴结，最终直接或间接性地进入胸导管或右淋巴管后再进入静脉系统。肺的淋巴回流比较复杂，与肺的病理生理及肺肿瘤的扩散密切相关。主要的引流方向还是到肺门的支气管肺淋巴结，再到气管支气管淋巴结(图 2-1-10)。根据肺癌的性质及分期将淋巴结进行分组(图 2-1-11)。单独存在的常为纵隔淋巴结，两侧对称的常为肺门或肺内淋巴结。

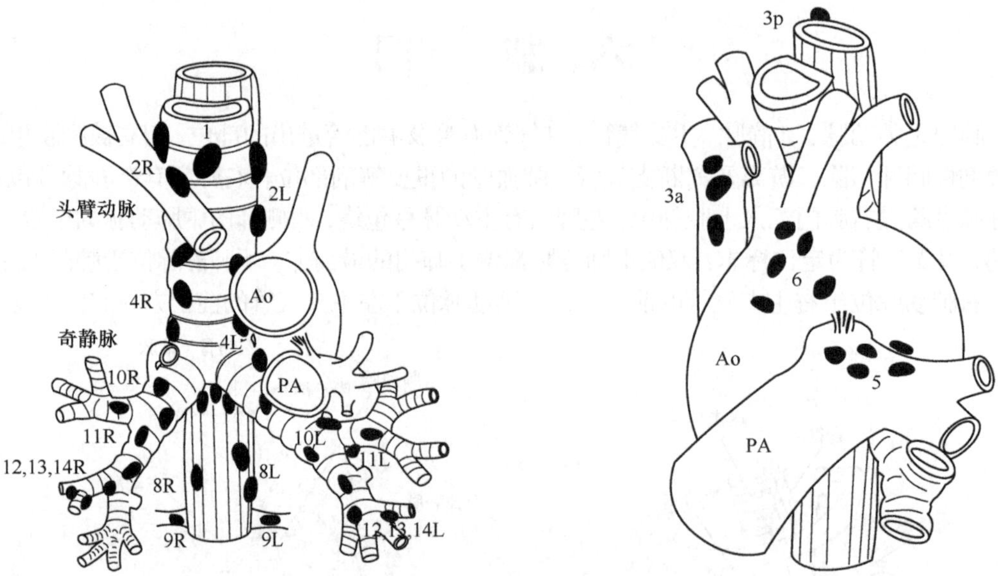

图 2-1-11　肺淋巴结分布

（何春梅　许宁惠）

第二节　胸腔镜左肺下叶切除、淋巴结清扫术手术配合

肺癌为全身性疾病，是最常见的恶性肿瘤之一，其发生与慢性刺激、饮食、吸烟、

酗酒、创伤及遗传因素等有关。30岁以上随年龄增长发病率增加，50～69岁为发病高峰。男性多于女性。外科手术切除是治疗肺癌的主要方法，手术方式为切除肺部肿瘤，系统清扫淋巴结。胸腔镜手术以其手术创伤小、恢复快、术后疼痛感减低等优势成为医生及患者的首选方式。下面以胸腔镜左肺下叶切除，系统淋巴结清扫术为例介绍手术配合。

适应证：①早期周围型肺癌；②ⅠA期(T1N0M0)非小细胞肺癌，行肺叶切除术与淋巴结清扫术；③高危肺癌患者的姑息切除；④无严重并发症的患者；⑤胸膜粘连较轻的支气管扩张、肺动静脉瘘、肺梗死等肺良性病变。禁忌证：①肿瘤侵犯胸壁，需切除胸膜组织和发生肺门淋巴结转移者；②患者一般情况差，心肺功能受损，无法耐受单肺通气者；③肿瘤侵犯主支气管者，肿瘤直径＞4cm者；④同侧胸腔二期手术，具有严重弥漫性胸膜粘连者；⑤中心型肺癌；⑥行胸腔镜手术中，遇手术野发生难以控制的大出血或手术过程中发现腔镜手术效果不佳时，应及时中转行开胸手术。

一、手术用物准备

(一)常规用物

手术盆、手术衣、剖口单、桌单、治疗巾。

(二)手术器械

1. 常用器械　胸腔镜肺叶器械包、胸腔镜特殊器械包、超声刀、保温杯。

2. 特殊器械　合成夹钳、钛夹钳。

3. 中转开胸器械　胸腔牵开器包、肋骨切除器械包、肺血管盒器械包。

(三)一次性用物准备

1. 常规物品准备　一次性使用吸引管1根、一次性使用吸引头1根、一次性使用电刀笔1把、一次性使用延长电极1根、电刀清洁片1张、剖胸套针1板、50cm×60cm医用粘贴膜1张、一次性使用冲洗器1个、28号胸腔引流管1根、一次性使用灯罩2个、一次性使用无菌垃圾袋1个、带钡丝纱布10张、3-0丝线×1包、2-0丝线×1包、0号丝线×1包、1号丝线×1包、20号刀片×2张、手套按需准备。

2. 切肺用物准备　内镜切割缝合器1把、内镜切割缝合钉仓按需备、合成夹钉(小号、中号钉仓各1板)、按需准备可吸收补片，微创外科专用切除组织取出器1把或自制标本袋1个。

3. 关闭切口缝线　5/8圆弧1-0可吸收线×1包、4-0可吸收线×1包。

二、手术体位

患者采取改良式右侧卧位，左侧在上(图2-2-1)。安置体位步骤见第一章第四节。

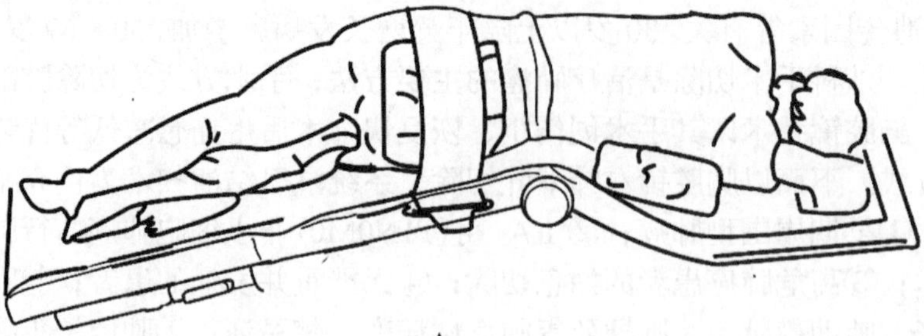

A

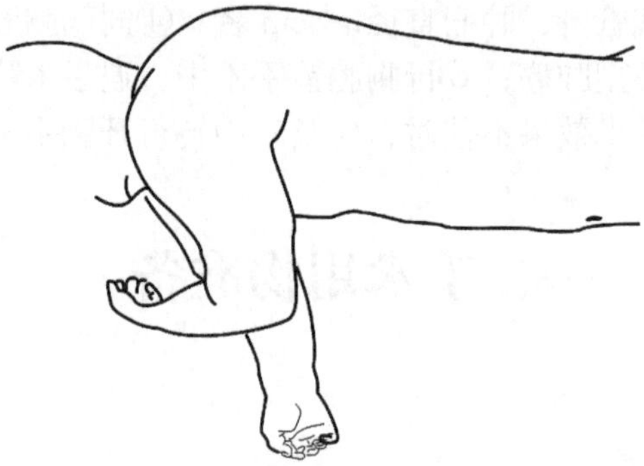

B

图 2-2-1 改良式右侧卧位

A. 背面观；B. 前面观

(1)在患侧上肢用 14G 或 16G 留置针建立静脉通道。

(2)将中单 1/3 塞于健侧头枕下。

(3)平移患者，使得患者的腰部与手术床的腰桥对齐。

(4)健侧平肩部床垫下放置单层托手架，托手架上放置软垫，将健侧手臂外展＜90°，放在托手架上，妥善固定。

(5)手术医师(至少两人)分别托起患者肩背部、腰骶部及双下肢；麻醉医师托起头颈部；使其在同一水平以脊柱为轴心向健侧慢慢旋转 90°，同时将腋枕放置腋窝下，以通一拳为标准。

(6)再将软垫放置于患者髋下。

(7)扶住患者，在患者耻骨联合及骶尾部分别垫沙袋。男性患者注意保护生殖器。在患侧髋部与沙袋之间的空隙处放一包布或棉垫，用宽约束带固定。

(8)患侧上肢自然屈肘放于面部前方，并将塞于枕头下的包布越过患侧上肢垫于患者头下。保持患侧静脉通道通畅。

(9)健侧下肢稍微弯曲，患侧上肢屈膝，两腿间垫一软枕，双下肢屈髋屈膝呈跑步状错开。压腿带固定膝关节，松紧度以能通过两个指头为宜。

(10)将手术床调整为头高脚低式斜坡位 30°为宜，使患者髋部和双下肢下沉，放低手术床头，使患者腰部肌肉绷紧成“折刀位”。

(11)将集尿袋挂在健侧床缘，将回路电极板按高频电刀安全使用原则贴在大腿外侧，注意保护患者隐私并保暖。

(12)头架固定在患者背侧床头，平患者眉弓，高度为 50cm。

三、消毒铺巾

1. 消毒液　5%碘伏。

2. 消毒范围　上至颈根部平面，下至脐部平面，前至对侧腋前线，后至对侧腋后线，上臂至肘关节上 5cm，包括同侧腋窝（图 2-2-2）。

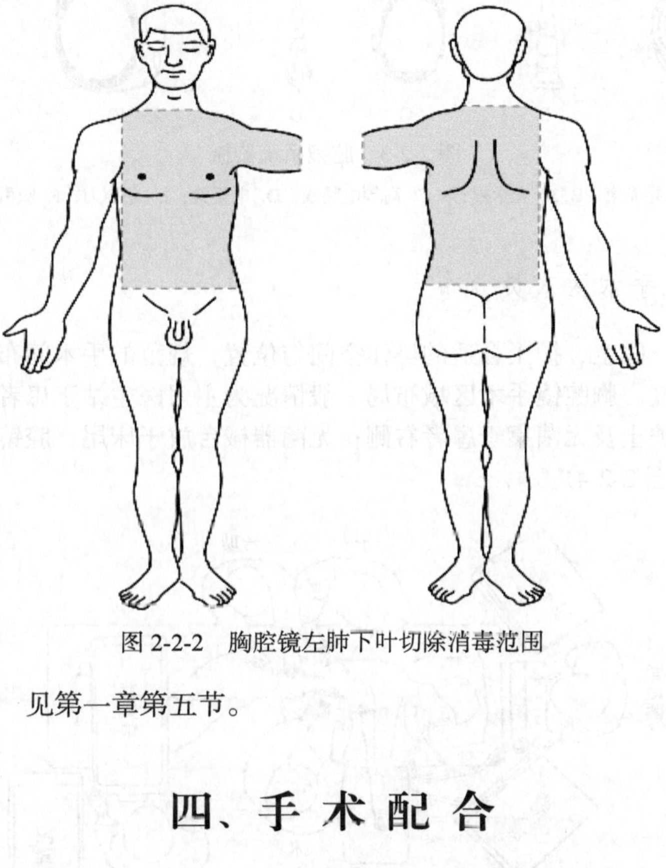

图 2-2-2　胸腔镜左肺下叶切除消毒范围

3. 铺巾顺序　见第一章第五节。

四、手术配合

（一）切皮前准备

1. 清点用物　巡回护士与洗手护士准确清点术前器械、纱布、缝针、刀片等用物的数量，检查其完整性并做好记录连接组装腔镜系统使用的器械（图 2-2-3）。

2. 连接腔镜系统、电外科系统

⑴调试仪器：连接电源线、电凝脚踏开关线，打开胸腔镜系统各仪器电源开关，进行自检。

⑵连接固定管路：连接并固定冷光源、电凝线、胸腔镜镜头、摄像头（备用仪器防菌隔离罩保护，形成无菌状态）。

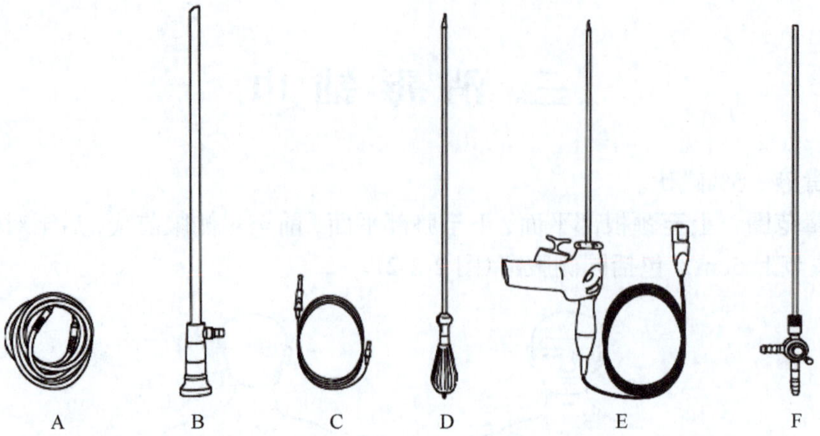

图 2-2-3 腔镜系统器械

A. 导光束；B. 30°光学视管；C. 高频电凝线；D. 电凝钩；E. 超声刀；F. 吸引杆

(二)胸腔镜手术区人员分布

手术过程中，医生、护士合适的操作空间与位置，规范的手术间布局，有助于提高手术的质量和速度。胸腔镜手术区域布局一般情况为主刀医生站于患者腹侧；二助站于患者背侧；洗手护士及无菌桌于患者右侧；无菌器械台放于床尾；腔镜显示器放置于床头两侧 30°为宜(图 2-2-4)。

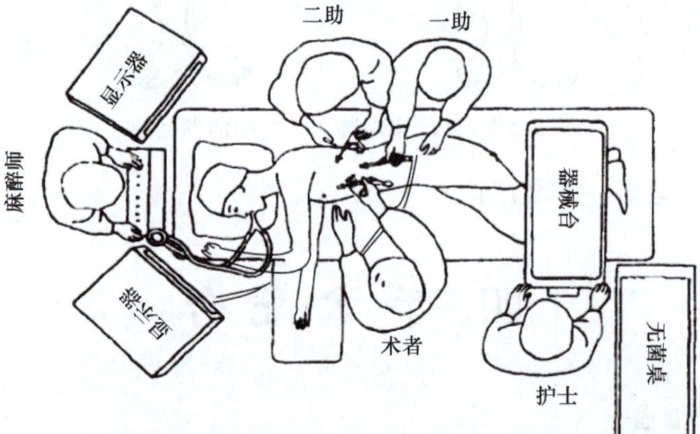

图 2-2-4 胸腔镜左肺切除手术区人员分布图

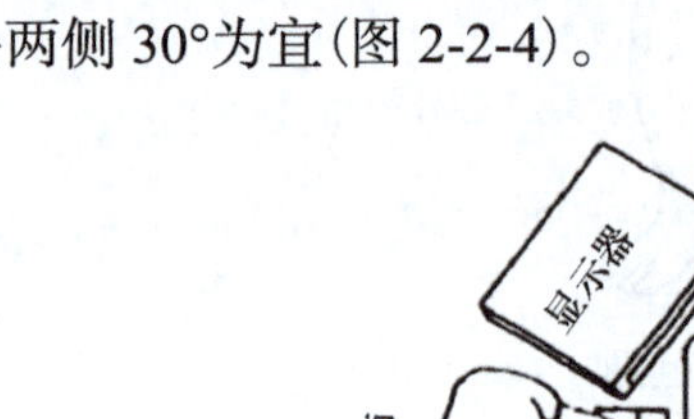

图 2-2-5 胸腔镜左肺下叶切除操作孔

A. 主操作孔；B. 观察孔；C. 副操作孔

(三)经胸壁入路

手术切口分别是：观察孔位于腋中线第 7 肋间；主操作孔、副操作孔分别位于第 4 肋间腋前线、第 9 肋间腋后线(图 2-2-5)。

(四)建立操作孔

备 20 号圆刀片、电刀、10.5mm 穿刺鞘、中弯止血钳 2 把、多齿牵开器、腔镜环钳两把（图 2-2-6）。

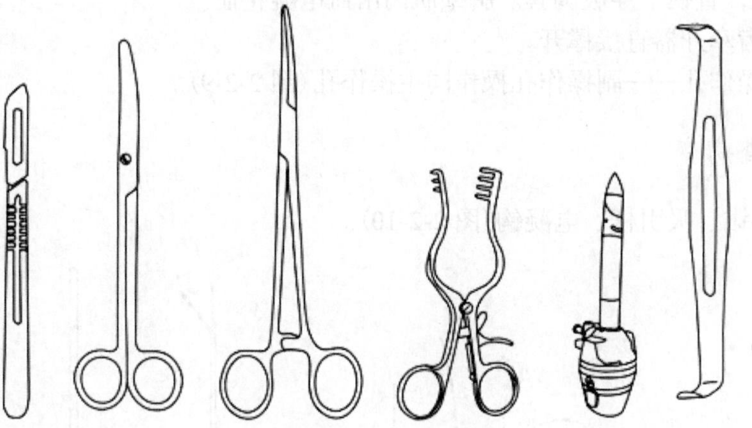

图 2-2-6　建立操作孔器械

A. 20 号圆刀片及刀柄；B. 线剪；C. 中弯止血钳；D. 多齿牵开器；E. 10.5mm 穿刺鞘；F. 皮肤拉钩

1. 建立第一操作孔——观察孔　放置 30°观察视镜。切皮前嘱麻醉医生行右肺单肺通气。

（1）递 20 号圆刀片经腋中线第 7 肋间隙切开皮肤约 1cm，电刀切开皮下。

（2）递中弯止血钳辅助，钝性分开胸壁肌肉、电凝止血。沿肋骨上缘切开胸膜，并用手指沿切口探查胸腔内有无粘连。

（3）递 10.5mm 带芯套管沿切口旋转置入胸腔（图 2-2-7）。

（4）用 45～80℃温盐水将镜头加热后经观察孔放入，探查胸腔。

2. 建立第二操作孔——主操作孔、第三操作孔——副操作孔　分别经腋前线第 4 肋间、腋后线第 9 肋间建立主操作孔、副操作孔。放置腔镜环钳、分离钳、电凝钩、吸引杆等器械（图 2-2-8）。

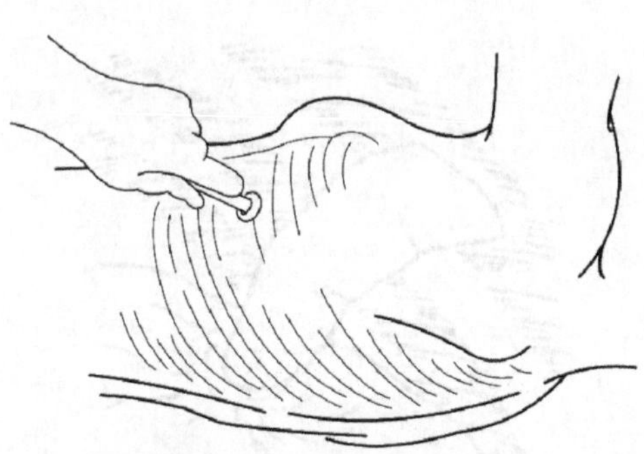

图 2-2-7　建立第一操作孔

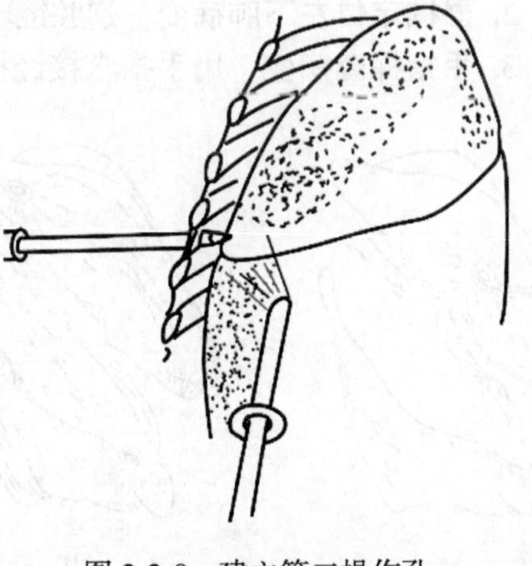

图 2-2-8　建立第二操作孔

（1）镜头打向前上方胸腔顶寻找，用手指按压腋前线第 4 肋间，胸壁塌陷位置为主操作口。

（2）20 号圆刀片切开皮肤约 2.5cm，电刀切开皮下。

(3)递中弯止血钳辅助，电刀沿切口切开皮下组织、胸壁肌肉，必要时皮肤拉钩牵拉暴露肌肉组织，直视下穿破胸膜。胸壁肌肉出血电凝止血。

(4)递多齿牵开器直接撑开。

(5)第三操作孔——副操作孔操作同主操作孔(图 2-2-9)。

(五)探查病变

备腔镜环钳、吸引杆、电凝钩(图 2-2-10)。

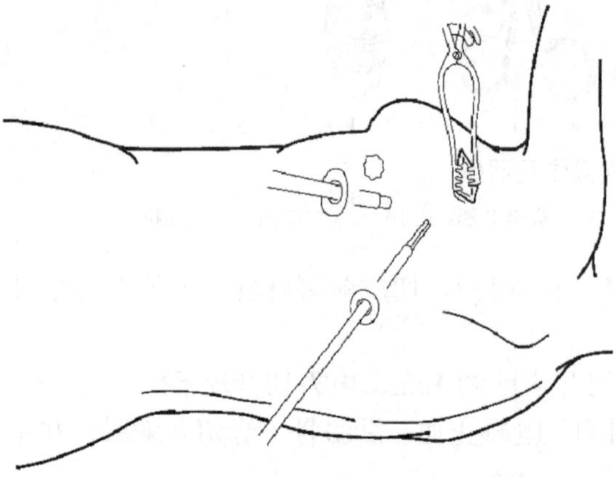

图 2-2-9 胸腔镜左肺下叶切除手术切口

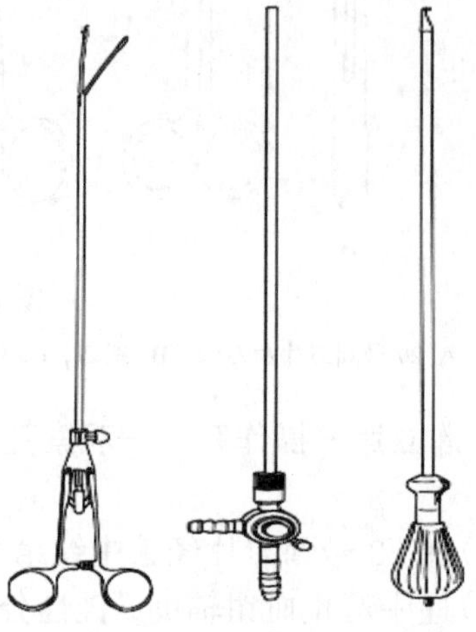

A B C

图 2-2-10 探查病变器械

A. 腔镜环钳；B. 吸引杆；C. 电凝钩

腔镜环钳经操作孔和(或)牵引孔触及左肺下叶；或术者用手指直接经操作孔探查病变。

1. 游离左下肺与胸壁粘连 直视下观察肺与胸壁有无粘连，递电凝钩直接切断细小的条索状粘连，粗大和条索状的粘连含有大血管，递超声刀切断或分离钳带线结扎。

2. 器械定位左下肺病变 递腔镜环钳经操作孔和(或)牵引孔触及左肺下叶(图2-2-11)。

3. 手指探查病变 用手指直接经操作孔探查病变(图 2-2-12)。

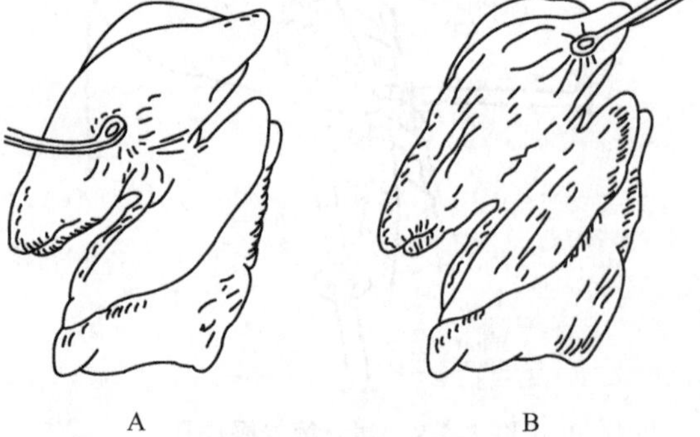

A B

图 2-2-11 器械探查法

A. 环钳推挤法；B. 环钳夹提法

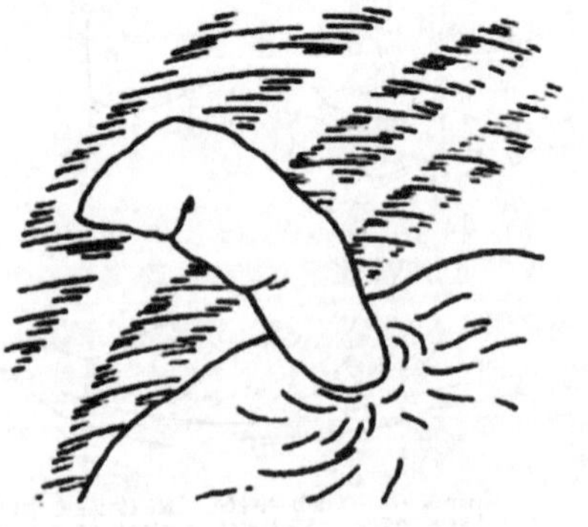

图 2-2-12 手指探查法

4. 直视下定位病变 病变直径＞2cm 的肿物，肺叶停止通气后即可发现。

(六)切除左下肺

备吸引杆、电凝钩、超声刀、腔镜直线型切割吻合器和钉仓、组织剪、1-0 丝线、1 号丝线、直角钳、分离钳(图 2-2-13)。

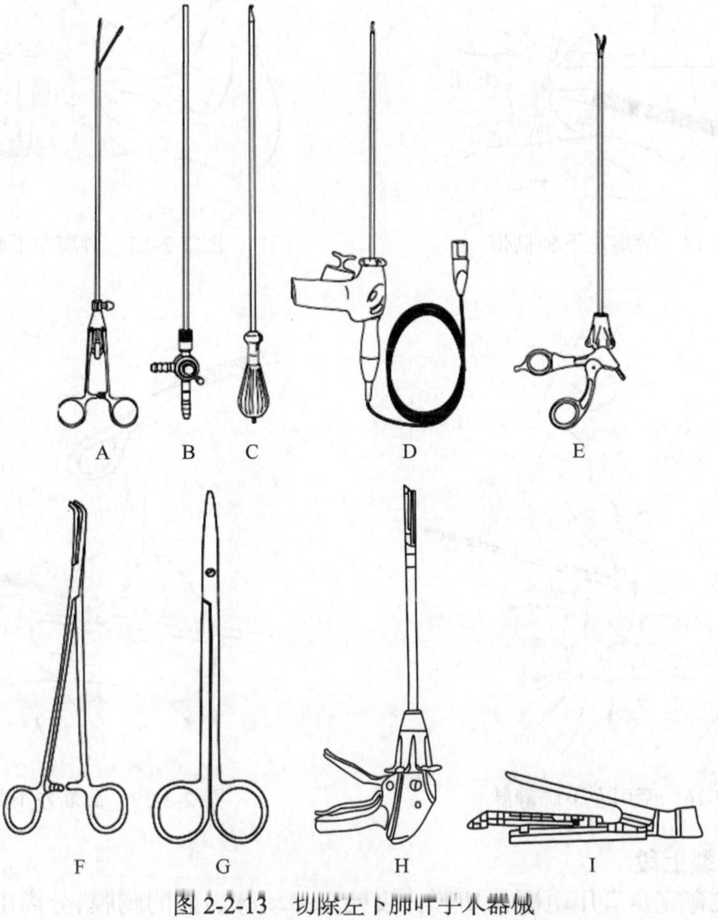

图 2-2-13 切除左下肺叶手术器械

A. 腔镜环钳；B. 吸引杆；C. 电凝钩；D. 超声刀；E. 分离钳；F. 直角钳

G. 组织剪；H. 腔镜直线型切割吻合器；I. 腔镜直线型切割钉仓

1. 游离及离断左下肺韧带 递腔镜环钳夹持左下肺向上牵引，电凝钩或超声刀游离附着胸膜及下肺韧带(图 2-2-14)。

2. 游离及离断左下肺静脉 递腔镜环钳夹持左下肺将其向前上方牵拉。递电凝钩切开纵隔胸膜，吸引管头辅助暴露肺门。电凝钩向肺门后方游离至主支气管，往上游离到上肺静脉，游离出下肺静脉 1.2～1.5cm 的安全距离。

离断肺静脉方法：递直角钳穿通下肺静脉背面组织(图 2-2-15)；腔镜分离钳带 1-0 丝线，绕过下肺静脉，递弯蚊式止血钳牵引丝线(图 2-2-16)；用内镜切割缝合器加白色钉仓穿过血管背面靠远端夹闭血管，检查是否完全夹闭血管，再切闭血管，退出内镜切割缝合器，剪线(图 2-2-17)。

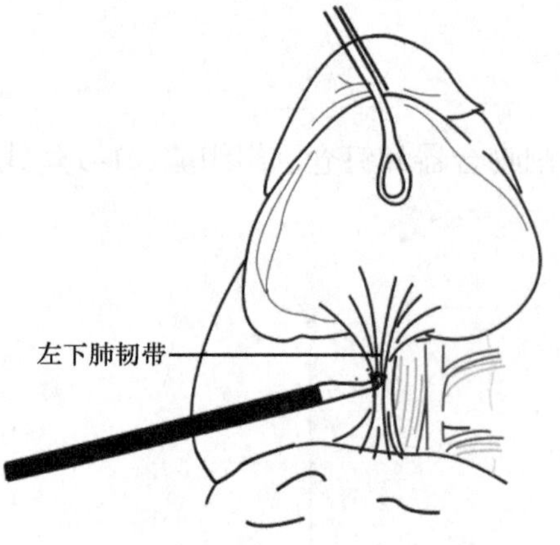

图 2-2-14 游离左下肺韧带

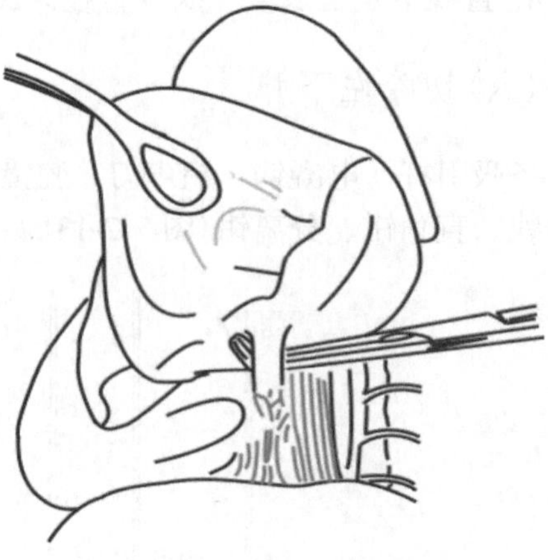

图 2-2-15 游离左下肺静脉

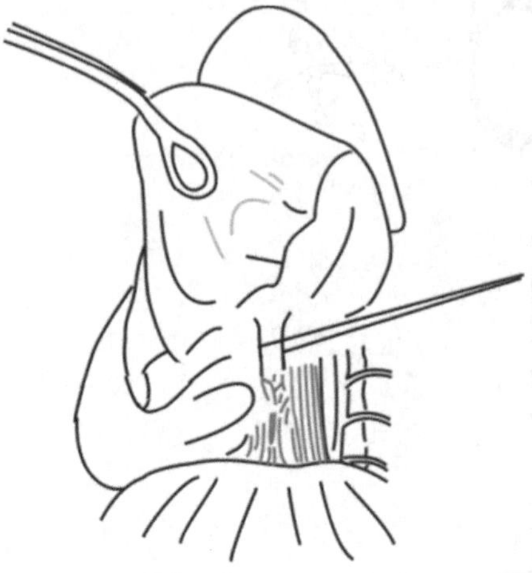

图 2-2-16 牵引左下肺静脉

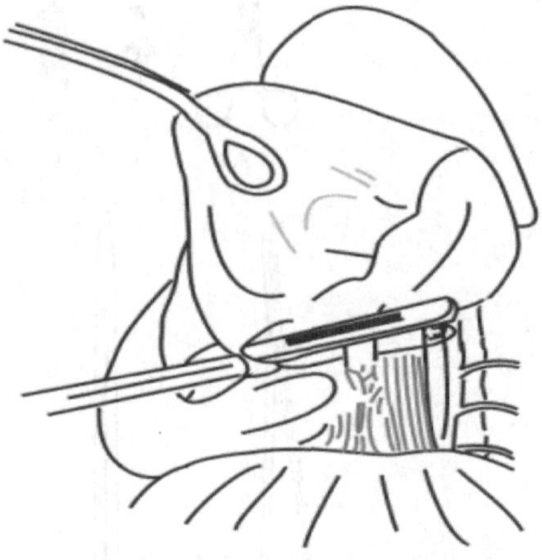

图 2-2-17 离断左下肺静脉

3. 离断肺裂上段

(1)肺裂发育完全者用电凝钩切开肺裂处左肺动脉表面的胸膜,分离出左下叶肺动脉的分支。

(2)肺裂发育不完全者用直角钳穿过肺裂组织,用内镜下切割缝合器加蓝色钉仓夹闭肺裂上段，检查有无夹闭多余组织后切闭肺裂上段(图 2-2-18)。

4. 离断肺裂下段 电凝钩解剖出左肺上、下叶静脉之间的间隙，沿上段动脉、基底段的内侧面游离到下叶支气管止。方法同离断肺裂上段。

5. 游离及离断背段动脉 持续牵拉左肺下叶。递电凝钩沿肺裂上段游离出背段动脉1.2～1.5cm 的安全距离，处理方法同静脉(图 2-2-19)。

6. 游离及离断基底段动脉 递吸引器、电凝钩沿上段动脉平面向下剥离，所见的所有动脉分支均为基底段动脉，同静脉处理方法切闭基底段动脉(图 2-2-20)。

7. 游离及离断左肺下叶支气管 递腔镜环钳牵拉舌段，吸引管头推开叶间动脉残端，可见左肺下叶支气管。递电凝钩或超声刀从下叶支气管起始部往远端支气管游离，将淋巴结往左肺下叶侧分离，支气管动脉递电凝钩切断或同支气管一起切闭，必要时取下支气管旁淋巴结。

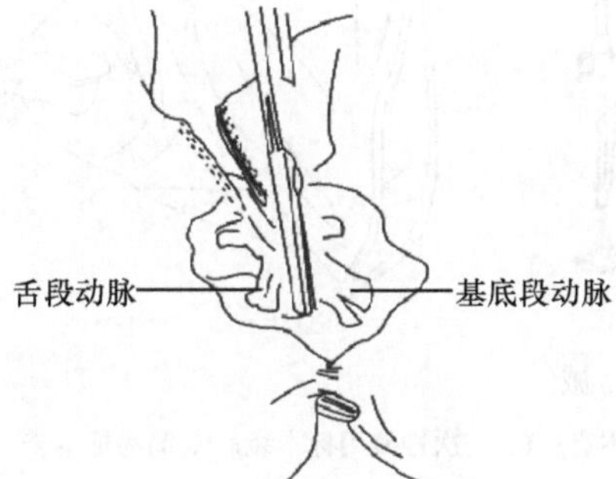

图 2-2-18　离断肺裂

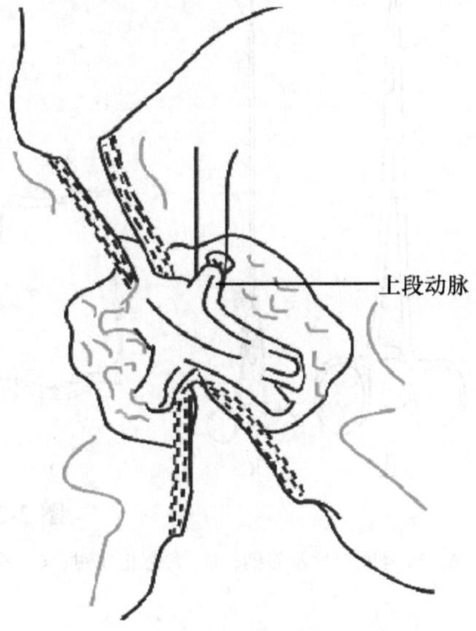

图 2-2-19　离断左下肺上段动脉

处理方法：递直角钳钝性游离穿通下叶支气管背面的疏松组织，递分离钳带 0 号丝线牵引支气管，必要时递一次性 16 号橡胶导尿管，尾端连接在内镜切割闭合器张开的腭上，头端穿过支气管背面，引导内镜切割缝合器穿过支气管，紧靠上叶支气管根部夹闭支气管，检查支气管是否全部位于钉仓内，嘱麻醉医生吸痰、鼓肺，检查左肺上叶肺扩张是否良好，切闭支气管(图 2-2-21)。

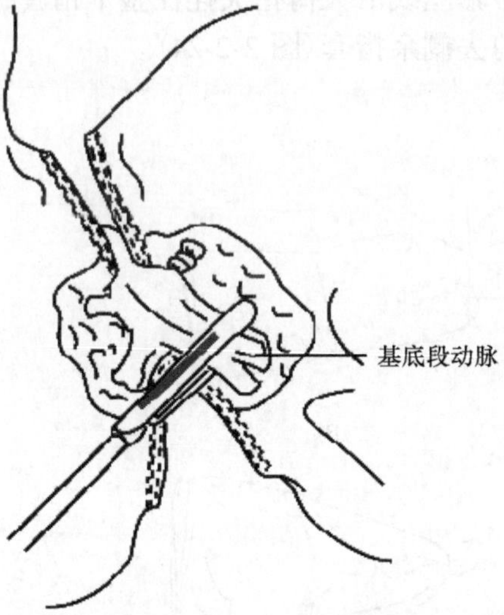

图 2-2-20　离断基底动脉

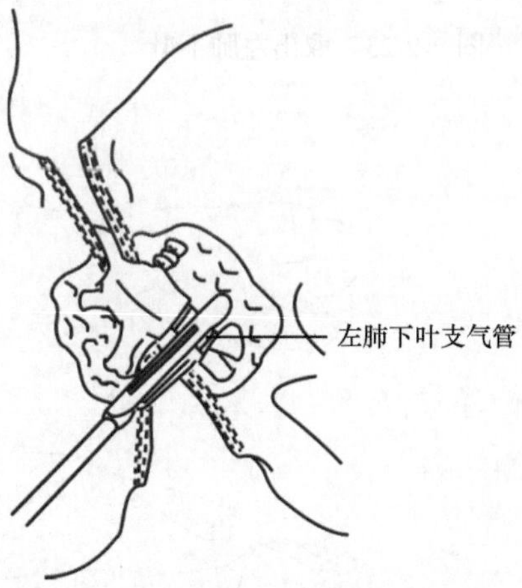

图 2-2-21　离断左肺下叶支气管

(七)取出左肺下叶

用一次性使用标本袋或自制橡胶手套式标本袋取出标本。备大弯止血钳，20 号手术刀片、标本盘、纱布2张或3张、无菌手套2双、腔镜环钳2把(图2-2-22)。

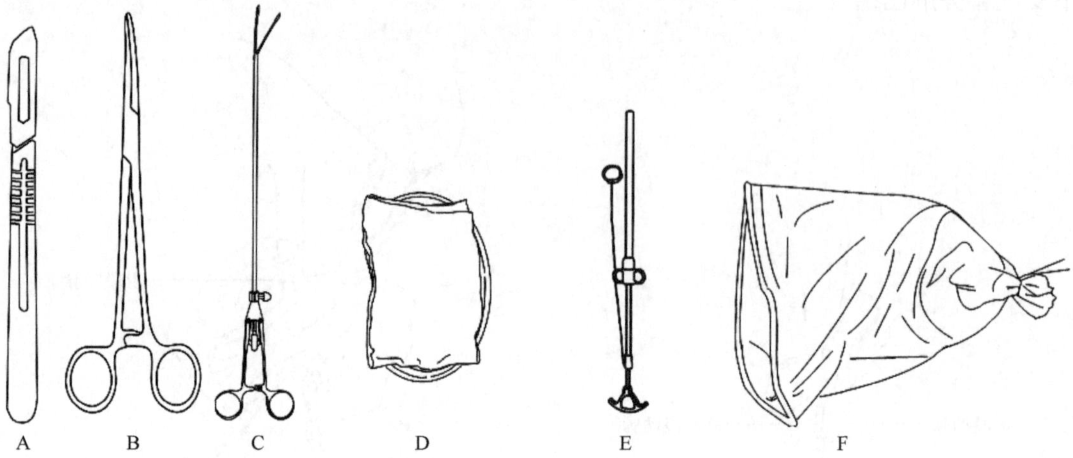

图2-2-22 取标本器械

A. 20号圆刀片及刀柄；B. 大弯止血钳；C. 腔镜环钳；D. 标本盘；E. 一次性使用标本袋；F. 简易标本袋

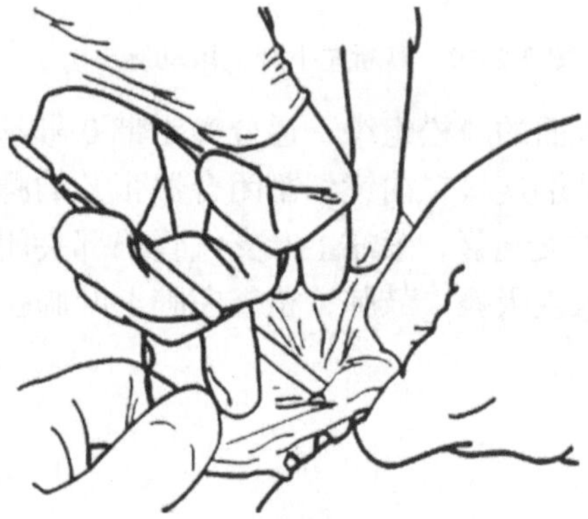

图2-2-23 取出左肺下叶

1. 一次性使用标本袋取出标本 直接将标本袋经主操作口放入胸腔内，释放标本袋，腔镜环钳将标本送入袋中后，收紧袋口，将标本袋拖至操作口后，拔出标本袋，若标本过大，将堵在切口的组织向外拉同时拔标本袋，弯盘接标本(图2-2-23)。

2. 橡胶手套式标本袋 常选用8号手套制作，用1号慕丝线沿大拇指尖拴住整个指套，打结系紧，剪去剩余指套(图2-2-24)。

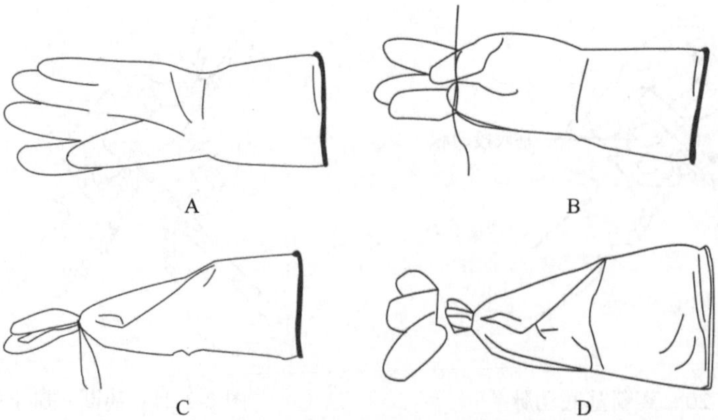

图2-2-24 橡胶手套标本制作流程

3. 橡胶手套取标本 主刀将标本袋放入腔内，两把腔镜环钳、一把普通环钳将手套套口牵拉成三角形，再用普通环钳经操作口将标本送入手套内，环钳夹紧袋口经主操作口牵出，中号弯止血钳两把用于扩开切口将左肺下叶取出。若操作口过小，可延长切口，用以上方法取出标本即可(图 2-2-25)。

4. 取病变组织送冰冻　手术医生用 20 号圆刀片、中弯止血钳一把切取左肺下叶病变，根据需要送快速冰冻切片，洗手护士与手术医生、巡回护士核对无误后将病变组织装入巡回护士做好标记的(组织名称、科室、床号、姓名)标本袋内，巡回护士持病理检查单再次核对病历后送往冰冻室，再次与冰冻室工作人员核对后登记。

(八)必要时做系统性淋巴结清扫

备超声刀、腔镜环钳、吸引杆，如病理检查结果为癌性病变时，需系统清扫纵隔和肺门的淋巴结和脂肪组织，隆嵴淋巴结必须清扫(尤其做下叶切除术时)，可降低局部发病率(图 2-2-26)。

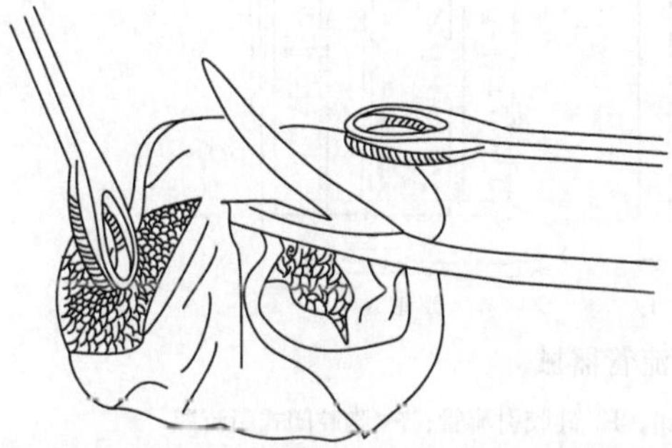

图 2-2-25　橡胶手套取标本法

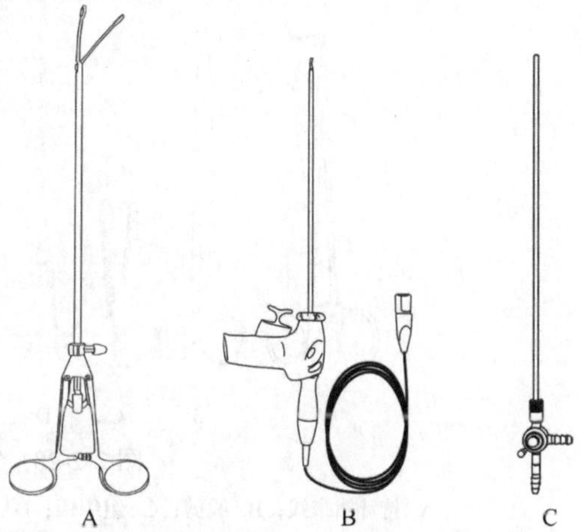

图 2-2-26　淋巴结清扫时手术器械

A. 腔镜环钳；B. 超声刀；C. 吸引杆

(1)暴露肺门及纵隔肿大淋巴结和脂肪组织，分别有纵隔内第 7 组、第 8L 组、第 9L 组、第 5 组淋巴结，必要时行同期对侧纵隔和颈部淋巴结清扫。

(2)备超声刀、吸引器，做下叶切除术时，清扫隆嵴淋巴结，可降低局部发病率。超声刀取下淋巴结，并局部止血(图 2-2-27)。确认标本信息及时交给巡回护士送检。

(九)创面止血

备电凝钩。检查纵隔胸膜创面、肺血管残端、支气管残端、肺切缘、胸壁切口有无出血、漏气，电凝止血。

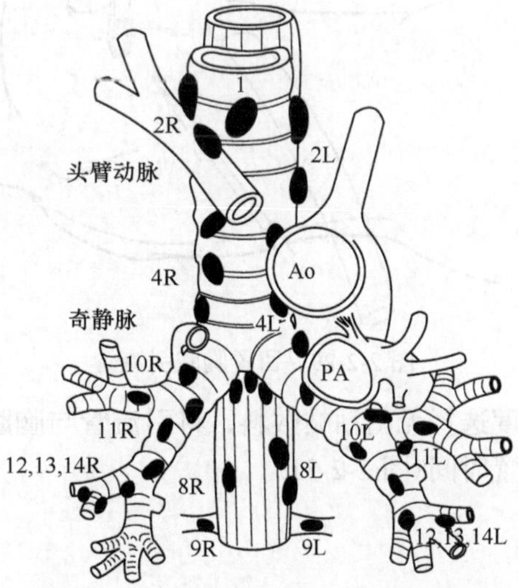

图 2-2-27　清扫系统淋巴结示意图

（十）试水

用 38～40℃1000ml 生理盐水冲洗胸腔，麻醉医师吸痰膨肺，检查剩余上叶肺及支气管残端有无漏气。必要时用可吸收补片覆盖肺叶创面。

（十一）关闭切口

1. 安置引流管 备腔镜环钳、28 号硅胶引流管、9×27 三角针带 1-0 丝线、线剪、组织镊(图 2-2-28)。

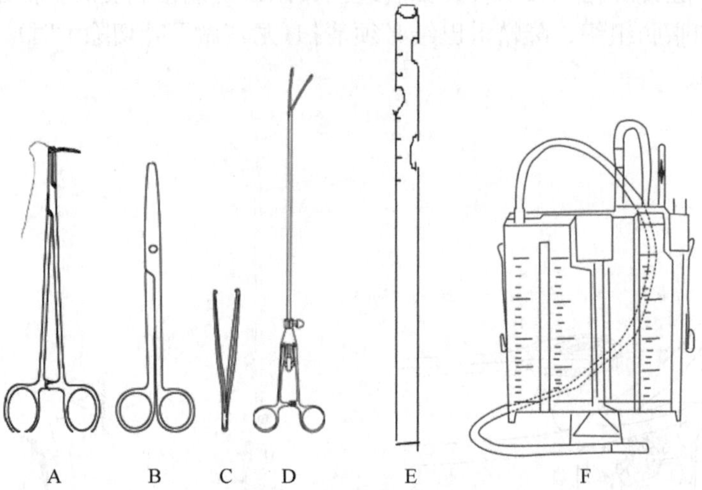

图 2-2-28 安置引流管器械

A. 持针钳带线；B. 线剪；C. 组织镊；D. 腔镜环钳；E. 硅胶引流管；F. 胸腔闭式引流瓶

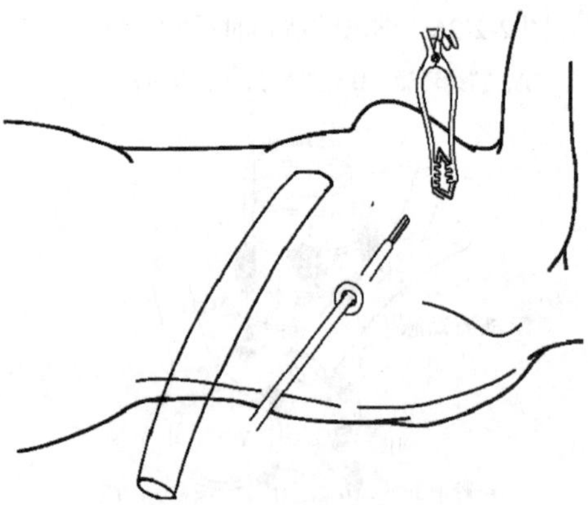

图 2-2-29 留置胸腔引流管

腔镜直视下在观察口放置引流管(图 2-2-29)。为防止引流管压迫肋间神经及血管，选择28号较细小的引流管，9×27 三角针带 1-0 不可吸收丝线固定引流管。

2. 清点用物 巡回护士和洗手护士共同清点纱布、纱球、纱条、缝针、器械至少 3 次(关胸前、关胸后、缝合皮肤前)。

3. 关闭切口 备持针器 1 把或 2 把、线剪 1 把、组织镊、胸腔闭式引流瓶(图 2-2-30)。

5/8 圆弧 1-0 可吸收线缝合胸膜、胸壁肌肉、皮下；4-0 可吸收线缝合皮肤。根据伤口的长度选择无菌粘帖敷料，将引流管与胸腔闭式引流瓶连接排气，引流瓶注明安置部位及安置时间(图 2-2-31)。

(十二)洗手护士将器械按照器械流转单退还清点间，并分类登记

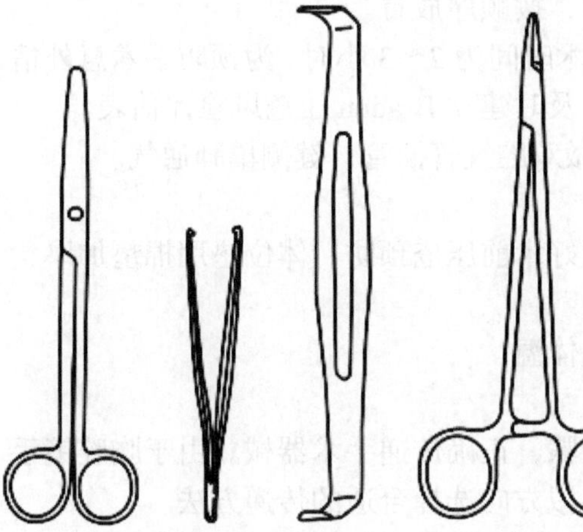

图 2-2-30　关闭切口手术器械

A. 线剪；B. 组织镊；C. 皮肤拉钩；D. 持针钳

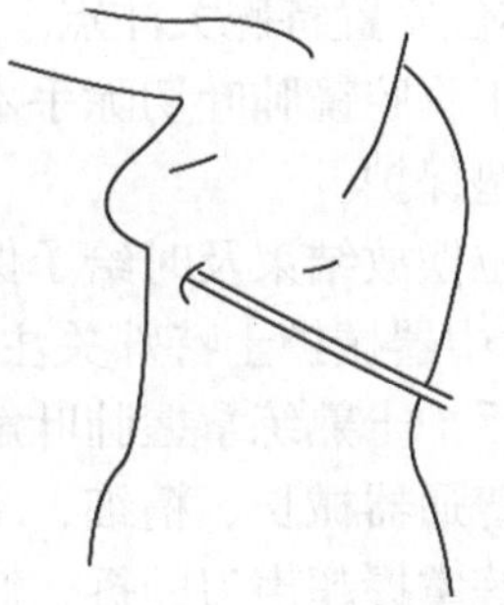

图 2-2-31　关闭左侧胸壁切口

五、特殊关注点

1. 常规关注点　常规关注点见第一章第六节。

2. 胸腔镜器械使用前、使用时、使用后的特殊关注点

(1)洗手护士熟练掌握胸腔镜手术器械的配置、名称、防护、保养、拆卸及用途。

(2)胸腔镜器械应轻拿轻放，避免碰撞、摩擦，禁止一次拿多把器械。胸腔镜器械盒转运、拿取过程中禁止重物压制。

(3)在装、卸器械时避免对关节强拧；保护小部件的完整。

(4)器械尖端不能碰触硬物，在消毒前、使用后用保护套保护。

(5)注意镜面保护：镜头应装在专制的盒子内，两端用治疗巾保护，镜端应用保护套保护；术中镜面因体内温度产生气雾、血液和组织污染镜面时，用50～70℃无菌生理盐水加温后以干净纱布擦拭，保证视野清晰度。

(6)电凝钩头端均有管状绝缘层，使用前、后均应检查绝缘层是否完好，防止术中漏电损伤操作者。若有破坏需更换管状绝缘层。

(7)导光束、电凝线在使用前、后应盘旋放置，避免扭转、打结破坏导线，影响使用寿命和传导效果。在连接主机时应对准端口，避免损坏接头。固定导光束、电凝线时避免使用巾钳，防止直接破坏及破坏无菌屏障。

3. 胸腔镜肺叶切除特殊关注点

(1)麻醉前特殊关注点

1)用14G或16G留置针在患侧建立上肢静脉通道，预防术中血液大量流失，及时补液补充电解质。

2) 胸腔镜肺叶手术，做好术前腔镜系统性能检测及手术间布局（见图 2-2-4）。

3) 向患者做电外科宣教，做好术前准备。

4) 准备体位摆放用物，使其表面干燥、整洁，按顺序放置。

5) 评估患者皮肤状况，由于胸腔镜肺叶切除术时间为 2～3 小时，为预防手术意外情况发生延长手术时间，必要时准备压疮贴保护，及时建立 Braden 压疮风险评估表。

(2) 麻醉诱导期特殊关注点：协助麻醉医师做双腔气管插管，健侧单肺通气。

(3) 体位安置特殊关注点

1) 由于胸腔镜肺叶切除手术时间较长，应做好术前压疮预防，体位垫用棉垫加厚、关节处棉垫保护。

2) 体位摆放结束及时给予保暖，防止术中低体温。

(4) 术中器械护士特殊关注点

1) 洗手护士熟练掌握肺叶解剖结构及手术步骤，正确传递手术器械。由于胸腔镜手术器械比普通器械长、精细，术中根据所传递器械方向选择合适的传递方法。

2) 熟练掌握超声刀的拆、卸，使用注意事项。

3) 由于器械精细，手术过程中使用频繁，在每次使用前、后应检查完整性。

4) 肺叶切除手术，器械区应分有瘤区、无瘤区，防止肿瘤种植转移。取出标本后及时更换手套。

5) 清扫淋巴结时应及时向医生复述标本名称、与巡回护士再次核对后装入标本袋。

6) 掌握内镜切割缝合器及钉仓的保管及使用。

7) 根据手术情况做好中转开胸准备。清点好用物、器械。

(5) 术中巡回护士特殊关注点

1) 保暖，关注患者的体位，由于手术时间较长，随时关注患者术中体温，皮肤受压情况。

2) 巡回护士熟练掌握胸腔镜使用方法。

3) 调整胸腔镜显示器与主刀医生视野角度。

4) 正确掌握高频电刀在胸腔镜微创手术中的使用，将电刀功率调整为 30～40Hz。达到切割目的的最低功率为宜。

5) 关注手术进度，做好中转开胸准备。

6) 术中应限制补液：肺叶手术过程中手术创伤易引起应激反应，神经体液调节发生改变，抗利尿激素和醛固酮等分泌增加，体液由血管内向组织间隙转移，导致组织间水钠潴留，肺部病理生理情况复杂。液体超载可能引起并发症——肺水肿，尤其应限制晶体液的输入。

7) 术中冰冻的留送：随时关注病理结果，取回报告单由主刀医生查阅后，决定手术方式。

(6) 手术结束特殊关注点

1) 评估手术患者皮肤情况，完善手术护理记录单。

2) 关注胸腔引流瓶水柱波动、引流情况。

（何春梅　赵金兰　许宁惠）

第三节 胸腔镜左肺下叶楔形切除术手术配合

随着医学科学的不断进步，CT 扫描技术的提高，发生在肺部的外周型肺结节——孤立性肺结节不断被检查出来，它们通常是边界清楚、直径＜4～5cm 的肺部阴影，其轮廓有平滑、分叶状、圆形伴点状钙化，星状边界或磨玻璃样。据统计，手术切除后病理结果有 40%～50%为恶性肿瘤。周围型肺结节是否为恶性肿瘤关系到患者的预后(图 2-3-1)。

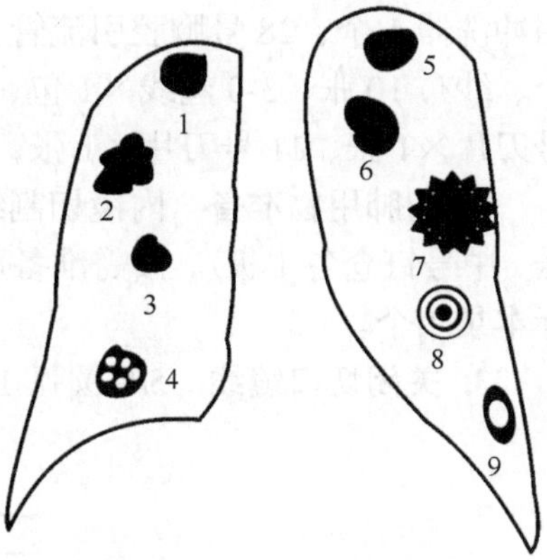

图 2-3-1 肺孤立性结节

1. 肉芽肿，圆且边界清楚；2. 错构瘤，分叶状且边界清楚；3. 肺炎，边界不清；4. 错构瘤，圆且有点状钙化；5. 癌，伴有胸膜尾征；6. 癌，在营养血管进入处出现脐状凹陷；7. 癌，星状边界；8. 肉芽肿，同心圆形钙化；9. 非特异性中心钙化

病理诊断：获得病理诊断的活检方法主要有无创活检，如 CT、X 线等检查；有创检查，如纤维支气管镜、E-Bas(电子纤维支气管镜伴活检检查)，纵隔镜或胸腔镜下肺叶楔形切除术。

胸腔镜肺楔形切除术是指将肺结节连同周围的肺组织从肺叶局部剜除的手术方法，是适用于周围型肺结节诊断和治疗的一种常用手术方法，手术可使良性肿瘤获得手术切除而恶性肿瘤获得病理诊断，决定治疗方式。肺外周型结节可能是早期肺癌、肺良性肿瘤、结核瘤、炎性假瘤和转移瘤等，在临床中诊断较为困难。由于胸腔镜手术创伤小、恢复快，手术效果等同开胸肺叶楔形切除术，使之成为治疗周围型肺结节的优先选择。下面以左肺下叶楔形切除为例，介绍胸腔镜肺楔形切除术的手术配合。适应证：①肺性肿瘤如肺腺瘤、炎性瘤、肺错构瘤、直径小于 3cm 的周围型肺良性结节；②周围型肺癌，部分Ⅳ期(T1N0M1)肺癌患者，不耐受开胸手术的患者；③在转移灶切除或能够控制的前提下，也可以行胸腔镜肺楔形切除术姑息治疗，肺转移瘤；④单发的周围型肺转移癌，弥漫性肺病变；⑤疾病早期，高龄、心肺功能差的患者。禁忌证：①中央型肺肿瘤；②周围型肺肿瘤直径＞3～5cm 者；③一般情况太差，不能耐受全麻或单侧肺通气的患者；④同侧胸腔弥漫性胸腔粘连者。

一、手术用物准备

(一)常规用物

手术盆、手术衣、剖口单、桌单、治疗巾。

(二)手术器械

1. 常用器械 胸腔镜肺叶器械包、胸腔镜特殊器械包、保温杯。

2. 特殊器械 合成夹钳、钛夹。

3. 中转开胸器械 胸腔牵开器包、肋骨切除器械包、肺血管盒器械包。

（三）一次性用物准备

1. 常规物品准备 一次性使用吸引管 1 根、一次性使用吸引头 1 根、一次性使用电刀笔 1 把、电刀清洁片 1 张、剖胸套针 1 板、50cm×60cm 医用粘贴膜 1 张、一次性使用冲洗器 1 个、28 号胸腔引流管 1 根、一次性使用灯罩 2 个、一次性使用无菌垃圾袋 1 个、纱布 10 张、3-0 丝线×1 包、2-0 丝线×1 包、0 号丝线×1 包、1 号丝线×1 包、20 号刀片×1 张、11 号刀片×1 张，手套按需准备。

2. 切肺用物准备 内镜切割缝合器 1 把，内镜切割缝合钉仓按需备，合成夹钉（小号、中号钉仓各 1 板），按需准备可吸收补片，微创外科专用切除组织取出器 1 把或自制标本袋 1 个。

3. 关闭切口缝线 5/8 圆弧 1-0 可吸收线×1 包、4-0 可吸收线×1 包。

二、手 术 体 位

患者采取右侧改良式胸侧卧位，左侧在上（见图 2-2-1）。安置体位步骤见第一章第四节。

三、消 毒 铺 巾

消毒铺巾同本章第二节。

四、手 术 配 合

（一）胸壁入路

经过左侧胸壁做 3 个操作孔，分别是：腋中线第 7 肋间做观察孔；腋前线第 4 肋间做主操作孔；腋后线第 9 肋间做副操作孔。

（二）清点用物

巡回护士与洗手护士对照器械清点单分类清点手术器械、纱布、缝针、刀片等用物的完整性及数量，并登记。

（三）连接腔镜系统、电外科系统

准备高频电缆线、30°光学视管、导光束、一次性使用电刀笔、一次性使用电刀清洁片、一次性腔镜保护套、电凝钩、一次性使用吸引管、胸腔镜吸引管头，详细步骤见本章第二节。

(四)手术切口

手术切口分别是：观察孔位于腋中线第7肋间；主操作孔、副操作孔分别位于第4肋间腋前线、第9肋间腋后线(图2-3-2)，具体步骤见本章第二节。

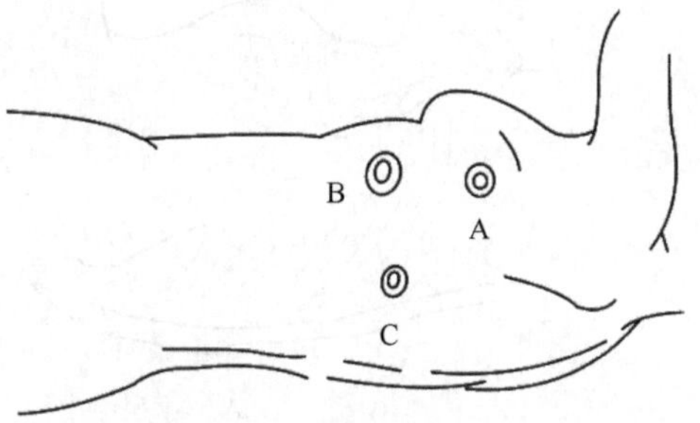

图2-3-2 手术切口

备20号圆刀片、电刀、10.5mm穿刺鞘、血管钳2把、多齿牵开器、腔镜环钳2把(图2-3-3)。

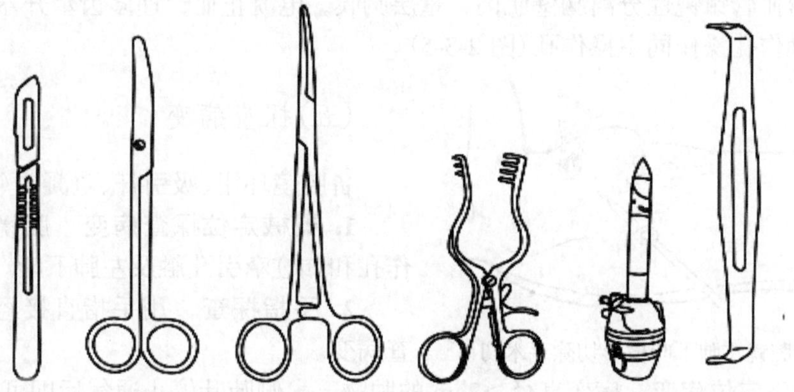

图2-3-3 手术切口器械

A. 20号圆刀片及刀柄；B. 线剪；C. 中弯止血钳；D. 多齿牵开器；E. 10.5mm穿刺鞘；F. 皮肤拉钩

1. 建立第一操作孔——观察孔 放置30°观察视镜。切皮前嘱麻醉医生做右肺单肺通气。

(1)递20号圆刀片于腋中线第7肋间隙切开表皮约1cm，电刀切开真皮深层。

(2)递中弯血管钳辅助，钝性分开胸壁肌肉及胸膜，电刀切开、电凝止血，沿切口切开皮下组织、胸壁肌肉，沿肋骨上缘切开胸膜，并用手指沿切口探查有无粘连。

(3)递血管钳辅助，电刀笔切胸壁肌肉、壁层胸膜，10.5mm带芯套管沿切口旋转置入胸腔(图2-3-4A)。

(4)用 45～80℃温盐水将镜头加热后经观察孔放入，在胸腔镜直视下观察胸腔内情况，胸腔闭锁严重者应立即行开胸手术。

2. 直视下建立第二操作孔——主操作孔、第三操作孔——副操作孔 分别经腋前线第4肋间、腋后线第9肋间做主操作孔、副操作孔。放置腔镜环钳、分离钳、电凝钩、吸引杆等器械，切口步骤同观察孔(图2-3-4B)。

(1)镜头打向前上方胸顶寻找，用手指按压第4肋间腋前线胸壁塌陷位置为主操作口。

(2)20号圆刀片切开皮肤约2.5cm，电刀切开真皮深层。

(3)递血管钳辅助，电刀笔沿切口切开皮下组织、胸壁肌肉，必要时皮肤拉钩牵拉暴露肌肉组织，直视下穿破胸膜。观察切口有无出血，电凝止血。

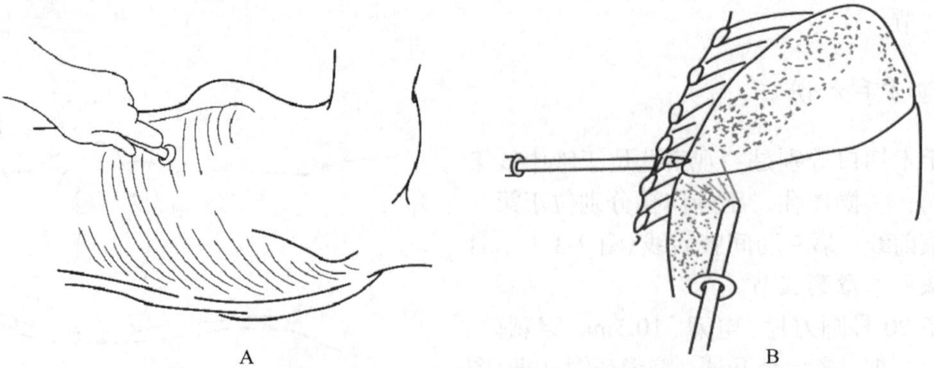

A B

图 2-3-4 建立第一操作孔(A)；建立第二操作孔(B)

(4) 中弯血管钳钝性分离胸壁肌肉、壁层胸膜，电凝止血，递多齿牵开器直接撑开。

(5) 副操作孔操作同主操作孔(图 2-3-5)。

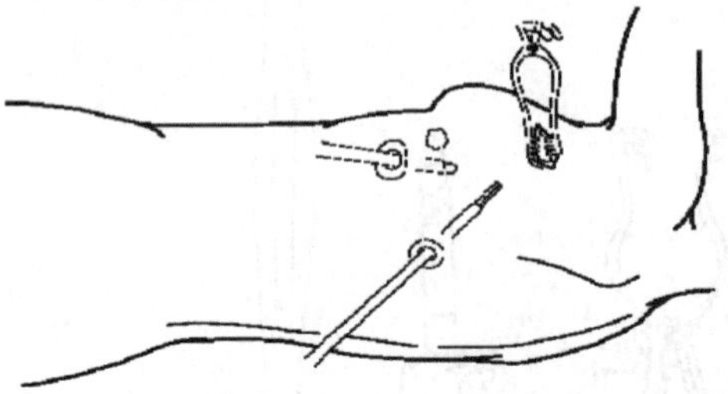

图 2-3-5 胸腔镜左肺下叶楔形切除手术切口

(五) 探查病变

备腔镜环钳、吸引杆、电凝钩(图 2-3-6)。

1. 器械定位探查病变 腔镜环钳经操作孔和(或)牵引孔触及左肺下叶。

2. 手指探查 用手指直接经操作孔探查病变。

3. 直视下定位病变 病变直径＞2cm 的肿物，术侧肺叶停止通气后即可发现。

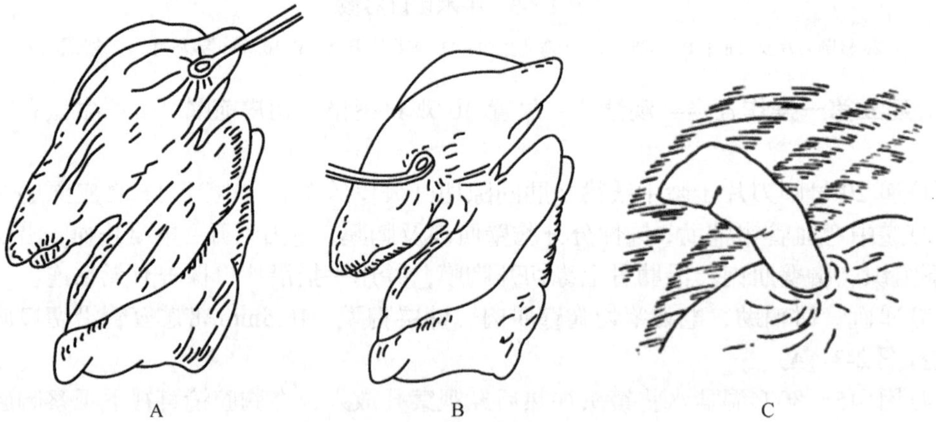

A B C

图 2-3-6 探查肺结节的常用方法

A. 环钳夹提法；B. 环钳推挤法；C. 手指探查法

(六) 肺叶楔形切除

备腔镜环钳、电凝钩、吸引杆(图 2-3-7)，腔镜直线型切割缝合器及钉仓(见图 2-2-13H、I)。

一把腔镜环钳提起肿块，另一把腔镜环钳用“V”形或“剥香蕉”法，将肿物及距离肿物大于 1cm 的周围正常肺组织夹住，腔镜直线型切割缝合器和钉仓距离肺结节 1～1.5cm 夹闭腔镜环钳下方正常肺组织，检查夹闭距离，切断一边，取出腔镜直线型切割缝合器和钉仓(图 2-3-8A)。腔镜环钳牵拉病变肺组织，冲洗抵钉座更换钉仓。同样方法切闭病变组织另一边(图 2-3-8B)。若切割距离太宽可加钉仓切除肿物。取出标本(图 2-3-8C)。

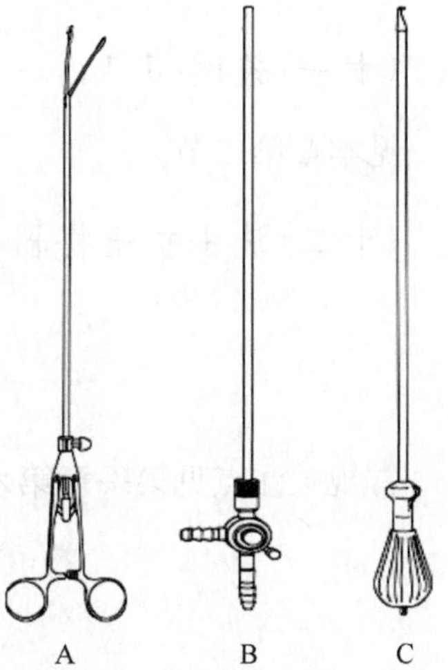

图 2-3-7　肺楔形切除器械

A. 腔镜环钳；B. 吸引杆；C. 电凝钩

（七）取出标本

对于性质不确定的标本应用标本袋取出，避免切口种植转移。备大弯止血钳，20 号手术刀片、病理盘、纱布、无菌手套、腔镜环钳，具体步骤见本章第二节。

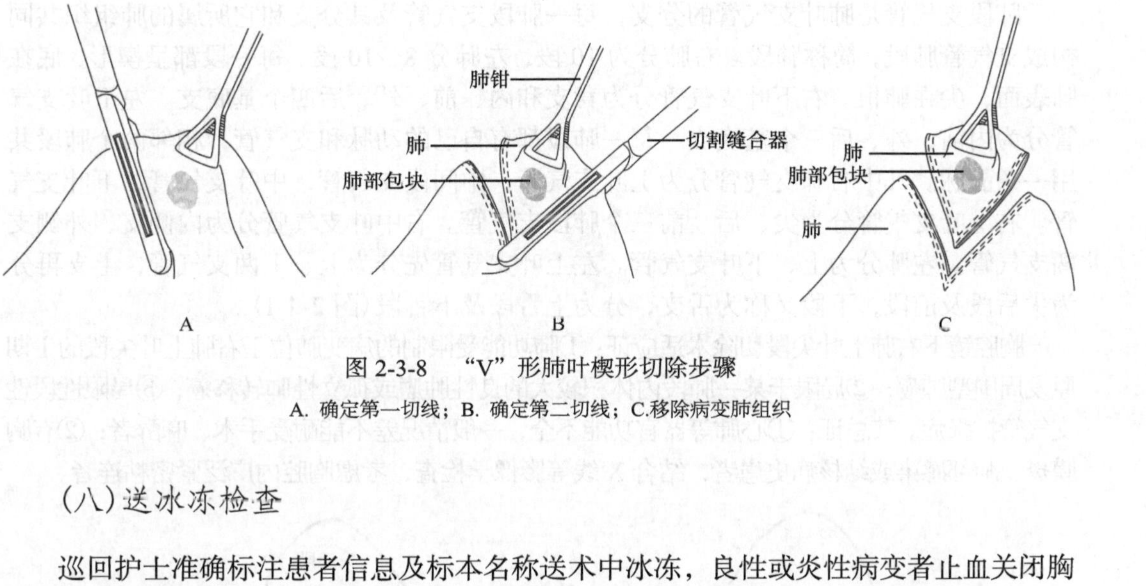

图 2-3-8　“V”形肺叶楔形切除步骤

A. 确定第一切线；B. 确定第二切线；C.移除病变肺组织

（八）送冰冻检查

巡回护士准确标注患者信息及标本名称送术中冰冻，良性或炎性病变者止血关闭胸腔；恶性病变者继续行肺叶切除，肺门及纵隔淋巴清扫，相关操作见本章第二节。

（九）止血

备电凝钩、腔镜环钳。检查胸膜、肺切缘、胸壁切口有无出血，电凝钩电灼止血，必要时 3-0 滑线 26mm 以“8”字形缝合肺切缘止血。根据病情需要添加局部止血的耗材。

（十）试水

用 38～40℃生理盐水 1000ml 冲洗胸腔，麻醉医师吸痰膨肺，检查肺切缘有无漏气。如漏气可选用可吸收补片加固肺切缘预防手术后肺漏气。

(十一)关闭切口

见本章第二节。

(十二)洗手护士将器械按照器械流转单退还清点间，并分类登记

五、特殊关注点

常规关注点见第一章第六节。

(何春梅　赵金兰　许宁惠)

第四节　胸腔镜右肺上叶尖段切除术手术配合

肺段支气管是肺叶支气管的分支，每一肺段支气管及其分支和它所属的肺组织共同构成支气管肺段，简称肺段。右肺分为10段，左肺分8～10段。每一段都呈楔形，底在肺表面，尖在肺根。右下叶支气管分为背支和内、前、外、后四个基底支。左下叶支气管分为内前、外、后三个基底支。每一肺段都有自己的动脉和支气管，相邻两个肺段共用一条静脉。其中右肺支气管分为上叶支气管，中间段支气管，中叶支气管，下叶支气管。右上叶支气管分为尖、后、前三个肺段支气管。右中叶支气管分为内侧支、外侧支两支气管。左肺分为上、下叶支气管。左上叶支气管先分为上、下两支气管，上支再分为尖后段及前段，下段又称为舌支，分为上舌段及下舌段(图2-4-1)。

胸腔镜下右肺上叶尖段切除术适应证：①肺功能受限制的病变肺位于右肺上叶尖段的Ⅰ期原发周围型肺癌；②局限于某一肺段内体积较大的良性肿瘤或孤立性肺转移癌；③局限性段性支气管扩张症。禁忌证：①心肺等器官功能不全，一般情况差不能耐受手术、麻醉者；②有胸膜炎、肺部感染或结核病史患者，结合X线等影像学检查，考虑胸腔内广泛紧密粘连者。

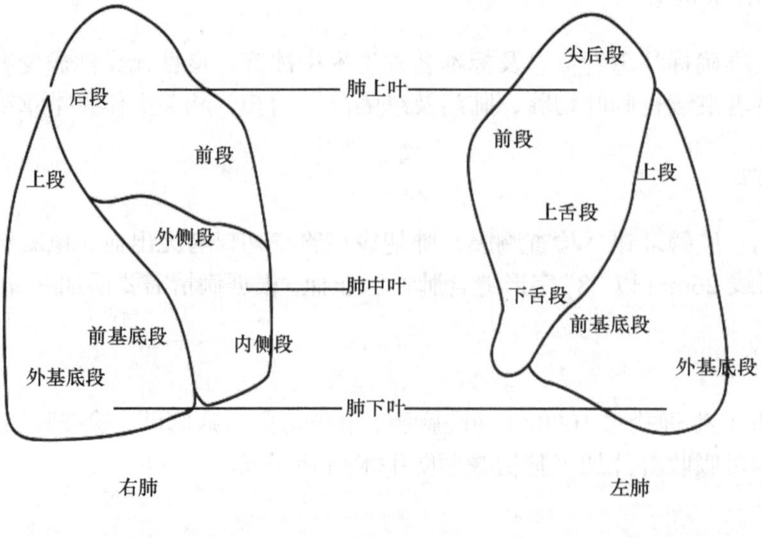

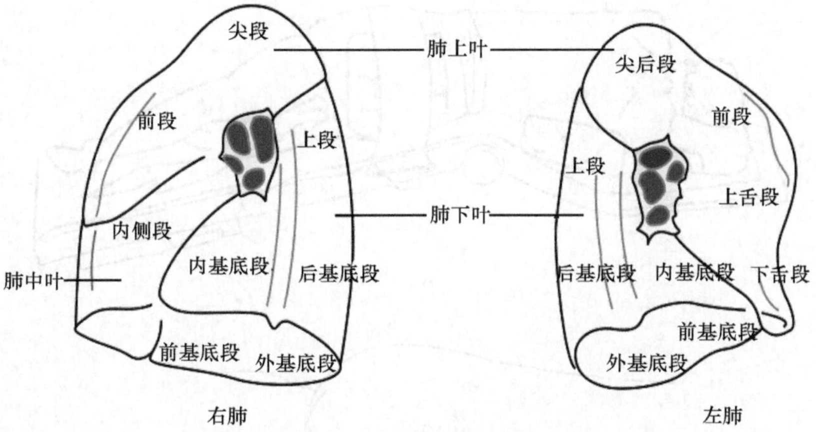

图 2-4-1　支气管肺段解剖

一、手术用物准备

(一) 常规用物

手术盆、手术衣、剖口单、桌单、治疗巾。

(二) 手术器械

1. 常用器械　胸腔镜肺叶器械包、胸腔镜特殊器械、保温杯。

2. 特殊器械　超声刀、合成夹钳。

3.一次性用物

(1) 常规物品：一次性使用吸引管 1 根、一次性使用电刀笔 1 个、一次性使用延长电极 1 根、电刀清洁片 1 张、剖胸套针 1 板、50cm×60cm 医用粘贴膜 1 张、一次性使用冲洗器 1 个、28 号胸腔引流管 1 根、24 号菌形尿管 1 根、一次性使用灯罩 2 个、一次性使用无菌垃圾袋 1 个、一次性使用无菌保护套 1 个、带钡丝纱布 10 张、11 号刀片×1 张、10.5mm 穿刺鞘 1 个、11.5mm 穿刺鞘 2 个、手套按需准备。

(2) 切肺用物：内镜切割缝合器 1 把、内镜切割缝合钉仓按需准备、微创外科专用切除组织取出器 1 把。

(3) 关闭切口缝线：圆针带 5/8 圆弧 1-0 可吸收线 1 根、三角针带 4-0 可吸收线 1 根。

二、手 术 体 位

患者采取左侧改良式侧卧位，右侧在上(图 2-4-2)。安置体位步骤见第一章第四节。

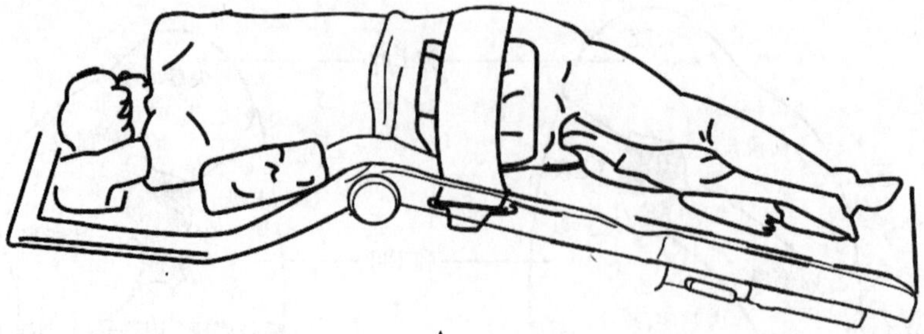

A

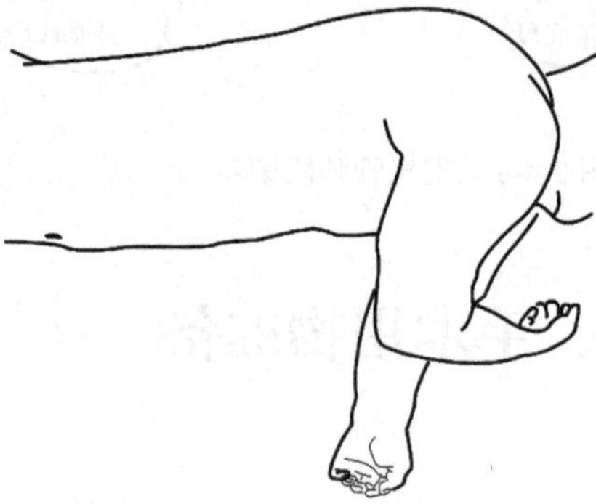

B

图 2-4-2　左侧改良式侧卧位背面观(A)；左侧改良式侧卧位前面观(B)

三、消 毒 铺 巾

(一)消毒液

5%碘伏。

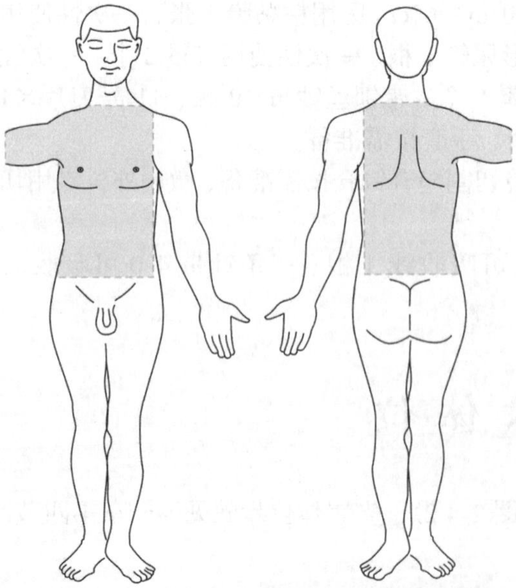

图 2-4-3　右肺上叶尖段切除术消毒范围

(二)消毒范围

上至肩及上臂 1/3 处，下过季肋缘，前过胸骨达对侧腋前线，后过脊柱达对侧腋后线，包括同侧腋窝(图 2-4-3)。

(三)铺巾顺序

见第一章第五节。

四、手 术 配 合

(一)切皮前准备

1. 清点用物　巡回护士与洗手护士

准确清点术前器械、纱布、缝针、刀片等用物的数量，检查其完整性并做好记录。

2. 连接腔镜系统、电外科系统

(1)调试仪器：连接电源线、电凝脚踏开关线，打开胸腔镜系统各仪器电源开关，进行自检。

(2)连接固定管路：连接并固定气腹管、冷光源、电凝线、胸腔镜镜头、摄像头(备用仪器防菌隔离罩保护，形成无菌屏障)(图 2-4-4)。

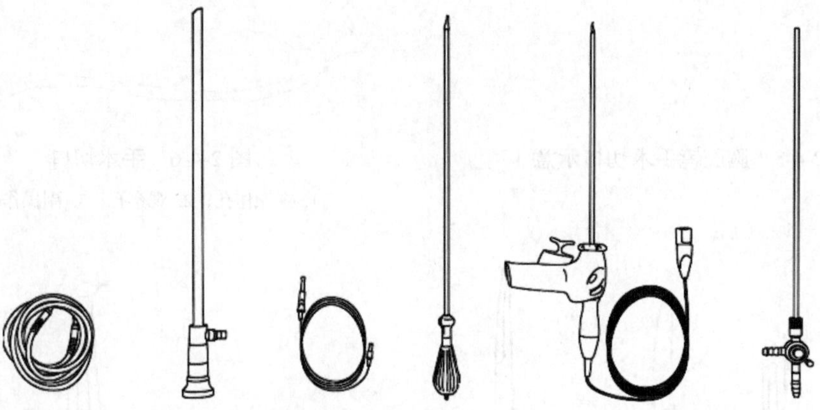

图 2-4-4　腔镜系统器械

A. 导光束；B. 30°光学视管；C. 高频电凝线；D. 电凝钩；E. 超声刀；F. 吸引杆

(二)胸腔镜手术区人员分布

见本章第二节(见图 2-2-4)。

(三)胸腔镜肺手术切口

1. 胸腔镜手术切口选择　适当的手术切口有利于手术野的观察，使手术操作更有利。腔镜手术常规做 3 个切口，3 个切口的连线形成一个倒立的等腰三角形，每两个切口之间相距约 10cm。等腰三角形的顶角处的切口为观察孔，其余两个为操作孔。各切口之间保持一定的距离以防止手术器械相互碰撞干扰，影响手术操作(图 2-4-5)。

2. 手术切口位置　分别是：观察孔位于腋中线第 7 肋间；主操作孔、副操作孔分别位于第 4 肋间腋前线、第 8 肋间腋后线。备 20 号圆刀片、电刀、10.5mm 穿刺鞘、血管钳 2 把、多齿牵开器、腔镜环钳 2 把(图 2-4-6，图 2-4-7)。

3. 建立手术切口

(1)建立第一操作孔——观察孔：放置 30°观察视镜。切皮前嘱麻醉医生做左肺单肺通气。

1)递 20 号圆刀片于腋中线第 7 肋间隙切开皮肤约 1cm，电刀切开皮下。

2)递中弯止血钳辅助，钝性分开胸壁肌肉、电凝止血。沿肋骨上缘切开胸膜，并用手指沿切口探查胸腔内有无粘连。

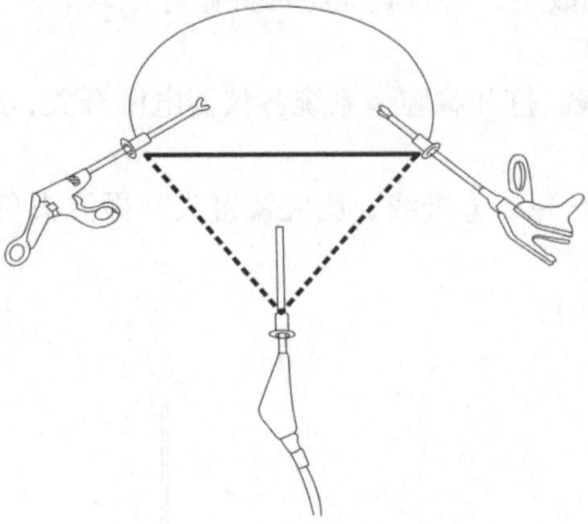

图 2-4-5　胸腔镜手术切口示意

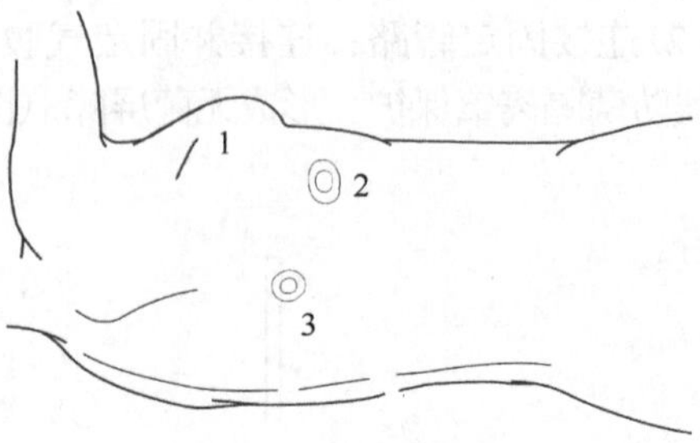

图 2-4-6　手术切口

1. 主操作孔；2. 观察孔；3. 副操作孔

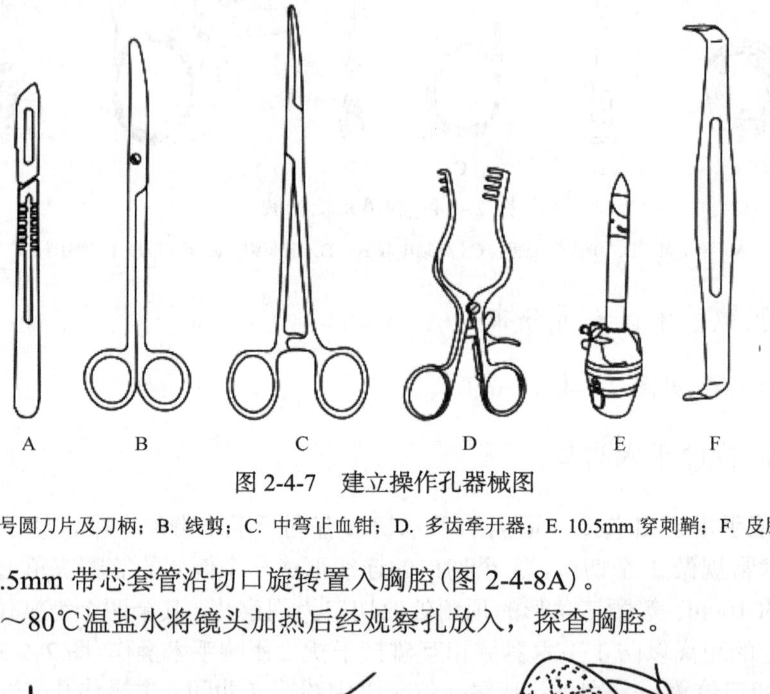

图 2-4-7　建立操作孔器械图

A. 20 号圆刀片及刀柄；B. 线剪；C. 中弯止血钳；D. 多齿牵开器；E. 10.5mm 穿刺鞘；F. 皮肤拉钩

3）递 10.5mm 带芯套管沿切口旋转置入胸腔（图 2-4-8A）。

4）用 45～80℃温盐水将镜头加热后经观察孔放入，探查胸腔。

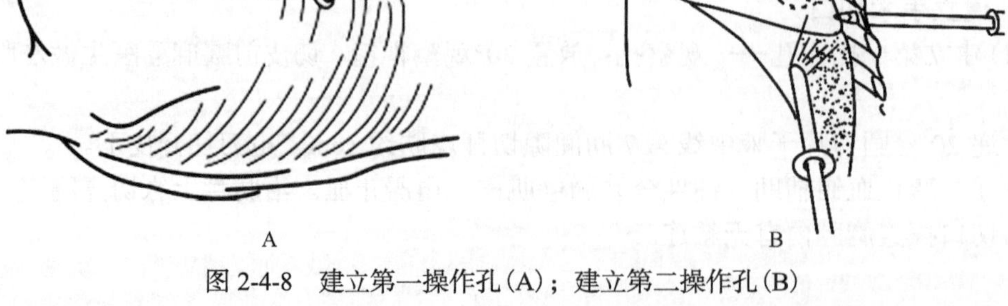

图 2-4-8　建立第一操作孔（A）；建立第二操作孔（B）

(2) 直视下建立第二操作孔——主操作孔：分别经腋前线第 4 肋间、腋后线第 8 肋间做主操作孔、副操作孔。放置腔镜环钳、分离钳、电凝钩、吸引杆等器械，切口步骤同观察孔（图 2-4-8B）。

1) 镜头打向前上方胸腔顶，用手指按压第 4 肋间腋前线，胸壁塌陷位置即为主操作孔。

2) 20 号圆刀片切开皮肤约 2.5cm，电刀切开真皮深层。

3) 递血管钳辅助，电刀笔沿切口切开皮下组织、胸壁肌肉，必要时皮肤拉钩牵拉暴露肌肉组织，直视下穿破胸膜。观察切口有无出血，电凝止血。

4) 血管钳钝性分离胸壁肌肉、壁层胸膜，电凝止血，递多齿牵开器直接撑开。

(3) 副操作孔操作同主操作孔（图 2-4-9）。

（四）探查病变

1. 游离肺　递腔镜环钳、电凝钩、吸引器于主刀医生，将肺与胸膜游离，暴露完整的右肺。

2. 探查病变　备腔镜环钳、吸引杆、电凝钩。主刀医生在胸腔镜下用腔镜环钳探查病变或手指触诊病变，以确定肿物大小（图 2-4-10）。

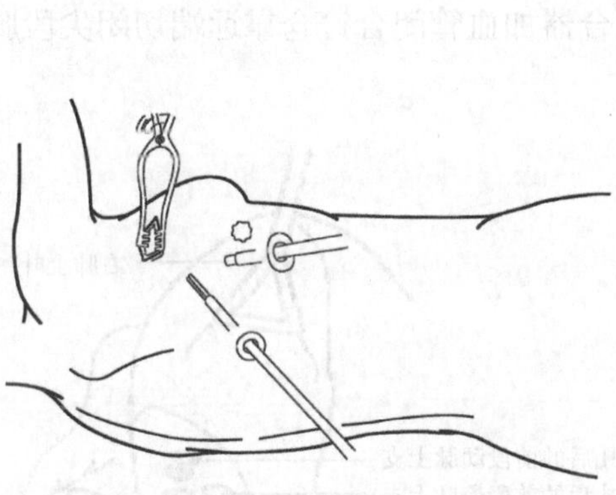

图 2-4-9　胸腔镜右肺上叶尖段切除手术切口

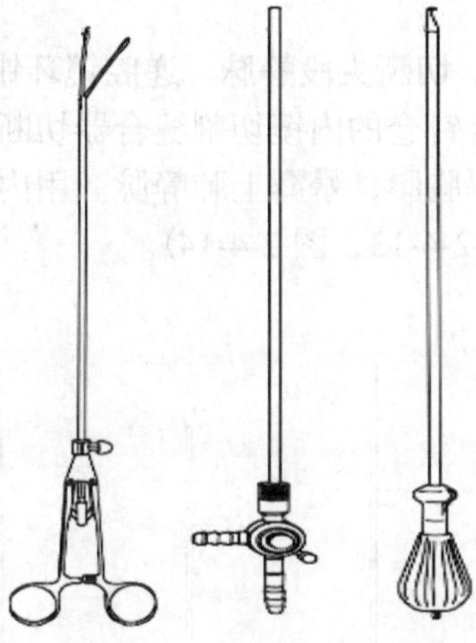

图 2-4-10　探查病变器械

A. 腔镜环钳；B. 吸引杆；C. 电凝钩

（五）切除右肺上叶尖段

1. 切开纵隔胸膜　手术医生用腔镜环钳向后牵拉右肺上叶，在膈神经的后方用电凝钩切开纵隔胸膜，电凝止血。

2. 打开肺裂，切断肺叶之间的肺小动脉分支　手术医生用电凝钩分离解剖肺动脉的叶间部分，直到肺叶之间的肺小动脉。用超声刀处理肺动脉血管细小分支，较大肺动脉分支用腔镜分离钳带 2-0/T 丝线结扎，再用腔镜剥离剪剪断。直到暴露肺动脉尖前支主干最上方分支，用带白色内镜切割缝合钉仓的内镜切割缝合器切断。

3. 切断尖段支气管 手术医生用电凝钩游离右上肺支气管周边组织，暴露尖段支气管，并用直角钳穿过其背面组织，切割缝合钉夹闭支气管。此时，嘱麻醉医师吸痰膨肺，见剩余肺组织顺利通气后击发闭合器(图 2-4-11、图 2-4-12)。

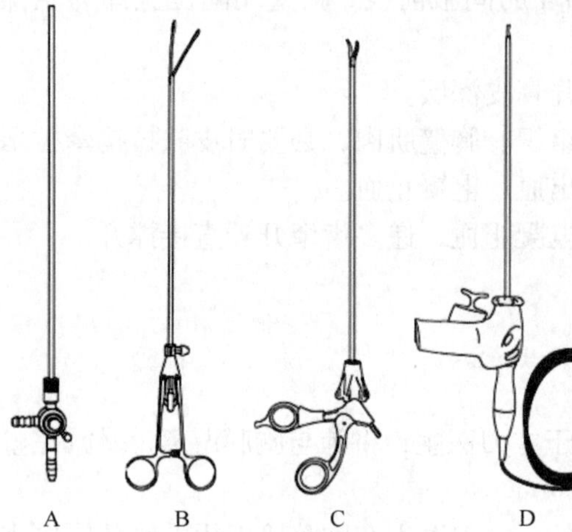

图 2-4-11 切断肺叶小动脉及分支和支气管器械

A. 腔镜吸引杆；B. 腔镜环钳；C. 腔镜分离钳；D. 超声刀

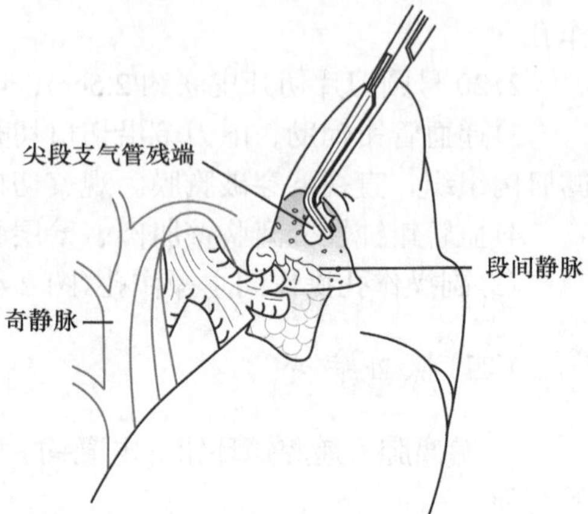

图 2-4-12 切断尖段支气管

4. 切断尖段静脉 递腔镜环钳予主刀医生将肺向前上牵拉，暴露尖段静脉，用带血管闭合钉仓的内镜切割缝合器切断尖段静脉。向后牵拉上叶，递电凝钩在膈神经后方切开纵隔胸膜，暴露上肺静脉。用内镜下切割缝合器加血管闭合钉仓靠远端切闭尖段肺静脉(图 2-4-13，图 2-4-14)。

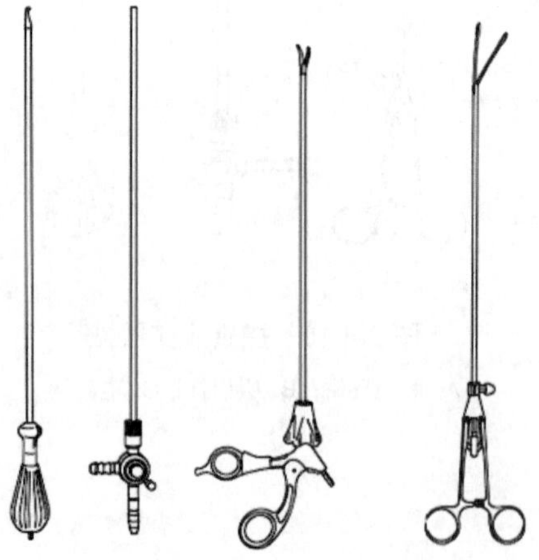

图 2-4-13 切断尖段静脉器械

A. 电凝钩；B. 腔镜吸引杆；C. 分离钳；D. 腔镜环钳

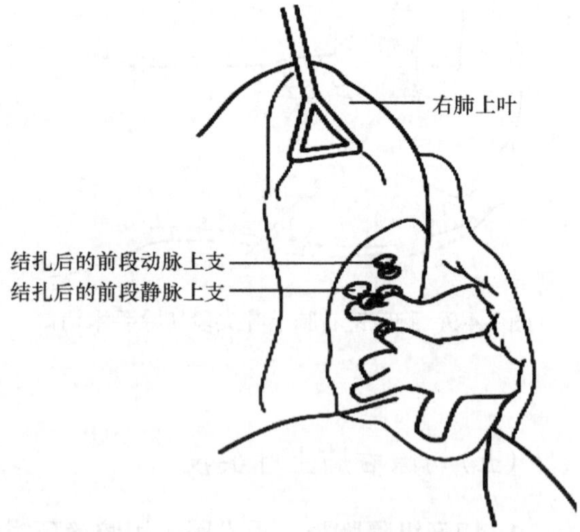

图 2-4-14 切除后的尖段动脉

5. 切断段间肺实质，取出肺标本 手术医生用带腔镜直线型切割缝合器切开段间肺组织。递微创外科专用切除组织取出器或简易标本袋取出标本。备大弯止血钳、20 号手术刀片、标本盘、腔镜卵圆钳2把(图2-4-15)。

(1)一次性使用标本袋取出标本：直接将标本袋从操作口放入腔内，放入标本袋，腔镜环钳将标本送入袋中后，收紧袋口，将标本拖至操作口后，拔出标本袋，若标本过大，将堵在切口的组织向外拉同时拔标本袋，弯盘接标本(图2-4-16)。

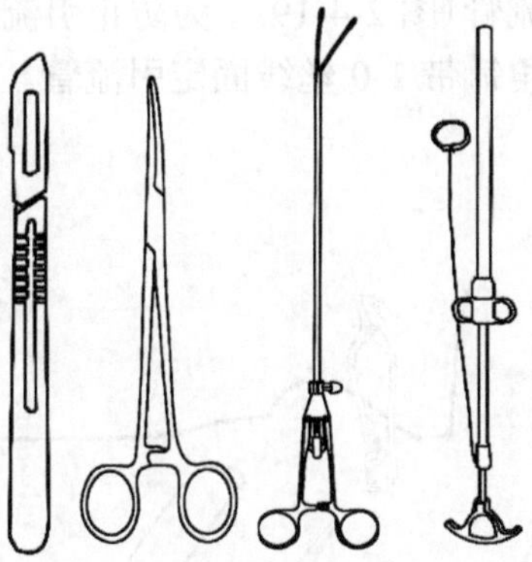

图2-4-15 取出肺标本器械

A. 20号圆刀片及刀柄；B. 中弯止血钳；C. 腔镜环钳；D. 一次性使用标本袋

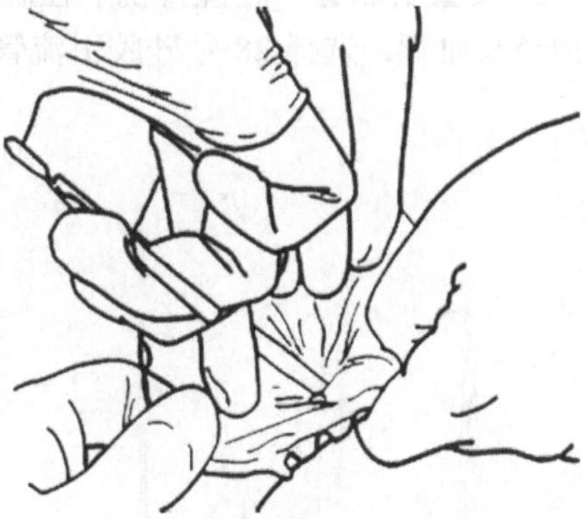

图2-4-16 取出病变肺组织

(2)橡胶手套式标本袋：常选用8号手套制作，用1号慕丝线沿大拇指尖拴住整个指套，打结系紧，剪去剩余指套(图2-4-17)。

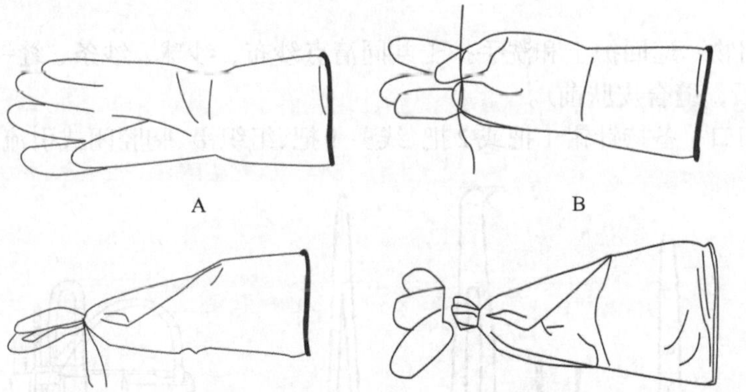

图2-4-17 橡胶手套标本制作流程

(3)橡胶手套取标本：主刀将标本袋放入胸腔内，两把腔镜环钳、一把普通环钳将手套套口牵拉成三角形，再用普通环钳经操作口将肺送入手套内，环钳夹紧袋口向主操作口牵出，若操作口过小，可延长切口，用同上方法取出标本即可。

取出肺组织常规送病理室做快速冰冻，如为恶性肿瘤，则常规清扫系统淋巴结。

6. 止血 备电凝钩(见图2-2-3D)。检查纵隔胸膜创面、肺血管残端、支气管残端，肺切缘、胸壁切口有无出血、漏气，电凝钩电灼止血。

7. 试水 用38～40℃1000ml生理盐水冲洗胸腔，麻醉医师吸痰膨肺，检查残余上叶肺切缘及尖段支气管残端有无漏气。必要时用可吸收补片覆盖肺叶创面。

(六)关闭切口

1. 准备器械 备腔镜环钳、28 号硅胶引流管、9×27 三角针带 1-0 丝线、线剪、组织镊(图 2-4-18)。

2. 安置引流管 腔镜直视下在观察口放置引流管(图 2-4-19)。为防止引流管压迫肋间神经及血管，选择 28 号硅胶引流管，9×27 三角针带 1-0 丝线固定引流管。

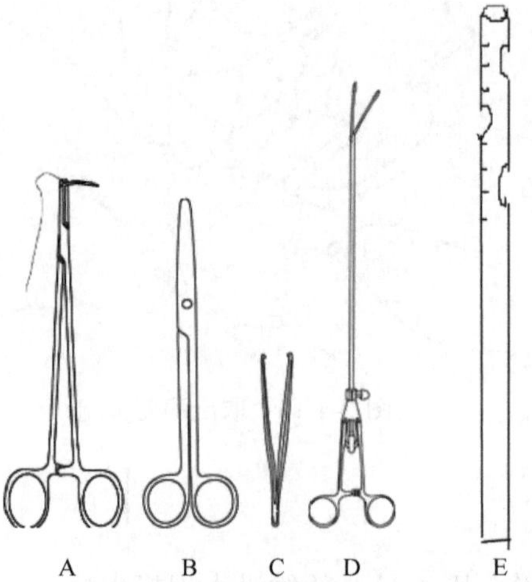

图 2-4-18 安置引流管器械

A. 持针钳带线；B. 线剪；C. 组织镊；D. 腔镜环钳；E. 硅胶引流管

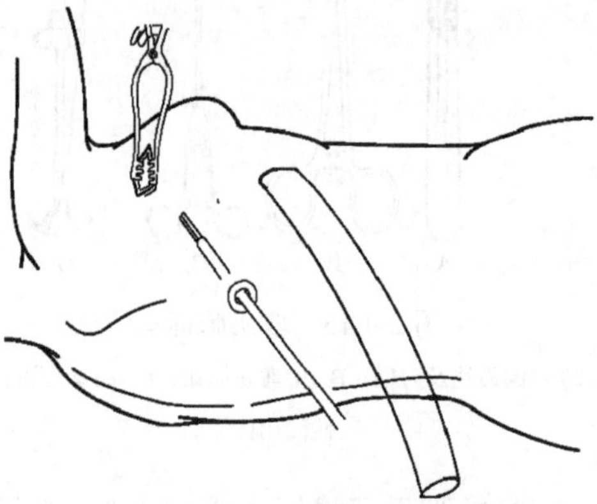

图 2-4-19 留置胸腔引流管

3. 清点用物 巡回护士和洗手护士共同清点纱布、纱球、纱条、缝针、器械至少三次(关胸前、后，缝合皮肤前)。

4. 关闭切口 备持针钳 1 把或 2 把、线剪 1 把、组织镊、胸腔闭式引流瓶(图 2-4-20)。

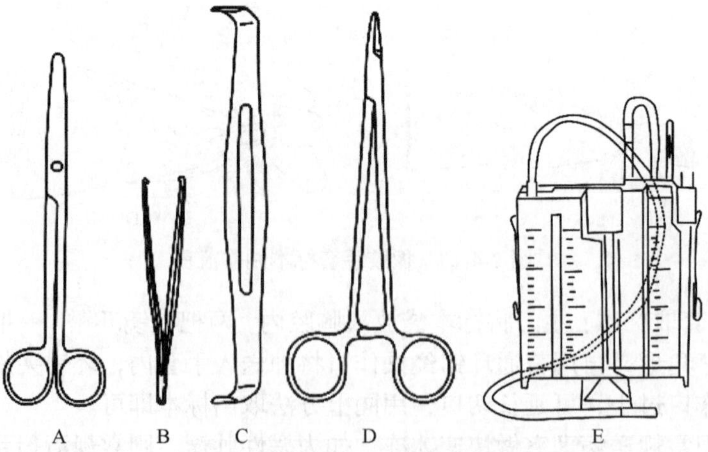

图 2-4-20 关闭切口手术器械

A. 线剪；B. 组织镊；C. 皮肤拉钩；D.持针钳；E. 胸腔闭式引流瓶

5/8 圆弧 1-0 可吸收线缝合胸膜、胸壁肌肉、皮下；4-0 可吸收线缝合皮肤。

5. 粘贴敷料，标识引流 根据伤口的长度选择无菌粘贴敷料，将引流管与胸腔闭式引流瓶连接排气，引流瓶注明安置部位及安置时间(图 2-4-21)。

(七)归还器械，分类退回清洗间并登记

(1)将器械归还到器械清点间。

(2)术中使用的器械按高温、低温灭菌分别登记。

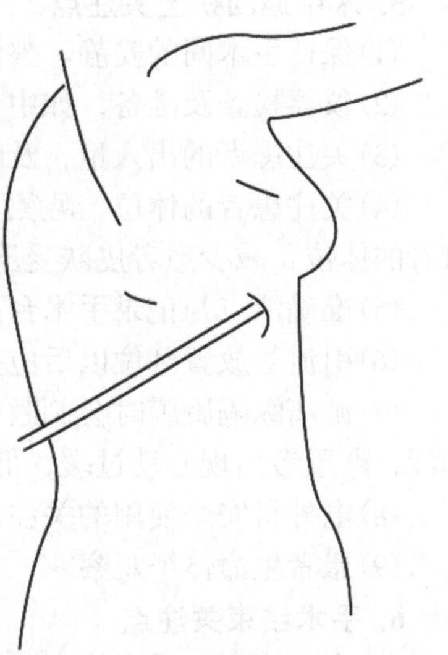

图 2-4-21 关闭胸腔后

五、护理特殊关注点

1. 术晨患者在病房的术前护理准备

(1)刷牙、更换干净的病员服等，做好个人的卫生，排尽大小便。

(2)如患有高血压或糖尿病需遵医嘱给予适当的护理。

(3)等待与手术室工作人员交接患者，准备手术。

2. 麻醉诱导前关注点

(1)陪伴床旁，提供心理支持。协助麻醉医师观察患者病情，提供技术支持。

(2)严格核对患者信息及腕带——术前三方三步核查的第一步，将患者安全固定在手术床上防止坠床。

(3)遵医嘱使用抗生素：查对患者抗生素皮试结果，遵医嘱于手术开始前 30 分钟至术前 2 小时静脉输注抗生素。

(4)检查手术间负压通畅情况，连接各种管道，保障麻醉期间患者的安全。

(5)为患者保暖：因麻醉药物的作用及相对紧张，患者会感觉冷。为患者加盖被子，同时将手术间的温度尽量提升至 22℃左右。

3. 体位安置期间的关注点

(1)体位保护垫放置位置正确，腋垫放置时上缘距腋下一拳距离为宜，避免腋神经受压。

(2)搬动患者时确保麻醉医师、手术医师、手术室护士三方同时协调进行，保护头颅、躯干，颈椎保持水平位。

(3)双上肢保持环抱状，即保持健侧上肢远端高于近端。

(4)沙袋固定时注意检查，避免会阴部的男性生殖器受压。

(5)避免腓神经受压，正确约束下肢。

(6)对侧眼，耳，上、下肢骨突出受压部位的保护。

(7)胸侧卧位的重点在于固定患者，身体与手术床呈垂直，耻骨联合处与骶尾部使用沙袋，且中间不留空隙，保证身体始终处于垂直位。

(8)保护关节及骨突出部位。避免发生术中压疮。

4. 术中器械护士关注点

(1) 消毒棉球、纱布、纱条、牵引带等的数量及完整性。

(2) 切割器及闭合器的保管、使用。

(3) 及时清理手术器械上的血迹、血痂、组织，保障器械处于备用、干净的状态。

(4) 注意手术进程，及时传递术中器械。

5. 术中巡回护士关注点

(1) 保持手术间的安静、整洁。

(2) 仪器检查及准备，如中心负压、腔镜系统等，及时提供手术台上用物。

(3) 关注患者的出入量，及时汇报给团队。

(4) 关注患者的体位，观察患者受压部位的皮肤情况，在可能的情况下及时轻微调整患者的体位，减少患者皮肤受压，避免压疮的发生。

(5) 准确清点与记录手术台上用物，避免将用物遗留在患者体内。

(6) 引流管放置到位以后应妥善固定，并做好标记，避免移位。

(7) 游离纵隔胸膜时会刺激主动脉弓、膈肌、肋间神经，可引起纵隔摆动及反常呼吸加深，严重者出现心动过缓，低血压等，故术中应加强循环和呼吸功能的观察。

(8) 电外科安全使用的关注。

(9) 患者生命体征观察。

6. 手术结束关注点

(1) 守护床旁，适当约束避免复苏期躁动引起意外坠床。

(2) 保护各种管路，避免意外脱出。胸腔闭式引流管、尿管等管道的妥善固定。

(3) 检查患者皮肤完整性。

(4) 注意患者的保暖。

（杨　茜　郝　森　许宁惠）

第五节　胸腔镜左肺上叶肺大疱切除术手术配合

肺大疱是一种直径＞1cm 的肺组织空腔，常继发局限性肺气肿，是由支气管黏膜水肿，造成管腔部分阻塞，形成活瓣性阻塞作用，空气能进入肺泡但不易排出，肺泡内压力增高，肺泡间隔逐渐因泡内压力增加而破裂，形成巨大的含气囊腔，临床上称为肺大疱。肺大疱的气腔被一层较薄的脏层胸膜、结缔组织和穿过其间的毛细血管所覆盖，其壁由结构破坏的肺组织所形成，其气腔被残留的小叶间隔所形成的纤维条索不规则覆盖（图 2-5-1）。

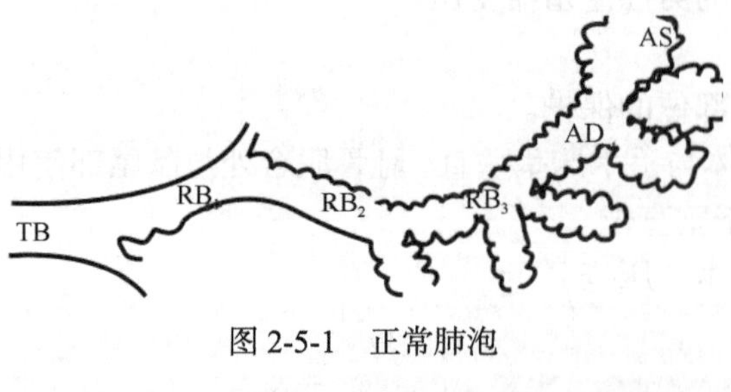

图 2-5-1　正常肺泡

病理分型：肺大疱可分为先天性和后天性两种，先天性肺大疱多见于体型瘦长的年轻人；后天性多继发于肺慢性炎症和慢性阻塞性肺疾病。肺大疱可分为 3 型（图 2-5-2）：1 型，肺实质基本正常的肺大疱，为单发性，基底部较窄，常位于肺尖部，大疱与肺组织有明确的边界，基底的肺组织除受压不张外组织结构正常，常无临床表现；2 型，伴有肺气肿的肺大疱常见于上叶、中叶的前段和下叶的膈面，大疱基底为气肿的肺组织及大的气腔，疱壁主要是胸膜，肺大疱是由于严重的广泛小叶肺气肿损害肺实质表面而形成，常表现为肺气肿症状；3 型，毁损肺肺大疱，肺大疱弥散性分布于整个或大部分肺实质，肺实质已经被肺气肿、肺大疱所破坏，肺功能损坏严重，肺大疱会导致其他肺组织通气不足。

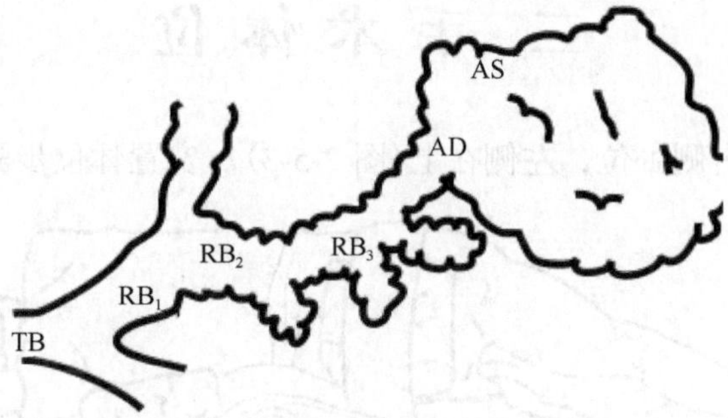

图 2-5-2 常见肺大疱

胸腔镜下左肺上叶肺大疱切除手术适应证：无呼吸困难病例，外科手术对治疗反复并发自发性气胸的大疱，大疱继发感染或来源于大疱的咯血有较强的手术指征；有呼吸困难病例，有弥漫性肺气肿的肺大疱病例，其手术指征为外科切除肺大疱后能降低呼吸道阻力、减少生理无效腔或解除对周围肺组织造成的严重压迫。禁忌证：心肺等器官功能不全，一般情况差不能耐受手术麻醉者；有胸膜炎、肺部感染或结核病史患者，结合 X 线等影像学检查，考虑胸腔内广泛紧密粘连者。

临床上以左、右肺上叶好发肺大疱概率较高，现以左肺上叶肺尖肺大疱为例，进行阐述。

一、手术用物准备

（一）常规用物

手术盆 1 个、手术衣 6 件、剖口单 1 张、桌单 4 张、治疗巾 10 张。

（二）手术器械

胸腔镜肺叶器械包、胸腔镜特殊器械 1 包、超声刀 1 套。

（三）一次性用物准备

1. 常规物品 一次性使用吸引管 1 根、一次性使用电刀笔 1 个、电刀清洁片 1 张、剖胸套针 1 板、50cm×60cm 医用粘贴膜 1 张、一次性使用冲洗器 1 个、28 号胸腔引流管 1 根、24 号蕈形尿管 1 根、一次性使用灯罩 2 个、一次性使用无菌垃圾袋 1 个、带钡丝纱布 10 张、11 号刀片×1 个、10.5mm 穿刺鞘 1 个、11.5mm 穿刺鞘 2 个、手套按需准备。

2. 特殊物品 微创外科专用切除组织取出器 1 把、内镜切割缝合器 1 把、内镜切割缝合钉仓按需准备。

3. 缝线 圆针带 5/8 圆弧 1-0 可吸收线 1 根；三角针带 4-0 可吸收线 1 根。

二、手 术 体 位

患者采取改良式右侧卧位，左侧在上(图 2-5-3)。安置体位步骤见第一章第四节。

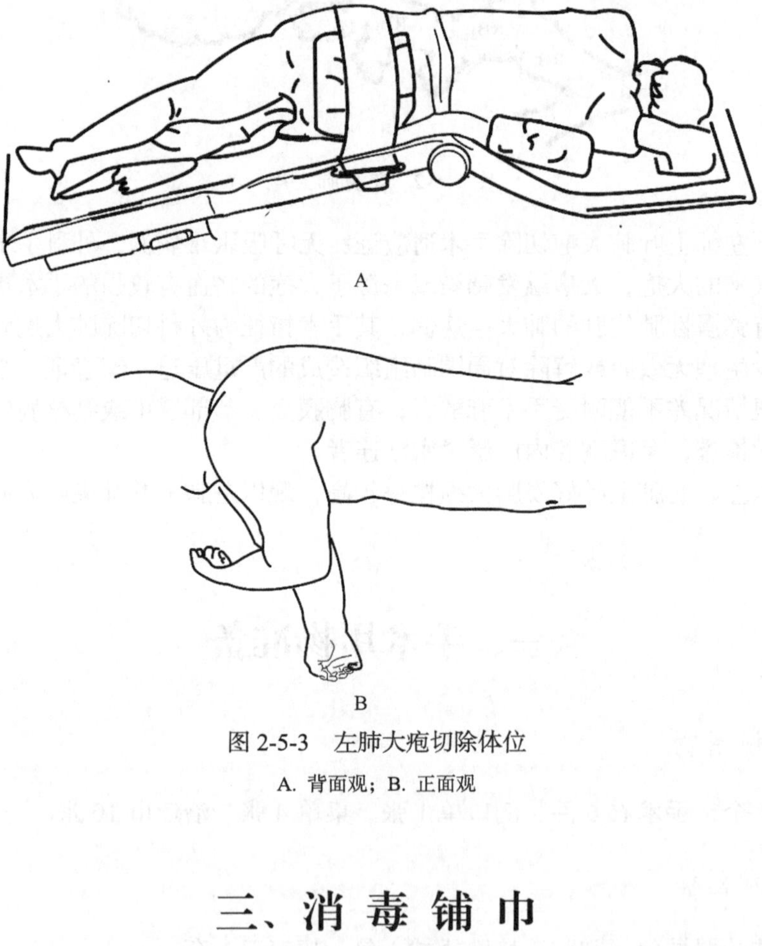

A

B

图 2-5-3 左肺大疱切除体位

A. 背面观；B. 正面观

三、消 毒 铺 巾

见第一章第五节。

四、手 术 配 合

(一)切皮前准备

1. 清点用物　巡回护士与洗手护士准确清点术前器械、纱布、缝针、刀片等用物的数量，检查其完整性并做好记录。

2. 连接腔镜系统、电外科系统

(1)调试仪器：连接电源线、电凝脚踏开关线，打开胸腔镜系统各仪器电源开关，进行自检。

(2)连接固定管路：连接并固定冷光源、电凝线、胸腔镜镜头、摄像头(备用仪器防菌隔离罩保护，形成无菌状态)(图 2-5-4)。

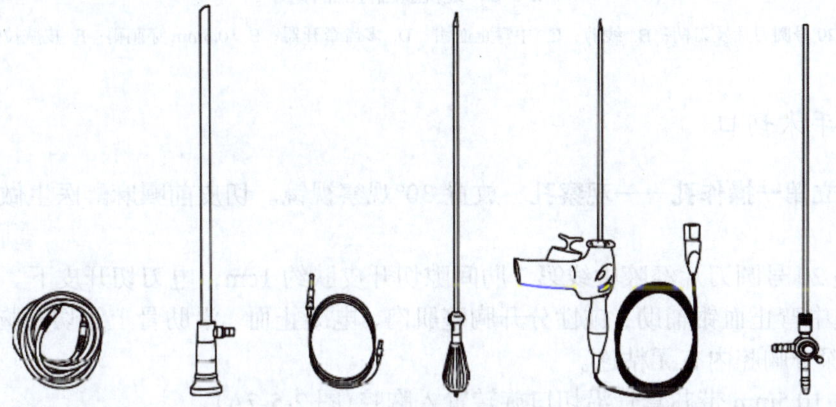

图 2-5-4　腔镜系统器械

A. 导光束；B. 30°光学视管；C. 高频电凝线；D. 电凝钩；E. 超声刀；F. 吸引杆

(二)胸腔镜手术区手术人员分布

见本章第二节(见图 2-2-4)。

(三)经胸入路

1. 胸腔镜手术切口选择　见本章第四节(见图 2-4-5)。

2. 手术切口　观察孔位于腋中线第7肋间；主操作孔、副操作孔分别位于第 4 肋间腋前线、第 8 肋间腋后线(图 2-5-5)。备 20 号圆刀片、电刀、10.5mm 穿刺鞘、血管钳 2

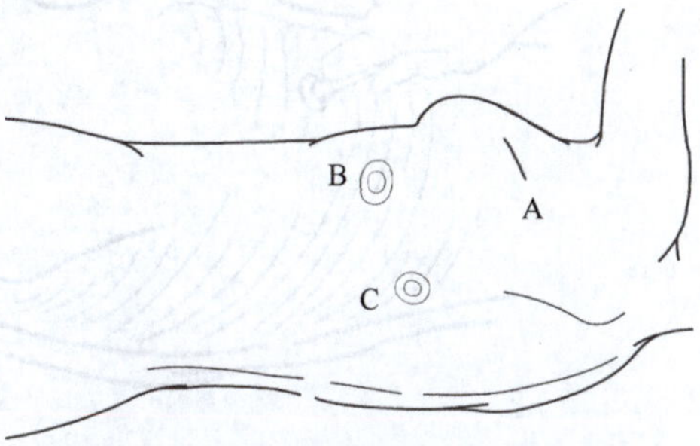

图 2-5-5　胸腔镜左上肺大疱切除切口图

A. 主操作孔；B. 观察孔；C. 副操作孔

把、多齿牵开器、腔镜环钳 2 把(图 2-5-6)。

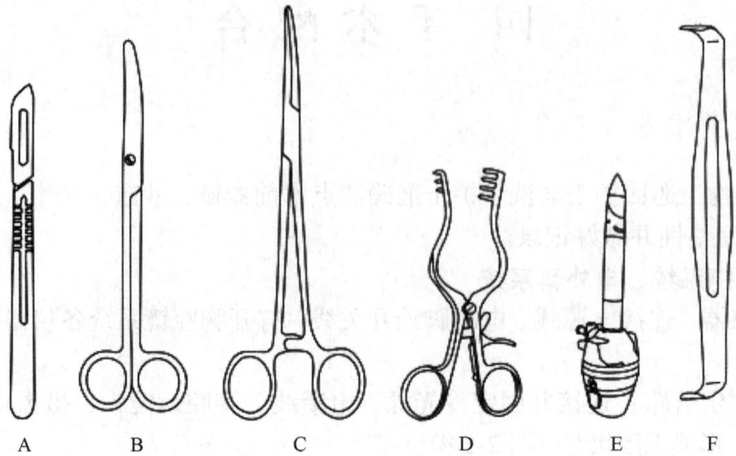

图 2-5-6 建立操作孔器械图

A. 20 号圆刀片及刀柄；B. 线剪；C. 中弯止血钳；D. 多齿牵开器；E. 10.5mm 穿刺鞘；F. 皮肤拉钩

(四)手术切口

1. 建立第一操作孔——观察孔 放置 30°观察视镜。切皮前嘱麻醉医生做右肺单肺通气。

(1)递 20 号圆刀片经腋中线第 7 肋间隙切开皮肤约 1cm，电刀切开皮下。

(2)递中弯止血钳辅助，钝性分开胸壁肌肉、电凝止血。沿肋骨上缘切开胸膜，用手指沿切口探查胸腔内有无粘连。

(3)递 10.5mm 带芯套管沿切口旋转置入胸腔(图 2-5-7A)。

(4)用 45～80℃温盐水将镜头加热后经观察孔放入，探查胸腔。

2. 建立第二操作孔——主操作孔 在胸腔镜直视下建立主操作孔，分别经腋前线第 4 肋间、腋后线第 8 肋间做主操作孔、副操作孔。放置腔镜环钳、分离钳、电凝钩、吸引杆等器械，切口步骤同观察孔(图 2-5-7B)。

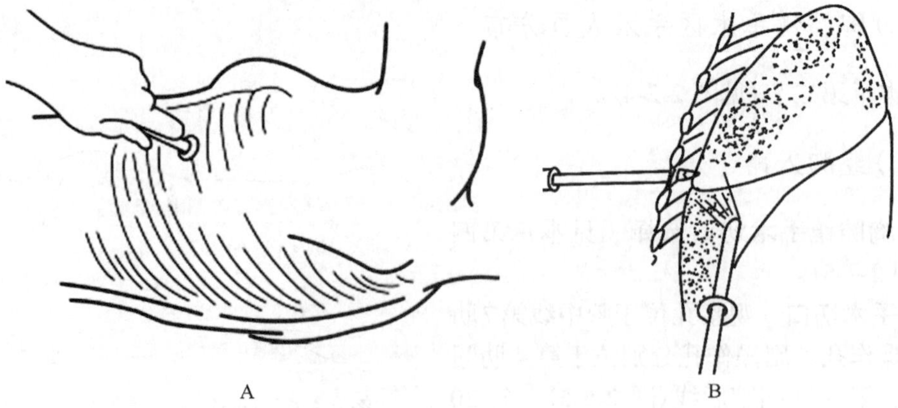

图 2-5-7 建立第一操作孔(A)；建立第二操作孔(B)

(1)镜头打向前上方胸腔顶寻找，用手指按压第 4 肋间腋前线胸壁，塌陷位置为主操作孔。

(2)20 号圆刀片切开皮肤约 2.5cm，电刀切开皮下电凝止血。

(3)递中弯止血钳辅助，电刀切开皮下、胸壁肌肉，必要时皮肤拉钩牵拉暴露肌肉组织，直视下穿破胸膜。切口出血电凝止血。

(4)中弯止血钳钝性分离胸壁肌肉、壁层胸膜，电凝止血，递多齿牵开器直接撑开。

3. 建立第三操作孔——副操作孔　操作同主操作孔(图 2-5-8)。

(五)探查病变

备腔镜环钳、吸引杆、电凝钩(图 2-5-9)。

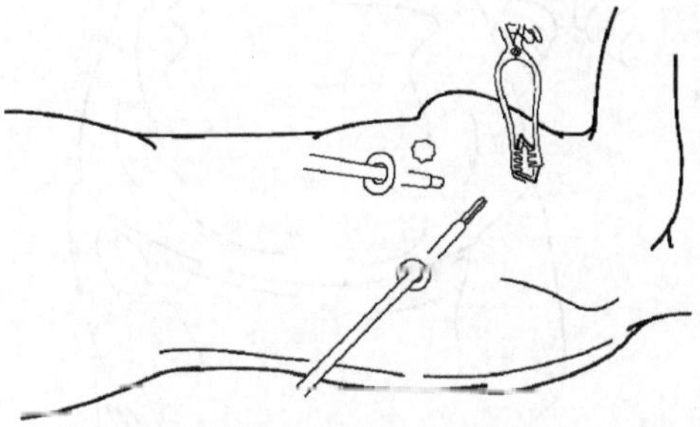

图 2-5-8　左肺大疱切除手术切口

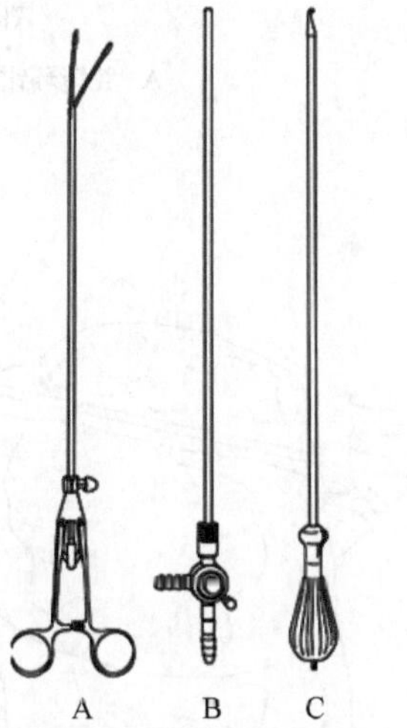

图 2-5-9　探查病变器械

A. 腔镜环钳；B. 吸引杆；C. 电凝钩

(六)切除肺大疱

1. 查找、暴露肺大疱　递腔镜环钳经主操作孔进入胸腔，递电凝钩离断肺与胸顶的粘连，游离肺尖，检查胸腔和肺表面，查找肺大疱及漏气部位。未发现肺大疱时，递 1000ml 温热生理盐水注入胸腔。递腔镜环钳将肺组织浸没在生理盐水中嘱麻醉师行低潮气量膨肺，确定肺大疱的漏气破口及肺大疱的界限(图 2-5-10)。

2. 切除肺大疱　确定肺大疱后递内镜环钳予手术医生，夹起大疱组织，递内镜切割缝合器及钉仓，在肺大疱的基底部正常肺组织处切除(图 2-5-11～图 2-5-13)。较小地肺大疱可以直接用电凝钩烧灼。

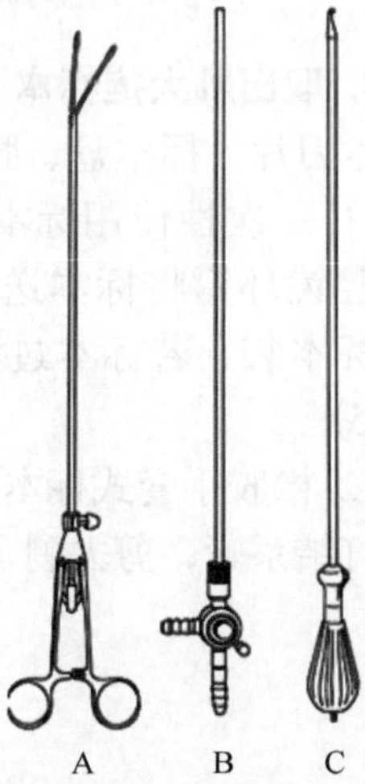

图 2-5-10　查找肺大疱及器械

A. 腔镜环钳；B. 吸引杆；C. 电凝钩

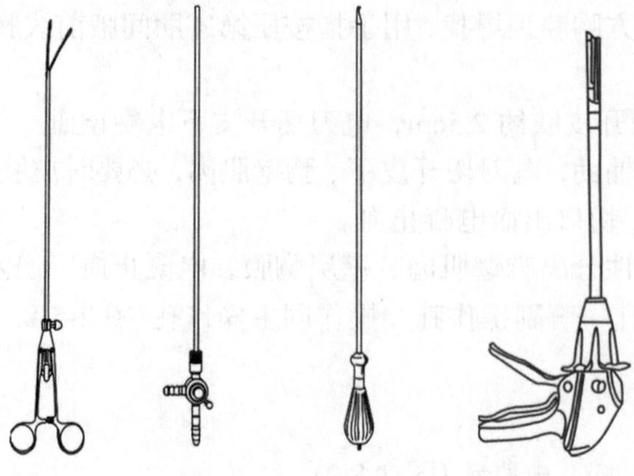

图 2-5-11　切除肺大疱的手术器械

A. 腔镜环钳；B. 吸引杆；C. 电凝钩；D.腔镜直线型缝合器

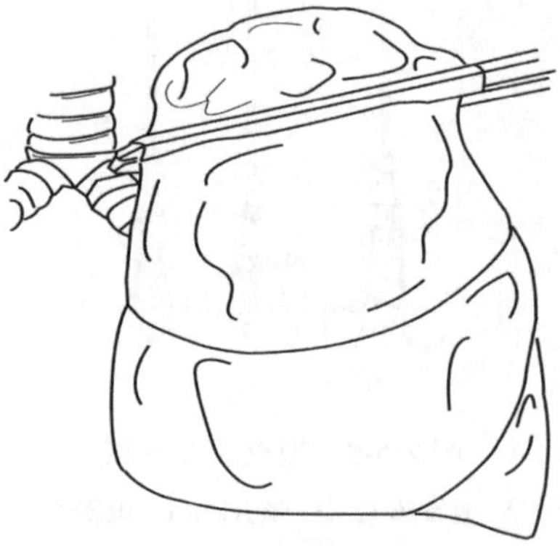

图 2-5-12　切除肺大疱

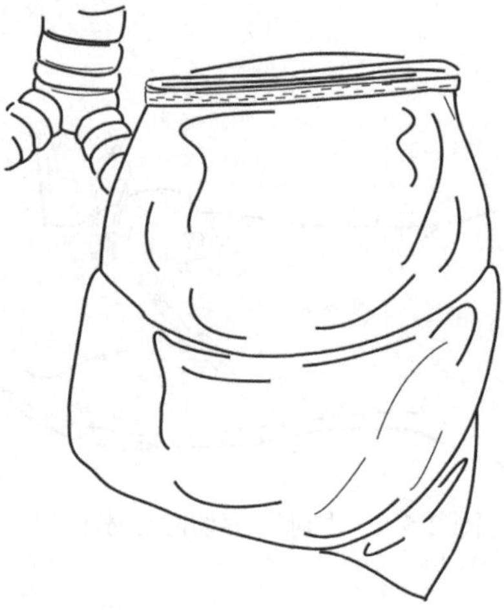

图 2-5-13　切除肺大疱后

3. 取出肺大疱标本　递微创外科专用切除组织取出器取出标本。备大弯止血钳，20 号手术刀片、标本盘、腔镜卵圆钳 2 把(图 2-5-14)。

(1)一次性使用标本袋取出标本：直接将标本袋从操作口放入胸腔内，释放标本袋，腔镜环钳将标本送入袋中后，收紧袋口，标本都较大，将标本拖至操作口后，拔出标本袋，若标本过大，将堵在切口的组织向外拉同时拔标本袋，弯盘接标本(图 2-5-15)。

(2)橡胶手套式标本袋：常选用 8 号手套制作，用 1 号慕丝线沿大拇指尖拴住整个指套，打结系紧，剪去剩余指套(图 2-5-16)。

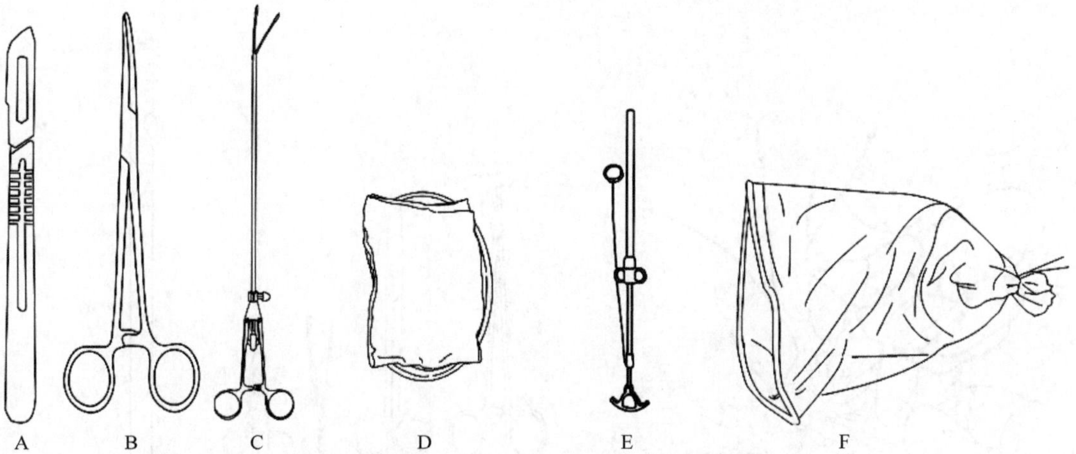

图 2-5-14　取出肺标本器械

A. 20 号圆刀片及刀柄；B. 大弯止血钳；C. 腔镜环钳；D. 标本盘；E. 一次性使用标本袋；F. 手套标本袋

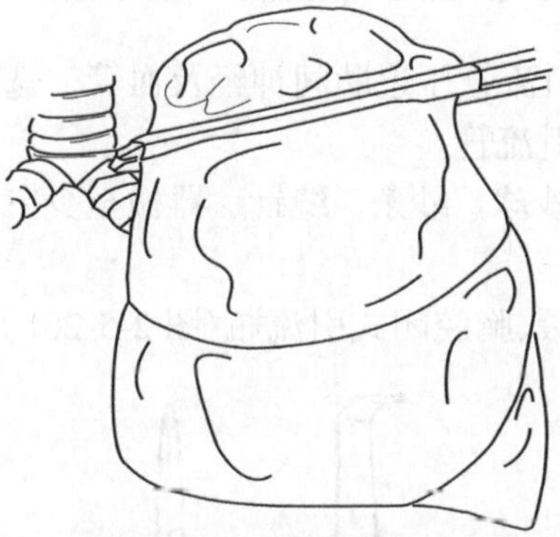

图 2-5-15　切除肺大疱

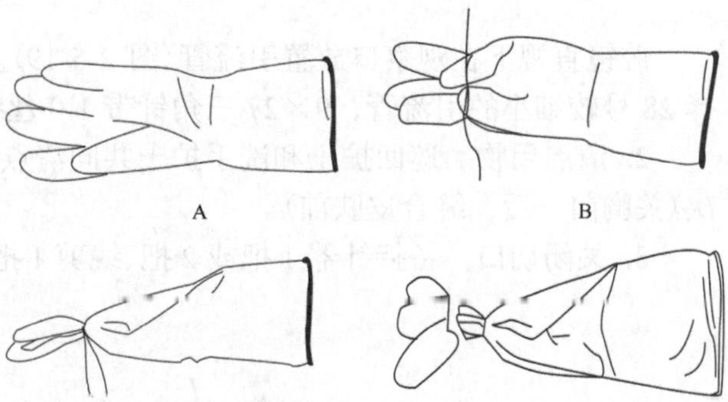

图 2-5-16　橡胶手套标本制作流程(A→B→C→D)

(3)橡胶手套取标本：主刀将标本袋放入胸腔内，两把腔镜环钳、一把普通环钳将手套套口牵拉成三角形，再用普通环钳经操作口将肺组织送入手套内，环钳夹紧袋口向主操作孔牵出，若操作口过小，可延长切口，用以上方法取出标本即可(图 2-5-17)。

4. 止血　备电凝钩，检查肺切缘、胸壁切口有无出血、漏气，电凝钩电灼止血。

5. 试水　用 38～40℃1000ml 生理盐水冲洗胸腔，麻醉医师吸痰膨肺，检查剩余上叶肺切缘有无漏气。必要时可吸收补片覆盖肺叶创面。

(七)关闭切口

1. 安置引流管　备腔镜环钳、28 号硅胶引流管、9×27 三角针带 1-0 丝线、线剪、组织镊(图 2-5-18)。

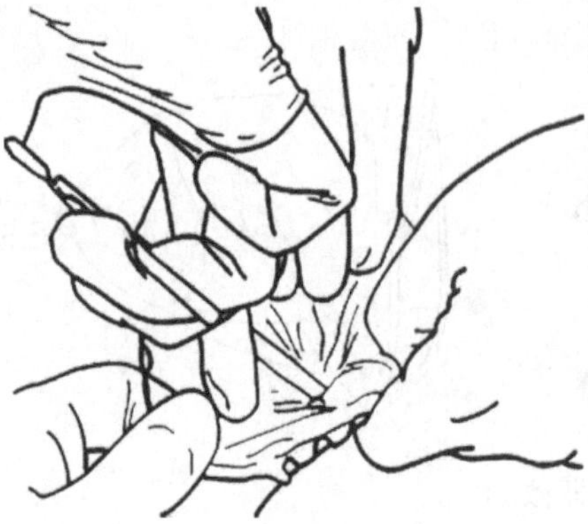

图 2-5-17　取出肺大疱组织

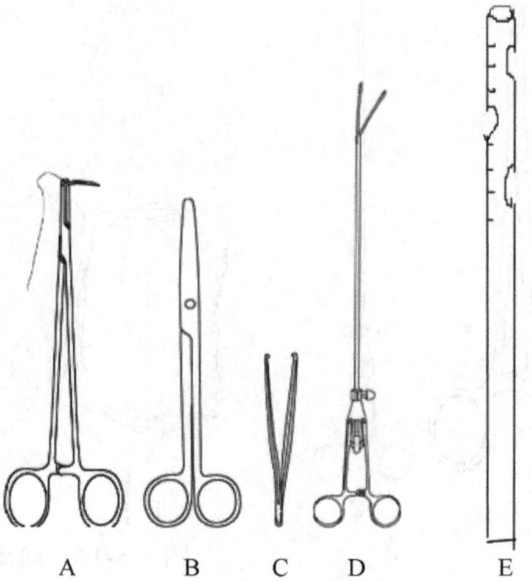

图 2-5-18　安置引流管器械

A. 持针钳带线；B. 线剪；C. 组织镊；D. 腔镜环钳；E. 硅胶引流管

腔镜直视下在观察口放置引流管(图 2-5-19)。防止引流管压迫肋间神经及血管，选择 28 号较细小的引流管，9×27 三角针带 1-0 丝线固定引流管。

2. 清点用物　巡回护士和洗手护士共同清点纱布、纱球、纱条、缝针、器械至少三次(关胸前、后，缝合皮肤前)。

3. 关闭切口　备持针器 1 把或 2 把、线剪 1 把、组织镊、胸腔闭式引流瓶(图 2-5-20)。

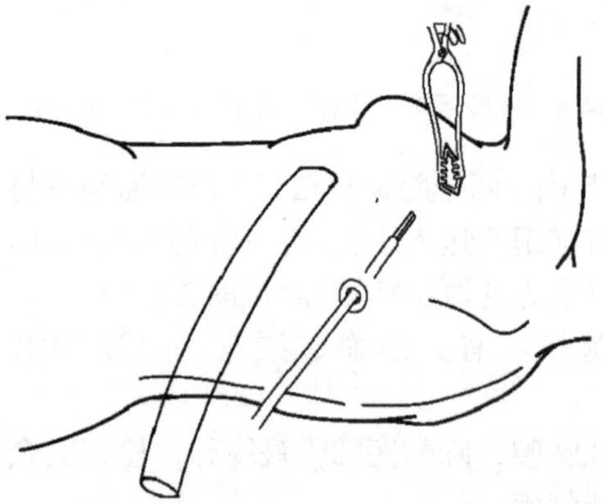

图 2-5-19　留置胸腔引流管

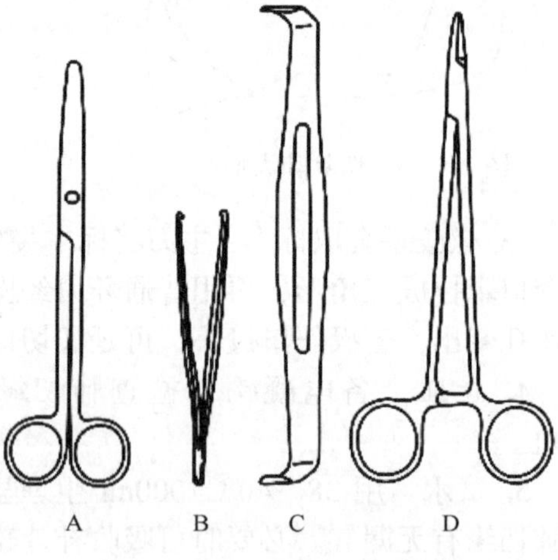

图 2-5-20　关闭切口手术器械

A. 线剪；B. 组织镊；C. 皮肤拉钩；D.持针钳

5/8 圆弧 1-0 可吸收线缝合胸膜、胸壁肌肉、皮下；4-0 可吸收线缝合皮肤。根据伤口的长度选择无菌粘贴敷料，将引流管与胸腔闭式引流瓶连接排气，引流瓶注明安置部位及安置时间(图 2-5-21)。

(八) 归还器械，分类退回清洗间并登记

(1) 将器械归还到器械清点间。

(2)术中使用的器械按高温、等离子灭菌分别登记。

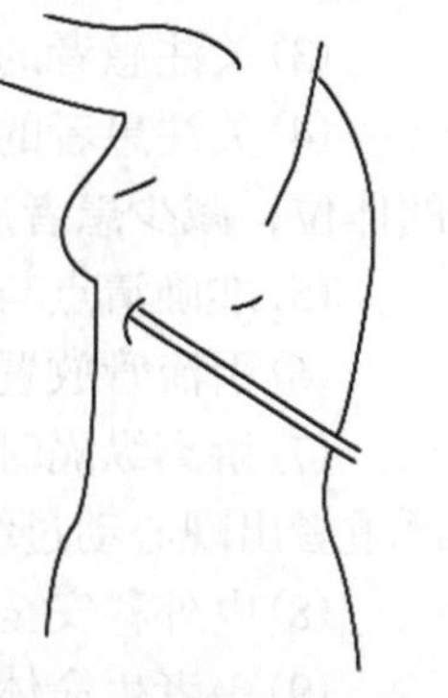

图 2-5-21　肺大疱切除关闭胸壁切口

五、护理特殊关注点

1. 术晨患者在病房的术前护理准备

(1)刷牙、更换干净的病员服等，做好个人卫生，排尽大小便。

(2)如为高血压或糖尿病患者需遵医嘱给予适当的护理。

(3)等待与手术室工作人员交接患者，准备手术。

2. 麻醉诱导前关注点

(1)陪伴床旁，提供心理支持。协助麻醉医师观察患者病情，提供技术支持。

(2)严格核对患者信息及腕带——术前三方三步核查的第一步,将患者安全固定在手术床上防止坠床。

(3)遵医嘱使用抗生素：查对患者抗生素皮试结果，遵医嘱于手术开始前 30 分钟至术前 2 小时静脉输注抗生素。

(4)检查手术间负压通畅情况，连接各种管道，保障麻醉期间患者的安全。

(5)为患者保暖：因麻醉药物的作用及相对紧张，患者会感觉冷。为患者加盖被子，同时将手术间的温度尽量提升至 22℃左右。

3. 体位安置期间的关注点

(1)体位保护垫放置位置正确，腋垫放置时上缘距腋下一拳距离为宜，避免腋神经受压。

(2)搬动患者时确保麻醉医师、手术医师、手术室护士三方同时协调进行,保护头颅、躯干，颈椎保持水平位。

(3)双上肢保持环抱状，即保持健侧上肢远端高于近端。

(4)沙袋固定时注意检查，避免会阴生殖器受压。

(5)避免腓神经受压，正确约束下肢。

(6)防止对侧眼，耳，上、下肢骨突出部位直接受压。

(7)胸侧卧位的重点在于固定患者，身体与手术床垂直，耻骨联合处与骶尾部使用沙袋，且中间不留空隙，保证身体始终处于垂直位。

(8)保护关节及骨突出部位，避免发生术中压疮。

4. 术中器械护士关注点

(1)消毒棉球、纱布、纱条、牵引带等的数量及完整性。

(2)切割器及闭合器的保管、使用。

(3)及时清理手术器械上的血迹、血痂、组织，保障器械处于备用状态，及时检查超声刀、电刀头的血痂。

(4)注意手术进程，及时传递术中器械。

5. 术中巡回护士关注点

(1)保持手术间的安静、整洁。

(2)仪器检查及准备，如中心负压、腔镜系统等，及时提供手术台上用物。

(3) 关注患者的出入量，及时汇报给团队。

(4) 关注患者的体位，观察患者受压部位的皮肤情况，在可能的情况下轻微调整患者的体位，减少患者皮肤受压，避免压疮的发生。

(5) 准确清点与记录手术台上用物，避免将用物遗留在患者体内。

(6) 引流管放置到位以后应妥善固定，并做好标记，避免移位。

(7) 游离纵隔时会刺激主动脉弓、膈肌、肋间神经，可引起纵隔摆动及反常呼吸加深，严重者出现心动过缓，低血压等，故术中应加强循环和呼吸功能的观察。

(8) 电外科安全使用的关注。

(9) 患者生命体征观察。

6. 手术结束关注点

(1) 守护床旁，适当约束避免复苏期躁动引起意外坠床。

(2) 保护各种管路，避免意外脱出。胸腔闭式引流管、尿管等管道的妥善固定。

(3) 检查患者皮肤完整性。

(4) 注意患者的保暖。

(杨　茜　许宁惠　黄智慧)

第六节　胸腔镜左肺肺气肿肺减容术手术配合

肺气肿是由于长期慢性阻塞使终末细支气管远端细管腔扩大，管壁破坏，从而导致部分肺组织丧失换气功能的肺部疾病。其病理改变特征表现为肺泡隔的破坏，导致肺弹性回缩力的缺失，造成气体潴留，使得肺因含气量过多而过度膨胀，肺泡壁受压变薄导致毛细血管腔闭塞，毛细血管床减少，使肺的有效循环血量减少，气血比例失调。肺减容术是通过外科手段切除受损区域过度澎胀而无功能的约 30%的肺组织使余肺扩张，重建和改善肺的回缩弹性，增加换气量，减少残留气量，改善胸廓呼吸运动的手术方式，保存更多正常的肺功能，使患者的呼吸困难得到改善，获得更高的生活质量和生存时间。肺气肿常见于双肺上叶(图 2-6-1)。适应证：①一系列病理生理变化仅由严重的肺气肿所致，内科治疗无效；②病变分不均一，存在可供切除的“靶区”；③年龄小于 75 岁，除肺功能外无严重冠心病和其他严重疾病；④FEV_1 小于等于 35%预计值，TLC 大于等于 125%；RV 大于等于 200%预计预计值。禁忌证：①心、肺等器官功能不全，一般情况差不能耐受手术麻醉者；②有胸膜炎、肺部感染或结核病史，结合 X 线等影像学检查，考虑胸腔内广泛紧密粘连的患者。下面以左肺肺减容为例介绍手术配合。

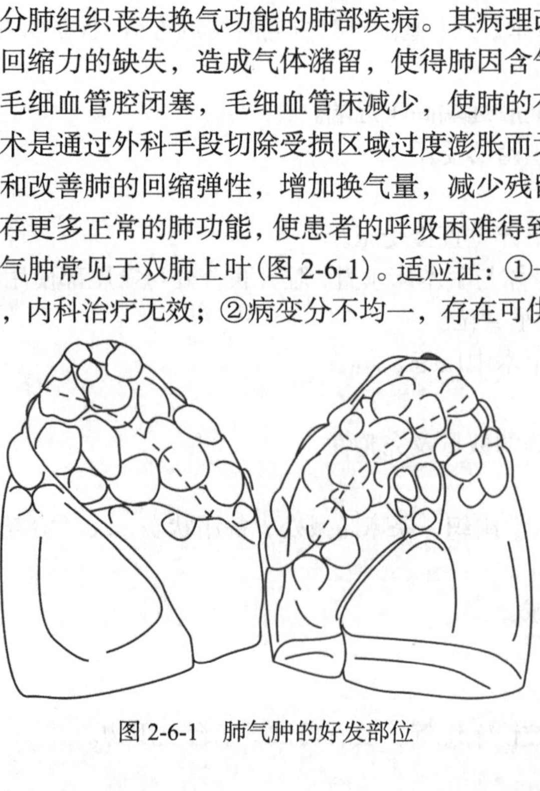

图 2-6-1　肺气肿的好发部位

一、术前准备

（一）常规布类

手术盆1个、手术衣6件、剖口单1张、桌单4张、治疗巾10张。

（二）手术器械

胸腔镜器械包、胸腔镜特殊器械包、超声刀。

（三）一次性用物准备

1. 常规物品准备　一次性使用吸引管1根、一次性使用电凝钩1个、一次性使用延长电极1根、电刀清洁片1张、剖胸套针1板、50cm×60cm医用粘贴膜1张、一次性使用冲洗器1个、28号胸腔引流管1根、24号菌形尿管1根、一次性使用灯罩2个、一次性使用无菌垃圾袋1个、一次性使用无菌保护套1个，带钡丝纱布10张、11号刀片×1、20号刀片×1、10.5mm穿刺鞘1个、11.5mm穿刺鞘2个、手套按需准备。

2. 特殊物品准备　内镜切割缝合器1把、内镜切割缝合钉仓按需准备、微创外科专用切除组织取出器1把。

3. 关闭切口缝线　圆针带5/8圆弧1-0可吸收线1根；三角针带4-0可吸收线1根。

二、手术体位

患者采取改良式右侧卧位，左侧在上（图2-6-2）。体位摆放流程见第一章第四节。

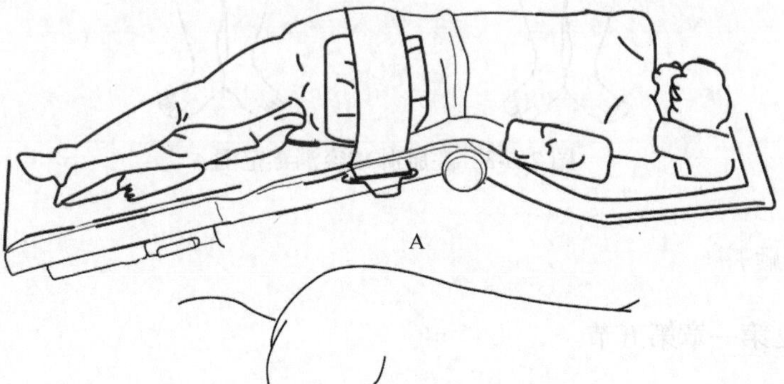

图2-6-2　左肺减容手术体位背面观（A）；左肺减容手术体位正面观（B）

三、消 毒 铺 巾

(一) 消毒液

5%碘伏。

(二) 消毒范围

上至肩及上臂 1/3 处，下过季肋缘，前过胸骨达对侧腋前线，后过脊柱达对侧腋后线，包括同侧腋窝(图 2-6-3)。

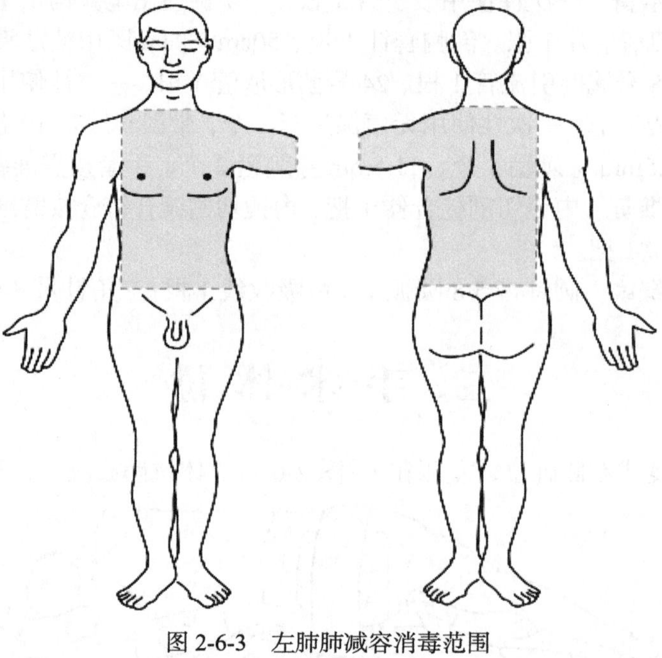

图 2-6-3 左肺肺减容消毒范围

(三) 铺巾顺序

铺巾顺序见第一章第五节。

四、手 术 配 合

(一) 切皮前准备

1. 清点用物 巡回护士与洗手护士准确清点术前器械、纱布、缝针、刀片等用物的数量，检查其完整性并做好记录。

2. 连接腔镜系统、电外科系统

(1)调试仪器：连接电源线、电凝脚踏开关线，打开胸腔镜系统各仪器电源开关，进行自检。

(2)连接固定管路:连接并固定冷光源、电凝线、胸腔镜镜头、摄像头(备用仪器防菌隔离罩保护形成无菌状态)。

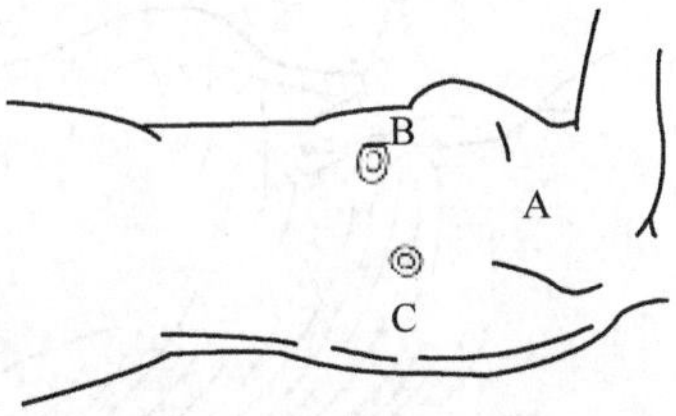

图 2-6-4　左肺减容手术切口

A. 主操作孔；B. 观察孔；C. 副操作孔

(二)建立操作孔

手术操作孔：肺减容操作孔分别是，观察孔腋中线 7 肋间，主操作孔、副操作孔分别位于第 4 肋间腋前线、第 8 肋间腋后线(图 2-6-4)。备 20 号圆刀片、电刀、10.5mm 穿刺鞘、血管钳 2 把、多齿牵开器、腔镜环钳 2 把(图 2-6-5)。

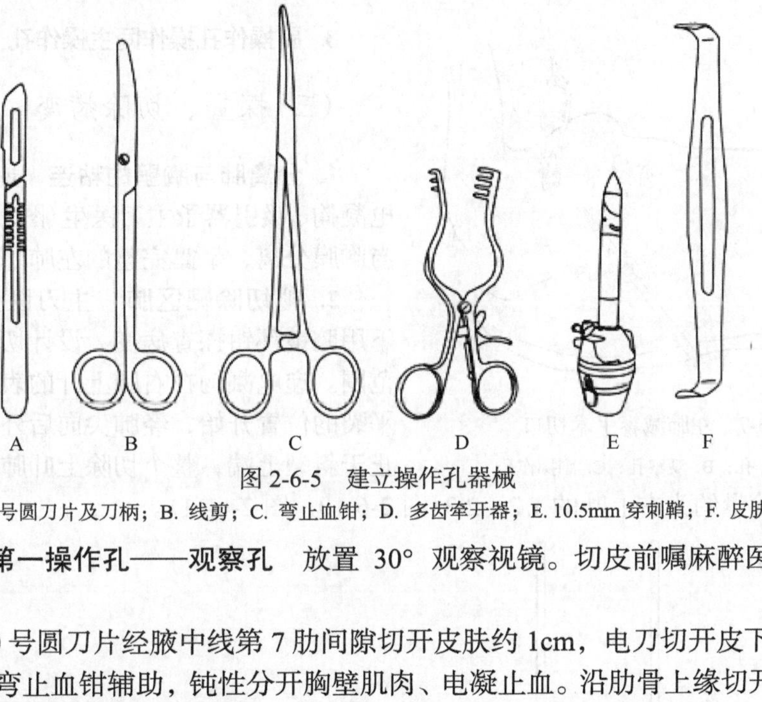

图 2-6-5　建立操作孔器械

A. 20 号圆刀片及刀柄；B. 线剪；C. 弯止血钳；D. 多齿牵开器；E. 10.5mm 穿刺鞘；F. 皮肤拉钩

1. 建立第一操作孔——观察孔　放置 30° 观察视镜。切皮前嘱麻醉医生做右肺单肺通气。

(1)递 20 号圆刀片经腋中线第 7 肋间隙切开皮肤约 1cm，电刀切开皮下。

(2)递中弯止血钳辅助，钝性分开胸壁肌肉、电凝止血。沿肋骨上缘切开胸膜，并用手指沿切口探查胸腔内有无粘连。

(3)递 10.5mm 带芯套管沿切口旋转置入胸腔(图 2-6-6A)。

(4)用 45～80℃温盐水将镜头加热后经观察孔放入，探查胸腔。

2. 建立第二操作孔——直视下做主操作孔　分别经腋前线第 4 肋间、腋后线第 8 肋间做主操作孔、副操作孔。放置腔镜环钳、分离钳、电凝钩、吸引杆等器械，切口步骤同观察孔(图 2-6-6A)。

(1)镜头打向前上方胸顶，用手指按压第 4 肋间腋前线胸壁塌陷位置为主操作孔。

(2)20 号圆刀切开皮肤约 2.5cm，电刀切开皮下，电凝止血。

(3)递中弯止血钳辅助，电刀笔沿切口切开皮下组织、胸壁肌肉，必要时皮肤拉钩牵拉暴露肌肉组织，直视下穿破胸膜。切口出血电凝止血。

(4) 血管钳钝性分离胸壁肌肉、壁层胸膜，电凝止血，递多齿牵开器直接撑开。

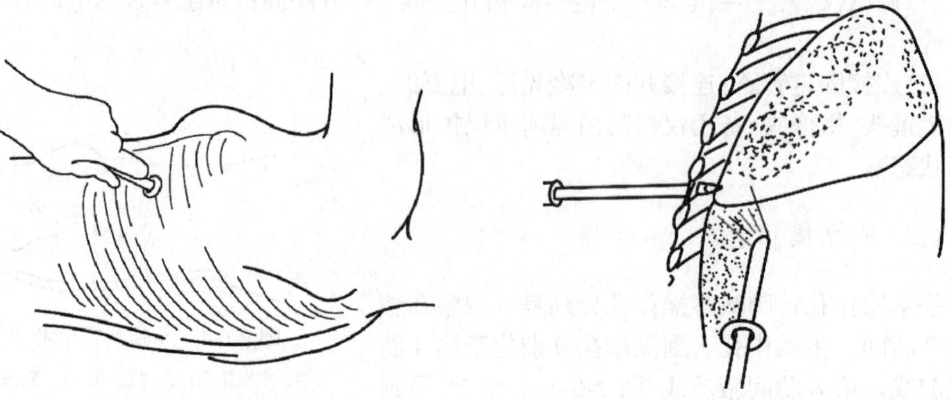

A　　B

图 2-6-6　左肺减容建立第一操作孔 (A)；左肺减容建立第二操作孔 (B)

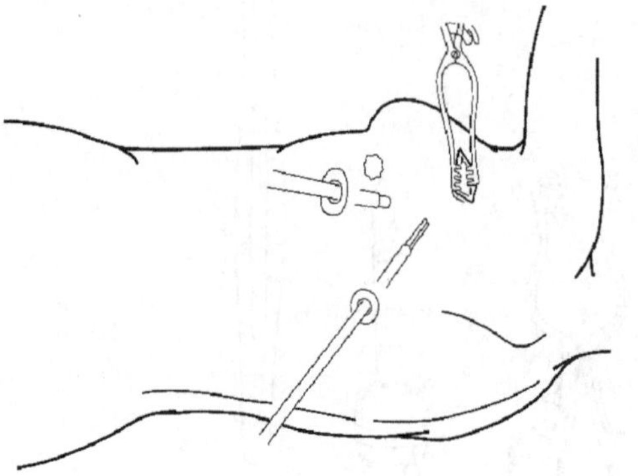

图 2-6-7　左肺减容手术切口

A. 主操作孔；B. 观察孔；C. 副操作孔

3. 副操作孔操作同主操作孔　见图 2-6-7。

(三) 探查、切除病变

1. 分离肺与胸壁的粘连　递腔镜环钳、电凝钩、吸引器予主刀医生 (图 2-6-8)，将肺与胸膜分离，暴露完整的左肺 (图 2-6-9)。

2. 拟切除靶区肺　主刀医生在胸腔镜下用腔镜环钳探查病变，设计切除靶区肺的范围。递电凝钩在右肺上叶的表面从右肺水平裂的位置开始，经肺尖向后外侧延伸，终止于斜裂上端，整个切除上叶肺的切缘线呈 "n" 形，切除量约为右上叶的 1/2～2/3 (图 2-6-10，图 2-6-11)。

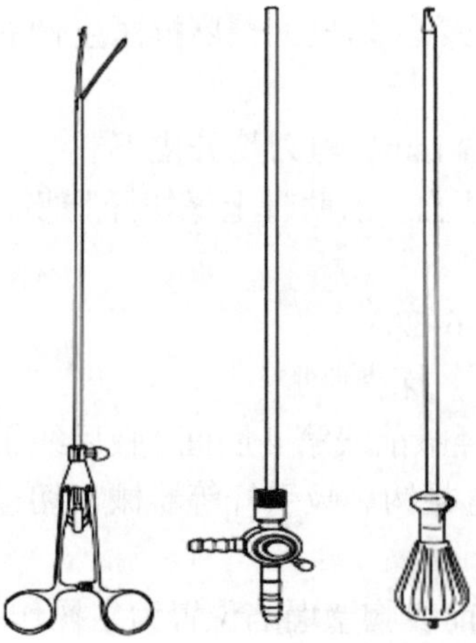

A　B　C

图 2-6-8　分离粘连器械

A. 腔镜环钳；B. 吸引杆；C. 电凝钩

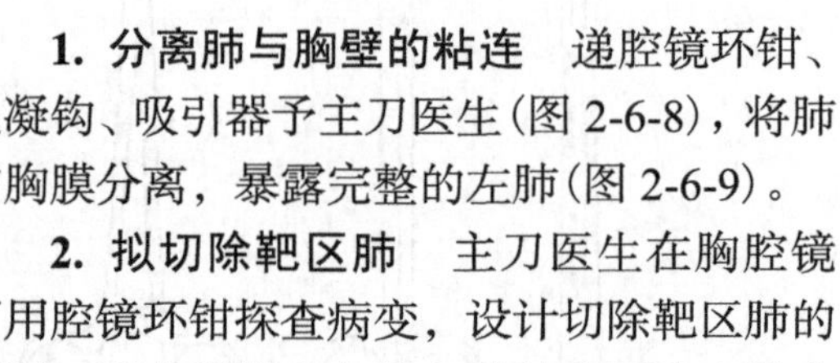

图 2-6-9　分离肺与胸壁粘连

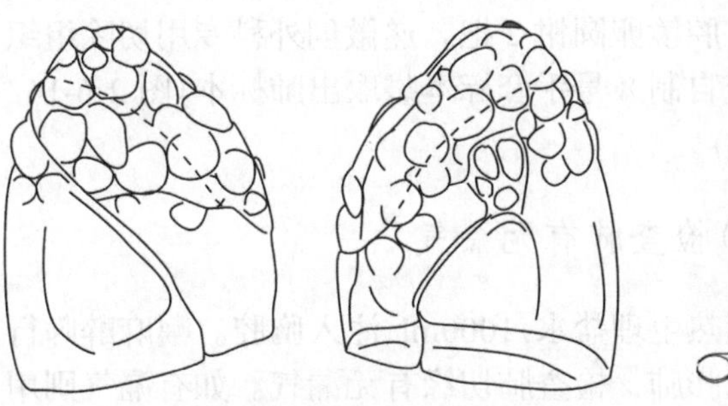

图 2-6-10 拟切除靶区肺的前面观及内面观

A. 靶区肺的前面观；B. 靶区肺的内面观

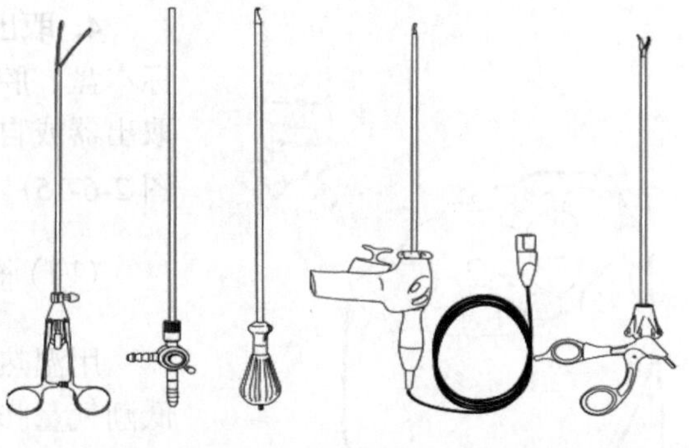

图 2-6-11 拟切除靶区肺器械

A. 腔镜环钳；B. 吸引杆；C. 电凝钩；D. 超声刀；E. 分离钳

3. 切除标记的气肿肺靶区

(1)游离粘连肺：备腔镜环钳，腔镜分离钳，电凝钩。洗手护士换电刀延长电极，递腔镜环钳夹持肺组织，递电凝钩分离肺与胸壁的粘连，电凝止血。

(2)标记切除肺的靶区，麻醉师行低潮气量通气，递腔镜环钳夹持病变肺与正常肺组织分界线，递电凝钩在肺组织表面标出切割线。

(3)切除靶区肺：备内镜切割缝合器及切割缝合器钉仓及人工加固材料，递内镜下切割缝合器及切割缝合钉仓，钉仓上套垫人工加固材料，沿切除肺的靶区的下方开始，沿标记线呈曲线向上穿过上肺的尖部，完成肺的切除(图 2-6-12，图 2-6-13)。

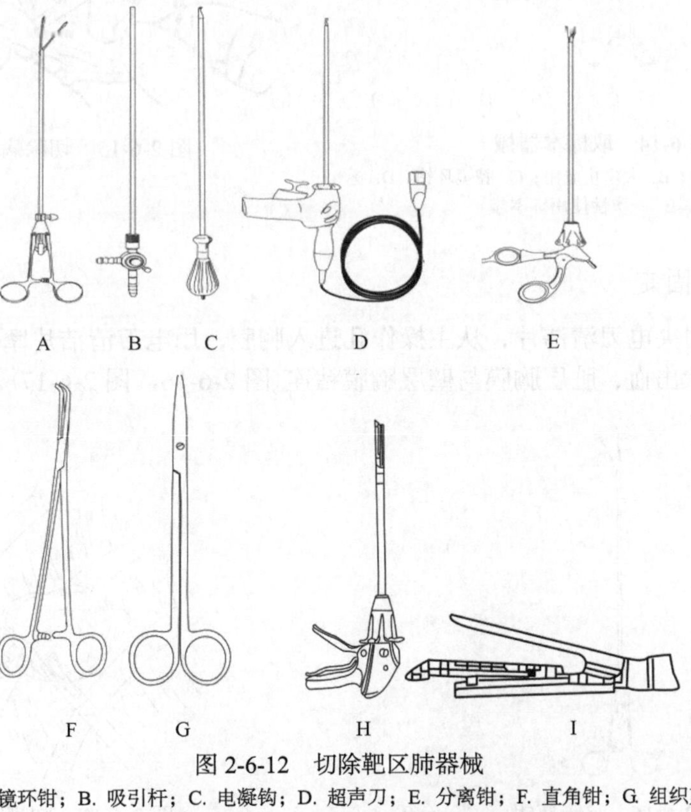

图 2-6-12 切除靶区肺器械

A. 腔镜环钳；B. 吸引杆；C. 电凝钩；D. 超声刀；E. 分离钳；F. 直角钳；G. 组织剪；H. 腔镜直线型切割吻合器；I. 腔镜直线型切割钉仓

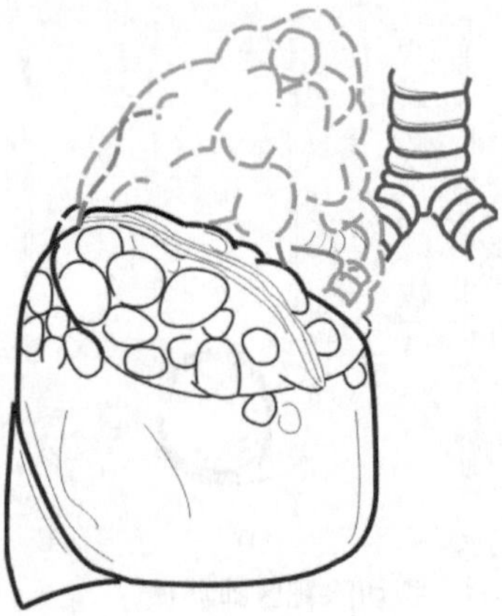

图 2-6-13　切除靶区肺后效果

4. 取出肺标本　备大弯止血钳，20 号手术刀片、标本盘、腔镜卵圆钳 2 把。递微创外科专用切除组织取出器或自制 8 号手套标本袋取出肺标本(图 2-6-14，图 2-6-15)。

（四）检查肺有无漏气

用温热生理盐水 1000ml 注入胸腔。嘱麻醉师行低潮气量膨肺，检查肺切缘有无漏气。如有漏气则用可吸收材料进行修补。

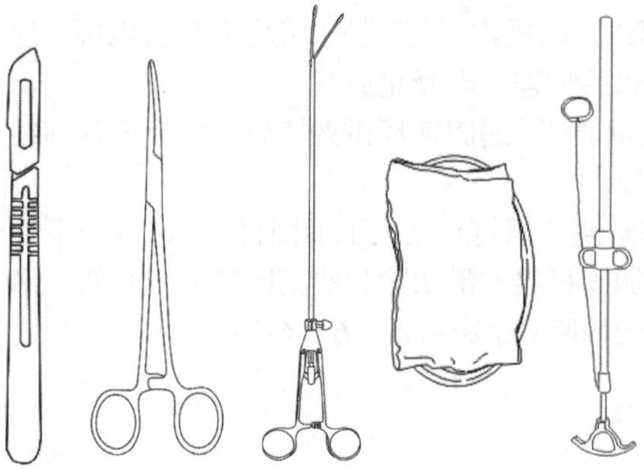

图 2-6-14　取标本器械

A. 20 号圆刀片及刀柄；B. 大弯止血钳；C. 腔镜环钳；D. 标本盘；E. 一次性使用标本袋

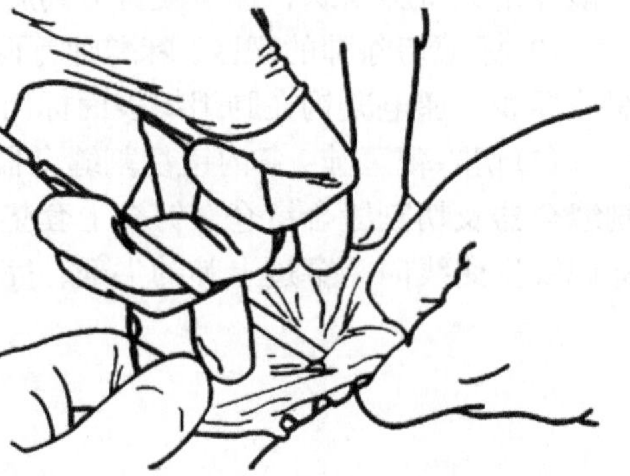

图 2-6-15　切除病肺组织

（五）胸膜固定

递腔镜环钳夹电刀清洁片，从主操作孔进入胸腔，用电刀清洁片摩擦壁层胸膜，使壁层胸膜呈点状出血，脏层胸膜与壁层胸膜粘连(图 2-6-16，图 2-6-17)。

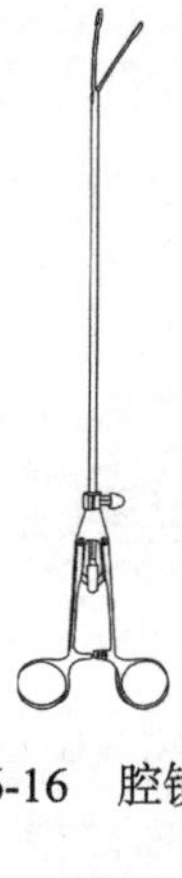

图 2-6-16　腔镜环钳

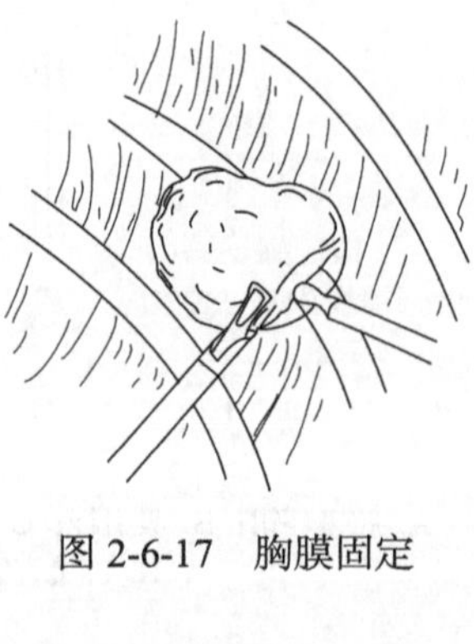

图 2-6-17　胸膜固定

（六）止血

备电凝钩。检查纵隔胸膜创面、肺切面，肺切缘、胸壁切口有无出血、漏气，电凝钩电灼止血。

（七）关闭切口

1. 安置引流管　备腔镜换钳、28 号硅胶引流管、9×27 三角针带 1-0 丝线、线剪、组织镊（图 2-6-18）。

腔镜直视下在观察口放置引流管（图 2-6-19）。防止引流管压迫肋间神经及血管，选择较细小的 28 号引流管，9×27 三角针带 1-0 不可吸收丝线固定引流管。

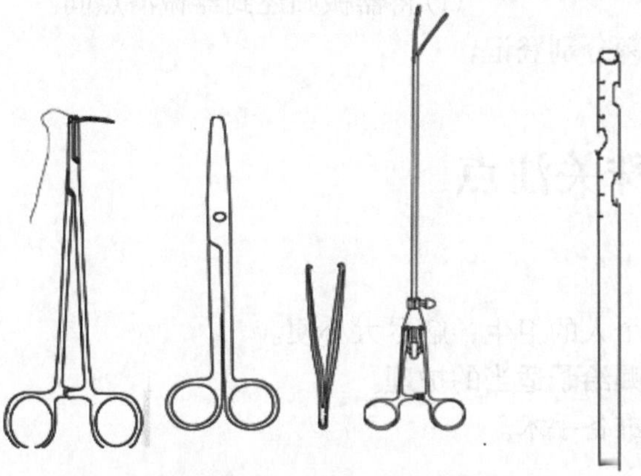

图 2-6-18　安置引流管器械

A.持针钳带线；B. 线剪；C. 组织镊；D. 腔镜环钳；E. 硅胶引流管

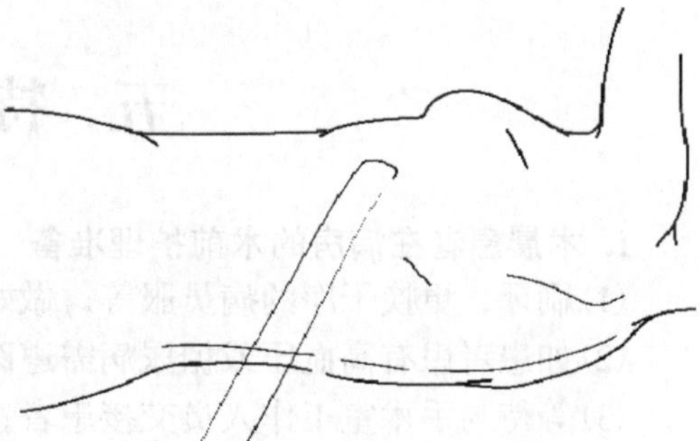

图 2-6-19　肺减容安置引流管

2. 清点用物　巡回护士和洗手护士共同清点纱布、纱球、纱条、缝针、器械至少三次（关胸前、后，缝合皮肤前）。

3. 关闭切口　备持针钳 1～2 把、线剪 1 把、组织镊、胸腔闭式引流瓶（图 2-6-20）。

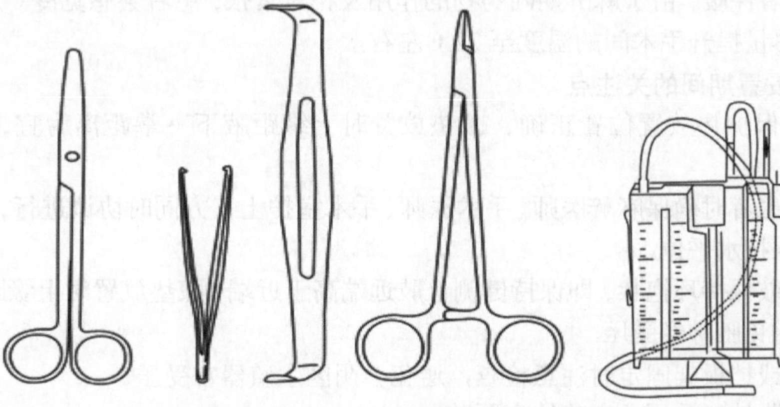

图 2-6-20　关闭切口手术器械

A. 线剪；B. 组织镊；C. 皮肤拉钩；D.持针钳；E. 胸腔闭式引流瓶

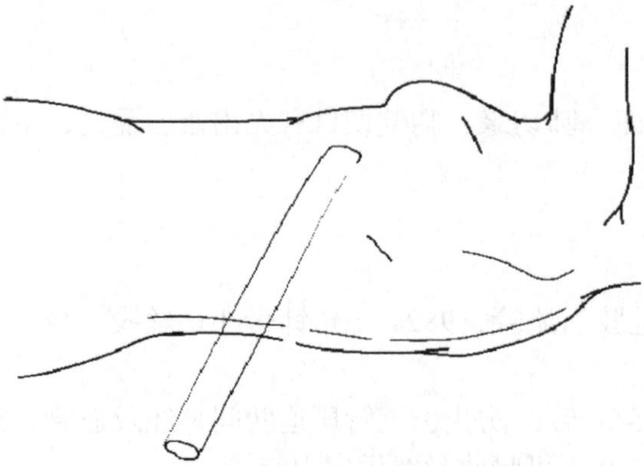

图 2-6-21　关闭胸壁切口

5/8 圆弧 1-0 可吸收线缝合胸膜、胸壁肌肉、皮下；4-0 可吸收线缝合皮肤。根据伤口的长度选择无菌粘贴敷料，将引流管与胸腔闭式引流瓶连接排气，引流瓶注明安置部位及安置时间(图 2-6-21)。

（八）归还器械，分类退回清洗间并登记

(1) 将器械归还到器械清点间。

(2) 术中使用的器械按高温、等离子灭菌分别登记。

五、特殊关注点

1. 术晨患者在病房的术前护理准备

(1) 刷牙，更换干净的病员服等，做好个人的卫生，解尽大小便。

(2) 如患者患有高血压或糖尿病需遵医嘱给予适当的护理。

(3) 等待与手术室工作人员交接患者，准备手术。

2. 麻醉诱导期关注点

(1) 陪伴床旁，提供心理支持。需要有外科医生在场，以防备发生张力性气胸性胸腔减压，协助麻醉医师观察患者病情，提供技术支持。

(2) 严格核对患者信息及腕带——术前三方三步核查的第一步，将患者安全固定在手术床上防止坠床。

(3) 遵医嘱使用抗生素。

(4) 检查手术间负压通畅情况，连接各种管理，保障麻醉期间患者的安全。

(5) 为患者保暖，由于麻醉期间药物的作用及相对紧张，患者会感觉冷。为患者加盖被子，同时尽量提升手术间的温度至 22℃左右。

3. 体位安置期间的关注点

(1) 体位保护垫放置位置正确，腋垫放置时上缘距腋下一拳距离为宜，避免腋神经受压。

(2) 搬动患者时确保麻醉医师、手术医师、手术室护士三方同时协调进行，保护头颅、躯干，颈椎保持水平位。

(3) 双上肢保持环抱状，即保持健侧上肢远端高于近端，腋垫放置时上缘距腋下一拳距离为宜，避免腋神经受压。

(4) 沙袋或挡板架固定时注意检查，避免会阴区生殖器官受压。

(5) 避免腓神经受压，正确约束下肢。

(6) 防止对侧眼，耳，上、下肢骨突出部位直接受压。

(7) 胸侧卧位的重点在于固定患者，身体与手术床垂直，耻骨联合侧与臀部侧使用沙袋，且中间不留空隙，保证身体始终处于垂直位。

(8)保护关节及骨突出部位。避免发生术中压疮。

4. 术中器械护士关注点

(1)消毒棉球、纱布、纱条、牵引带等数量及完整性。

(2)切割器及闭合器的保管、使用。

(3)及时清理手术器械上的血迹、血痂、组织，保障器械处于备用干净的状态，及时检查超声刀、电刀头的血痂。

(4)注意手术进程，及时传递术中器械。

(5)切割缝合器及钉仓的正确使用。

(6)标本及标本袋的使用。

5. 术中巡回护士关注点

(1)保持手术间的安静，整洁。

(2)仪器检查及准备，如中心负压、腔镜系统等，及时提供手术台上用物。

(3)关注患者的出入量，及时汇报给团队。

(4)关注患者的体位，观察患者受压部位的皮肤情况，在可能的情况下及时调整患者的局部皮肤，减少患者皮肤受压，避免压疮的发生。

(5)准确清点与记录手术台上用物，避免将用物遗留在患者体内。

(6)胃管及引流管放置到位以后应妥善固定，并做好标记，避免移位。

(7)牵拉肺时会刺激主动脉弓、膈肌、肋间神经，可引起纵隔摆动及反常呼吸加深，严重者出现心动过缓，低血压等，故术中应加强循环和呼吸功能的观察。

(8)电外科安全使用的关注。

(9)患者生命体征观察。

6. 手术结束关注点

(1)守护床旁，适当约束避免复苏期躁动引起意外坠床。

(2)保护各种管路，避免意外脱出。胸腔闭式引流管、尿管等管道的妥善固定。

(3)检查患者皮肤完整性。

(4)注意患者的保暖，隐私。

（杨　茜　许宁惠　赵金兰）

第三章　传统开胸肺手术配合

第一节　右肺上叶袖式切除术手术配合

对于肺癌病变累及支气管开口的患者，常规行肺叶切除不能确保切缘无肿瘤残留。以往这部分患者需行全肺切除。但一侧全肺切除，对于患者的呼吸功能影响较大。为了遵循最大限度地切除肿瘤组织、最大限度地保留健康肺组织的治疗原则，将有病变的肺叶切除，同时将受侵的一段支气管袖状切除，再把两支气管断端吻合，重建支气管的连续性，称为支气管袖式切除术。支气管袖式切除术现已被广泛应用，这种手术的优点是既切除了累及主支气管的肿瘤又保留了健康的肺组织，改善患者术后的生活质量，尤其适合心肺功能差及高龄患者，手术安全并且取得了良好的效果。从技术角度讲，任何肺叶均可采用袖状肺叶切除术。

右肺上叶袖式切除的手术相对较简单，它包含了袖式肺切除的全部手术特征，可视为袖式肺切除术的代表性手术。根据支气管切除长度不同，右肺上叶袖式切除可划分为3种类型：①单纯右肺上叶袖式切除术；②右主支气管联合右肺上叶袖式切除；③隆嵴、右主支气管联合右肺上叶袖式切除术。此篇以单纯右肺上叶袖式切除为例介绍右肺上叶袖式切除。

单纯右肺上叶袖式切除是指右肺上叶连带部分右主支气管和部分中间支气管的整体切除，右主支气管与中间支气管端端吻合的手术方式（图3-1-1）。适应证：右肺上叶肿瘤侵犯右肺上叶支气管开口，但未侵犯中下叶的中央型肺癌，其余同肺叶切除（图3-1-2）。

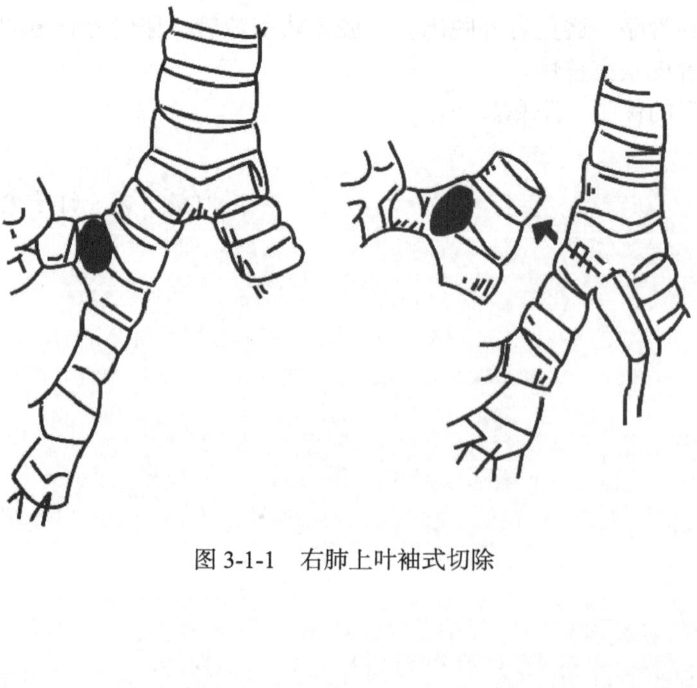

图 3-1-1　右肺上叶袖式切除

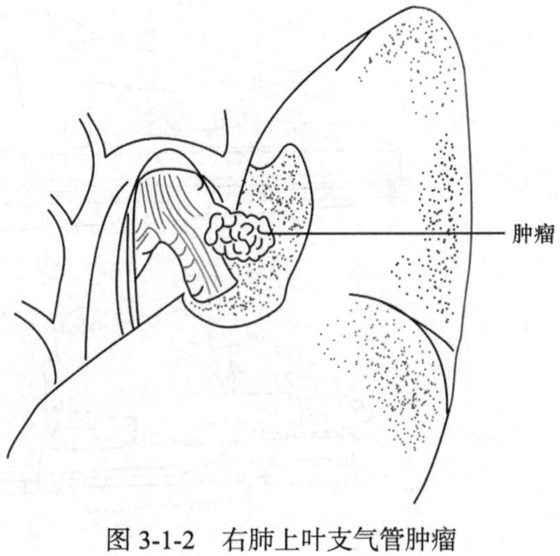

图 3-1-2　右肺上叶支气管肿瘤

一、术前准备

(一)常规用物

手术盆 1 个、手术衣 6 件、剖口单 1 张、桌单 4 张、治疗巾 10 张。

(二)手术用器械

1. 普通手术器械　肺叶器械 1 包、胸腔牵开器 1 包、肋骨切除器械 1 包、淋巴结钳器械 1 包。

2. 特殊手术器械　超声刀 1 件、钛夹钳 2 把。

(三)一次性用物

1. 常规物品　一次性使用吸引管 1 根、一次性使用吸引头 2 根、一次性使用电刀笔 1 个、一次性使用延长电极 1 根、电刀清洁片 1 张、剖胸套针 1 板、骨蜡 1 块、50cm×60cm 医用粘贴膜 1 张、一次性使用冲洗器 1 个、36 号胸腔引流管 1 根、一次性使用灯罩 2 个、一次性使用无菌垃圾袋 1 个、带钡丝纱布 10～20 张、方纱 3 张、3-0 丝线×3 包、2-0 丝线×3 包、0 号丝线×3 包、1 号丝线×3 包、11 号刀片×1 个、20 号刀片×2 个、手套按需准备。

2. 切肺用物准备　切割缝合器 1 把、切割缝合器钉仓、人工加固材料、止血产品材料、钛夹按需准备。

3. 吻合支气管缝线　3-0 可吸收线按需准备。

二、手术体位

(一)左侧卧位

见图 3-1-3。

(二)体位摆放过程

详见第一章第四节。

三、消毒铺巾

(一)消毒铺巾

详见第一章第五节。

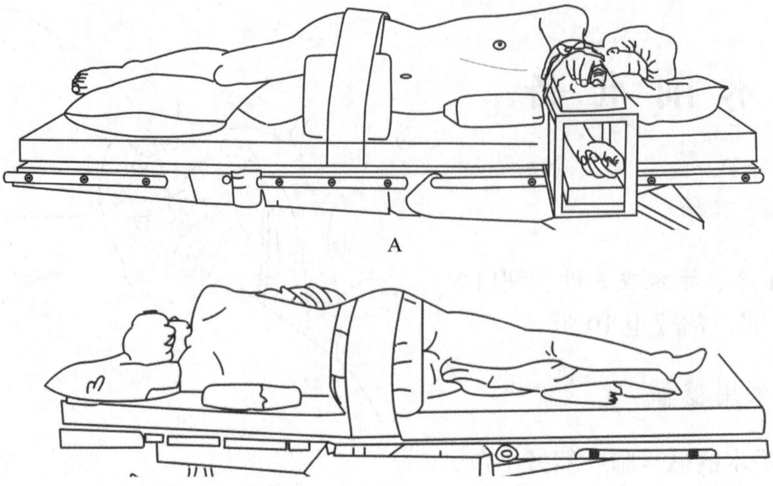

图 3-1-3　左侧卧位（前面观）（A）；左侧卧位（背面观）（B）

（二）消毒范围

上至肩及上臂 1/3 处，下过季肋缘，前过胸骨达对侧腋前线，后过脊柱达对侧腋后线，包括同侧腋窝（图 3-1-4）。

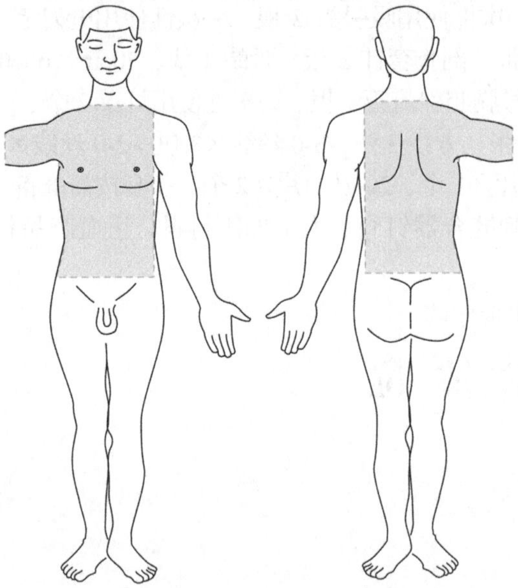

图 3-1-4　消毒范围

四、手术配合

（一）术前准备

1. 三方核查　患者入室后、手术开始前、手术结束后，手术医生、麻醉医师、手术护士，三方共同核查患者身份（性别、姓名、年龄），手术方式，麻醉方式，手术部位及风险评估等内容，手术物品准备情况由手术护士向手术医生和麻醉医师报告确认。

2. 建立静脉通道　根据术式选择 14G 留置针于右上肢建立静脉通道。

3. 清点用物　洗手护士外科洗手后穿好手术衣，整理无菌物品，检查消毒指示卡并盛于弯盘内，与巡回护士共同清点包括纱球、纱布、器械、缝针、刀片等台上所有用物的数量及完整性，巡回护士准确登记在手术记录清点单上。调试电刀笔，连接吸引器，安装灯柄罩。

（二）开胸

1. 手术切口——右后外侧切口　于右胸第 5 肋间后外侧做一弧形切口（图 3-1-5），沿背部肩胛骨内侧缘与脊柱之间中线，平肩胛冈下绕过肩胛下角，向外向前至右侧腋前线。

2. 经胸壁入路

(1)切开皮肤、皮下组织：备 20 号手术刀、组织剪、组织镊、皮肤拉钩、一次性电刀笔(图 3-1-6)。三方核查准确无误后递给手术医生 20 号手术刀切开皮肤，电刀切开皮下组织，电凝止血。

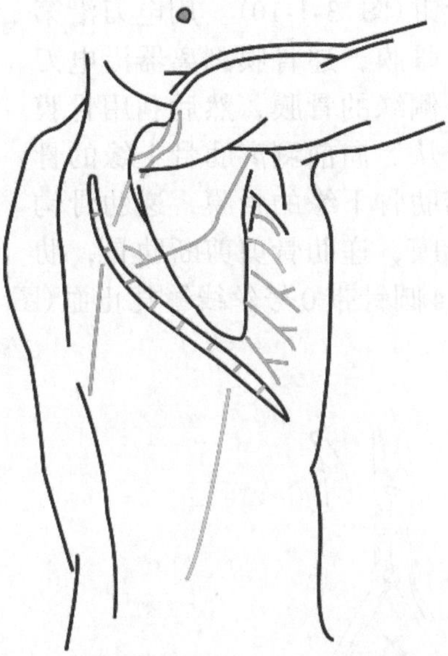

图 3-1-5　右后外侧切口

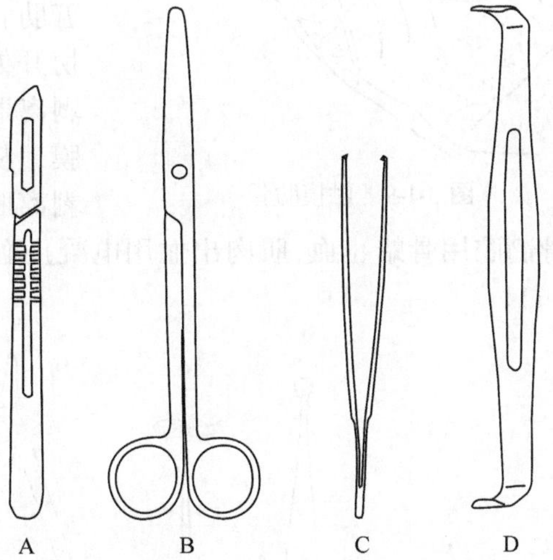

图 3-1-6　切开皮肤的器械

A. 20 号刀片及刀柄；B. 组织剪；C.组织镊；D.皮肤拉钩

(2)切开胸壁肌肉：备皮肤拉钩、肩胛拉钩(图 3-1-7)、电刀笔。

1)递电刀游离切开胸壁第一层肌肉——斜方肌与背阔肌，并切断其附着处组织。电凝止血(图 3-1-8)。

2)分离切开大菱形肌与前锯肌：手术医生用手指挑起前锯肌，分离前锯肌的附着点，小血管分支递电凝止血，在肩胛骨下角筋膜三角处切开，该区组织较薄血管少，与胸壁易于分离。助手用肩胛拉钩提起肩胛骨，电刀分离前锯肌后筋膜，将左手伸入肩胛骨下，手指触及最高处为第 2 肋骨，由此向下数清肋骨以确定需要切开的肋间，用电刀烧灼标记预定切断的肋骨(图 3-1-9)。

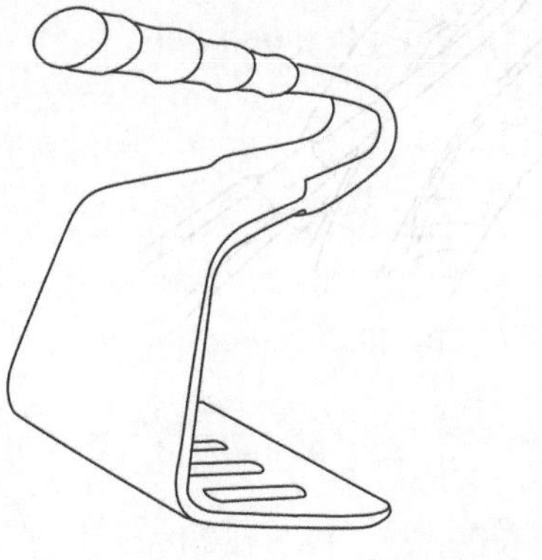

图 3-1-7　肩胛拉钩

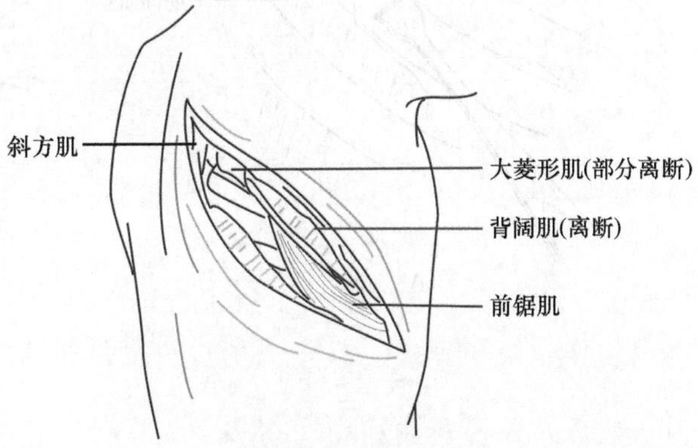

图 3-1-8　胸壁切口

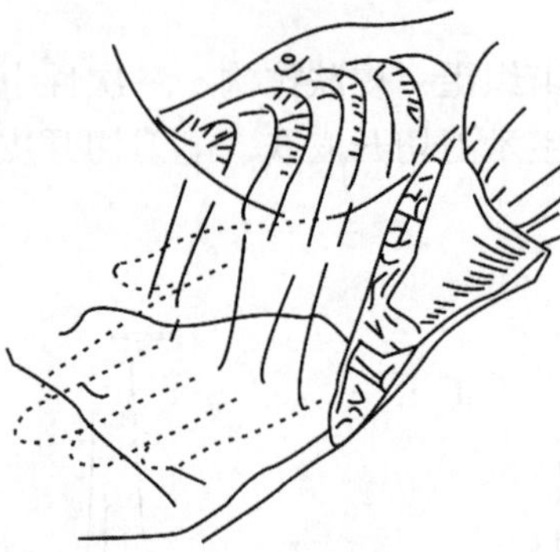

图 3-1-9 触摸肋骨

(3) 切开肋间肌：电刀切开肋间肌，电凝止血，嘱麻醉医生行左肺单肺通气，打开肋间隙，递电刀切开肌肉组织剥离肋骨。

(4) 切除或切断肋骨：备肋骨剪、肋骨钩、骨膜剥离器、咬骨钳（图 3-1-10）。用电刀沿第五肋骨的纵轴切开骨膜，递骨膜剥离器沿电刀切开处剥离肋骨外侧缘的骨膜，然后利用骨膜剥离器的弯角部分从后向前剥离肋骨上缘的骨膜，从前向后剥离肋骨下缘的骨膜，递肋骨钩剥离肋骨内侧面骨膜，递肋骨剪剪断肋骨，肋骨骨髓腔用骨蜡止血，肌肉出血用电凝止血，或递 13×24 圆针带 0 号丝线缝扎止血（图 3-1-11）。

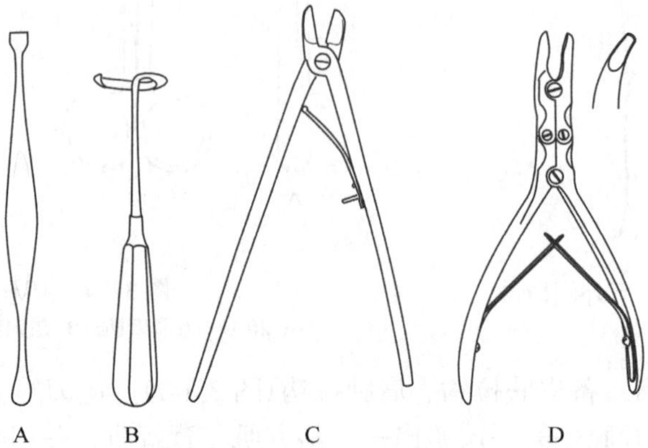

图 3-1-10 切断肋骨器械

A. 骨膜剥离器；B. 肋骨钩；C. 肋骨剪；D. 咬骨钳

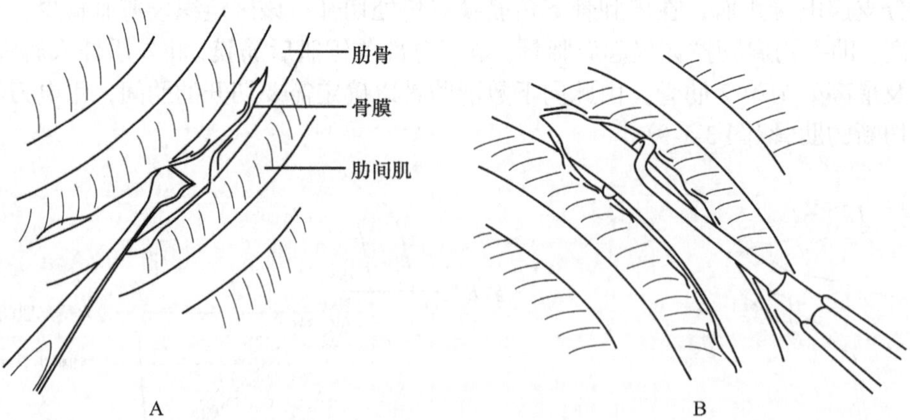

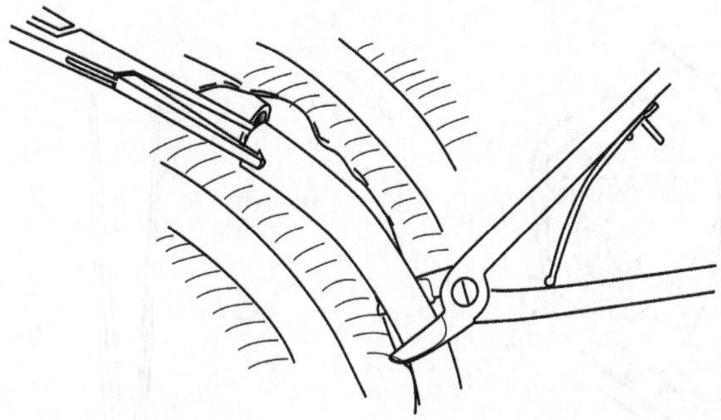

C

图 3-1-11　剥离肋骨上缘骨膜(A)；剥离肋骨内侧面骨膜(B)；剪断肋骨(C)

(三)探查胸腔

1. 胸腔内探查　备方纱垫保护切口缘，递胸腔牵开器撑开切口，长平镊、长剥离剪探查胸腔(图 3-1-12，图 3-1-13)。

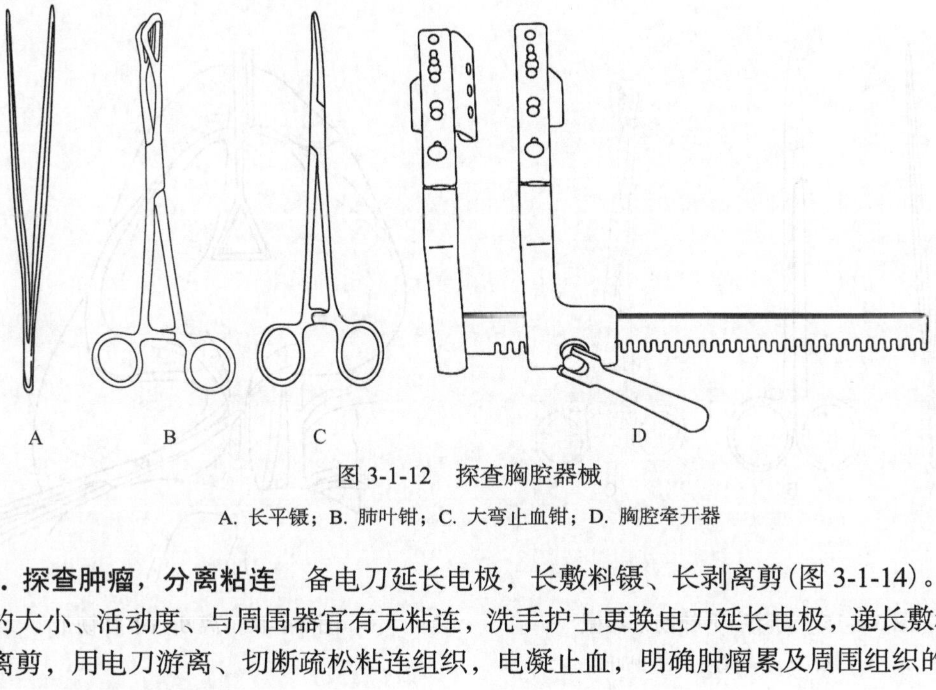

A　B　C　D

图 3-1-12　探查胸腔器械

A. 长平镊；B. 肺叶钳；C. 大弯止血钳；D. 胸腔牵开器

2. 探查肿瘤，分离粘连　备电刀延长电极，长敷料镊、长剥离剪(图 3-1-14)。探查肿瘤的大小、活动度、与周围器官有无粘连，洗手护士更换电刀延长电极，递长敷料镊、长剥离剪，用电刀游离、切断疏松粘连组织，电凝止血，明确肿瘤累及周围组织的范围及程度，以确定手术方式。

(四)切除右肺上叶

1. 游离及离断右下肺韧带　备肺叶钳、长平镊、电刀笔、长剥离剪(图 3-1-15)，递肺叶钳夹持右下肺，将右下肺向前牵拉，递长平镊夹持韧带，电刀或长剥离剪切开下肺韧带并向上游离至右下肺静脉处，电凝止血(图 3-1-16)。

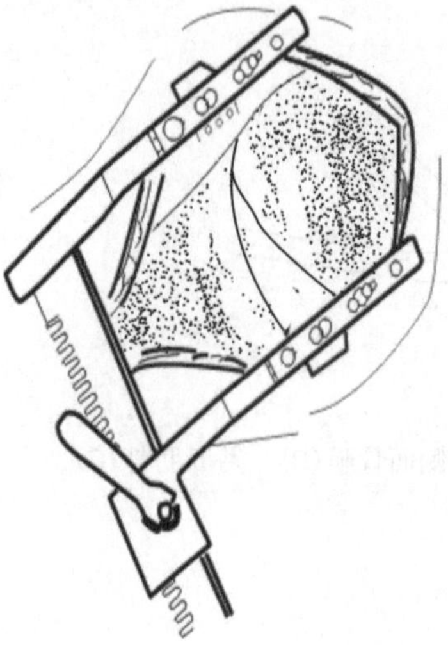

图 3-1-13　暴露胸腔

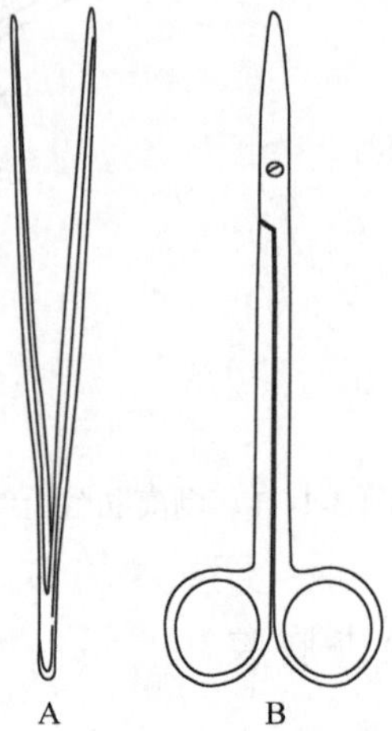

图 3-1-14　分离粘连器械

A. 长平镊；B. 长剥离剪

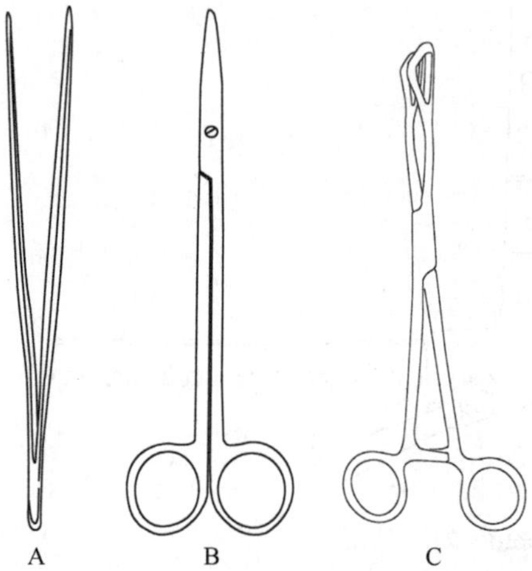

图 3-1-15　切除右下肺韧带器械

A. 长平镊；B. 长剥离剪；C. 肺叶钳

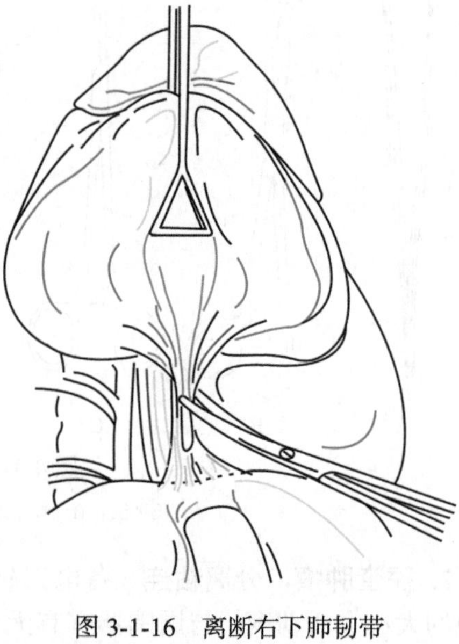

图 3-1-16　离断右下肺韧带

2. 显露肺门及叶间裂　备肺叶钳、长剥离剪、长平镊、弯止血钳(图 3-1-17)。胸腔显露满意后，洗手护士递肺叶钳予助手，夹持右上肺，将肺向后方牵引，显露肺门，递长剥离剪、长平镊予主刀医生，于右膈神经后纵向剪开纵隔胸膜。如肺裂发育不完全，需先分离肺裂，递两把弯止血钳分别钳夹，在两把止血钳之间切断，小圆针带 2-0 丝线间断缝扎肺组织切面，或是用切割缝合器及钉仓一次性完成切割和缝合(图 3-1-18，图 3-1-19)，肺粗糙面渗血电凝止血。

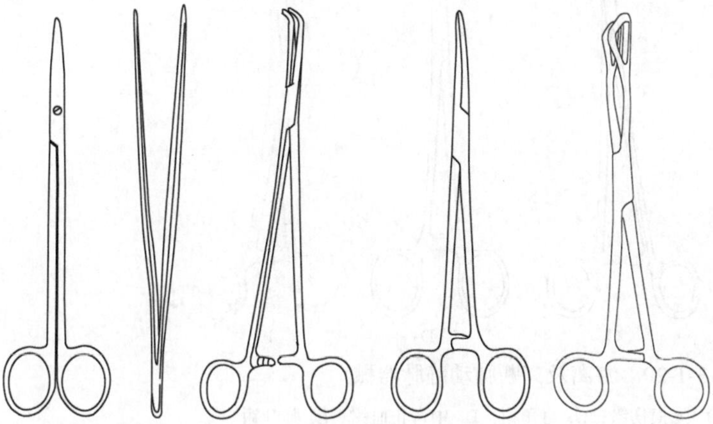
A　B　C　D　E

图 3-1-17　暴露肺门器械

A. 长剥离剪；B. 血管镊；C. 直角钳；D. 大弯止血钳；E. 肺叶钳

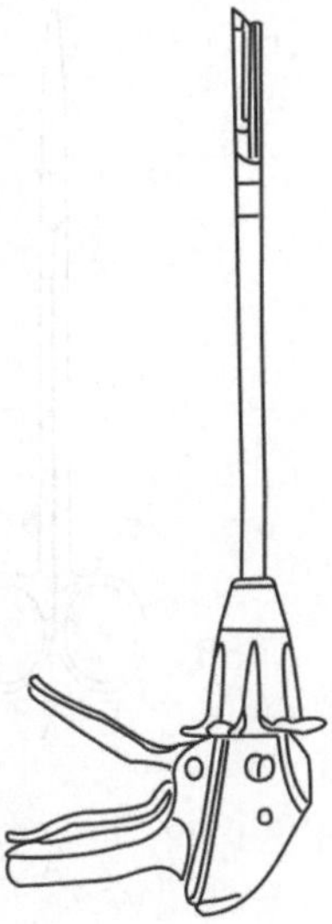

图 3-1-18　切割缝合器

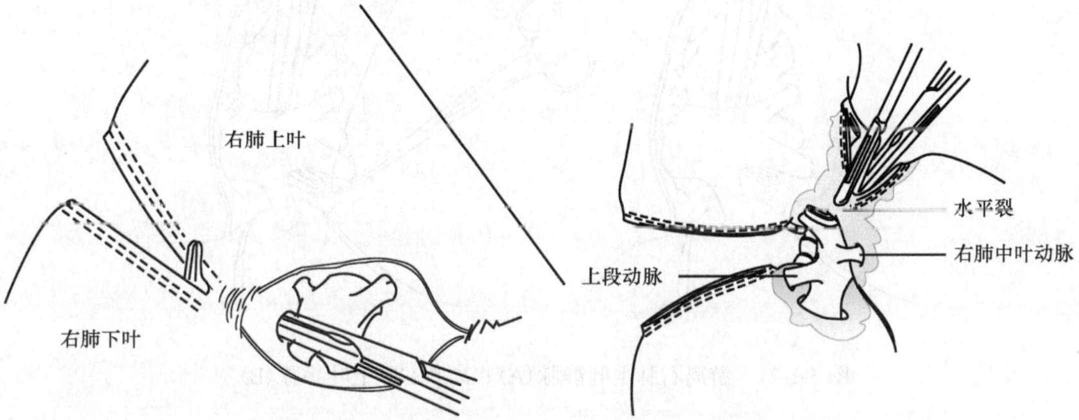

A　B

图 3-1-19　分离肺裂（A）；离断肺裂（B）

3. 游离及离断右上肺静脉　备剥离剪、血管镊、直角钳、电刀笔、肺叶钳（图 3-1-20）。递肺叶钳夹持右肺中上叶将右上、中肺叶向后牵拉，暴露出肺门。递血管镊夹持肺静脉的血管鞘膜，递剥离剪剪开肺静脉的血管鞘膜，递直角钳钝性分离鞘膜与血管壁之间的间隙，直角钳穿越右上肺静脉的后壁，中弯钳带 2-0 丝线环绕上肺静脉，结扎右上肺静脉，近心端结扎两次，远心端 2-0 丝线结扎一次，递剥离剪剪断（图 3-1-21）或用切割缝合器及钉仓一次性完成切割和缝合（图 3-1-22），创面渗血电凝止血。递血管镊游离右上肺静脉的分支尖前段静脉和后段静脉，分别用 2-0 丝线结扎或缝扎近端和远端，递剪刀剪断。

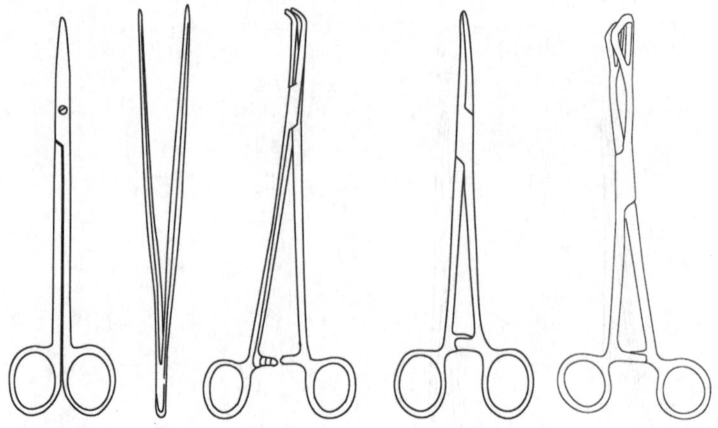

图 3-1-20　游离及离断肺动静脉器械

A. 长剥离剪；B. 无损伤镊；C. 直角钳；D. 中弯止血钳；E. 肺叶钳

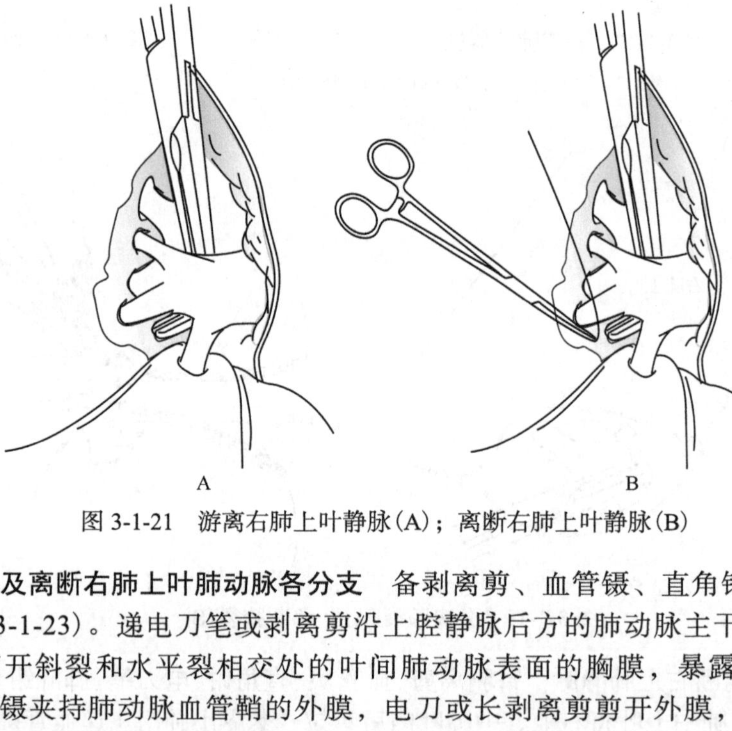

图 3-1-21　游离右肺上叶静脉(A)；离断右肺上叶静脉(B)

4. 游离及离断右肺上叶肺动脉各分支　备剥离剪、血管镊、直角钳、弯止血钳、肺叶钳(图 3-1-23)。递电刀笔或剥离剪沿上腔静脉后方的肺动脉主干向远侧游离，递剥离剪切开斜裂和水平裂相交处的叶间肺动脉表面的胸膜，暴露出肺动脉血管鞘，递血管镊夹持肺动脉血管鞘的外膜，电刀或长剥离剪剪开外膜，显露右上肺动脉分支前段和尖段动脉，递直角钳、剥离剪钝性分离前段和尖段动脉鞘膜与血管壁之间的间隙，直角钳穿越血管的后壁，中弯钳带 2-0 丝线环绕血管，近心端用 2-0 丝线缝扎，远端结扎，切断(图 3-1-24)。电刀切开中间裂之间的脏层胸膜，于上叶支气管的前下方游离出上叶后段动脉分支，递直角钳穿越后段动脉下方，中弯钳带 2-0 丝线结扎、切断，或用切割缝合器及钉仓一次性完成切割和缝合，渗血电凝止血。

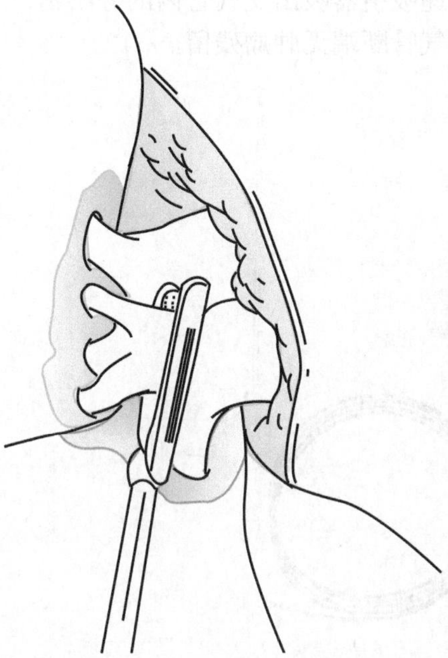

图 3-1-22　切割缝合器离断右肺上叶静脉

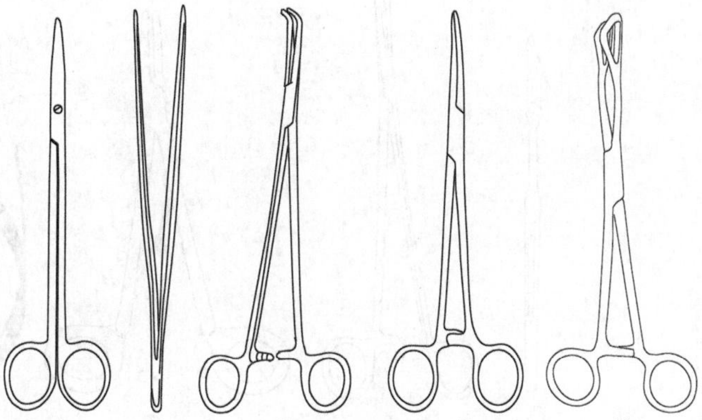

图 3-1-23　游离及离断肺动脉器械

A. 长剥离剪；B. 无损伤镊；C. 直角钳；D. 中弯止血钳；E. 肺叶钳

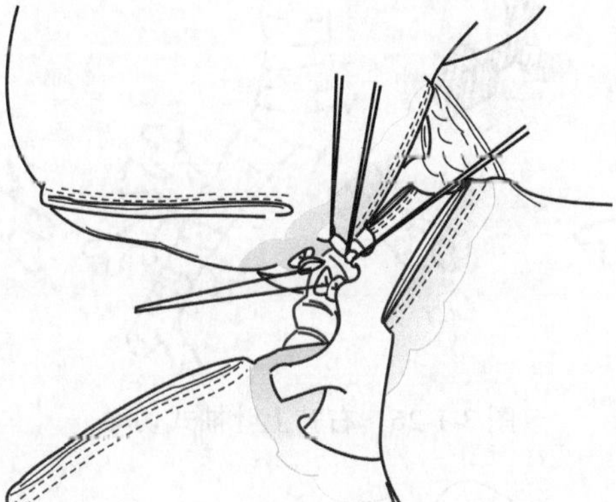

图 3-1-24　切断右肺上叶动脉各分支

5. 袖式切除右肺上叶支气管　备 11 号尖刀片、直角钳、钛夹钳、超声刀（图 3-1-25）。递电刀笔、剥离剪游离支气管周围组织，肿瘤周围小血管用钛夹止血，或者使用超声刀止血。递直角钳、中弯钳带 2-0 丝线结扎支气管动脉。充分游离及暴露右主支气管和右中间支气管后，递直角钳、中弯止血钳夹持牵引带分别牵引右主支气管和右中间支气管。递圆针带 2-0 丝线在预计切除的上、下方缝合牵引线，递 11 号尖刀紧靠牵引线于软骨环之间切断右主支气管及右中间支气管，切除有病变的右上肺及一段右主支气管（图 3-1-26，图 3-1-27）。及时移出右肺上叶，递碘伏纱球消毒右主支气管残端及右肺中叶支气管残端。将取出的标本盛于内垫湿纱布的弯盘中。递吸引器吸出支气管内的分泌物，更换吸引头。支气管断端送冰冻病理切片，以确保支气管断端无肿瘤残留。

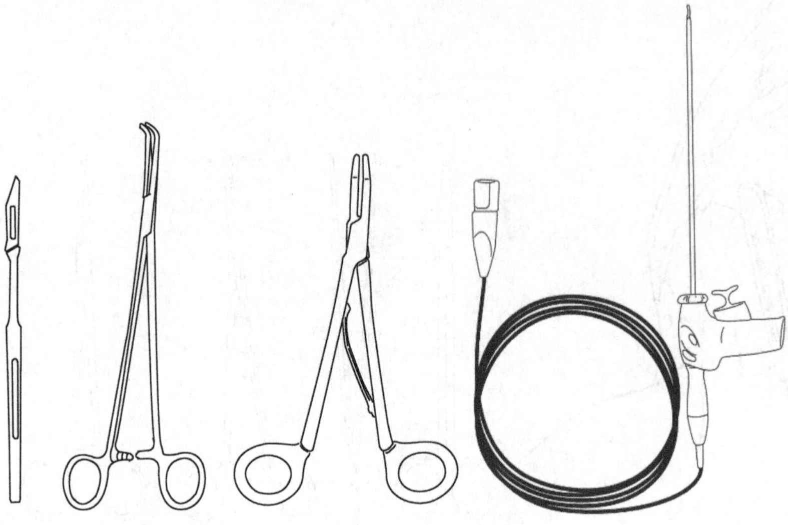

图 3-1-25 游离切除支气管器械

A. 11 号尖刀及刀柄；B. 直角钳；C. 钛夹钳；D. 超声刀

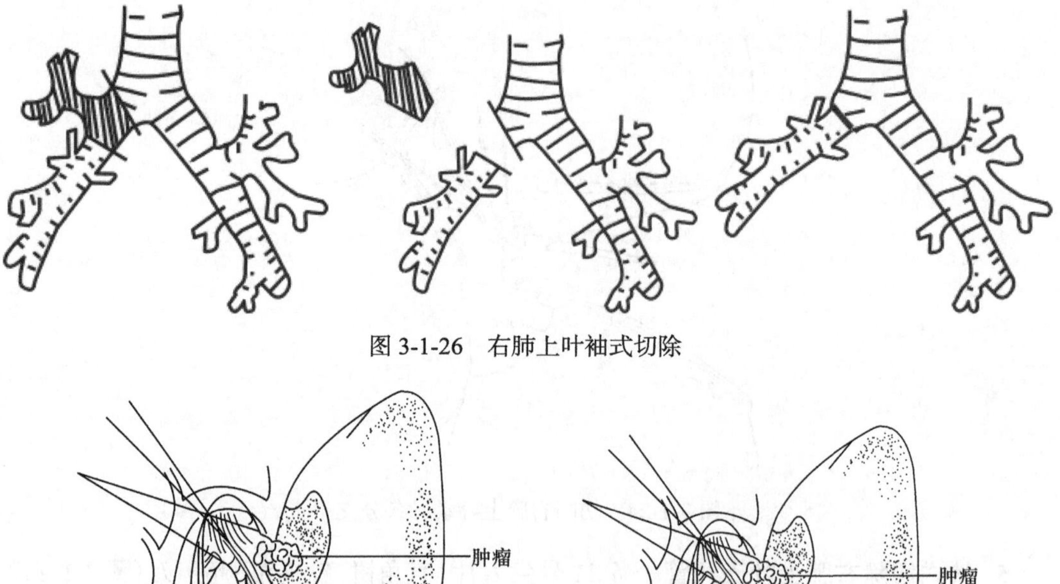

图 3-1-26 右肺上叶袖式切除

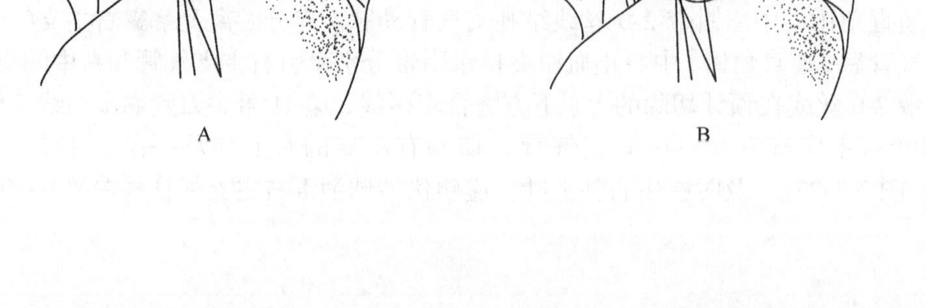

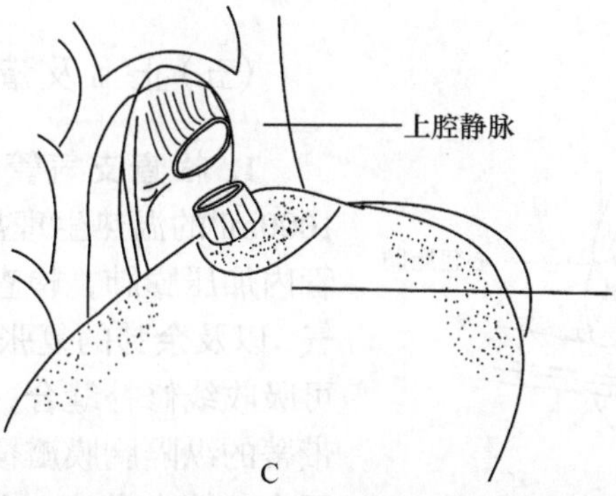

图 3-1-27　悬吊牵引右主支气管、右肺中叶支气管(A)；袖式切除右肺上叶支气管(B)；袖式切除上叶支气管后(C)

6. 吻合右主支气管和右肺中间支气管　备 3-0 可吸收缝线、血管镊、长持针钳、长剥离剪(图 3-1-28)。递长平镊，助手将右肺动脉主干向前牵引，递长剥离剪修剪右中间支气管与右主支气管残端，递长持针钳夹持 3-0 可吸收缝线予主刀医生，行右主支气管与右中间支气管端端吻合。先缝合后壁，第一针从气管环与气管膜部交界处开始，预置 3 针后同时打结，以分散张力减少撕裂，其后每缝合一针立即打结，整个吻合口需备 15～18 针。所有缝针均先从外壁缝入，内壁出针，再从另一残端的内壁进针，外壁出针，打结于气管外壁，避免引起刺激性咳嗽(图 3-1-29，图 3-1-30)。

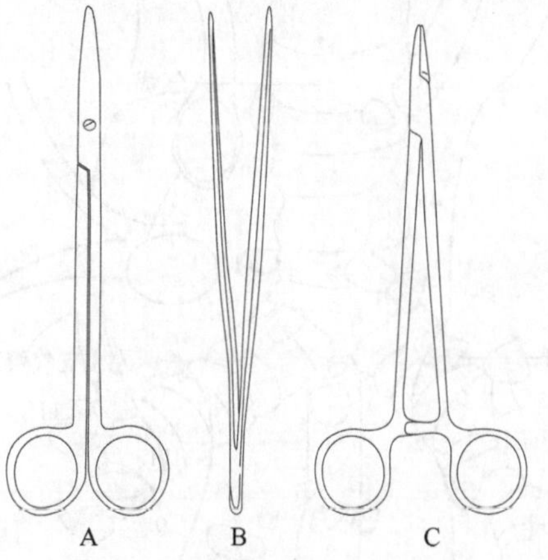

图 3-1-28　吻合支气管器械
A. 长剥离剪；B. 血管镊；C. 长持针钳

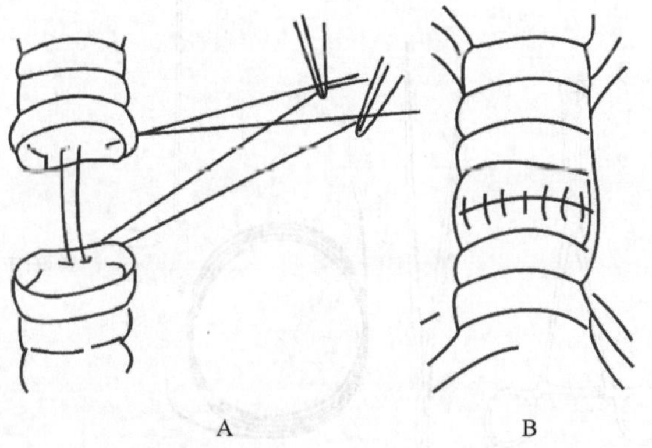

图 3-1-29　支气管缝合方法(A)；支气管吻合(B)

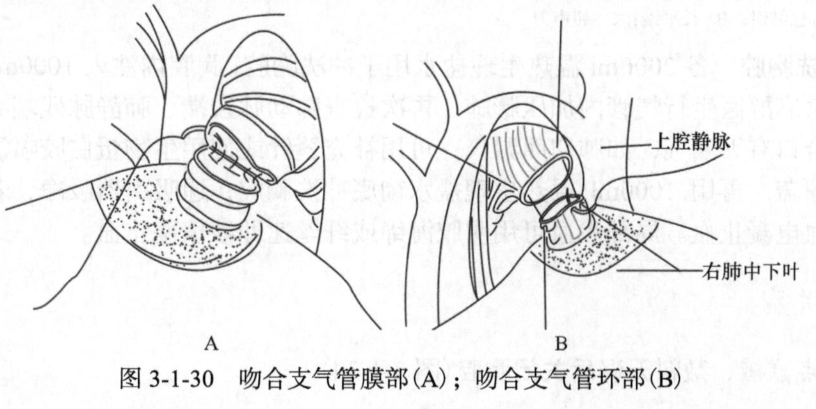

图 3-1-30　吻合支气管膜部(A)；吻合支气管环部(B)

（五）止血及清扫淋巴结

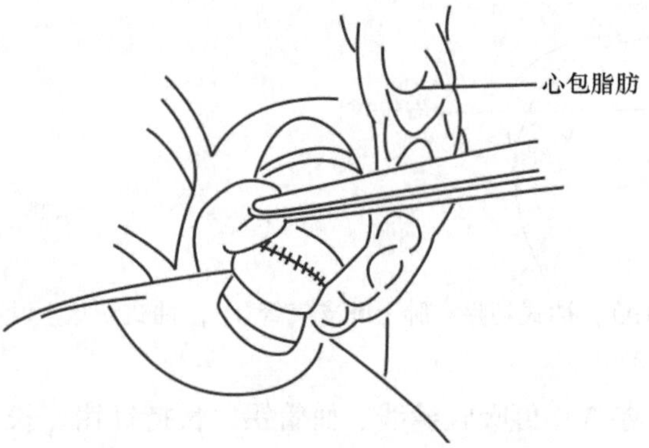

图 3-1-31 心包脂肪覆盖支气管吻合口

1. 检查支气管吻合口 胸腔内注入1000ml的温热生理盐水，嘱麻醉医生行气管内加压膨肺，检查支气管吻合口有无漏气，以及余肺的复张情况，如漏气则递3-0可吸收线修补缝合，或递电刀笔游离一块带蒂的纵隔胸膜瓣覆盖支气管吻合口以加固支气管吻合口，递圆针带2-0丝线缝合固定(图3-1-31)。

2. 清扫纵隔淋巴结 备超声刀、淋巴结钳(图3-1-32)。递超声刀予手术医生清扫纵隔淋巴结(图3-1-33)，洗手护士注意将用于淋巴结清扫的器械与其他器械分开放置，不再用于其他操作，避免肿瘤细胞种植。及时标明淋巴结的相应名称交于巡回护士，随时擦净超声刀刀头的血迹及焦痂。

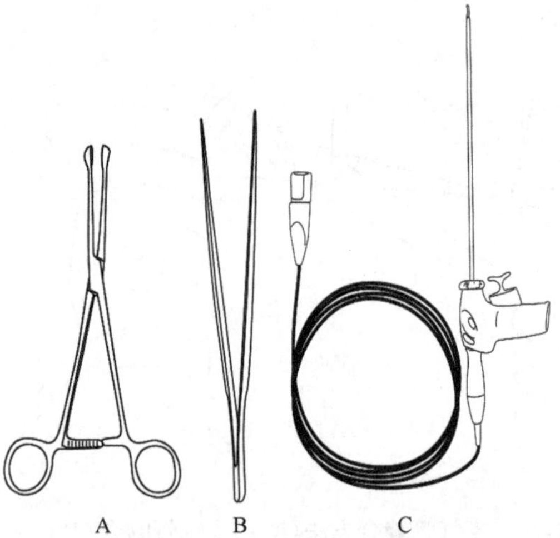

图 3-1-32 清扫淋巴结器械

A. 淋巴结钳；B. 长平镊；C. 超声刀

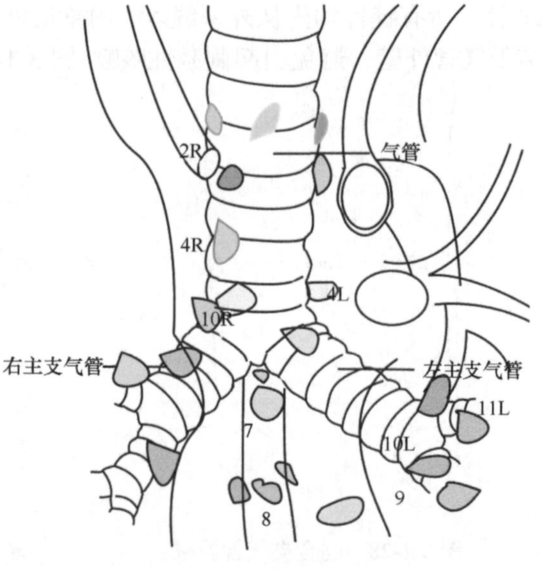

图 3-1-33 纵隔淋巴结分布

3. 冲洗胸腔 备2000ml温热生理盐水用于冲洗胸腔，胸腔内注入1000ml的温热生理盐水，嘱麻醉医生行气管内加压膨肺，再次检查肺动脉残端、肺静脉残端有无出血及支气管吻合口有无漏气，如肺切面漏气，可用补充缝针或使用生物蛋白胶喷洒加可吸收加固材料覆盖，再用1000ml温热生理盐水彻底冲洗胸腔，递吸引器吸净，若胸腔内切割创面渗血电凝止血。局部渗血可用明胶海绵或纤丝速即纱填塞止血。

（六）关胸

1. 清点器械、敷料无误后关闭胸腔(图3-1-34)

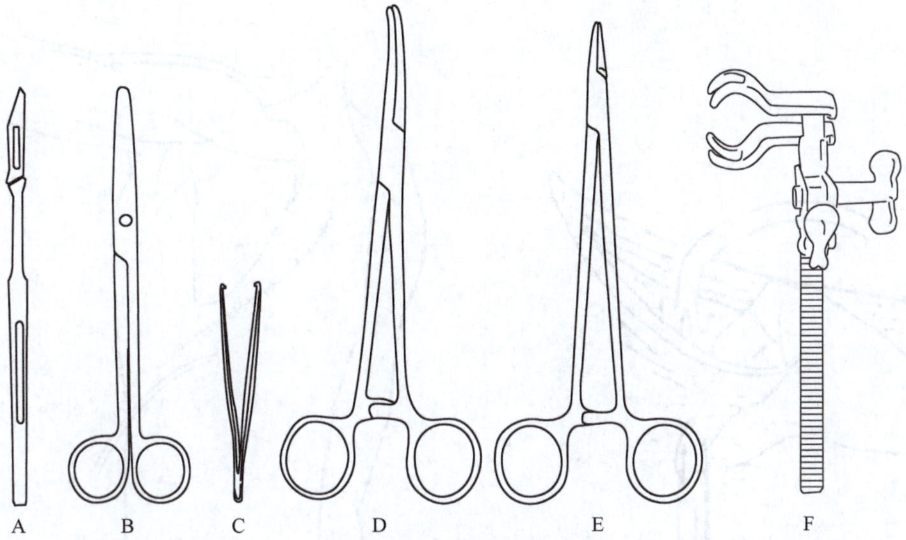

图 3-1-34　关胸阶段器械

A. 11 号尖刀及刀柄；B. 线剪；C. 组织镊；D. 大弯止血钳；E.持针钳；F. 肋骨闭合器

(1)安置胸腔引流管：备 11 号手术刀、消毒纱球、胸腔引流管 1～2 根、弯止血钳，洗手护士与巡回护士共同认真清点器械及敷料无误后汇报于手术医生，递 11 号手术刀、消毒纱球、弯止血钳 1 把、剪侧孔于 28 号胸腔硅胶引流管，于腋前线第 7 或第 8 肋间放置胸腔引流管，将硅胶引流管的前端放至胸顶，递 9×27 三角针带 0 号丝线固定引流管两次，将引流管与胸腔引流瓶连接排气(图 3-1-35～图 3-1-37)。或者安放两根胸腔引流管，一根菌形管安放于锁骨中线第 2 或第 3 肋间，用于引流胸腔内气体，一根 28 号硅胶引流管放于腋中线第 7 或第 8 肋间，用于引流胸腔内液体(图 3-1-38)。

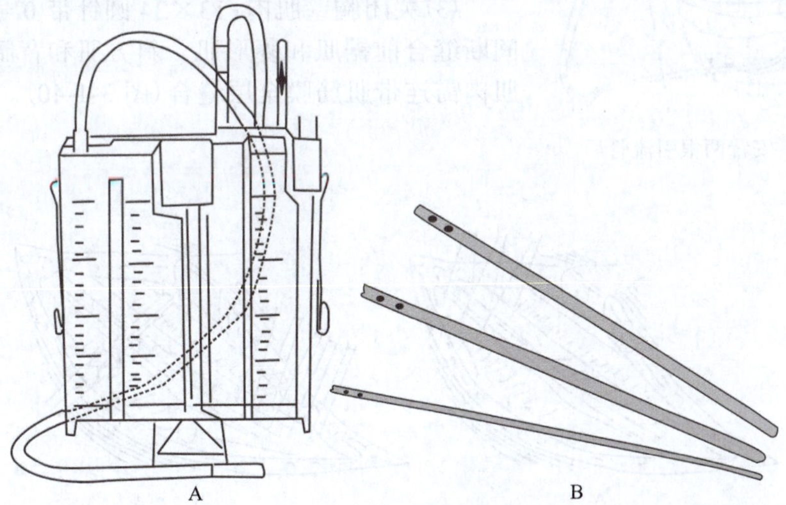

图 3-1-35　胸腔引流瓶

A. 胸腔引流瓶；B. 胸腔引流管

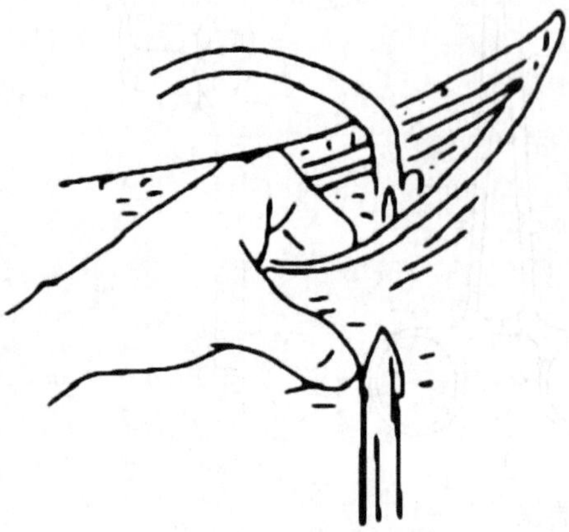

图 3-1-36 安放胸腔引流管

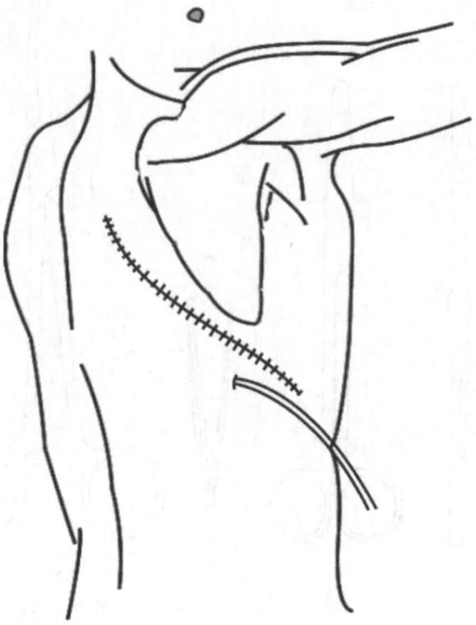

图 3-1-37 胸腔引流管安置后

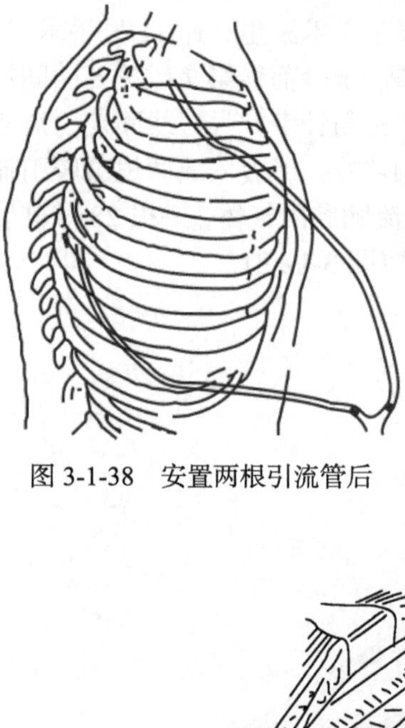

图 3-1-38 安置两根引流管后

(2)关闭肋间隙：备肋骨闭合器、肩胛拉钩、皮肤拉钩。递 13×34 圆针带 1 号丝线跨肋间间断缝合，进针时下缘要避开肋间血管，上缘宜紧贴肋骨上缘，切口全长预置 4～5 针，递肋骨闭合器闭合切口后一起打结，胸膜缝合完毕之前，嘱麻醉医生做气道内加压充分膨肺，排出胸腔内积气。再次清点手术用物，准确无误后闭合胸膜腔(图 3-1-39)。

(3)关闭胸壁肌肉：13×24 圆针带 0 号丝线分层间断缝合前锯肌和菱形肌、斜方肌和背阔肌，缝合肌肉需连带肌筋膜全层缝合(图 3-1-40)。

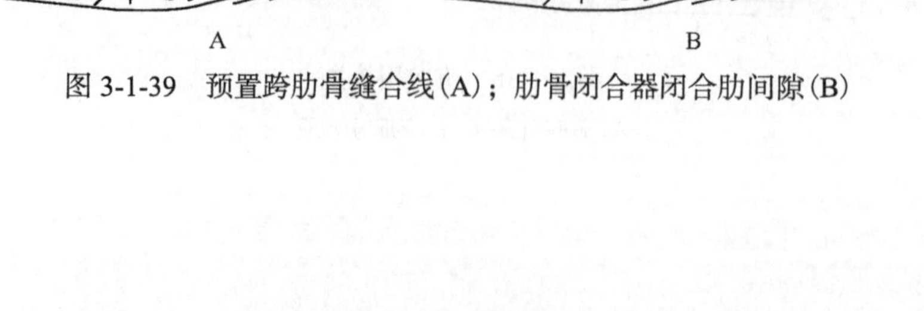

A　　　　B

图 3-1-39 预置跨肋骨缝合线(A)；肋骨闭合器闭合肋间隙(B)

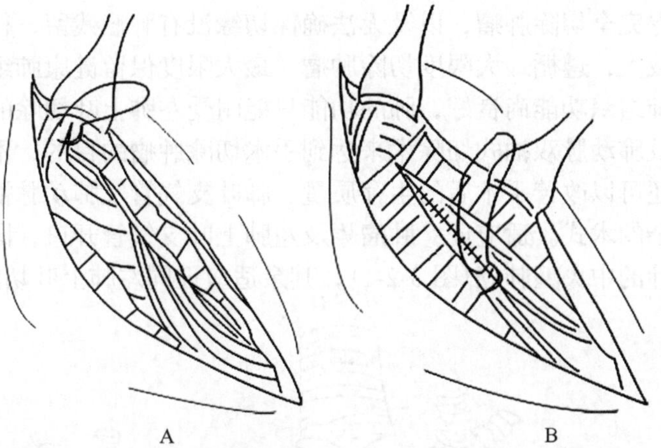

图 3-1-40　缝合菱形肌与前锯肌(A)；缝合背阔肌与斜方肌(B)

(4)关闭皮下组织：13×24 圆针带 2-0 丝线间断缝合皮下脂肪组织，缝合时切口两侧应紧贴皮下进针，注意调整切口两侧高低使皮肤合拢时切口表面自然对合。

(5)缝合皮肤：递 9×27 三角针带 3-0 丝线间断缝合皮肤或使用皮肤缝合器缝合皮肤。

2. 粘贴敷料，安置引流　根据伤口的长度选择无菌粘贴敷料，引流瓶注明安置部位及安置时间。

(七)术后处理

(1)手术结束后再次清点器械等物品，将器械分类退还清洗间并登记。

(2)患者离开手术室前再次三方核查。

五、特殊关注点

(1)手术中气道开放后避免胸腔污染的措施：与气管接触的器械应单独放置、不再使用，保持吸引器通畅，及时吸出气道内的分泌物，吸过气管及支气管的吸引管立即更换，病肺标本及时移出胸腔，关闭胸腔前大量温热生理盐水冲洗。

(2)气管吻合时，洗手护士积极准备好缝线，并将用过的缝针妥善保管，避免遗失。

(3)应对术中难以控制的出血：预备肺血管器械、无损伤缝线，及时补充血容量，沉着、冷静的做事风范，与麻醉师和外科医生的团队合作。

(赵金兰　黄长琴　许宁惠)

第二节　左肺上叶支气管及肺动脉双袖式切除术手术配合

左肺上叶中央型肺癌累及左肺上叶支气管开口，同时累及肺动脉主干，单纯的常规肺叶切除不能确保完全切除肿瘤，以及无法确保切缘没有肿瘤残留，行全肺切除对患者的呼吸功能影响较大，遵循最大限度切除肿瘤、最大限度保留健康肺组织的肿瘤切除原则，如患者下叶肺组织功能尚良好，肺的功能只能耐受左肺上叶切除的患者，常需要做左肺上叶支气管及肺动脉双袖式切除术来达到手术切除肿瘤的目的，不仅使患者获得手术治疗的机会，还可以改善手术后的生存质量。肺叶支气管及肺动脉袖式切除术是肺外科手术中较为复杂的术式。适应证：肿瘤累及左肺上叶支气管开口，同时又侵及肺动脉主干但未侵犯下叶的中央型肺癌(图 3-2-1)，其余适应证同左肺上叶切除。

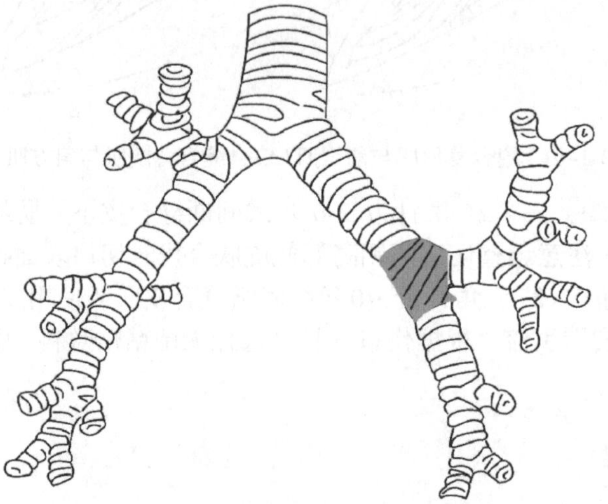

图 3-2-1　左肺上叶支气管开口处肿瘤

一、术 前 准 备

(一)常规用物

手术盆 1 个、手术衣 6 件、剖口单 1 张、桌单 4 张、治疗巾 10 张。

(二)手术用器械

1. 普通手术器械　肺叶器械 1 包、胸腔牵开器 1 包、肋骨切除器械 1 包、淋巴结钳器械 1 包、肺血管盒器械 1 包。

2. 特殊手术器械　超声刀 1 件、钛夹钳 2 把。

(三)一次性用物

1. 常规物品　一次性使用吸引管 1 根、一次性使用吸引头 2 根、一次性使用电刀笔 1 个、一次性使用延长电极 1 根、电刀清洁片 1 张、剖胸套针 1 板、骨蜡 1 块、50cm×60cm 医用粘贴膜 1 张、一次性使用冲洗器 1 个、36 号胸腔引流管 1 根、一次性使用灯罩 2 个、一次性使用无菌垃圾袋 1 个、带钡丝纱布 10～20 张、方纱 3 张、3-0 丝线×3 包、2-0

丝线×3 包、0 号丝线×3 包、1 号丝线×3 包、11 号刀片×1 个、20 号刀片×2 个、手套按需准备。

2. 切肺用物准备　切割缝合器 1 把、切割缝合器钉仓按需准备、中号钛夹按需准备。

3. 特殊缝线

(1)支气管吻合缝线：3-0 可吸收线按需准备。

(2)肺动脉吻合缝线：4-0 和 5-0 的 prolene 缝线按需准备。

4. 特殊药物　肝素钠注射液 1 支(12 500U)。

5. 局部止血用品　明胶海绵，纤丝速即纱按需准备。

二、手 术 体 位

(一)右侧卧位

右侧卧位参考图 3-2-2。

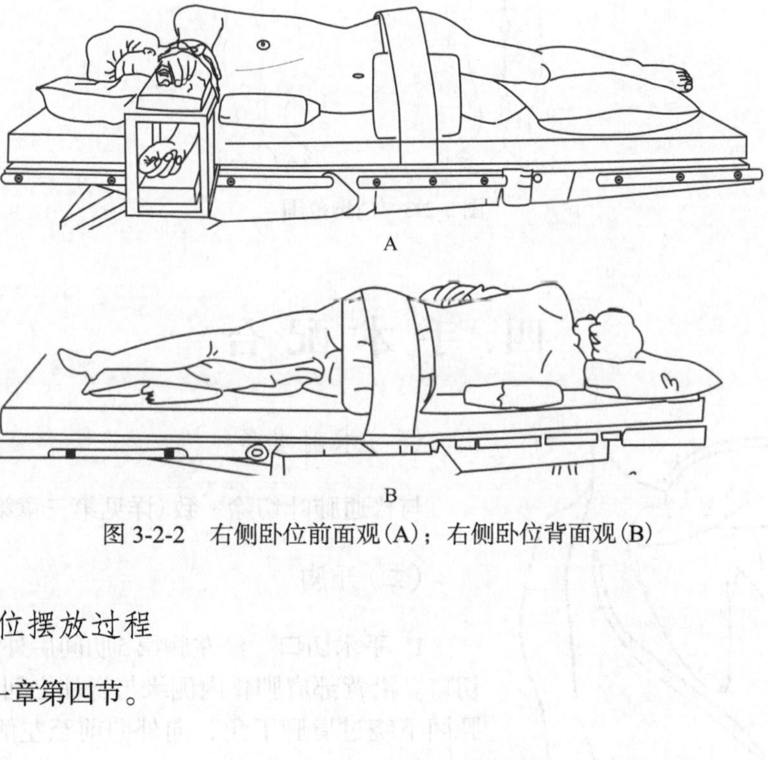

A

B

图 3-2-2　右侧卧位前面观(A)；右侧卧位背面观(B)

(二)体位摆放过程

详见第一章第四节。

三、消 毒 铺 巾

(一)消毒铺巾

详见第一章第五节。

（二）消毒范围

上至肩及左上臂 1/3 处，下过季肋缘，前过胸骨达对侧腋前线，后过脊柱达对侧腋后线，包括同侧腋窝（图 3-2-3）。

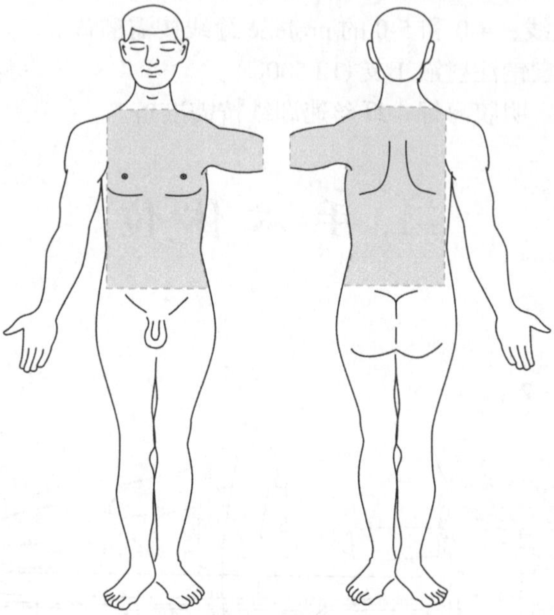

图 3-2-3　消毒范围

四、手 术 配 合

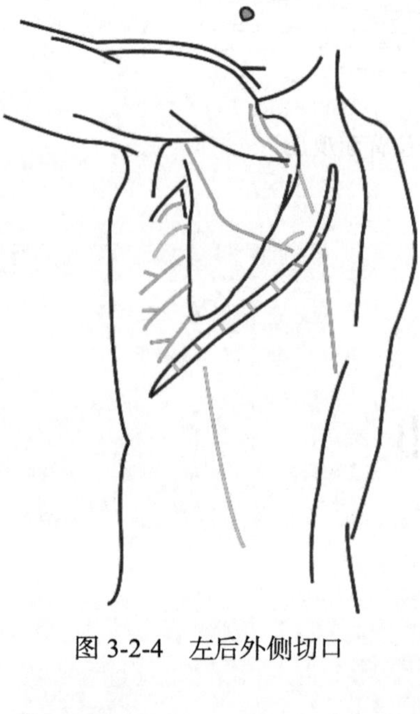

图 3-2-4　左后外侧切口

（一）术前准备

与普通肺叶切除一致（详见第三章第一节）。

（二）开胸

1. 手术切口　经左胸第 5 肋间后外侧做一弧形切口。沿背部肩胛骨内侧缘与脊柱之间中线，平肩胛冈下绕过肩胛下角，向外向前至左侧腋前线（图 3-2-4）。

2. 经胸壁入路　详见第三章第一节。

（三）双袖式切除左肺上叶

1. 显露肺门及叶间裂　备肺叶钳、剥离剪、大弯止血钳、长持针钳（图 3-2-5），胸腔显露满意后，递肺叶钳夹持肺叶，将肺向后向外牵引，显露肺门及肺叶间裂。如肺裂发育不完全，需先分离肺裂，递两把弯止血钳分别钳夹肺裂，在两把止血钳之间切断，圆针带 2-0 丝线缝扎肺组织切面，或是用切割缝合器及钉仓一次性完成切割和缝合，创面渗血电凝止血(图 3-2-6～图 3-2-8)。

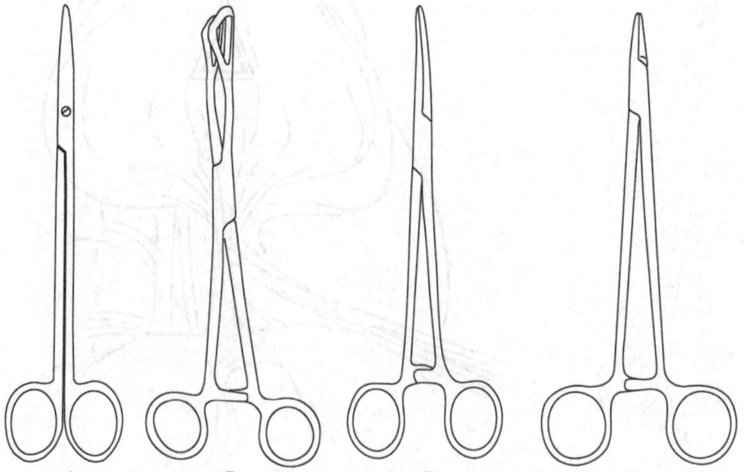

图 3-2-5　暴露肺门器械

A. 长剥离剪；B. 肺叶钳；C. 大弯止血钳；D. 长持针钳

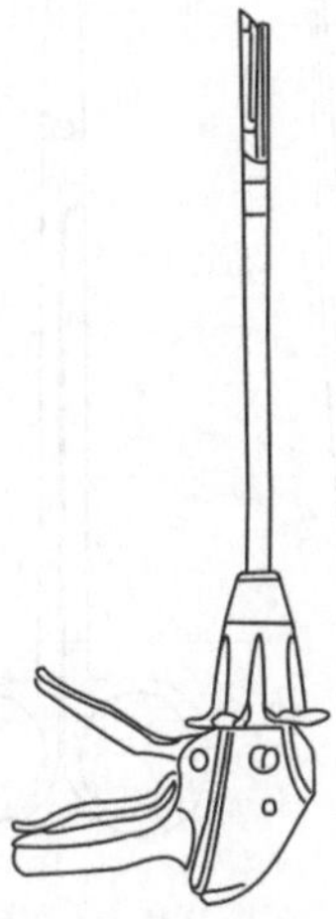

图 3-2-6　切割缝合器

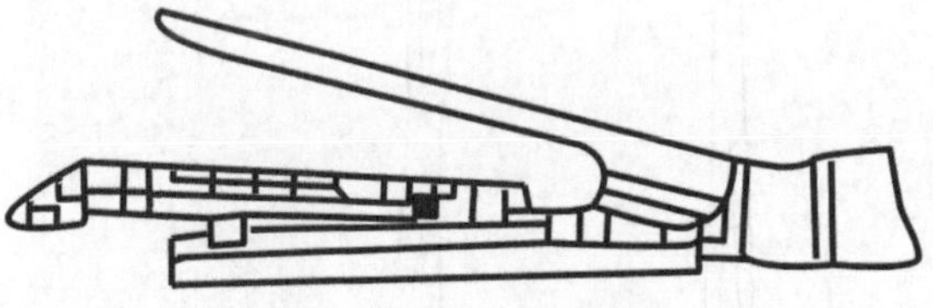

图 3-2-7　安放切割缝合器钉

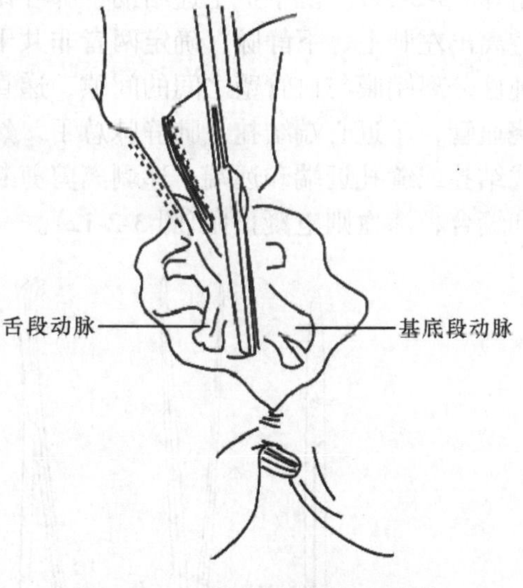

图 3-2-8　离断左肺肺裂-水平裂

2. 游离及切断左下肺韧带　备肺叶钳、长平镊、电刀笔、长剥离剪(图3-2-9)。递肺叶钳钳夹左下肺，递长平镊夹持韧带，电刀或长剥离剪切开下肺韧带并向上游离至左下肺静脉处，电凝止血(图 3-2-10)。

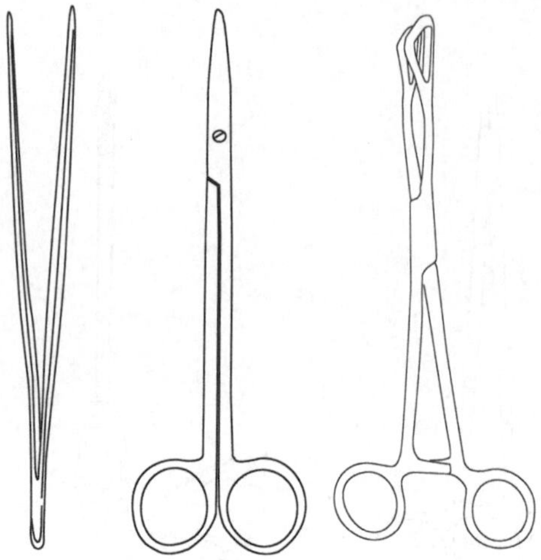

图 3-2-9　切除左下肺韧带器械

A. 长平镊；B. 长剥离剪；C. 肺叶钳

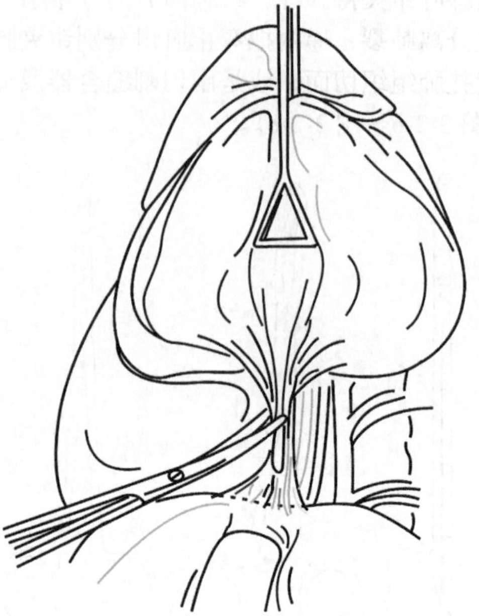

图 3-2-10　切断左下肺韧带

3. 游离及离断左上肺静脉　备剥离剪、长平镊、直角钳、电刀笔、弯止血钳、肺叶钳(图 3-2-11)。洗手护士递给助手肺叶钳钳夹肺叶，递给主刀医生长平镊和电刀笔解剖游离出左肺上、下静脉，确定两者非共干时，递长剥离剪剪开上叶肺静脉的血管鞘膜，钝性分离鞘膜与血管壁之间的间隙，递直角钳穿越肺静脉血管的后壁，钳带 2-0 丝线环绕血管，于近心端结扎上肺静脉总干，然后游离肺静脉血管的每个分支，分别用 2-0 丝线结扎或缝扎近端和远端，递剥离剪剪断。或用直线切割缝合器及钉仓一次性完成切割和缝合，渗血则电凝止血(图 3-2-12)。

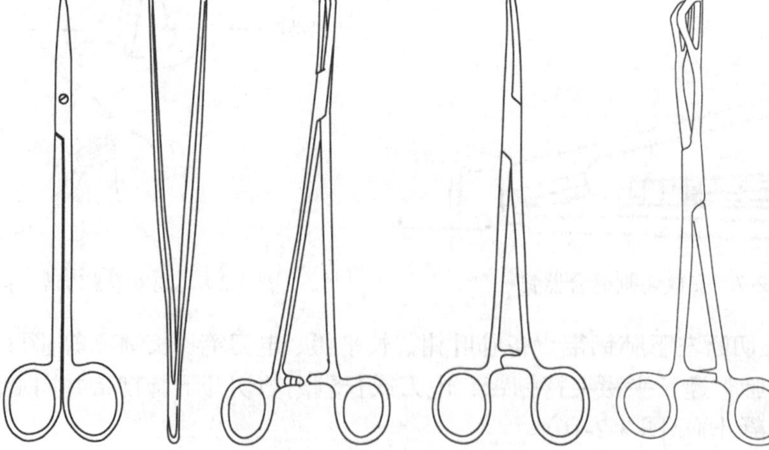

图 3-2-11　游离上肺静脉器械

A. 长剥离剪；B. 无损伤镊；C. 直角钳；D. 中弯止血钳；E. 肺叶钳

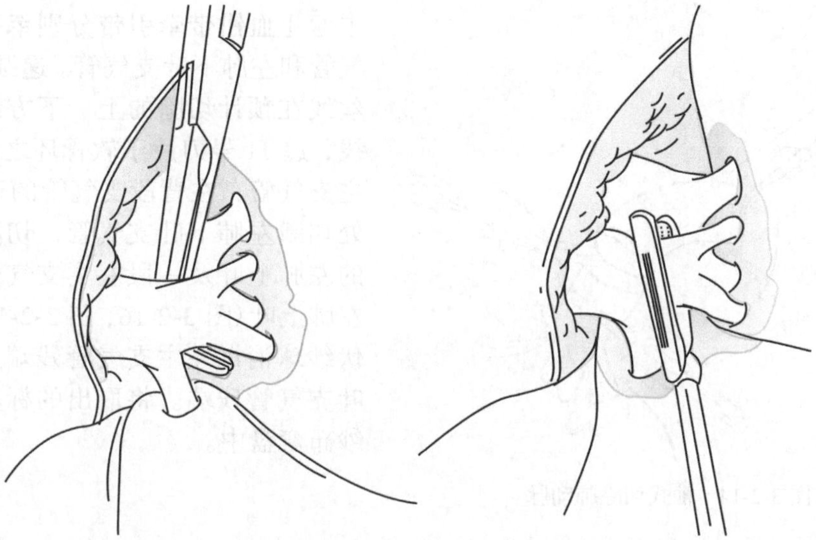

A　　　　　　　　　　B

图 3-2-12　游离左肺上叶静脉(A)；切断左肺上叶静脉(B)

4. 袖式切除肺动脉　备血管镊、心耳钳、狗头钳、直角钳、弯止血钳(图 3-2-13)。分离肿瘤与肺动脉，细小动脉分支用 2-0 丝线结扎或者用钛夹钳上钛夹阻断血管。递血管平镊分离左肺动脉主干，递中弯止血钳夹阻断带经肺动脉主干后方套入，弯蚊式止血钳夹住牵引带末端，向后牵引左肺动脉，递电刀笔游离左肺下叶肺动脉，递心耳钳在左肺动脉主干根部阻断左肺动脉主干，哈巴狗夹阻断左肺下叶动脉，袖式切除肺动脉(图 3-2-14)。

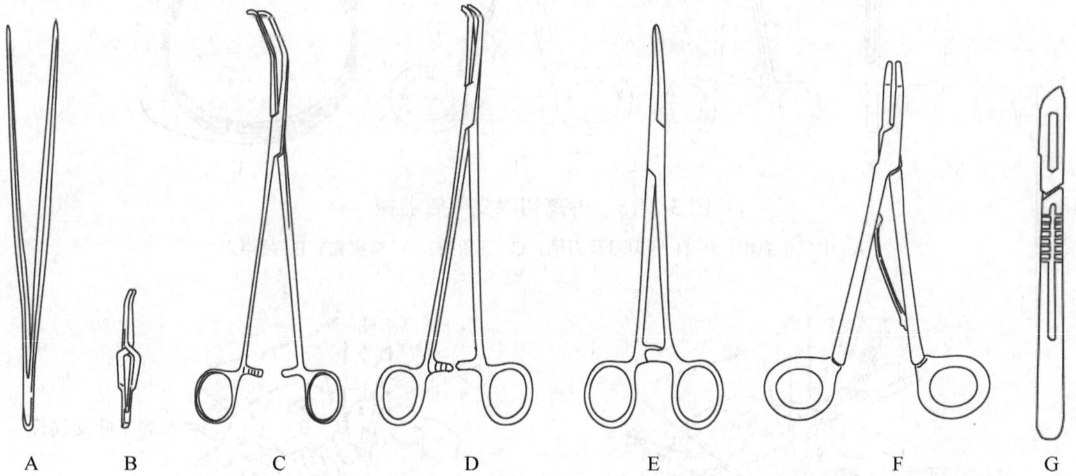

A　B　C　D　E　F　G

图 3-2-13　游离并切断肺动脉器械

A. 无损伤镊；B. 哈巴狗钳；C. 心耳钳；D. 直角钳；E. 长弯止血钳；F. 钛夹钳；G. 20 号刀片及刀柄

5. 袖式切除左肺上叶支气管　备 11 号尖刀、直角钳、弯止血钳、钛夹钳、超声刀(图 3-2-15)。递电刀笔、剥离剪分离左主支气管和左肺下叶支气管周围组织，小血管钛夹止血，或使用超声刀止血。左主支气管及左肺下叶支气管暴露清楚后，递直角钳、

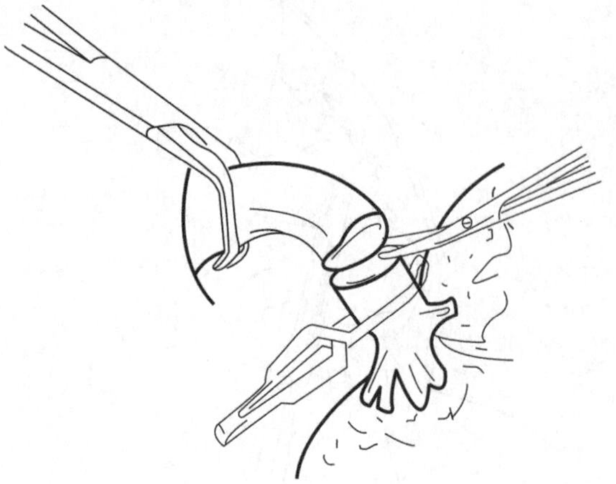

图 3-2-14 袖式切除肺动脉

中弯止血钳带牵引带分别牵引左主支气管和左肺下叶支气管。递圆针带 2-0 丝线在预计切除的上、下方缝合牵引线，递 11 号刀片于软骨环之间切断左主支气管，在背段支气管的近侧 2cm 处切断左肺下叶支气管，切除有病变的左肺上叶及一段左主支气管，取出左肺上叶(图 3-2-16，图 3-2-17)。递碘伏纱球消毒左主支气管残端及左肺下叶支气管残端。将取出的标本盛于湿纱布弯盘中。

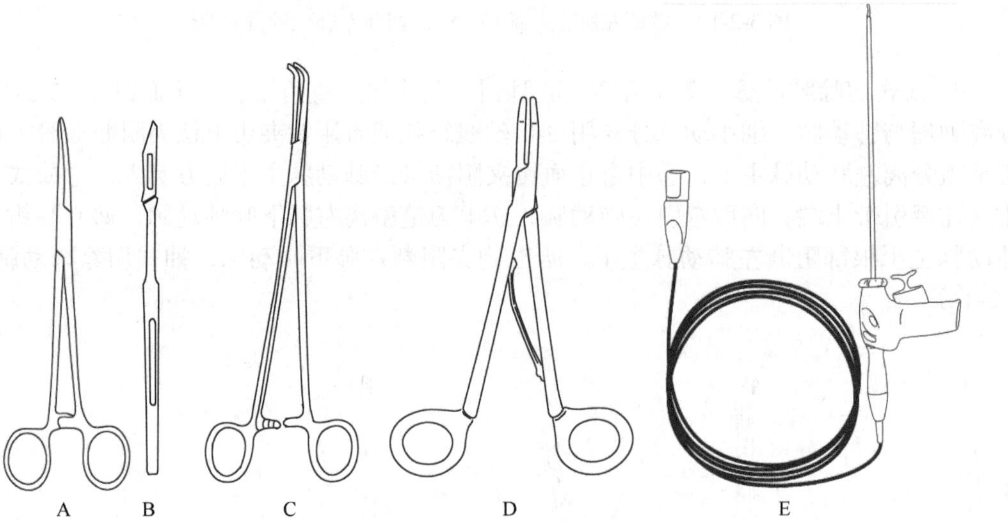

图 3-2-15 游离切除支气管器械

A. 中弯止血钳；B. 11 号尖刀及刀柄；C. 直角钳；D. 钛夹钳；E. 超声刀

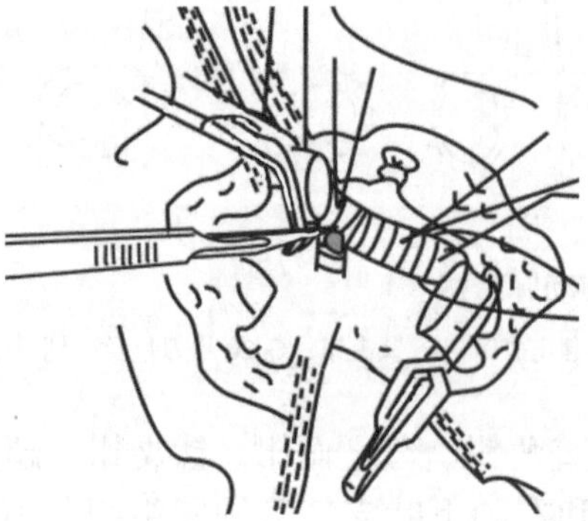

图 3-2-16 切断左主支气管

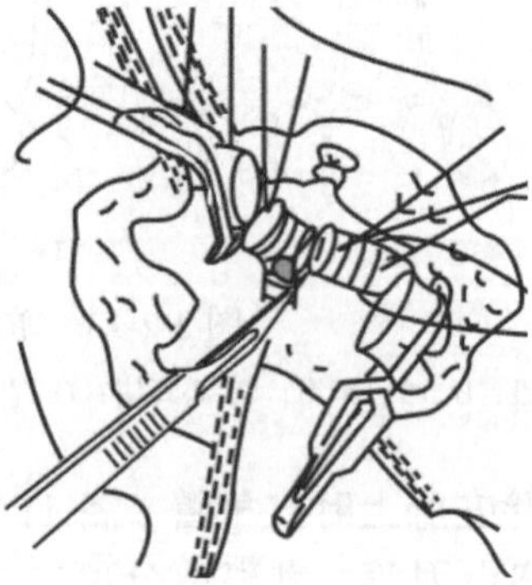

图 3-2-17 切断左肺下叶支气管

6. 清扫纵隔淋巴结　备超声刀、淋巴结钳、长平镊(图 3-2-18)。递超声刀予手术医生清扫纵隔淋巴结(图 3-2-19)，用于淋巴结清扫的器械与其他器械分开放置，不再用于其他操作，及时标明淋巴结的相应名称交与巡回护士，随时擦净超声刀刀头的血迹及焦痂。

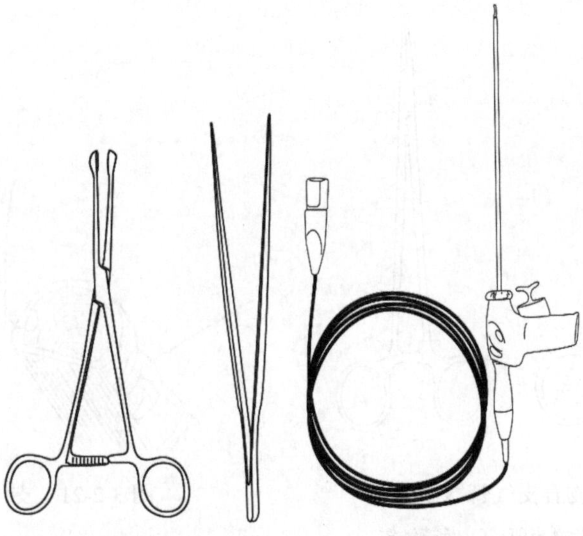

图 3-2-18　清扫淋巴结器械

A. 淋巴结钳；B. 长平镊；C. 超声刀

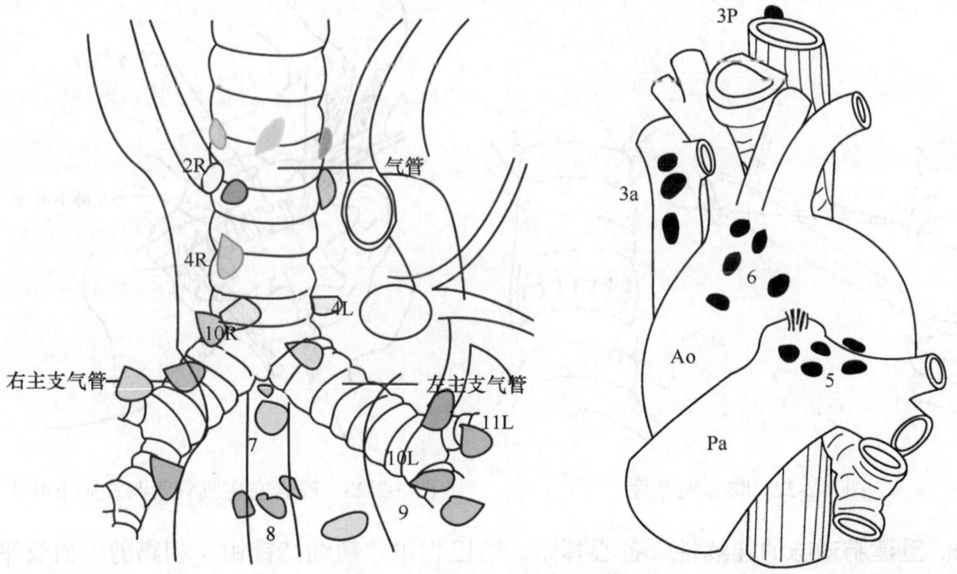

图 3-2-19　肺部淋巴结分布(A)；5、6 组淋巴结分布(B)

7. 重建支气管的连续性　备 3-0 可吸收缝线、血管平镊、长持针钳、长剥离剪(图 3-2-20)。递长剥离剪修剪下叶支气管与左主支气管残端，递长持针钳夹持 3-0 可吸收缝线予主刀医生，行左主支气管与左肺下叶支气管间断端端吻合，先吻合支气管环部，再吻合支气管膜部。所有缝针均先从外壁缝入，内壁出针，再从另一残端的内壁进针，外壁出针，每针缝合时先不打结，递小弯钳夹住缝线末端，避免缝线缠绕，打结于气管外壁(图 3-2-21～图 3-2-23)。吻合完毕后注入温盐水检查吻合口有无漏气。

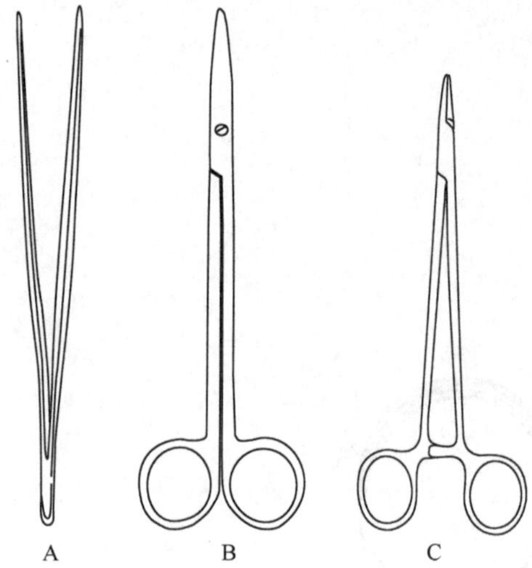

图 3-2-20　吻合支气管器械

A. 无损伤镊；B. 长剥离剪；C. 长持针钳

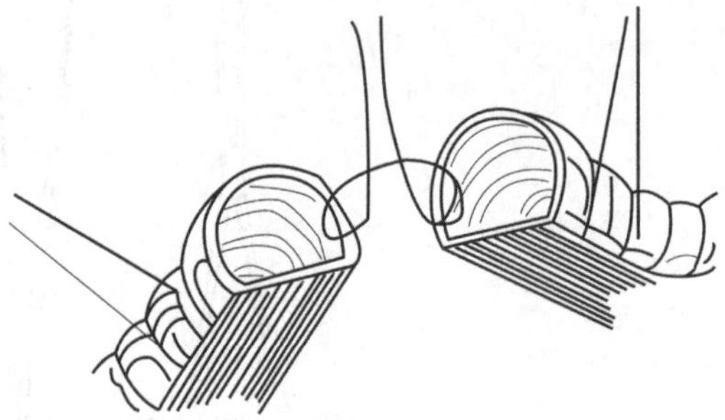

图 3-2-21　支气管吻合方法

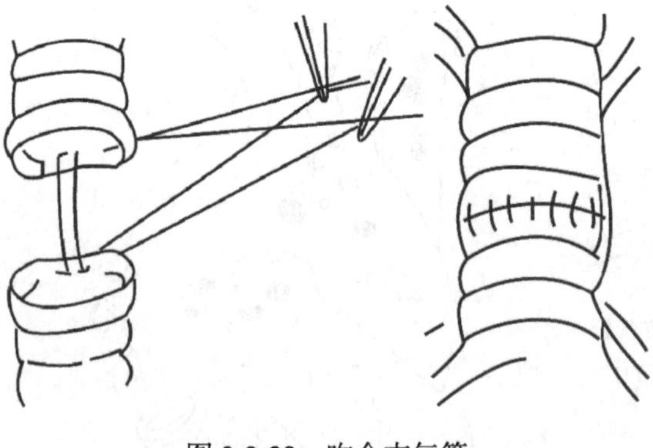

图 3-2-22　吻合支气管

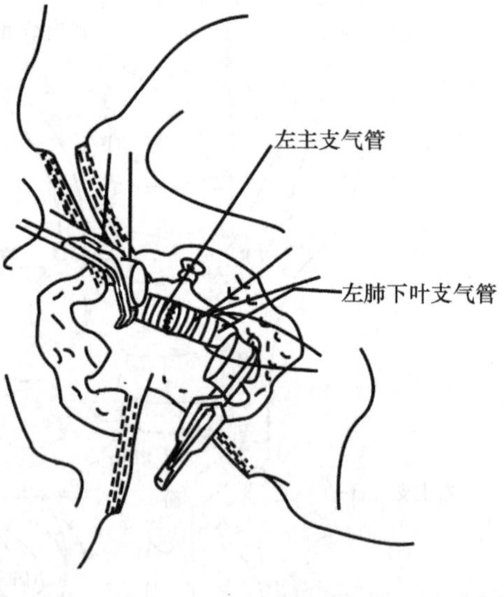

图 3-2-23　吻合左主支气管与左肺下叶支气管

8. 重建肺动脉的连续性　备心耳钳、哈巴狗钳、精细持针钳、剥离剪、血管平镊、空针(图 3-2-24)。备肝素水(1 支肝素钠注射液 12 500U 加 500ml 生理盐水)、5-0 的 prolene 缝线。递 20ml 空针(针头换成 24G 的留置针导管)抽吸肝素水予手术医生冲洗肺动脉管腔，递血管平镊及精细持针钳夹持 5-0 的 prolene 缝线，连续缝合左肺动脉主干与下叶肺动脉，吻合完毕留一小孔，短暂松开心耳钳，排出肺动脉管腔内的空气后，收紧缝线打结(图 3-2-25，图 3-2-26)。

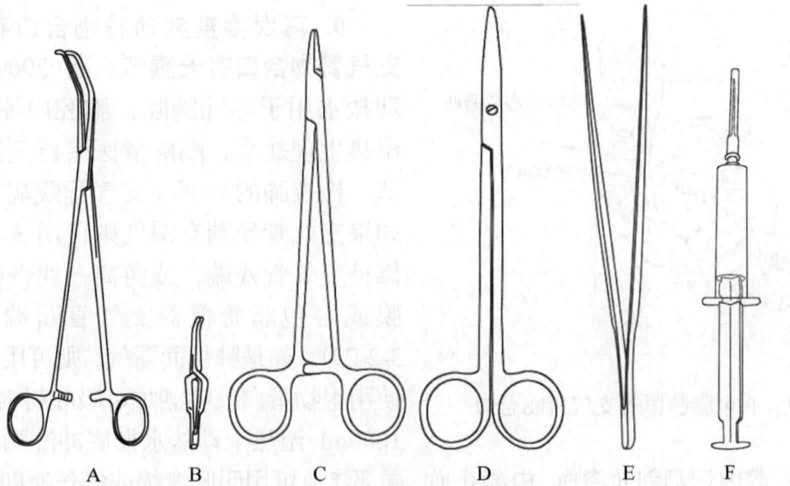

图 3-2-24　重建肺动脉器械

A. 心耳钳；B. 哈巴狗钳；C. 长持针钳；D. 长剥离剪；E. 无损伤镊；F. 空针

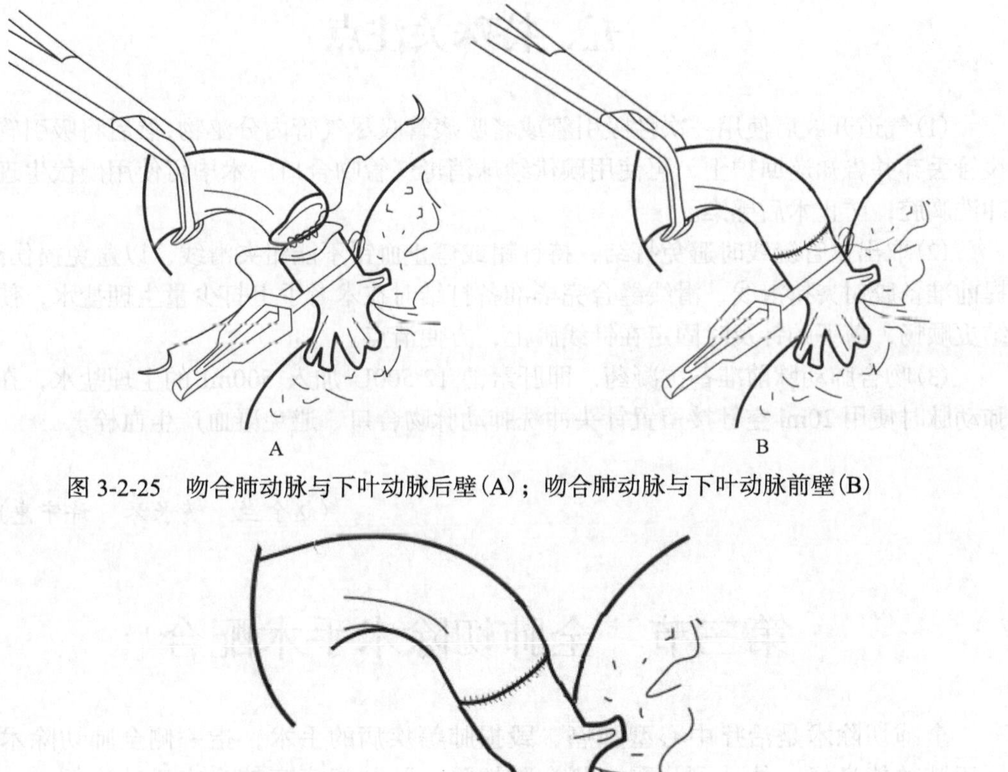

图 3-2-25　吻合肺动脉与下叶动脉后壁(A)；吻合肺动脉与下叶动脉前壁(B)

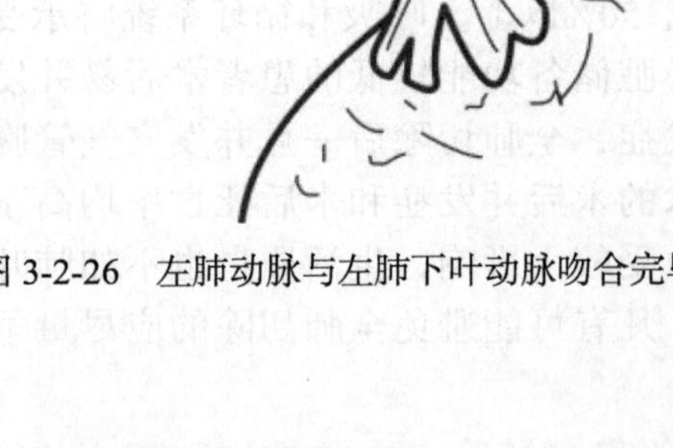

图 3-2-26　左肺动脉与左肺下叶动脉吻合完毕

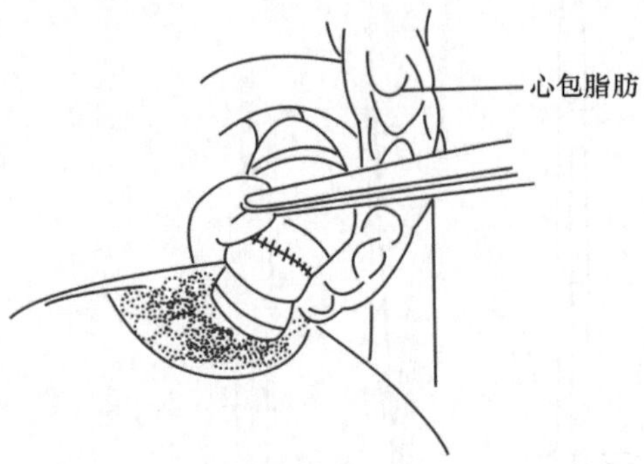

图 3-2-27 心包脂肪覆盖支气管吻合口

9. 再次检查肺动脉吻合口有无漏血及支气管吻合口有无漏气 备 2000ml 温热生理盐水用于冲洗胸腔，胸腔内注入 1000ml 温热生理盐水，嘱麻醉医生行气管内加压膨肺，检查肺的切面和支气管残端有无漏气，如果支气管残端有漏气则可用 3-0 可吸收线修补支气管残端，或游离一块带蒂的纵隔胸膜或心包脂肪覆盖支气管断端吻合处（图 3-2-27）。如是肺切面漏气，则可用补充缝针或使用生物蛋白胶喷洒加可吸收材料覆盖，再用 1000ml 温热生理盐水彻底冲洗胸腔，递吸引器吸净，若胸腔内切割创面渗血，电凝止血。局部渗血可用明胶海绵或纤丝速即纱填塞止血。

10. 清点器械、敷料 无误后关闭胸腔（详见第三章第一节）。

五、特殊关注点

（1）气道开放后使用一次性吸引管或者吸痰管吸尽气管内分泌物，然后将吸引管或吸痰管丢弃并告知巡回护士，再使用碘伏纱球消毒气管吻合口。术毕可使用碘伏生理盐水冲洗胸腔，防止术后感染。

（2）取出血管缝线时避免打结，持针钳或弯止血钳不能钳夹滑线，以避免损伤滑线，提前准备胶钳夹持滑线，滑线缝合完毕准备打结时在术者手上打少量生理盐水，使得打结更顺畅，剪下的针及时固定在针线牌上，方便清点。

（3）吻合肺动脉前准备抗凝药，即肝素钠 12 500U 加入 500ml 的生理盐水，在吻合肺动脉时使用 20ml 空针接留置针头冲洗肺动脉吻合口，避免凝血产生血栓。

（赵金兰 黄长琴 许宁惠）

第三节 全肺切除术手术配合

全肺切除术是治疗中心型肺癌、毁损肺等疾病的手术，指一侧全肺切除术，适用于肺功能良好，估计可耐受一侧全肺切除、肺肿瘤病变较为广泛的病例。一侧全肺切除使肺功能骤然削减 50%以上，呼吸和循环系统将承受较大的额外负荷，原有慢性阻塞性肺疾病或者心脏储备功能较低的患者术后易并发呼吸功能不全、心律失常、急性心力衰竭等并发症，全肺切除后一旦并发支气管胸膜瘘或胸腔感染往往很难控制，所以全肺切除术的术后并发症和术后死亡率均高于肺叶切除。同时全肺切除后患者体力和活动能力受较大影响，生活质量也不如肺叶切除。因此，决定行全肺切除术必须十分慎重，凡有可能避免全肺切除的应尽量争取肺叶切除或袖式肺叶切除，对60岁以上伴有心肺功能降低的患者更应谨慎选择。本篇以左肺全肺切除术为例介绍手术配合，左侧全肺切除术约使患者损失整个肺功能的45%，在选择应用时手术指征稍宽于右侧全肺切除术。适应证：①中央型支气管肺癌，癌肿已累及左上或左下叶支气管开口，或已产生一侧全肺不张者，应考虑左侧全肺切除术；②肿瘤累及左主支气管近端，但距离隆嵴2.0cm以上，气管隆嵴未受浸润者，应行左侧全肺切除术；③周围型肺癌，肿瘤呈跨叶生长，而且为非粘连性，或肿瘤及转移性淋巴结浸润左肺动脉干，难以行血管成形者，应做左侧全肺切除术；④支气管内膜结核导致的全肺不张；⑤单侧广泛性支气管扩张症；⑥急性单侧肺大咯血；⑦弥漫性胸膜间质瘤。禁忌证：①肺结核处于活动期，全身症状重者；②临床检查及肺功能测定提示病肺切除后将严重影响患者呼吸功能者，年龄大不是禁忌证，应根据重要器官的功能决定是否手术；③一般情况和心肺代偿能力差者；④合并肺外其他器官结核病，经过系统的抗结核治疗，病情仍在进展或恶化者。

一、用物准备

（一）常规用物

手术盆1个、手术衣6件、剖口单1张、桌单4张、治疗巾10张。

（二）手术用器械

1. 普通手术器械　肺叶器械1包、胸腔牵开器1包、肋骨切除器械1包、淋巴结钳器械1包。

2. 特殊手术器械　超声刀1件、钛夹钳2把。

（三）一次性用物

1. 常规物品　一次性使用吸引管1根、一次性使用吸引头2根、一次性使用电刀笔1个、一次性使用延长电极1根、电刀清洁片1张、剖胸套针1板、骨蜡1块、50cm×60cm医用粘贴膜1张、一次性使用冲洗器1个、36号胸腔引流管1根、一次性使用灯罩2个、一次性使用无菌垃圾袋1个、带钡丝纱布10～20张、方纱3张、3-0丝线×3包、2-0丝线×3包、0号丝线×3包、1号丝线×3包、11号刀片×1个、20号刀片×2个、手套按需准备。

2. 切肺用物　切割缝合器1把，切割缝合器钉仓、支气管残端闭合器、人工加固材料、止血产品按需准备。

3. 缝合支气管缝线　3-0可吸收线按需准备。

二、手术体位

（一）右侧卧位

右侧卧位如图3-3-1。

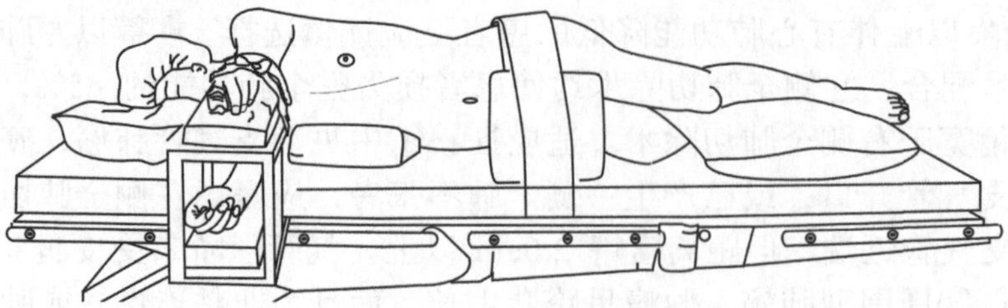

A

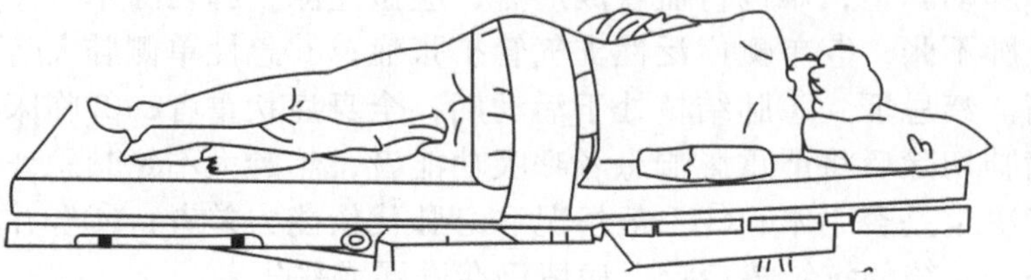

B

图 3-3-1　右侧卧位前面观(A)；右侧卧位背面观(B)

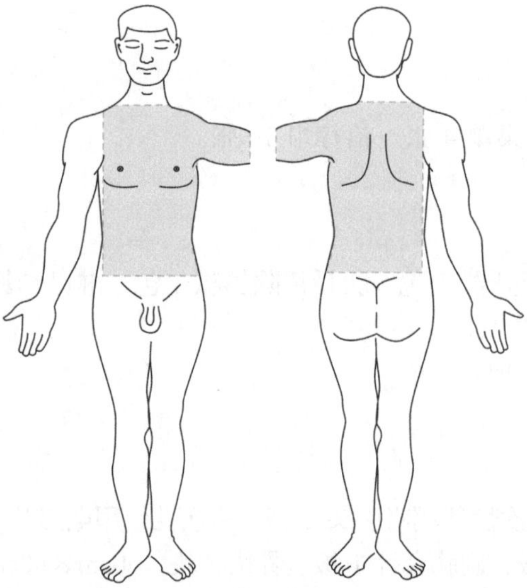

图 3-3-2　消毒范围

（二）体位摆放过程

详见第一章第四节。

三、消 毒 铺 巾

（一）消毒铺巾

详见第一章第五节。

（二）消毒范围

上至肩及左上臂 1/3 处，下过季肋缘，前过胸骨达对侧腋前线，后过脊柱达对侧腋后线，包括同侧腋窝（图 3-3-2）。

四、手 术 配 合

（一）术前准备及开胸

1. 手术切口　左后外侧切口，经第 5 或第 6 肋间进胸。

2. 经胸壁入路　详见第三章第一节。

(二)左侧全肺切除

1. 切开纵隔胸膜，显露左肺门　备肺叶钳、长平镊、长剥离剪、剥离器带“花生米”(图 3-3-3)。切断左下肺韧带后将肺向前向内牵引，环绕肺根部剪开纵隔胸膜，并向肺侧钝性分离，暴露出左肺门(图 3-3-4)。

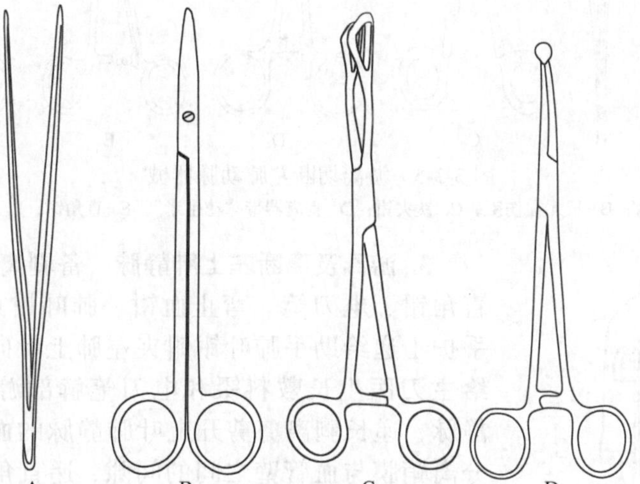

图 3-3-3　显露肺门器械

A. 长平镊；B. 长剥离剪；C. 肺叶钳；D.剥离器带“花生米”

2. 游离及离断左肺动脉干　备长血管镊、长剥离剪、剥离器带“花生米”、直角钳、长止血钳、钛夹钳(图 3-3-5)。递长剥离剪、长平镊在主动脉弓下方切开纵隔胸膜向肺门延伸游离出左肺动脉干。递剥离器带“花生米”钝性分离肺门周边疏松组织暴露出肺动脉，递直角钳和长弯止血钳钳带 1 号丝线临时阻断左肺动脉主干 10 分钟，观察患者血压、心率及动脉血氧饱和度，若无明显变化，递两把长弯止血钳钳夹左肺动脉，剥离剪剪断肺动脉，递 2-0 丝线结扎，近心端结扎两次或三次，远心端可结扎一次。或用切割缝合器及钉仓一次性完成切割和缝合，若渗血电凝止血(图 3-3-6)。如左肺动脉干较短，可先处理尖后段动脉，然后再结扎、切断左肺主动脉干。

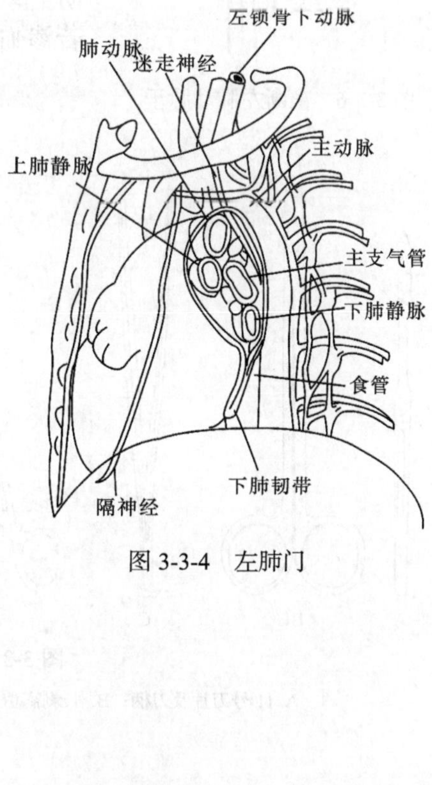

图 3-3-4　左肺门

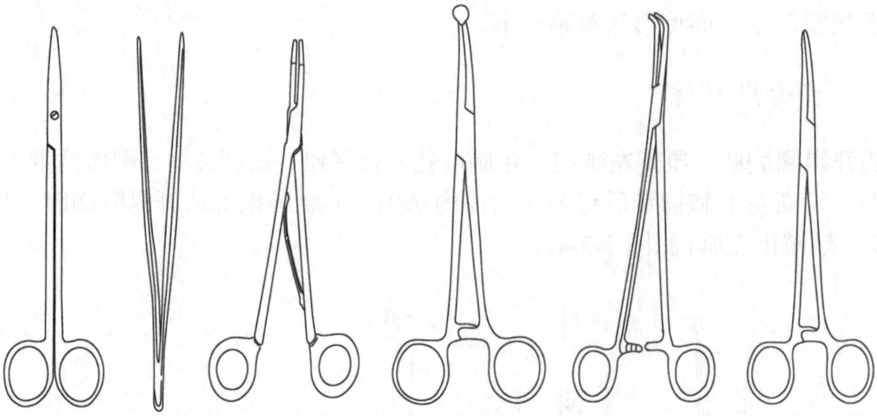

图 3-3-5 游离切断左肺动脉器械

A. 长剥离剪；B. 长无损伤镊；C. 钛夹钳；D. 剥离器带“花生米”；E. 直角钳；F. 长弯止血钳

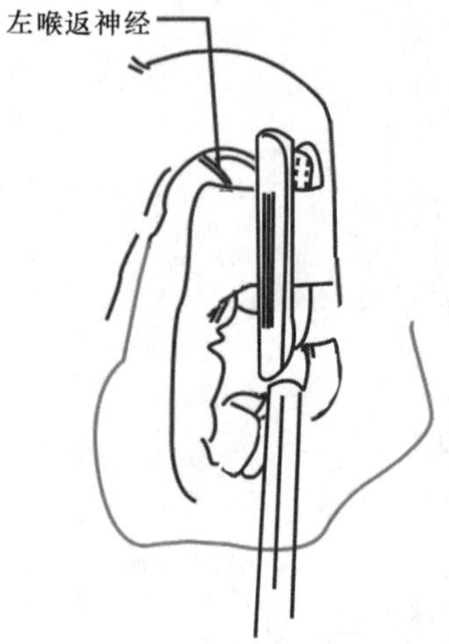

图 3-3-6 离断左肺动脉干

3. 游离及离断左上肺静脉 备剥离剪、长敷料镊、直角钳、电刀笔、弯止血钳、肺叶钳(图 3-3-7)。洗手护士递给助手肺叶钳钳夹左肺上叶向后方牵引，递给主刀医生长敷料镊和电刀笔解剖游离出左肺上叶静脉，递长剥离剪剪开上叶肺静脉的血管鞘膜，钝性分离鞘膜与血管壁之间的间隙，递直角钳穿越肺静脉血管的后壁，钳带 2-0 丝线环绕血管，于近心端结扎肺静脉总干两次，然后游离肺静脉血管的每个分支，分别用 2-0 丝线结扎或缝扎近端和远端，递剥离剪剪断。或用切割缝合器及钉仓一次性完成切割和缝合，若渗血电凝止血(图 3-3-8)。

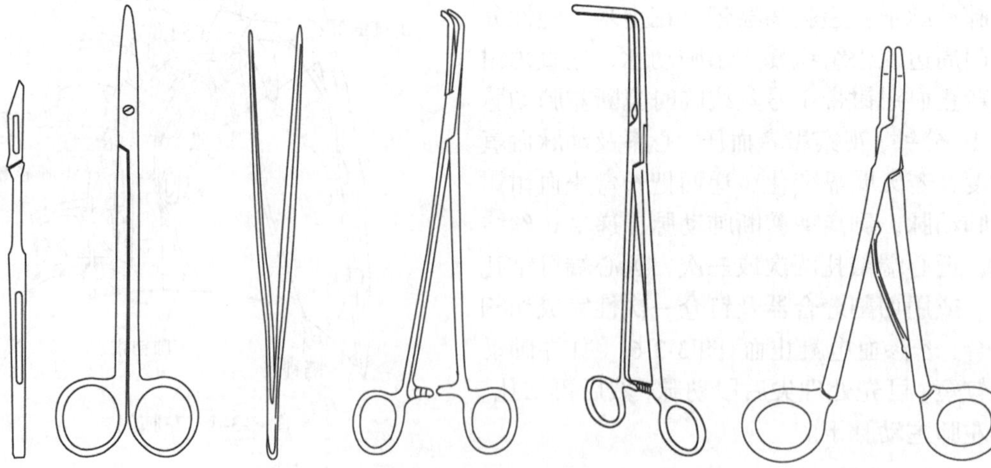

图 3-3-7 游离上肺静脉器械

A. 11 号刀片及刀柄；B. 长剥离剪；C. 无损伤镊；D. 直角钳；E. 支气管钳；F. 钛夹钳

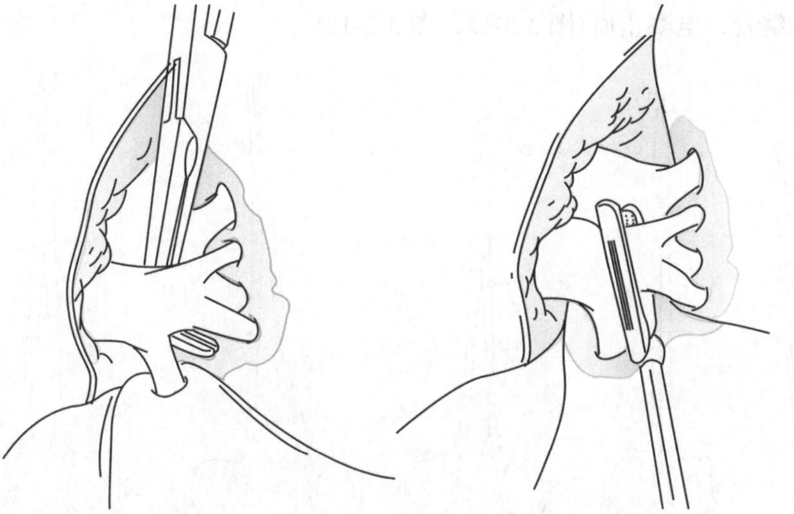

图 3-3-8　游离左肺上叶静脉(A)；离断左肺上叶静脉(B)

4. 游离及切断左下肺韧带　备肺叶钳、长平镊、电刀笔、长剥离剪(图 3-3-9)。递肺叶钳钳夹左下肺，递长平镊夹持韧带，电刀或长剥离剪切开下肺韧带并向上游离至左下肺静脉处，电凝止血(图 3-3-10)。

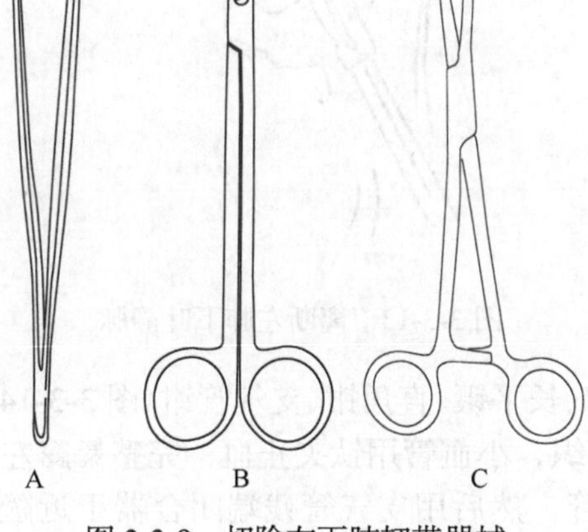

图 3-3-9　切除左下肺韧带器械

A. 长平镊；B. 长剥离剪；C. 肺叶钳

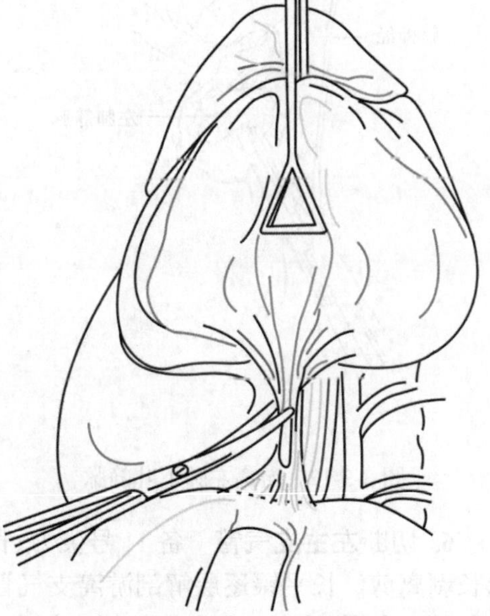

图 3-3-10　切断左下肺韧带

5. 游离及离断左下肺静脉　备长平镊、长剥离剪、长弯止血钳、直角钳、剥离器带“花生米”(图 3-3-11)。递肺叶钳将肺上叶向后方牵引，剥离器带“花生米”将纵隔胸膜沿下肺静脉推开，递长剥离剪、直角钳游离出下肺静脉，用 2-0 丝线结扎近端及远端(血管粗的近心端结扎两次)，剥离剪靠远心端剪断静脉。或用直线切割缝合器及钉仓一次性完成切割和缝合，电凝止血（图 3-3-12，图 3-3-13）。

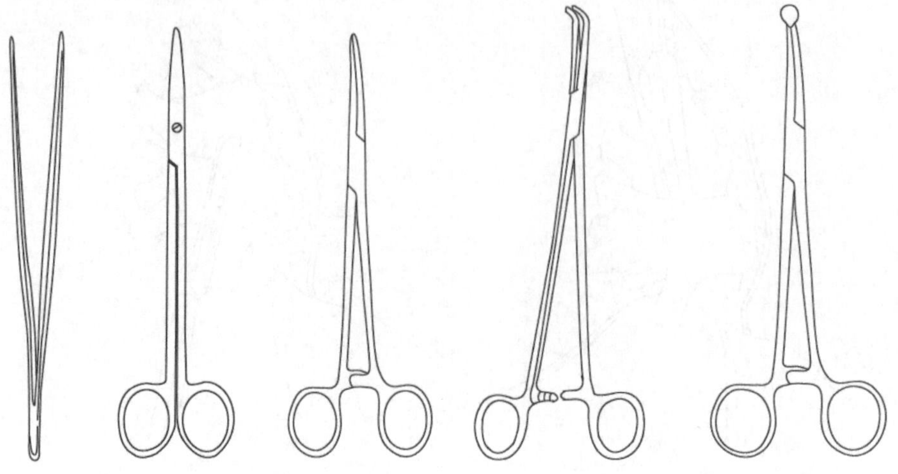

图 3-3-11　游离及离断左下肺静脉器械

A. 长平镊；B. 长剥离剪；C. 大弯止血钳；D. 直角钳；E .钝性剥离器带“花生米”

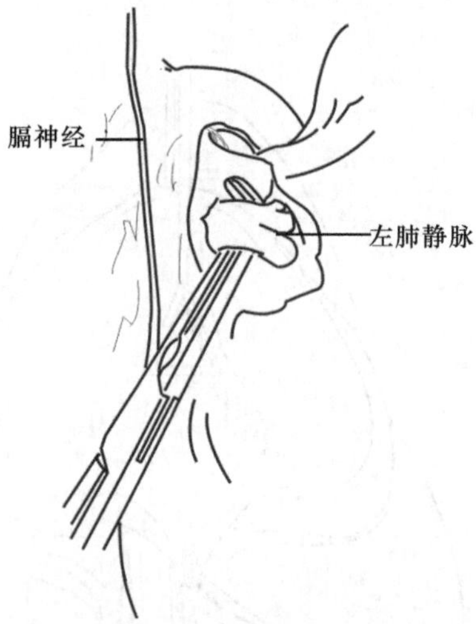

图 3-3-12　游离左肺下叶静脉

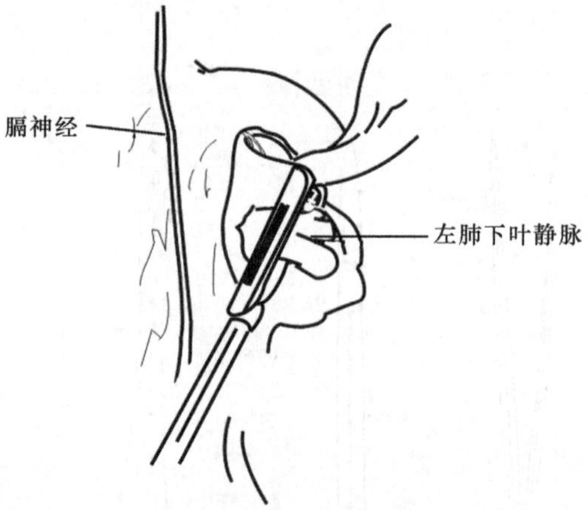

图 3-3-13　离断左肺下叶静脉

6. 切断左主支气管　备 11 号尖刀、长剥离剪、长平镊、直角钳、支气管钳（图 3-3-14）。递长剥离剪、长平镊逐层解剖游离支气管周边组织，小血管用钛夹止血，完整暴露左主支气管及气管下端，递支气管钳夹闭左主支气管，然后用支气管残端闭合器于近隆嵴 0.5～0.8cm 处夹闭左主支气管，激发闭合器，递 11 号刀片于闭合器远端切断支气管，松开闭合器，取出标本，递 5%碘伏纱球消毒左支气管残端，将取出的标本盛于湿纱布弯盘中。若是使用不具吻合功能的闭合器则需在切除支气管后传递 3-0 可吸收线缝合支气管残端（图 3-3-15）。

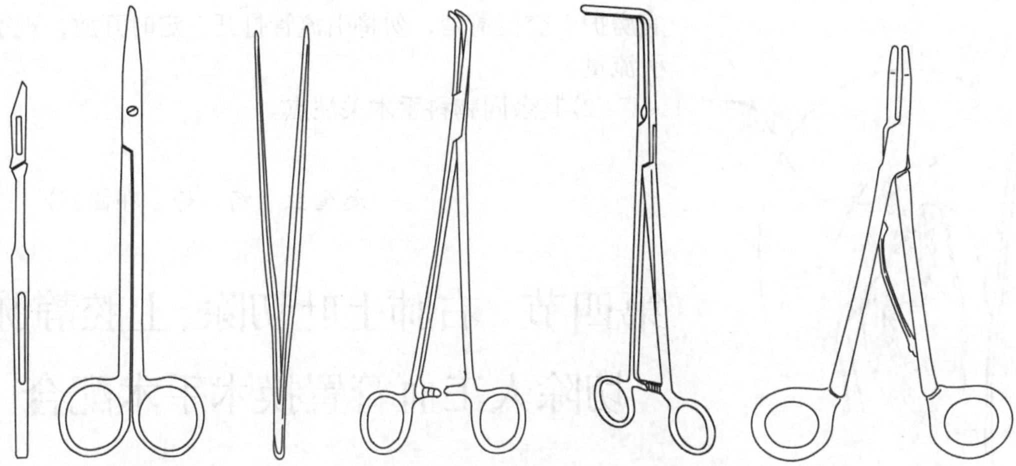

图 3-3-14　切断左侧主支气管器械

A. 11 号尖刀及刀柄；B. 组织剪；C. 长平镊；D. 直角钳；E. 支气管钳；F. 钛夹钳

7. 缝合纵隔胸膜，包埋支气管残端　备血管平镊、长持针钳、长剥离剪（图 3-3-16）。递长持针钳夹持 3-0 可吸收线及无损伤镊缝合纵隔胸膜，包埋支气管残端，如缝合有困难，可用心包脂肪或主动脉前胸膜瓣覆盖（图 3-3-17）。

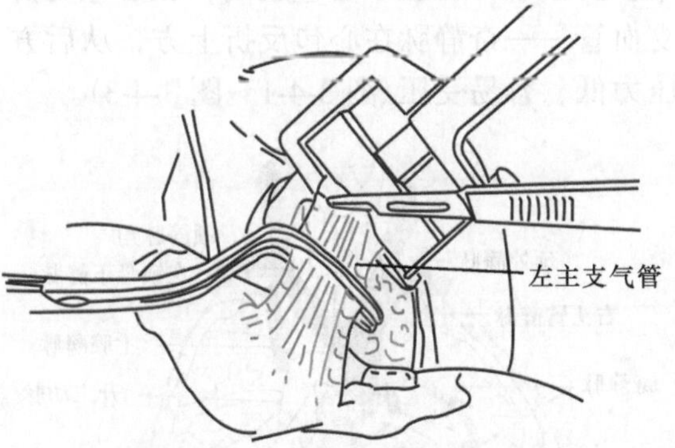

图 3-3-15　切断左侧主支气管

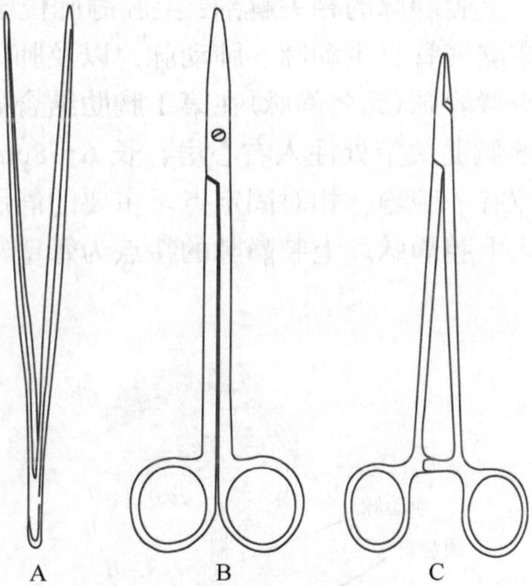

图 3-3-16　吻合支气管器械

A. 无损伤镊；B. 长剥离剪；C. 持针钳

8. 清扫纵隔淋巴结　如果是肺癌患者，切除左全肺后还需清扫纵隔淋巴结。

9. 清点器械、敷料　无误后关闭胸腔（详见第三章第一节）。于腋前线第 2 肋间安置菌形引流管一根并夹闭引流管末端，以防止纵隔摆动。

五、特殊关注点

(1) 术后于腋前线第 2 肋间安置胸腔引流管，应夹闭引流管末端，在患者回病房时与

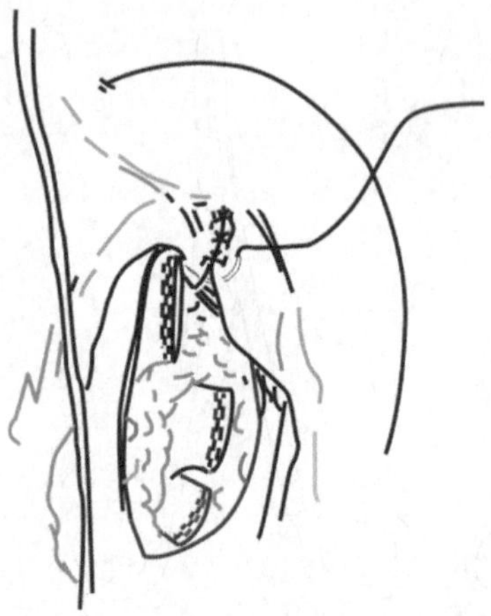

图 3-3-17　缝合纵隔胸膜，包埋左支气管残端

病房护士交接清楚，勿将引流管打开，定时开放，观察引流量。

(2)其余同胸科手术关注点。

（赵金兰　杨　婷　邓圆圆）

第四节　右肺上叶切除、上腔静脉切除人工血管置换术手术配合

以手术切除为主的综合治疗是肺癌的主要治疗方法，随着肺癌外科治疗理论的更新和手术技术的不断提高，以及近年来将心血管外科理论和血管外科技术在肺癌的外科治疗的应用，使过去被认为是手术禁忌的侵犯上腔静脉的局部晚期肺癌，不但可以完全切除肿瘤，使患者获得手术机会、提高生活质量，而且还可以使部分患者获得更长的生存期。

上腔静脉的相关解剖：上腔静脉位于中纵隔，并被相对较坚硬的结构如胸骨、气管、右主支气管、主动脉、肺动脉，以及肺门周围与气管旁淋巴结所包绕。上腔静脉由左、右头臂静脉(无名静脉)在第 1 胸肋结合处后方汇合合成，贴胸骨右缘垂直下行，在右侧第 5 胸肋关节处注入右心房，长 6～8cm，其近心端约 2cm 位于心包腔内，在心包反折部位有一腔静脉相对固定点。主要的静脉属支血管——奇静脉在心包反折上方，从后方汇入上腔静脉。上腔静脉的特点为管壁薄、压力低、容易受压(图 3-4-1～图 3-4-3)。

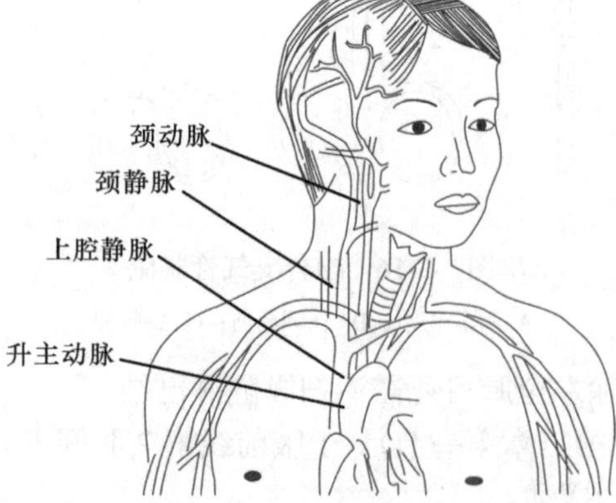

图 3-4-1　上腔静脉解剖

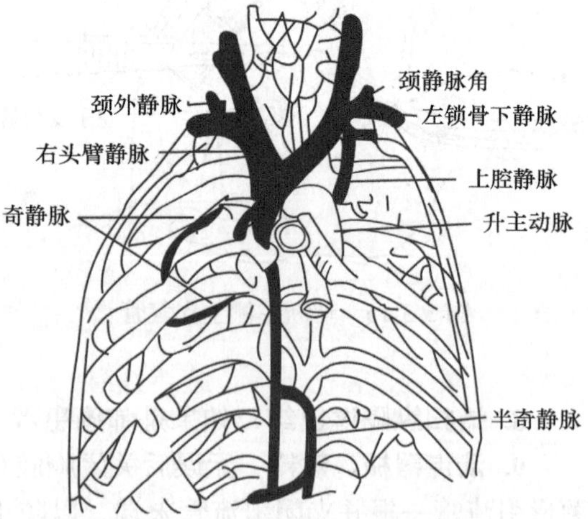

图 3-4-2　上腔静脉与周围静脉关系

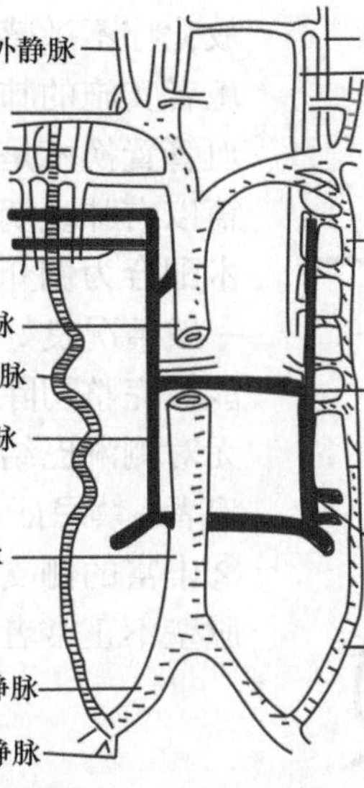

图 3-4-3　上腔静脉侧支循环

上腔静脉引流人体的上半身血液回流到心脏，由于各种原因引起的上腔静脉部分或者全部阻塞，导致上腔静脉系统血流回流受阻静脉压增高，广泛的静脉侧支循环形成，因而出现的头面部、颈部、上肢等部位肿胀，皮肤发绀和上半身浅静脉曲张等的一系列临床症状，称为上腔静脉综合征(superior vena cava syndrome，SVCS)。引起 SVCS 的病因大多数是胸腔内肿物压迫，其中肺癌是最主要的原因，其次是纵隔占位和纤维化，中心静脉置管导致静脉血栓形成也成为 SVCS 的原因之一。上腔静脉阻塞可根据阻塞部位分为 3 种类型：

①奇静脉入口以上梗阻(图 3-4-4)；②奇静脉入口以下梗阻(图 3-4-5)；③奇静脉及上腔静脉均梗阻(图 3-4-6)。

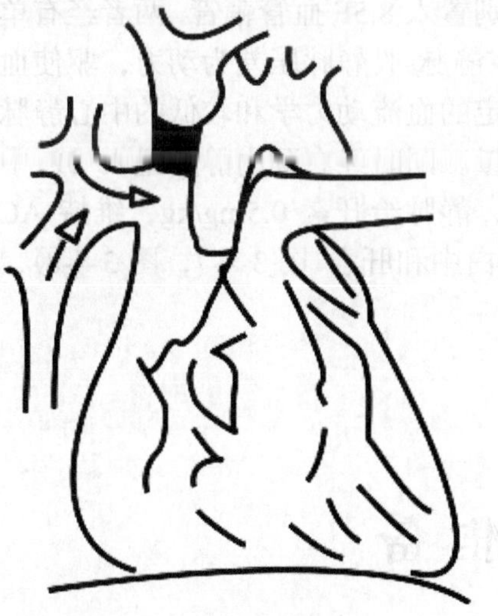

图 3-4-4　奇静脉入口以上梗阻

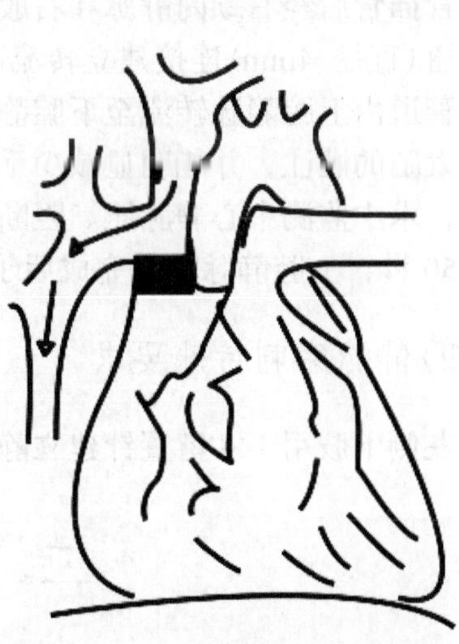

图 3-4-5　奇静脉入口以下梗阻

晚期肺癌出现上腔静脉综合征的患者绝大多数在短期(3 个月之内)死亡。近年来对

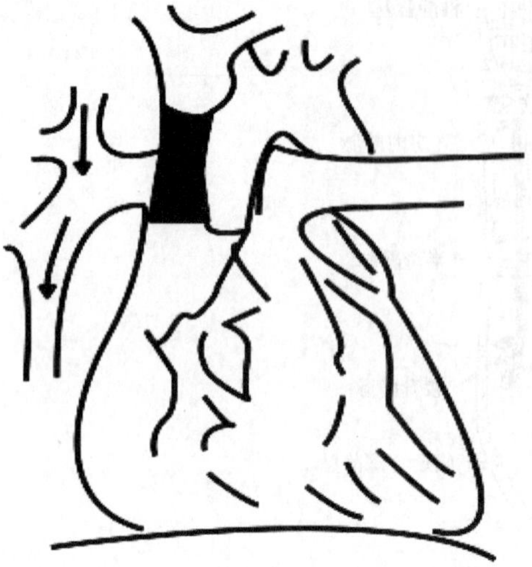

图 3-4-6 奇静脉及上腔静脉均梗阻

放化疗不敏感的肺癌合并上腔静脉综合征的患者实施的肺癌扩大切除上腔静脉切除人工血管置换术是有效方法，术后效果满意。本篇以右肺晚期肺癌合并上腔静脉综合征的手术配合为例介绍手术配合。适应证：①患者一般情况良好，能耐受开胸手术者；②癌肿能被完整切除者；③肺癌局限在一侧胸腔，无对侧淋巴结和远处转移者；④非小细胞肺癌者。禁忌证：①原发恶性肿瘤不能切除者；②丰富的侧支循环已建立者。③近端上腔静脉壁不正常者。

一、麻醉准备

(一)用物准备

双腔气管导管 1 套，桡动脉置管用物 1 套，中心静脉置管用物 1 套，体外静脉转流用物：8.5F 血管鞘管 2 套。

(二)麻醉方法

全身麻醉，双腔气管导管插管。

(三)建立体外转流通路——体外静脉-静脉压差式转流

气管插管后经右颈内静脉和右股静脉穿刺分别置入 8.5F 血管鞘管，两者经有单向活瓣的管道(直径 4mm)连接建立转流通道，以上腔静脉-股静脉压差为动力，驱使血液通过体外管道由上腔静脉转流至下腔静脉来维持稳定的血流动力学和较低的中心静脉压，有利于大脑的灌注，并能明显减少手术中的出血量。同时经右颈内静脉置入 5F 中心静脉导管，术中监测中心静脉压。阻断上腔静脉前，静脉给肝素 0.5mg/kg，维持 ACT 于 200～250 秒，上腔静脉重建完成后予等量鱼精蛋白中和肝素(图 3-4-7，图 3-4-8)。

(四)静脉穿刺特殊要求

在左侧下肢用 14G 留置针建立静脉通道。

二、术前准备

(一)常规用物

手术盆 1 个、手术衣 6 件、剖口单 1 张、桌单 4 张、治疗巾 10 张。

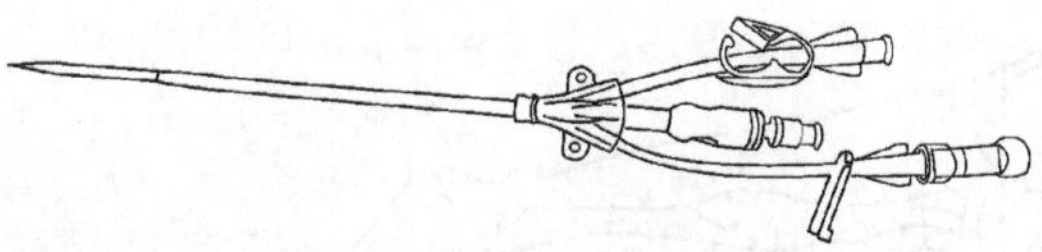

图 3-4-7　血管鞘管

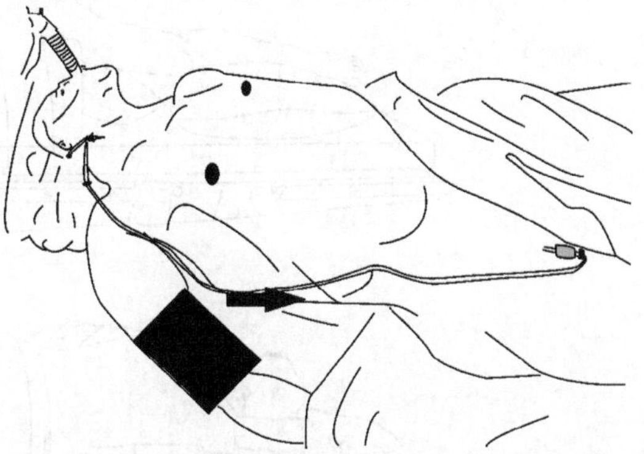

图 3-4-8　体外静脉-静脉压差式转流

（二）手术用器械

1. 普通手术器械　肺叶器械 1 包，胸腔牵开器 1 包，肋骨切除器械 1 包，肺血管盒器械 1 包，淋巴结钳器械 1 包。

2. 特殊手术器械　超声刀 1 件，钛夹钳 2 把。

（三）一次性用物

1. 常规物品　一次性使用吸引管 1 根、一次性使用吸引头 1 根、一次性使用电刀笔 1 个、一次性使用延长电极 1 根、电刀清洁片 1 张、剖胸套针 1 板、骨蜡 1 块、50cm×60cm 医用粘贴膜 1 张、一次性使用冲洗器 1 个、36 号胸腔引流管 1 根、一次性使用灯罩 2 个、一次性使用无菌垃圾袋 1 个、带钡丝纱布 10～20 张、方纱 3 张、3 0 丝线×3 包、2 0 丝线×3 包、0 号丝线×3 包、1 号丝线×3 包、11 号刀片×1 张、20 号刀片×2 张、手套按需准备。

2. 气管缝线　3-0 可吸收线。

3. 上腔静脉置换用物　4-0 prolene 缝线按需准备，10～20mm 带环人造血管各备 1 根，肝素钠 1 支（12 500U），20ml 空针 2 付，24G 留置针 2 个。

4. 局部止血用品　明胶海绵、纤丝速即纱、生物蛋白胶、医用创面封闭胶按需准备。

三、手术体位

（一）患者采取左侧卧位

左侧卧位见图 3-4-9。

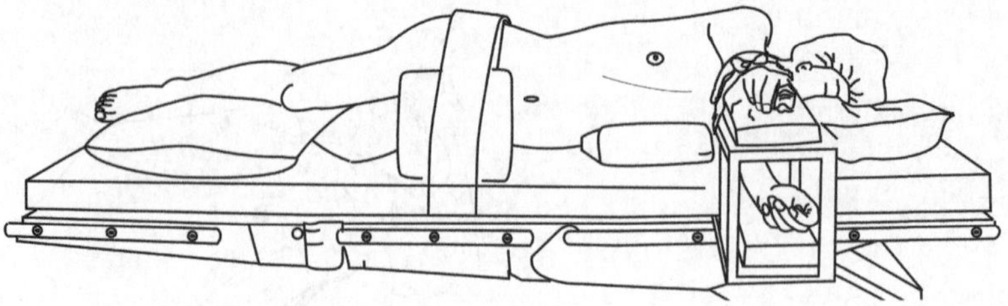

A

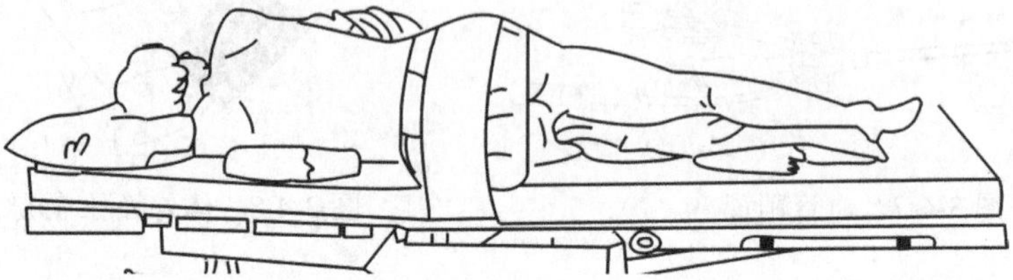

B

图 3-4-9　左侧卧位前面观（A）；左侧卧位背面观（B）

（二）体位摆放

过程详见第一章第四节。

四、消 毒 铺 巾

（一）消毒铺巾

详见第一章第五节。

（二）消毒范围

上至肩及上臂 1/3 处，下过季肋缘，前过胸骨达对侧腋前线，后过脊柱达对侧腋后线，包括同侧腋窝（图 3-4-10）。

五、手 术 配 合

（一）术前准备及开胸

1. 手术切口　右后外侧切口

2. 经胸壁入路　与肺叶切除一致（详见第三章第一节）。

（二）右肺上叶切除

1. 探查肿瘤后分离胸腔内粘连　依次处理右肺下叶韧带、叶间裂、右肺上叶静脉、右肺上叶动脉（详见第三章第一节）。

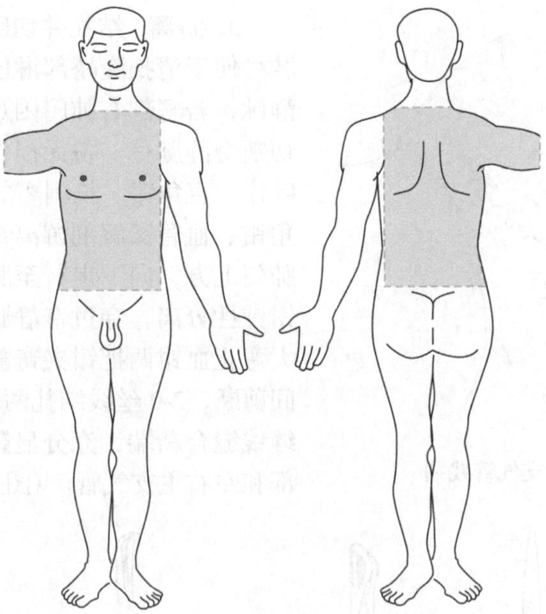

图 3-4-10　消毒范围

2. 切断右肺上叶支气管　备 11 号尖刀片、支气管钳、剥离剪、长平镊、直角钳、钛夹钳(图 3-4-11)。递长平镊，长剥离剪游离支气管周围的结缔组织，支气管动脉用 2-0 丝线结扎，递剥离剪剪断，游离足够长度后于支气管开口处 0.5～1.0cm 处放支气管钳夹闭右肺上叶支气管，嘱麻醉师行气管内加压膨肺，以确定应该切除的肺组织不在充气而其余的肺组织复张良好，递 11 号刀片长刀柄紧贴支气管钳切断右肺上叶支气管，或使用支气管残端闭合器闭合支气管，3-0 可吸收线间断缝合支气管残端(图 3-4-12)。也可使用切割缝合器及一次性钉仓处理右肺上叶支气管，支气管分离完全后，使用已安装钉仓的切割缝合器夹闭右肺上叶支气管，余肺复张良好后，切断右肺上叶支气管。

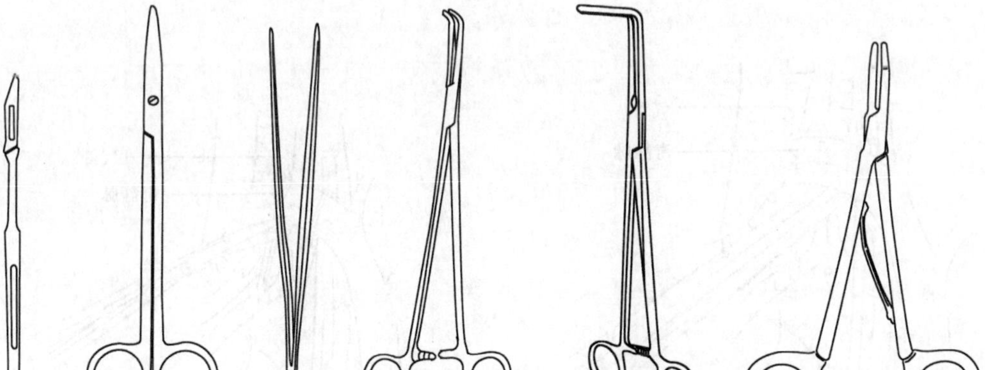

图 3-4-11　切断右侧主支气管器械

A. 11 号尖刀及刀柄；B. 组织剪；C. 长平镊；D. 直角钳；E. 支气管钳；F. 钛夹钳

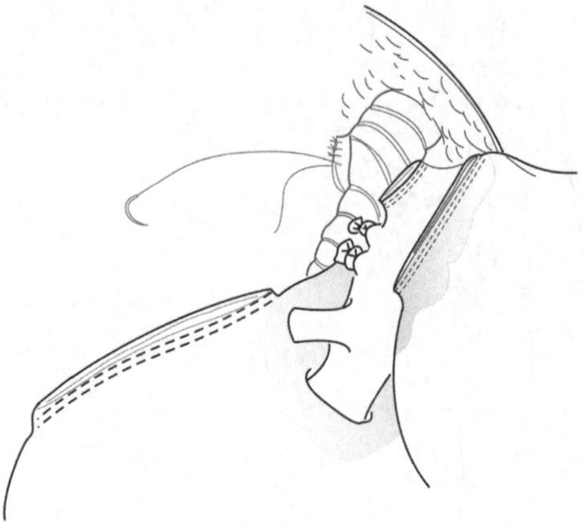

图 3-4-12　缝合支气管残端

3. 游离，结扎并切断奇静脉　切断奇静脉弓便于清扫隆嵴部淋巴结及解剖游离上腔静脉，若解剖右肺门困难，可在肺叶切除前切断奇静脉弓。备无损伤镊、长止血钳、肺叶钳、直角钳、长剥离剪(图 3-4-13)。递直角钳、血管镊解剖游离奇静脉，奇静脉绕过肺门上方，向下走行至肺门后方，使用直角钳钝性分离，穿过奇静脉弓的后壁，依次递大弯止血钳两把钳夹奇静脉，递剥离剪从中间剪断，2-0 丝线结扎两端，或用 4-0 prolene 缝线缝合断端，充分显露气管下端及隆嵴突部和左右主支气管。(图 3-4-14～图 3-4-16)

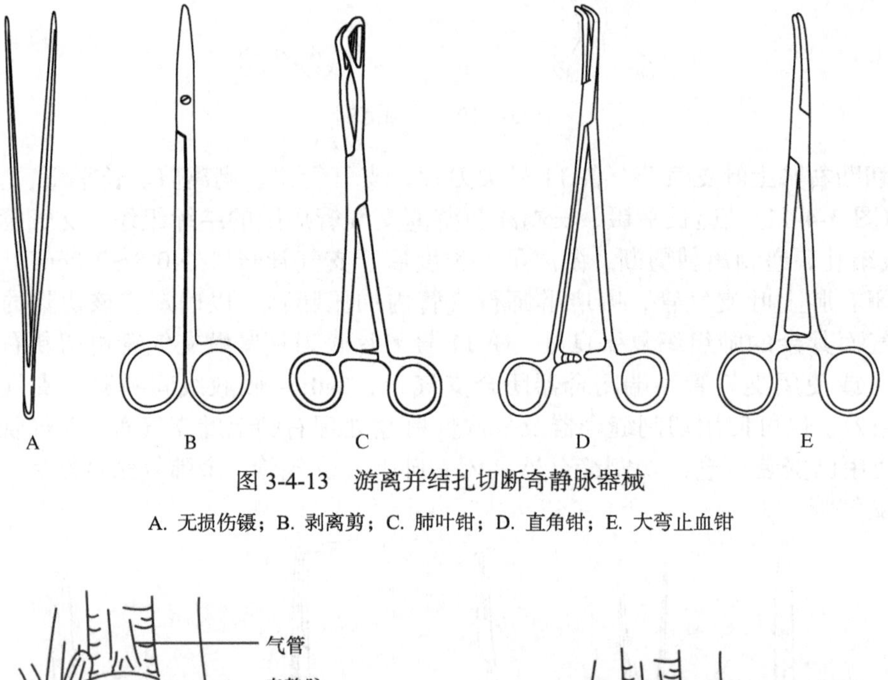

A　B　C　D　E

图 3-4-13　游离并结扎切断奇静脉器械

A. 无损伤镊；B. 剥离剪；C. 肺叶钳；D. 直角钳；E. 大弯止血钳

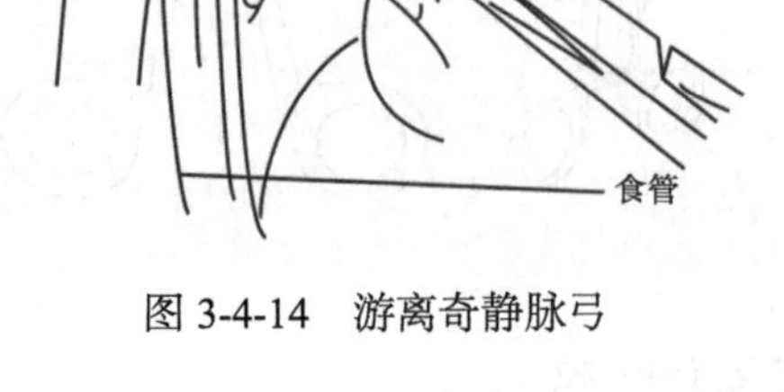

图 3-4-14　游离奇静脉弓

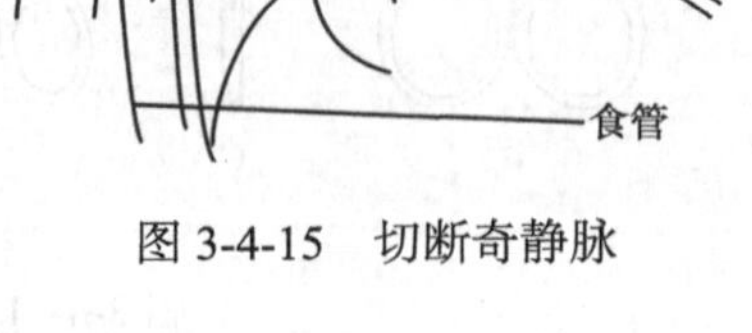

图 3-4-15　切断奇静脉

4. 清扫淋巴结 右肺上叶取出后，使用超声刀和淋巴结钳清扫纵隔淋巴结。

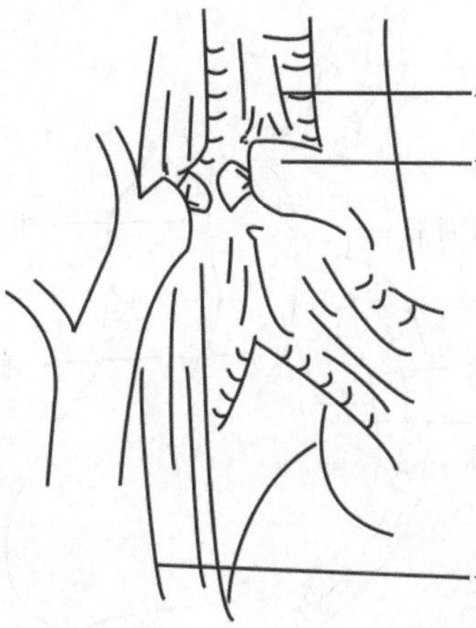

图 3-4-16 结扎奇静脉断端

（三）切除并置换上腔静脉

1. 切开心包，暴露上腔静脉 备长剥离剪、无损伤镊、肺叶钳、长持针钳（图 3-4-17）。递肺叶钳予助手钳夹肺叶显露心包，递血管平镊、长剥离剪予术者切开心包，探查心包内上腔静脉受累范围，吸尽心包腔和胸膜腔内积液。递长持针钳及小圆针带 2-0 丝线间断缝扎心包 5～6 针，弯蚊式止血钳钳夹缝线末端，便于暴露心包内组织（图 3-4-18～图 3-4-20）。

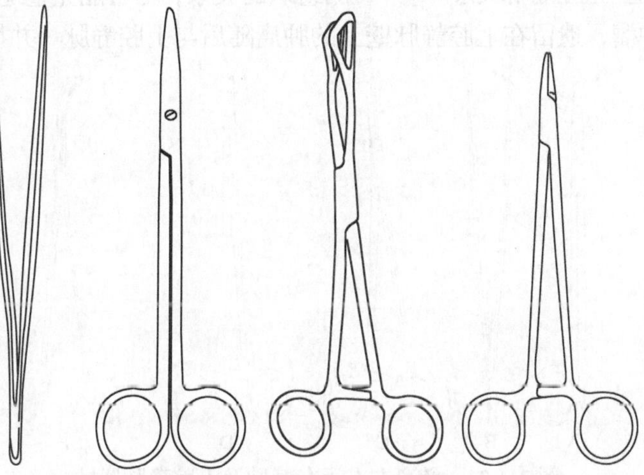

图 3-4-17 打开心包器械

A. 长平镊；B. 长剥离剪；C. 肺叶钳；D. 持针钳

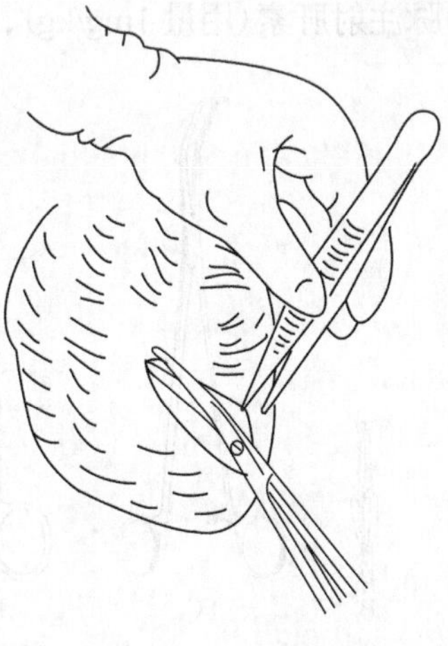
图 3-4-18 打开心包

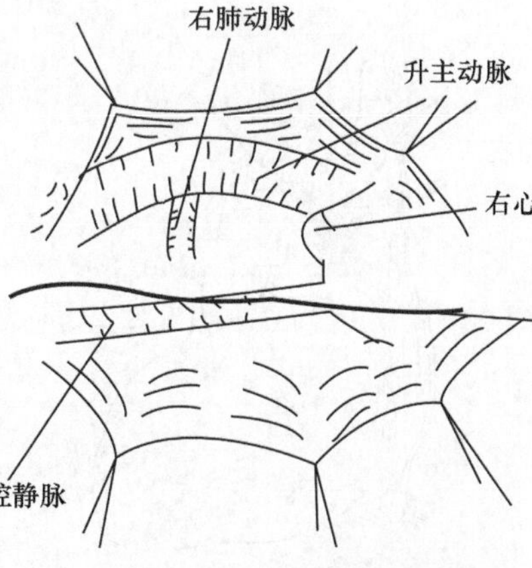

图 3-4-19 显露上腔静脉

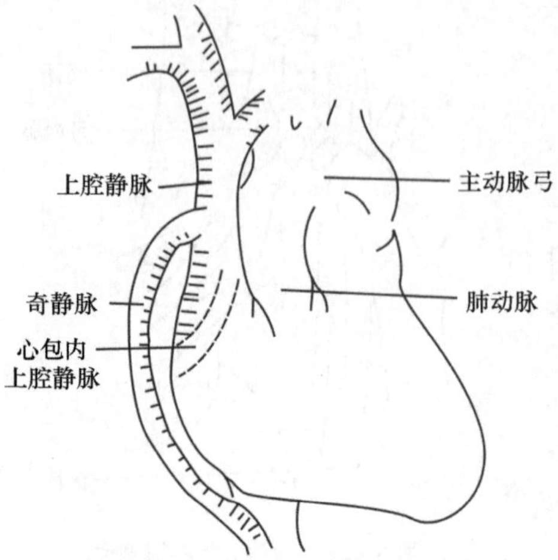

图 3-4-20　心包与上腔静脉关系

2. 游离左右无名静脉及上腔静脉　备长剥离剪、血管平镊、直角钳、长弯止血钳、阻断带、心耳钳（图 3-4-21）。递长剥离剪解剖游离左、右无名静脉，递血管平镊夹持无名静脉的血管鞘膜，电刀切开或剥离剪剪开，递直角钳穿越左、右无名静脉后壁，中弯止血钳夹阻断带悬吊，蚊式钳夹住阻断带末端。递长剥离剪解剖上腔静脉，游离后予阻断带悬吊（图 3-4-22）。如果上腔静脉与肿瘤分离困难，可以先递心耳钳阻断上腔静脉近端，以防止可能的癌栓脱落，对于较大的肿瘤不建议分块切除，应逐步分离肿瘤与周围组织的粘连，扩大手术野，以便更好的显露其与周围组织的关系，尽可能完整地切除肿瘤，有困难时，先切除原发肿瘤，遗留在上腔静脉壁上的肿瘤随后与上腔静脉一并切除。

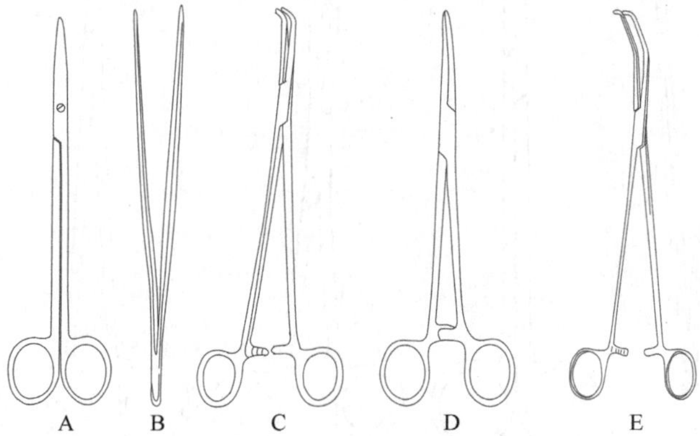

图 3-4-21　游离左右无名静脉及上腔静脉器械

A. 长剥离剪；B. 无损伤镊；C. 直角钳；D. 大弯止血钳；E. 心耳钳

3. 切除受侵上腔静脉及左右无名静脉　备心耳钳、哈巴狗钳、长剥离剪、无损伤镊（图 3-4-23）。无名静脉及上腔静脉游离成功后，麻醉医生静脉注射肝素（用量 1mg/kg），洗手护

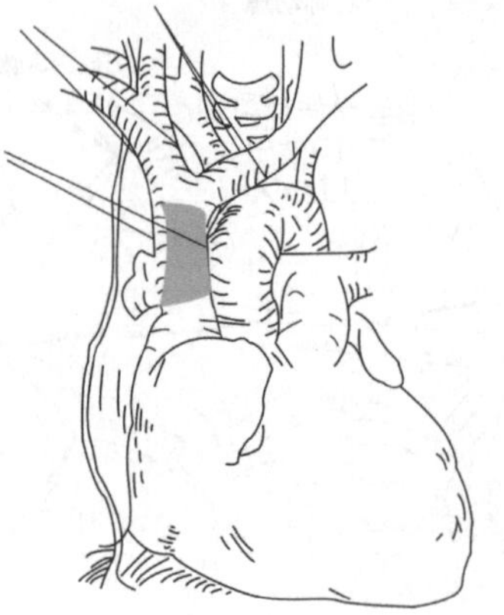

图 3-4-22　游离并悬吊左右无名静脉及上腔静脉

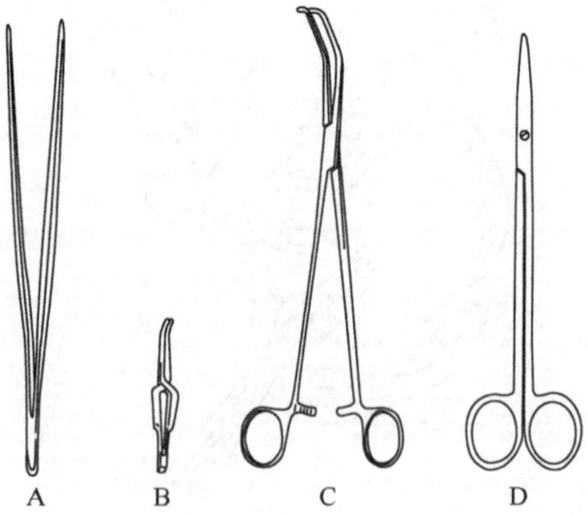

图 3-4-23　切除上腔静脉及左右无名静脉器械

A. 无损伤镊；B. 哈巴狗钳；C. 心耳钳；D. 长剥离剪

士递心耳钳阻断上腔静脉近心端，小号心耳钳或哈巴狗钳阻断左、右无名静脉，递长剥离剪紧贴阻断钳将受侵上腔静脉切除（图 3-4-24～图 3-4-26）。

4. 重建上腔静脉的连续性　备无损伤镊、血管持针钳、长剥离剪、带环的人工血管、4-0 prolene 滑线、20ml 空针、24G 留置针（图 3-4-27）。传递钢尺测量左无名静脉与右心耳的长度，根据左无名静脉管径大小选择合适的人工血管，递组织剪裁剪人工

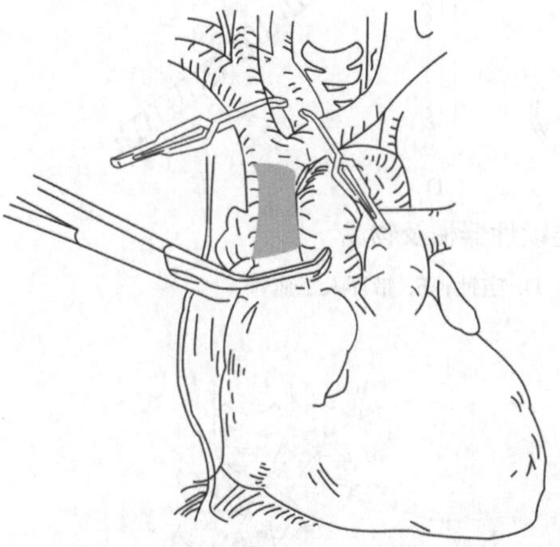

图 3-4-24　阻断上腔静脉和左右无名静脉

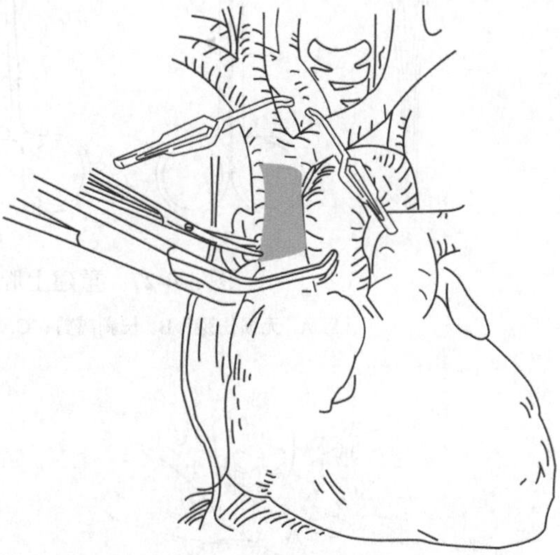

图 3-4-25　切除上腔静脉和左右无名静脉

血管，然后将裁剪好的人工血管远端与左无名静脉开口处行端端吻合，传递血管平镊夹持无名静脉管壁与人工血管对合，递 4-0 prolene 滑线行连续外翻缝合，分别缝合前、后壁，打结在血管外面，远端吻合完毕后递 20ml 空针吸肝素生理盐水冲洗移植的上腔静脉（图 3-4-28）。传递心耳钳钳夹右心耳，剥离剪剪开右心耳使切口与人工血管管径一致，以同样的方法将人工血管与右心房行端侧吻合术（图 3-4-29）。近心端缝线未打结时，予肝素生理盐水再次冲洗人工血管的管腔，松开远心端的哈巴狗钳，使人工血管内充满血液，排尽人工血管内空气然后迅速打结，吻合完毕后松开钳夹右心耳的心耳钳。测量右无名静脉与上腔静脉的长度后，选择合适管径的人工血管以同样的方法吻合右无名静脉与上腔静脉（图 3-4-30～图 3-4-32）。吻合完毕后检查吻合口有无渗血。

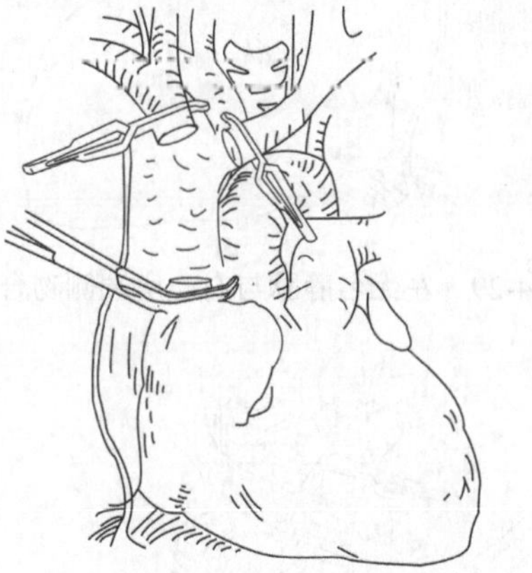

图 3-4-26　切除上腔静脉及无名静脉后

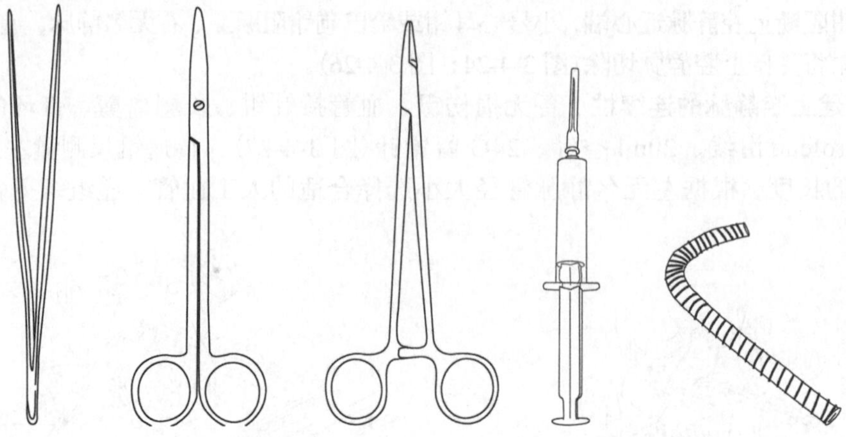

图 3-4-27　重建上腔静脉连续性器械及物品

A. 无损伤镊；B. 长剥离剪；C. 持针钳；D. 空针；E. 带环人工血管

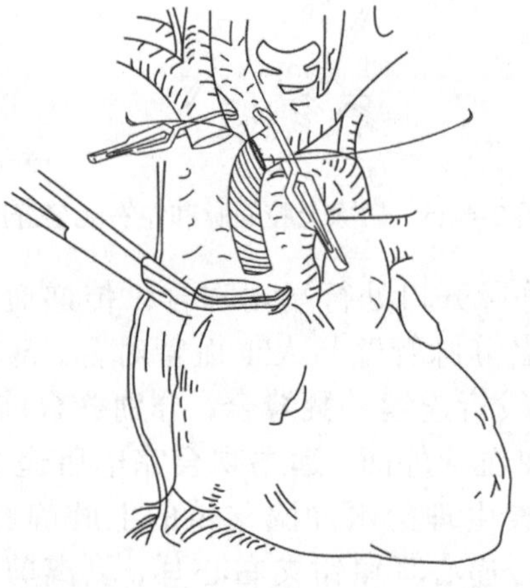

图 3-4-28　吻合左无名静脉远端

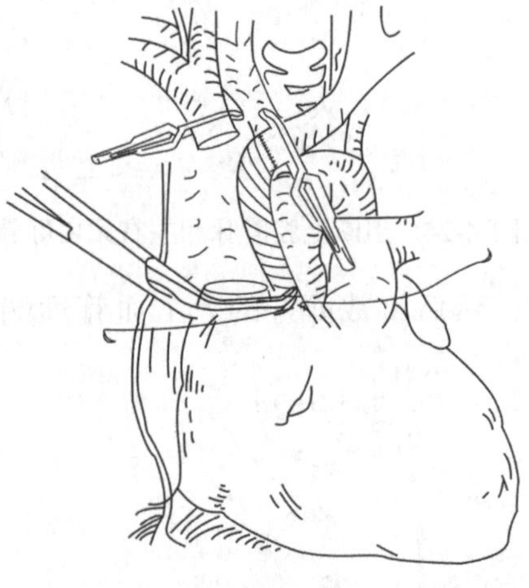

图 3-4-29　左无名静脉与右心房端侧吻合

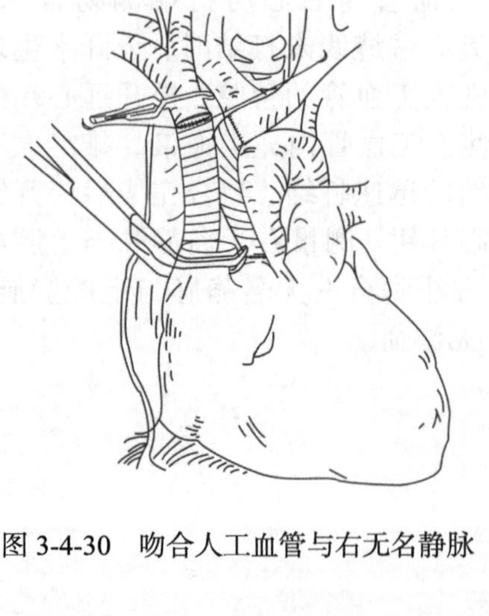

图 3-4-30　吻合人工血管与右无名静脉

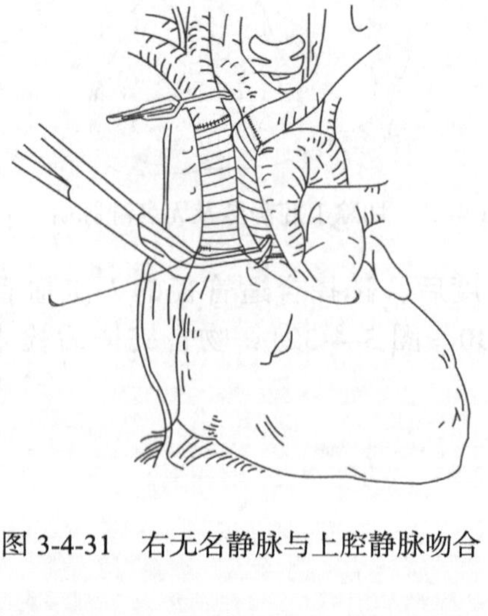

图 3-4-31　右无名静脉与上腔静脉吻合

(四)关胸

清点器械、敷料无误后安置引流管，关闭胸腔(见第三章第一节)。

六、特殊关注点

(1)手术中体位应尽可能采用头高足低位，利于静脉回流，以减轻上半身静脉高压状态。

(2)人工血管最好采用带外支持环的产品，可以防止外力压迫，保证血管的远期通畅率。

(3)游离肺血管及上腔静脉时易发生大出血，关注手术进展，保证输液通道通畅，及时与麻醉医生及手术医生沟通，尽早备血。

(4)术前患者多由于回流不畅需采用半坐位，护士应对患者实施心理护理并告知患者跌倒和坠床的可能性，指导患者采取必要的安全防护措施。

(5)体位静脉-静脉转流过程中应密切观察，注意转流是否通畅、有效。

(6)严密关注患者生命体征，控制液体速度，避免发生肺水肿，必要时采用强心利尿等治疗，保持内环境的稳定。

(7)其余同胸科手术关注点。

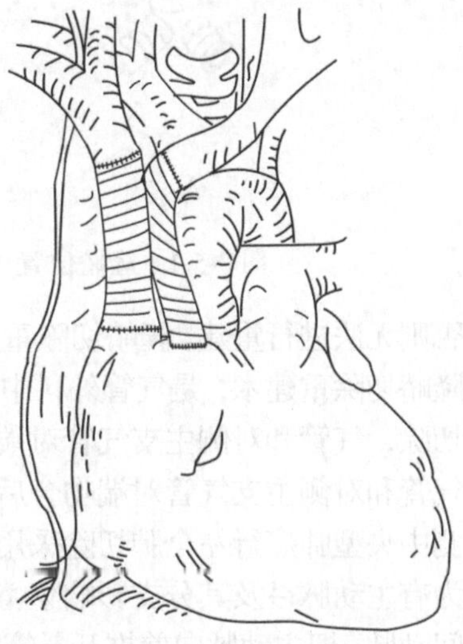

图 3-4-32 上腔静脉重建完成

(赵金兰 许宁惠 陈 静)

第五节 经右胸隆嵴切除重建术手术配合

气管及隆嵴相关解剖：气管由一系列软骨环，间以纤维平滑肌组织构成其前壁和两侧壁，后壁则为膜样纤维平滑肌所组成。气管隆嵴是气管和两侧主支气管连接点，左主支气管细而长，长约 5cm，直径为 1.0～1.5cm，右主支气管粗短，长为 2.0～2.5cm，内径为 1.4～2.3cm。正常左右主支气管分叉角度为 70°～90°。隆嵴部有气体射流作用，能使气体吸入后均匀地分布于两侧肺内。隆嵴部在第 5 胸椎上缘水平，主动脉弓升部在其前方，隆嵴能随呼吸上下移动(图 3-5-1)。气管隆嵴的血液供应：气管有着丰富的血液供应，其上段血液供应主要来自皮肤动脉的分支，隆嵴的供血动脉来自气管上动脉(图 3-5-2)。

气管隆嵴切除重建术是指隆嵴部或邻近区受肿瘤(图 3-5-3)侵犯时，将隆嵴连同病变一起切除，行主支气管或支气管与气管吻合重建呼吸道。隆嵴切除重建术要求能彻底切除病变和无张力地重建气道，气管下段的切除不超过 2cm，主支气管的切除不超过 1.5cm，

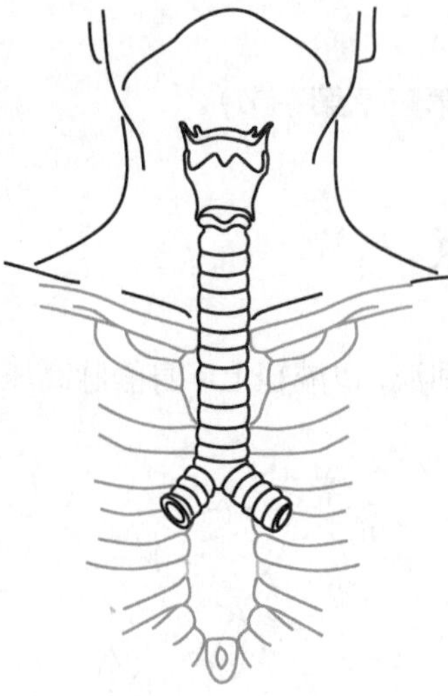

图 3-5-1 隆嵴位置

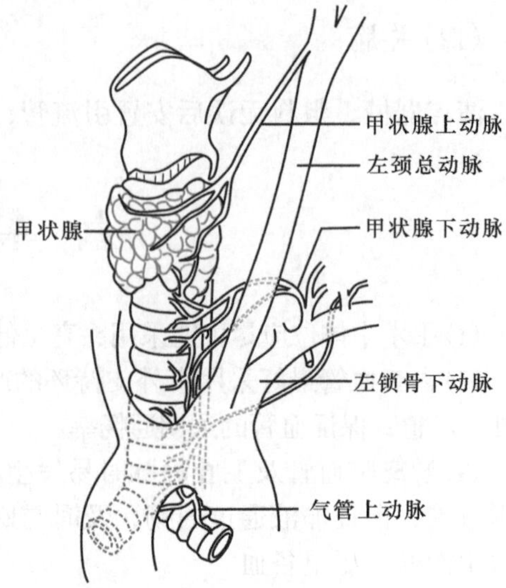

图 3-5-2 气管的血液供应

否则无法进行重建。隆嵴切除重建术的方法视病变部位和切除范围有所不同，可行部分或全隆嵴切除重建术，是气管外科中较复杂的术式。如果肺癌接近主支气管根部，可行袖式全肺切除，气管和对侧主支气管对端吻合。如病侧肺可以部分保留，则切除气管下段和隆嵴部，气管和对侧主支气管对端吻合后，患侧支气管再和对侧主支气管做端侧吻合。手术切口除左侧中央型肺癌行左全肺切除采用左后切口外，一般都采用标准的右后外侧切口。左侧进胸因为有主动脉弓及其分支影响隆嵴部的显露，左侧径路必须要在主动脉弓降部结扎离断 3 对肋间动脉，把主动脉向前推开暴露隆嵴部。此篇以经右胸后外侧入路行单纯隆嵴切除重建术为例。适应证：①非小细胞肺癌侵及隆嵴并无淋巴结转移的患者；②气管分叉处或主支气管开口处的病变，肿瘤局限于隆嵴处，无需大范围切除气道。禁忌证：①气管肿瘤并发喉返神经麻痹造成声音嘶哑者；②有上腔静脉压迫综合征者；③不能耐受手术者。

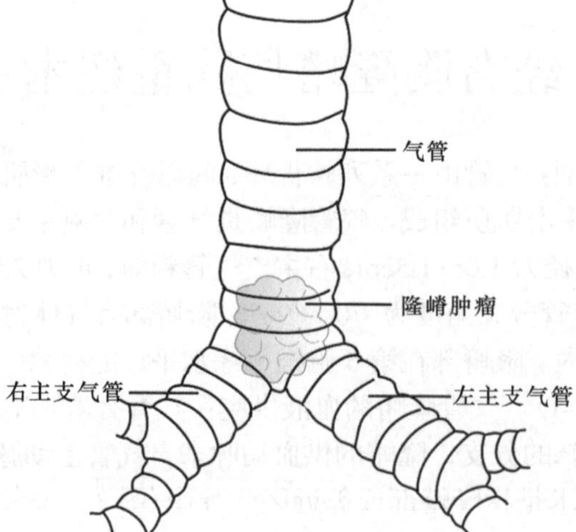

图 3-5-3 隆嵴部肿瘤

一、麻醉及术前准备

（一）麻醉用物准备

准备2套气管插管。

（二）麻醉方法

先全麻行小口径气管插管，在隆嵴部游离后离断左主支气管，手术台上经左主支气管插管维持通气后，再离断气管下段和右主支气管。在左主支气管供氧良好情况下，将左、右主支气管的内侧壁做半月形缝合后与气管对接再做端端吻合。

（三）麻醉注意事项

(1)防止麻醉前用药过量，以免呼吸抑制。

(2)在诱导期、摆放手术体位及游离气管肿瘤时应防止或警惕肿瘤脱落造成气道阻塞。

(3)在气道梗阻解除前，须保持自主呼吸，禁用肌松药。

(4)一旦发生气道完全梗阻，应立即开胸切开肿瘤远端的气管，从术野置气管导管供氧。

(5)提醒手术者要保证术野气管插管的固定，防止滑脱及扭曲，手术结束拔除气管插管前，要尽量吸尽吻合口远端的分泌物、术中反流的血液及血凝块，以利于术后的通气和肺扩张。

（四）术前准备

1. 常规用物 手术盆1个、手术衣6件、剖口单1张、桌单4张、治疗巾10张。

2. 手术用器械

(1)普通手术器械：肺叶器械1包、胸腔牵开器1包、肋骨切除器械1包、淋巴结钳器械1包。

(2)特殊手术器械：超声刀1件、钛夹钳2把。

3. 一次性用物

(1)常规物品：一次性使用吸引管1根、一次性使用吸引头2根、一次性使用电刀笔1个、一次性使用延长电极1根、电刀清洁片1张、剖胸套针1板、骨蜡1块、50cm×60cm医用粘贴膜1张、一次性使用冲洗器1个、36号胸腔引流管1根、一次性使用灯罩2个、一次性使用无菌垃圾袋1个、带钡丝纱布10～20张、方纱3张、3-0丝线×3包、2-0丝线×3包、0号丝线×3包、1号丝线×3包、11号刀片×1个、20号刀片×2个、手套按需准备。

(2)吻合气管缝线：3-0可吸收线、4-0prolene缝线按需准备。

(3)特殊用物：小口径无菌单腔气管导管1根、无菌螺纹管1根、8号无菌吸引导管1根。

(4)局部止血用品：明胶海绵、纤丝速即纱、医用创面封闭胶按需准备。

二、手 术 体 位

(一)患者采取左侧卧位

左侧卧位，右侧在上(图 3-5-4)。

(二)体位摆放

过程详见第一章第四节。

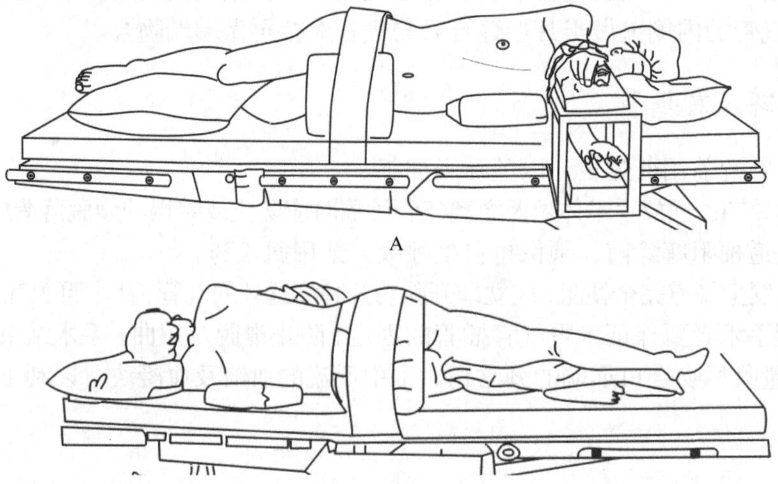

A

B

图 3-5-4 左侧卧位前面观(A)；左侧卧位背面观(B)

三、消 毒 铺 巾

(一)消毒铺巾

详见第一章第五节。

(二)消毒范围

上至肩及上臂 1/3 处，下过季肋缘，前过胸骨达对侧腋前线，后过脊柱达对侧腋后线，包括同侧腋窝(图 3-5-5)。

四、手 术 配 合

(一)术前准备及开胸

1. 手术切口 右后外侧切口

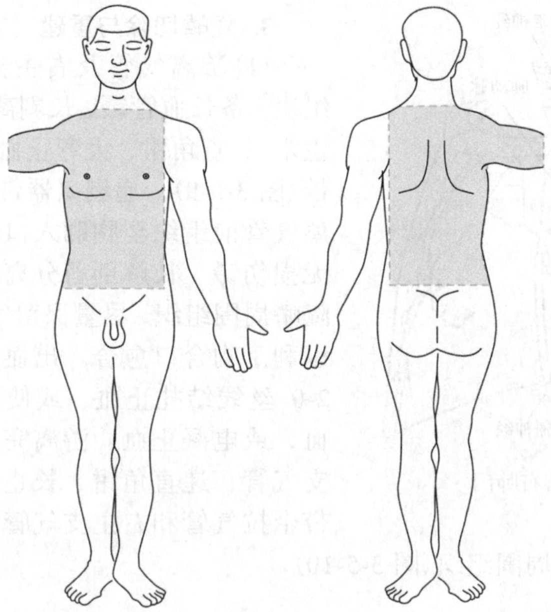

图 3-5-5　消毒范围

2. 经胸壁入路　与肺叶切除一致(详见第三章第一节)。

(二)隆嵴切除与重建

1. 游离右下肺韧带、切开纵隔胸膜，显露肺门　备长平镊、肺叶钳、长解剖剪、电刀笔(图 3-5-6)。递电刀笔分离肺周围粘连组织，递肺叶钳将右肺下叶向前向后牵引，游离下肺韧带，以减小吻合口张力。韧带游离完毕后将肺向前向内牵引，在肺门后方切开纵隔胸膜，电凝止血，暴露出右肺门(图 3-5-7，图 3-5-8)。

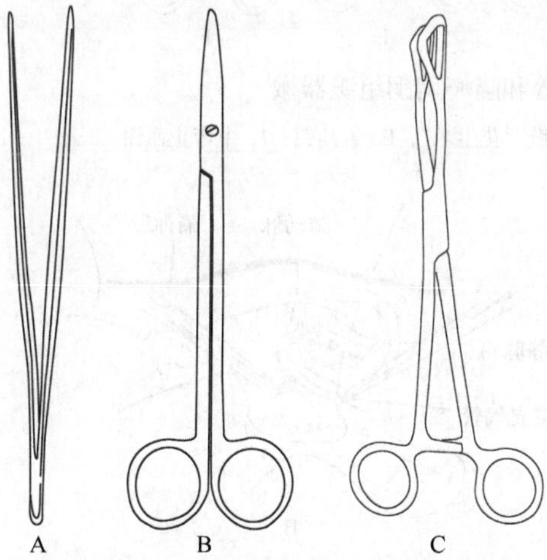

图 3-5-6　切除右下肺韧带器械

A. 长平镊；B. 长剥离剪；C. 肺叶钳

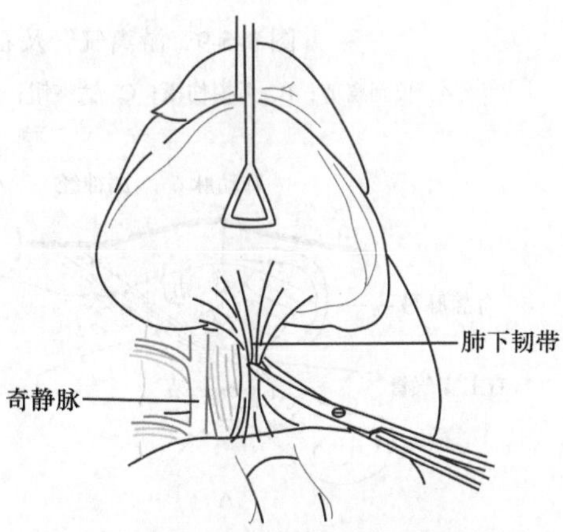

图 3-5-7　离断右下肺韧带

2. 切断奇静脉　以充分显露气管下端及隆嵴部和左右主支气管。奇静脉的处理见第三章第四节。

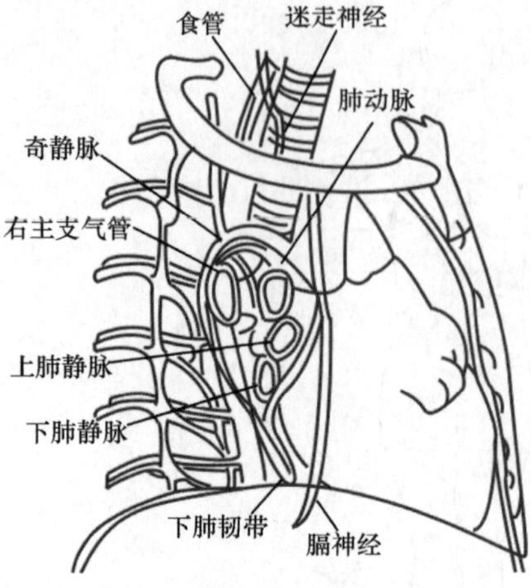

图 3-5-8　显露右肺门

3. 隆嵴切除与重建

(1)游离气管及右主支气管和隆嵴周围组织：备长血管镊、长剥离剪、剥离器带“花生米”、直角钳、大弯止血钳、钛夹钳、牵引带(图 3-5-9)。递剥离器带“花生米”钝性游离气管前组织至胸廓入口水平，递直角钳、无损伤镊、长解剖剪分离肺门右主支气管及隆嵴周围组织，尽量保留气管及支气管血供，以利于吻合口愈合。出血处用长弯止血钳带 2-0 丝线结扎止血，或使用钛夹钳上钛夹止血，或电凝止血。游离完毕气管下段及右主支气管，递直角钳、长止血钳钳带湿润牵引带牵拉气管和右主支气管，显露出左主支气管，进一步游离隆嵴周围组织(图 3-5-10)。

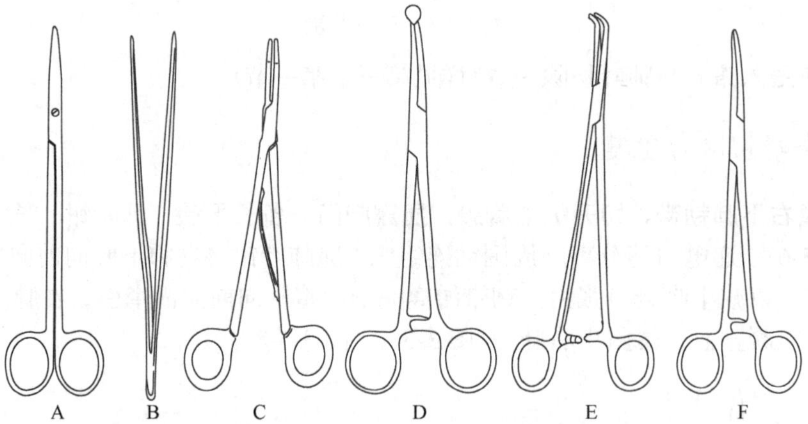

图 3-5-9　游离气管及右主支气管和隆嵴周围组织器械

A. 长剥离剪；B. 无损伤镊；C. 钛夹钳；D. 剥离器带“花生米”；E. 直角钳；F. 中弯止血钳

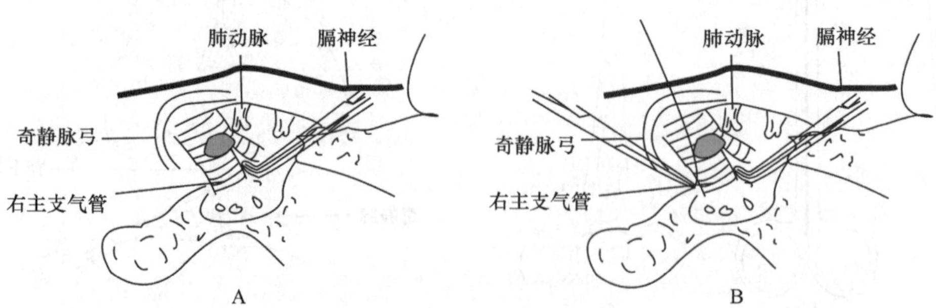

图 3-5-10　游离右主支气管(A)；悬吊右主支气管及气管(B)

(2)清扫气管旁和隆嵴下淋巴结(详见第三章第一节)。

(3)切断左主支气管：备小口径无菌气管插管、吸痰管、无菌螺纹管、11 号尖刀、血管平镊(图 3-5-11)。嘱麻醉医生将气管导管退入主气道，递 3L 刀柄上 11 号刀片，在隆嵴与左主支气管分叉处的下方切断左主支气管，切除长度不超过 1.5cm(图 3-5-12)，递碘伏纱球消毒切缘，递吸痰管连接手术台上的吸引管吸尽左主支气管内的分泌物，并丢弃已污染的吸痰管，递小口径无菌气管插管经术野插入左主支气管，传递已取下针头的 5ml 空针打好气囊防止导管脱出，连接好螺纹管，另一端递给麻醉医生连接呼吸机，保证左肺通气，维持供氧(图 3-5-13，图 3-5-14)。

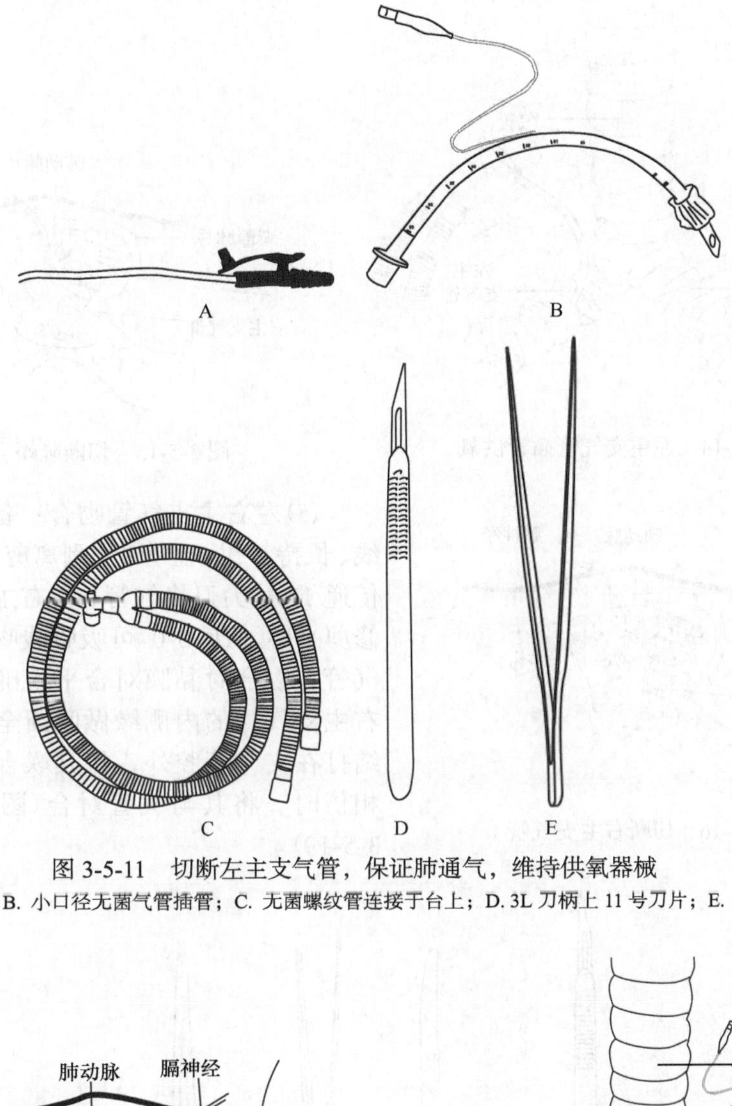

图 3-5-11　切断左主支气管，保证肺通气，维持供氧器械

A. 吸痰管；B. 小口径无菌气管插管；C. 无菌螺纹管连接于台上；D. 3L 刀柄上 11 号刀片；E. 无损伤镊

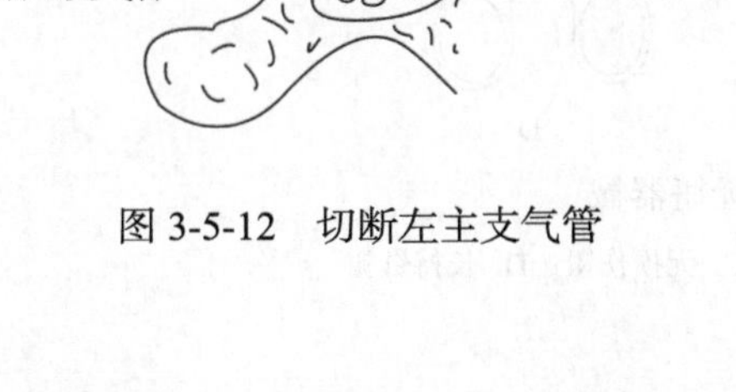

图 3-5-12　切断左主支气管

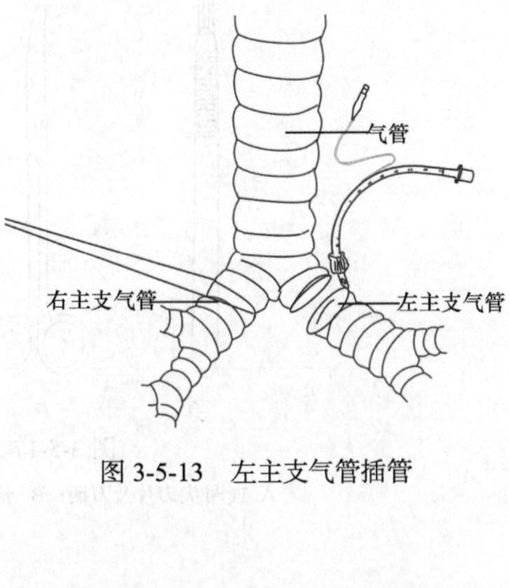

图 3-5-13　左主支气管插管

(4)切断气管及右主支气管：递 3L 刀柄上 11 号刀片，于隆嵴上方横断气管下段，切除距离以不超过 2cm 为宜(图 3-5-15)，于隆嵴与右主支气管分叉处的下方切断右主支气管并移出病变标本(图 3-5-16)，递更换的吸痰管吸尽右主支气管内的分泌物，碘伏纱球消毒气管及右主支气管残端，若隆嵴处组织出血电凝止血。将气管、左右主支气管的切缘分别切除并交由巡回护士送冰冻检查。

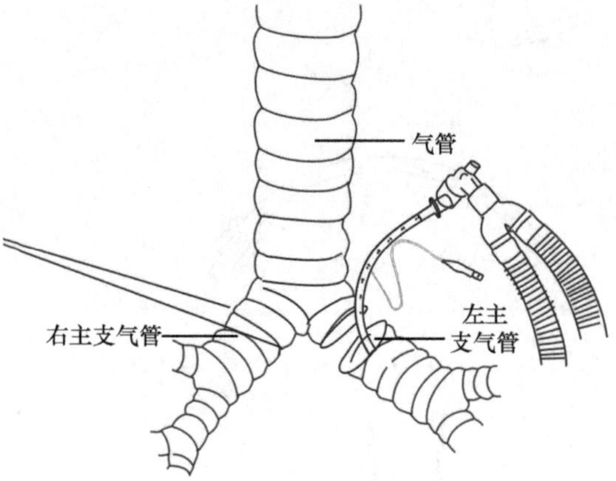

图 3-5-14　左主支气管插管供氧

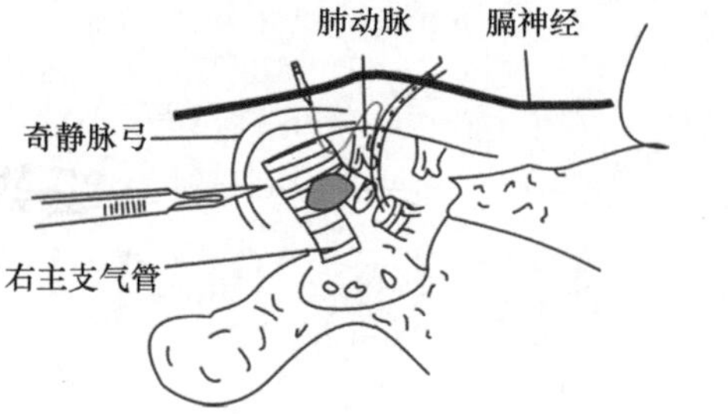

图 3-5-15　切断隆嵴上方气管

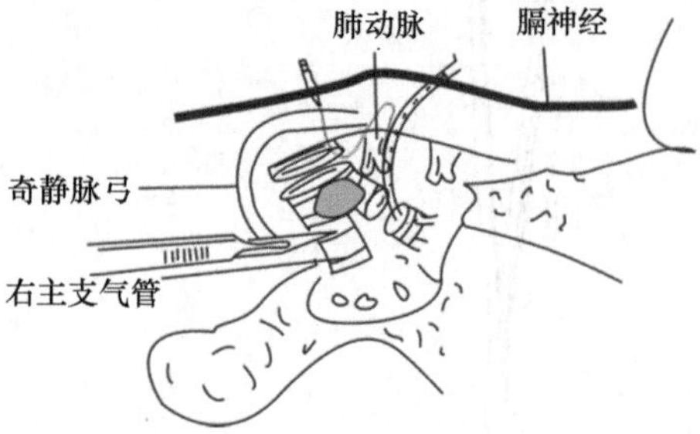

图 3-5-16　切断右主支气管

(5)左右主支气管吻合：备 3-0 可吸收线、长持针钳、血管镊、剥离剪(图 3-5-17)。传递 11 号尖刀将气管、左右主支气管切缘修剪平整，递 3-0 可吸收线吻合左右主支气管，吻合时黏膜对合平整确切，把左、右主支气管的内侧缘做间断全层缝合，线结打在支气管腔外，待其联合口径与气管相仿时，将其与气管对合(图 3-5-18，图 3-5-19)。

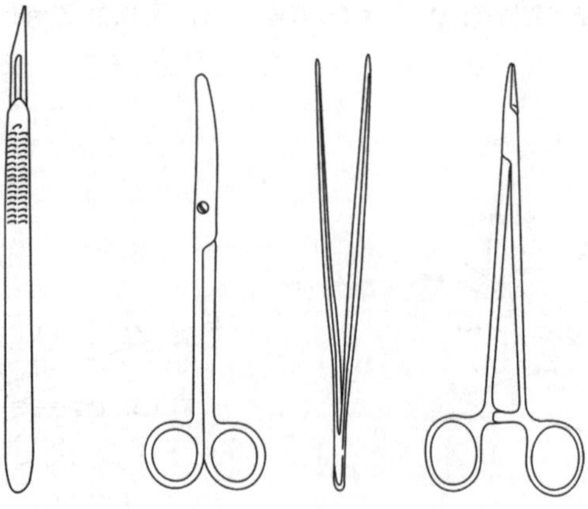

图 3-5-17　重建新隆嵴器械

A. 11 号尖刀片及刀柄；B. 长剥离剪；C. 无损伤镊；D. 长持针钳

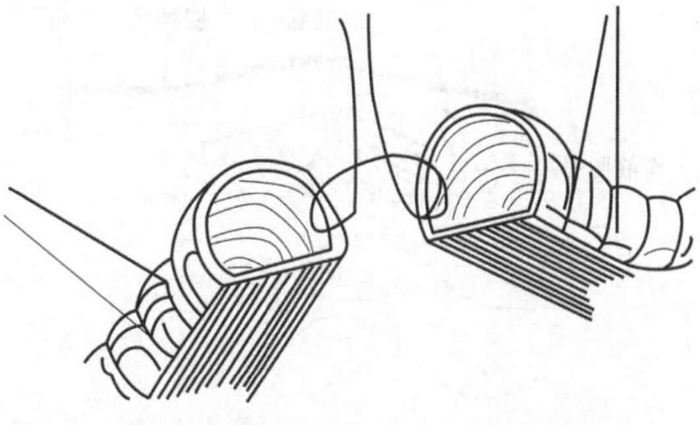

图 3-5-18　吻合左右主支气管

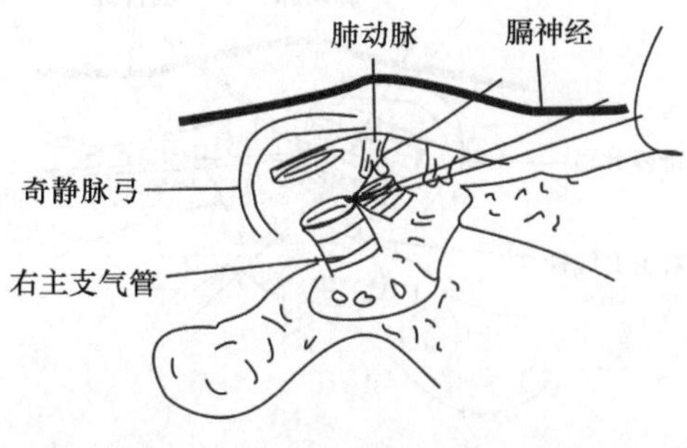

图 3-5-19　吻合左右主支气管

⑹吻合气管与左、右主支气管：递 3-0 可吸收线将已吻合的左右主支气管与气管做端端吻合。先吻合左、右主支气管与气管后壁，暂不打结，传递弯蚊式止血钳牵引，缝合 3～5 针后一起打结以减少张力，以后每缝一针就打结，线结均打在管腔外。后壁吻合完毕，递 3-0 可吸收线吻合前壁，先预置端端牵引线，洗手护士协助术者将缝合好的线用弯蚊式止血钳夹好并按顺序摆放，以免预置线相互缠绕，影响吻合。先打结右主支气管与气管前壁缝线，再打结部分左主支气管与气管前壁缝线，拔出左主支气管内的小口径无菌气管插管，快速打结拔除处的预置线，嘱麻醉医生将经口插入的气管导管跨越吻合口送入左主支气管内，恢复经口气管插管控制呼吸(图 3-5-20～图 3-5-25)。

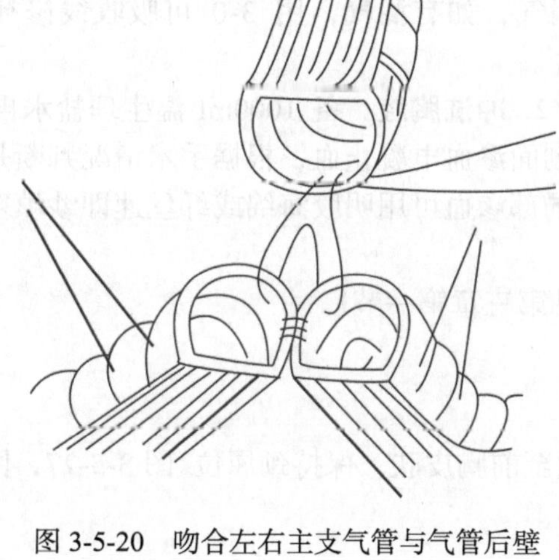

图 3-5-20　吻合左右主支气管与气管后壁

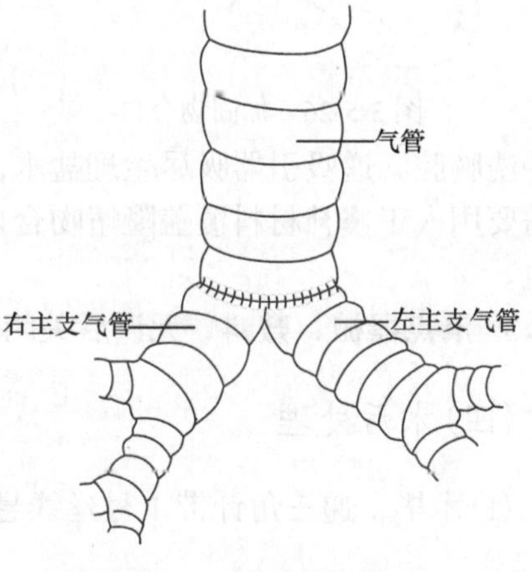

图 3-5-21　隆嵴重建完成

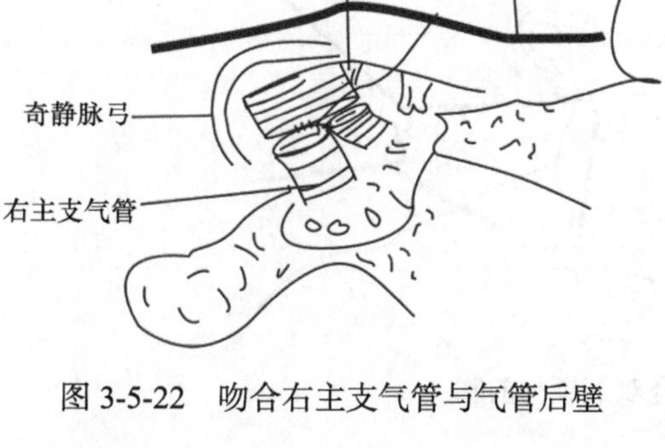

图 3-5-22　吻合右主支气管与气管后壁

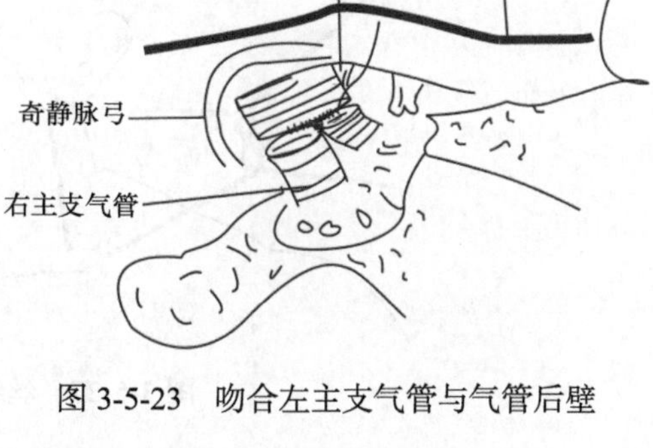

图 3-5-23　吻合左主支气管与气管后壁

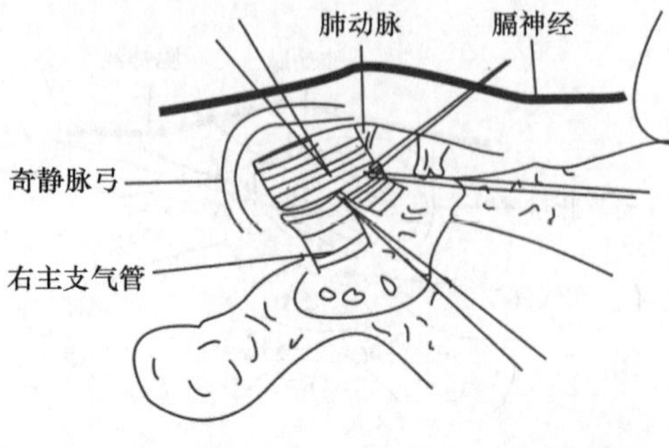

图 3-5-24 吻合左右主支气管与气管前壁

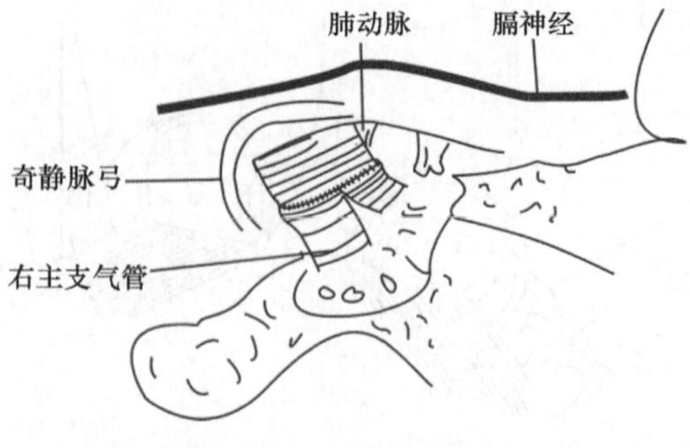

图 3-5-25 隆嵴重建完成

(7)加固吻合口：吻合口可用带蒂胸膜或心包片包埋，以促进吻合口愈合(图 3-5-26)。

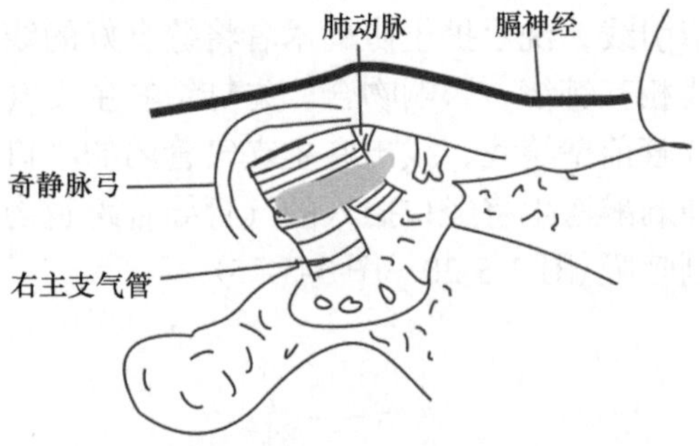

图 3-5-26 加固吻合口

(三)关胸

1. 检查吻合口有无漏气 向胸腔内注入 1000ml 温生理盐水，淹没隆嵴吻合口，嘱麻醉医师将气管导管退入主气管，吸尽气道内分泌物后加压膨肺，检查吻合口有无漏气，如有漏气，用 3-0 可吸收线修补缝合。

2. 冲洗胸腔 备 1000ml 温生理盐水再次冲洗胸腔，递吸引器吸尽生理盐水，胸腔内创面渗血电凝止血，根据手术情况判断是否需要用人工修补材料覆盖隆嵴吻合口周围，局部渗血可用明胶海绵或纤丝速即纱填塞止血。

3. 清点器械、敷料 无误后关闭胸腔(详见第三章第一节)。

(四)术后处理

(1)术毕，递三角针带 1 号丝线悬吊双下颌至前胸皮肤，保持颈屈位(图 3-5-27，图 3-5-28)。

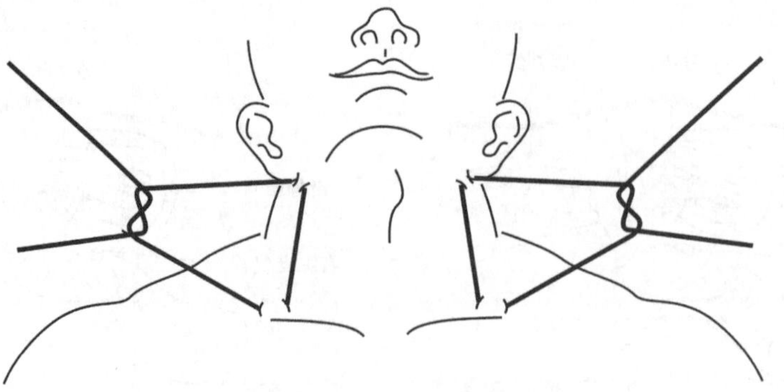

图 3-5-27 丝线缝合双下颌与前胸

(2) 手术结束后再次清点器械等物品，将器械分类退还清洗间并登记。

(3) 患者离开手术室前再次三方核查。

五、特殊关注点

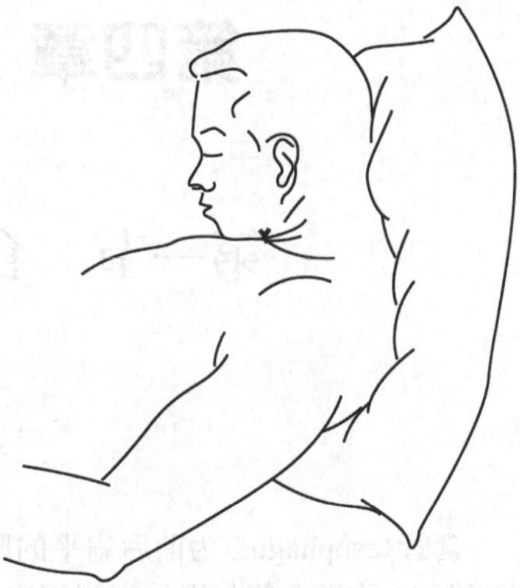

图 3-5-28　颈屈位

(1) 术中行左主支气管插管前，及时准确备齐插管相应用物，器械护士术中密切观察手术进展，协助医生做好支气管插管，减少患者脱氧时间。

(2) 切除气管及支气管时，予碘伏纱球消毒气管残端，避免胸腔内污染。

(3) 吻合左右主支气管与气管前壁时，协助医生用弯蚊式止血钳将缝线末端夹住并整理，避免缠绕和打结。

(4) 术毕患者头颈部垫软枕应保持颈屈位，在搬运患者及患者麻醉苏醒期间，巡回护士与手术医生均应陪护在患者床旁，避免患者躁动造成损伤。

（赵金兰　唐　玲　许宁惠）

第四章　食管手术配合

第一节　食管、胃的局部解剖

一、食管的位置

食管(esophagus)为前后扁平的肌性管道，上端于第 6 颈椎下缘平面与咽相接，下端约于第 11 胸椎左侧与胃的贲门相连。食管的总长度为 25～30cm(图 4-1-1)，由黏膜层、黏膜下层、肌层和外膜层构成(图 4-1-2)。食管空虚时，前后壁贴近，黏膜表面形成 7～

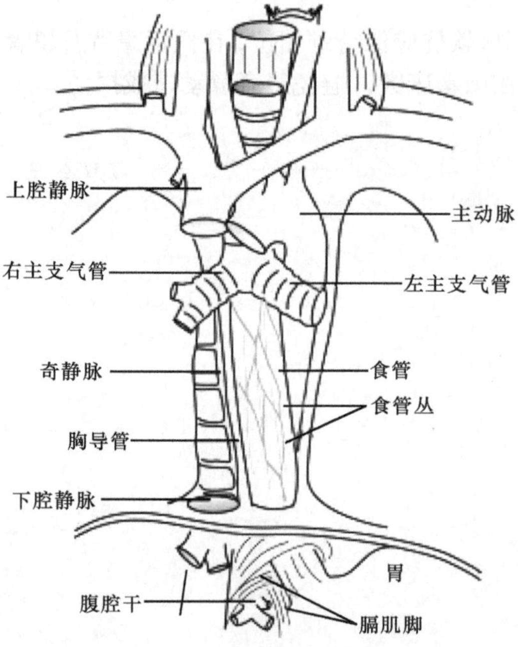

图 4-1-1　食管在胸腔的位置

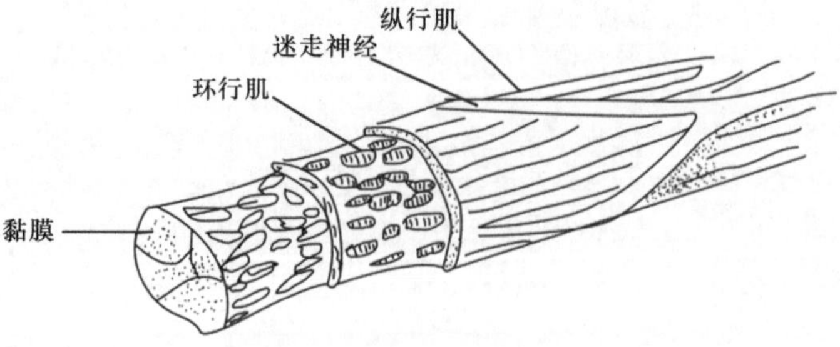

图 4-1-2　食管肌层的局部解剖

10 条纵行皱襞，当食团通过时，肌膜松弛，皱襞平展。食管肌层由外层纵行、骨层环行的肌纤维组成。肌层上 1/3 为横纹肌，下 1/3 为平滑肌，中 1/3 横纹肌和平滑肌相混杂，食管起始处环行肌纤维较厚，可起到括约肌作用。外膜为疏松结缔组织。整个食管管壁较薄，仅 0.3～0.6cm，容易穿孔。

二、食管的传统分段及生理狭窄

食管按行程分为颈部，胸部和腹部。颈部食管的长度约 5cm，位于第 6 颈椎下缘至胸骨颈静脉切迹平面之间；胸部食管最长，其长度为 18～20cm，上自颈静脉切迹，下至膈的食管裂孔；腹部食管最短，其长度为 1～2cm，自食管裂孔至胃贲门。

食管全长有 3 处生理性狭窄。第一狭窄部位在食管的起始处，相当于第 6 颈椎下缘平面，距中切牙约 15cm；第二狭窄部位于食管与左主支气管交叉处，相当于胸骨角或第 4、5 胸椎椎体之间水平，距中切牙约 25cm；第三狭窄部位在食管穿过膈的食管裂孔处，相当于第 10 胸椎水平，距中切牙约 40cm（图 4-1-3）。3 个狭窄处为异物滞留及食管癌的好发部位。

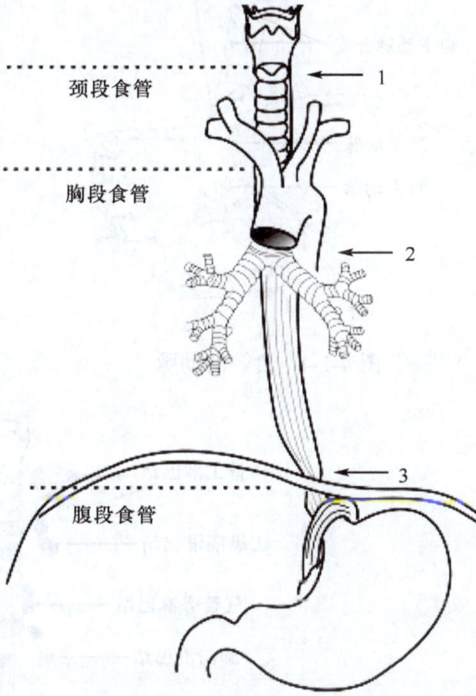

图 4-1-3　食管的分段及生理狭窄

三、食管的动脉、静脉

食管动脉：颈部食管由甲状腺下动脉的分支供养；胸部食管由胸主动脉、支气管动脉、肋间动脉供养；腹部由食管右膈下动脉和胃左动脉供养（图 4-1-4）。

食管的静脉：颈部食管静脉血经甲状腺下静脉引流至无名静脉；胸部食管静脉血经奇静脉和半奇静脉引流至上腔静脉；腹部食管静脉血经食管静脉丛引流至奇静脉和胃左静脉（图 4-1-5）。

四、食管的淋巴回流

食管上 1/3 的淋巴管常向两侧注入气管旁淋巴结和颈外侧深淋巴结群；食管中 1/3 的淋巴管注入气管支气管上下淋巴结和纵隔后淋巴结；食管下 1/3 的淋巴管大部分向下注入贲门周围淋巴结及胃左淋巴结，进一步达腹腔淋巴结（图 4-1-6）。

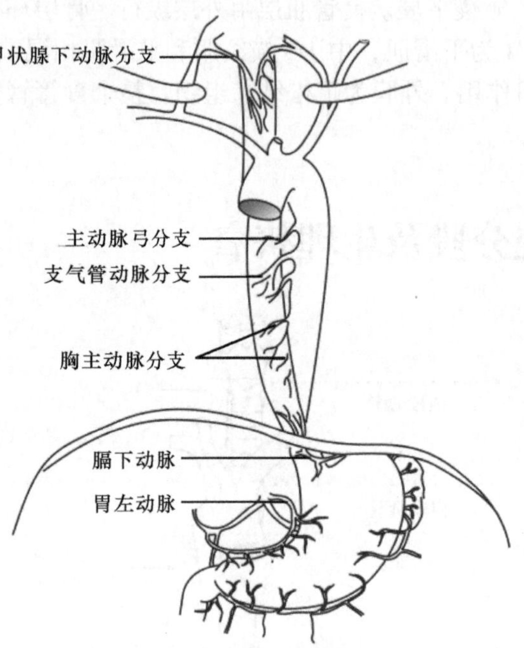

图 4-1-4　食管的动脉

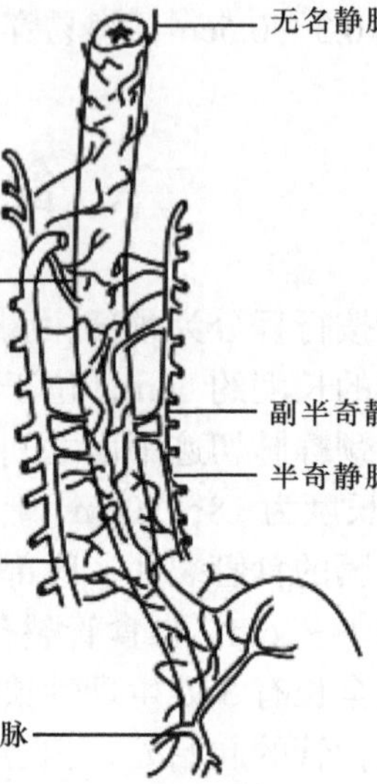

图 4-1-5　食管的静脉

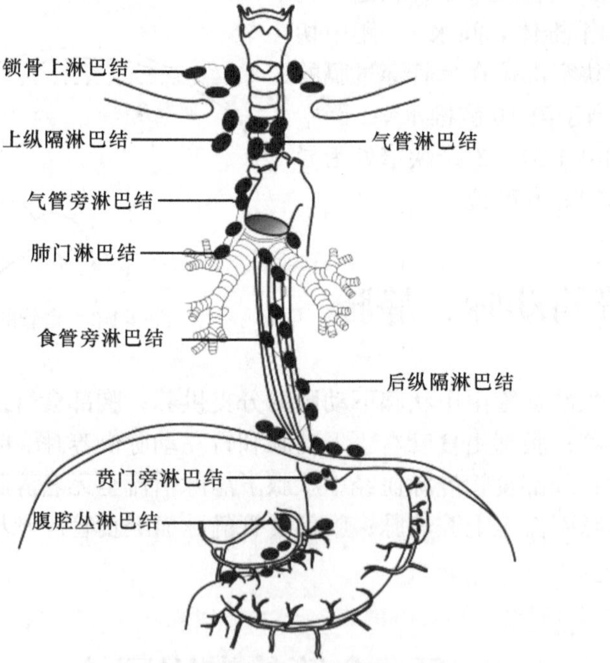

图 4-1-6　食管的淋巴

五、食 管 裂 孔

食管裂孔位于第十胸椎水平，位于主动脉裂孔的左前方，主要由右侧膈肌脚的肌束组成，其间有食管穿过，食管壁和裂孔之间有结缔组织形成的膈食管韧带，将腹腔和胸腔分开(图 4-1-7)。

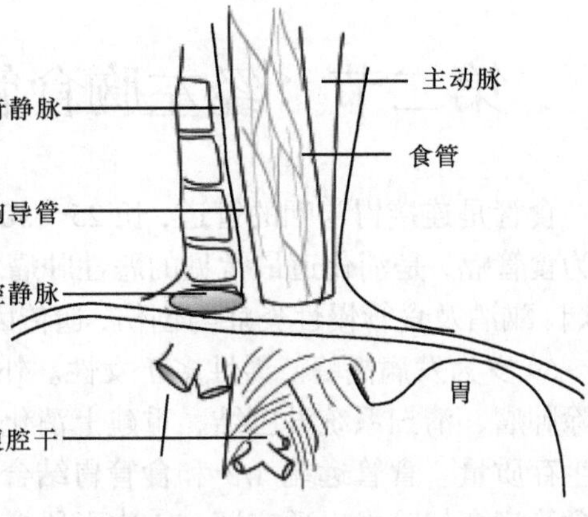

图 4-1-7　食管裂孔

六、胃的形态分布、结构

胃位于腹腔，胃分前后两壁，大小两弯，上下两口。前壁朝向前上方，后壁朝向后下方。上缘凹而短，朝向右上方，为胃小弯。最低点弯度明显转折处称角切迹。下缘凸而长，朝向左下方，称胃大弯。胃的上口称贲门，接食管，食管左缘与胃大弯起始处所形成的锐角称贲门切迹。胃的下口称幽门。

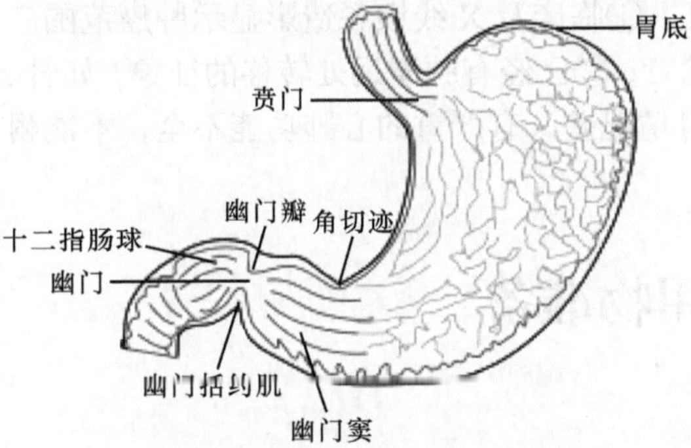

图 4-1-8　胃的形态

胃分为贲门部、胃底、胃体及幽门。靠近贲门的部分称贲门部，界域不明显，贲门切迹平面以上的部分称胃底，自胃底向下至角切迹处的中间部分称胃体，自角切迹右侧至幽门的部分称幽门部。胃壁分黏膜层、黏膜下层、肌层、外膜(图 4-1-8)。

胃的血液供应：胃有 4 条动脉供血，胃左动脉直接起源于腹腔干，并沿胃小弯侧下行，发出 5～7 支小动脉垂直进入胃壁；胃右动脉起源于肝固有动脉，在幽门侧沿小弯侧上行，与胃左动脉吻合；胃网膜右动脉发自胃十二指肠动脉，在网膜内沿大弯侧走行；脾动脉的末端发出小血管供应胃底的前后壁叫胃短动脉(图 4-1-9)。

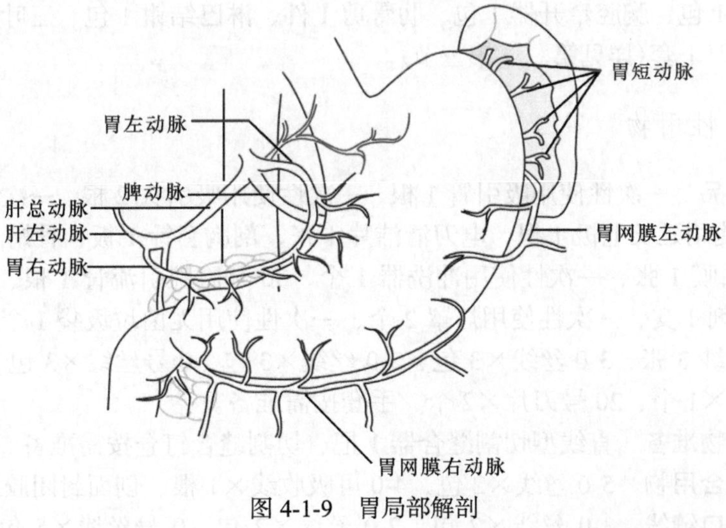

图 4-1-9　胃局部解剖

（涂雪花　杨　茜　丁宁莹　龚仁蓉）

第二节　经左胸食管病变切除术手术配合

食管是连接胃与咽的管道，长 25～30cm。在食管管腔中上皮组织所发生的恶性肿瘤称为食管癌，是消化道最常见的恶性肿瘤之一。食管癌的发生与亚硝胺慢性刺激、饮食、吸烟、酗酒及食管慢性炎症与创伤、遗传因素等有关。30 岁以上随年龄增长发病率增加，50～69 岁为发病高峰。男性多于女性。外科手术是治疗食管癌的主要方法，手术方式为切除肿瘤、清扫系统淋巴结、重建上消化道，由此解除患者的食管梗阻症状，提高患者的生存质量。食管远端 1/3 和食管胃结合部病变(包括良性疾病和肿瘤)常采用左胸入路行食管病变切除术。适应证：①中下段食管癌：0 期和Ⅰ期应积极手术治疗；Ⅱ期病例食管病变在中下段 5cm 以下；Ⅲ期病例病变在 6～7cm，如无远处转移者。②食管良性病变：食管下段及结合部的良性肿瘤。③患者全身情况良好，心、脑、肺、肝、肾各主要器官功能基本正常，能耐受手术者。禁忌证：①临床及 X 线钡餐造影显示肿瘤范围广泛和侵袭相邻的重要器官，已不能将肿瘤切除者；②已经有肿瘤远处转移的征象，如骨、腹腔、气管、纵隔或其他部位转移者；③全身情况差，有严重的心肺功能不全，不能耐受手术者；④重度恶病质者。

一、手术用物准备

(一) 常规用物

手术盆 1 个、手术衣 6 件、剖口单 1 张、桌单 4 张、治疗巾 10 张。

(二) 手术器械

食管器械 1 包、胸腔牵开器 1 包、肋骨剪 1 件、淋巴结钳 1 包、三叶钳 1 把、荷包钳 1 把、超声刀 1 套(详见第一章第三节)。

(三) 一次性用物

1. 常规物品　一次性使用吸引管 1 根、一次性使用吸引头 2 根、一次性使用电刀笔 1 个、一次性使用延长电极 1 根、电刀清洁片 1 张、剖胸套针 1 板、骨蜡 1 块、50cm×60cm 医用粘贴膜 1 张、一次性使用冲洗器 1 个、36 号胸腔引流管 1 根、食管牵引带 1 根、医用润滑剂 1 支、一次性使用灯罩 2 个、一次性使用无菌垃圾袋 1 个、带锁丝纱布 10～20 张、方纱 3 张、3-0 丝线×3 包、2-0 丝线×3 包、0 号丝线×3 包、1 号丝线×3 包、11 号刀片×1 个、20 号刀片×2 个、手套按需准备。

2. 断胃用物准备　直线型切割缝合器 1 把、切割缝合钉仓按需准备。

3. 食管吻合用物　5-0 丝线×2 包、4-0 可吸收线×1 根、创面封闭胶按需准备。

4. 关闭切口缝线　3-0 丝线×2 包、2-0 丝线×2 包、0 号丝线×5 包、1 号丝线×2 包。

二、手 术 体 位

手术体位是右侧卧位，左侧在上，体位摆放过程详见第一章第四节。

三、消 毒 铺 巾

消毒铺巾见第一章第五节。

四、手 术 配 合

(一) 切皮前准备

1. 器械护士和巡回护士共同清点器械、纱布、纱球、缝针、刀片等所有用物数量并检查其完整性，巡回护士将其准确登记在器械清点单上。调试电刀笔，连接吸引器，安装灯柄罩。

2. 手术切口　经左侧第6肋间后外侧做一弧形切口。沿背部肩胛骨内侧缘与脊柱之间中线，平肩胛冈间下绕过肩胛下角，向外前至左侧腋前线（图 4-2-1）。

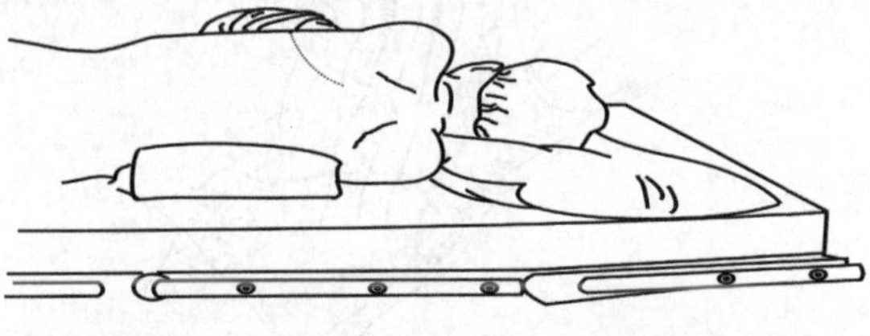

图 4-2-1　经左胸食管下段病变切除切口

(二) 经左侧胸壁入路

1. 切开皮肤、皮下组织　备 20 号手术刀、组织剪、组织镊、皮肤拉钩、一次性电刀笔。切开皮肤前三方核查，准确无误后递给手术医生 20 号手术刀切开皮肤，电刀切开皮下组织，电凝止血（图 4-2-2，图 4-2-3）。

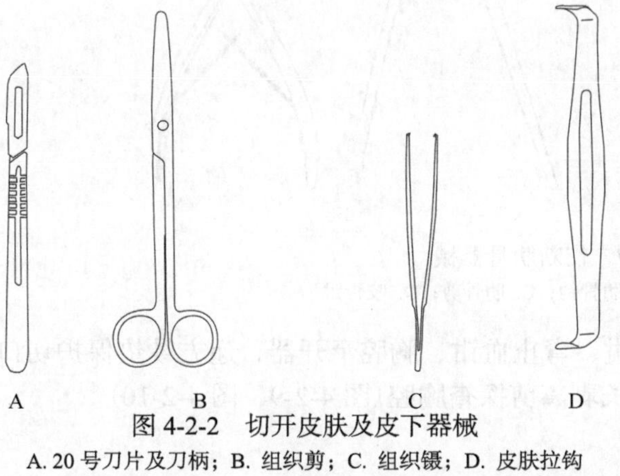

图 4-2-2　切开皮肤及皮下器械

A. 20 号刀片及刀柄；B. 组织剪；C. 组织镊；D. 皮肤拉钩

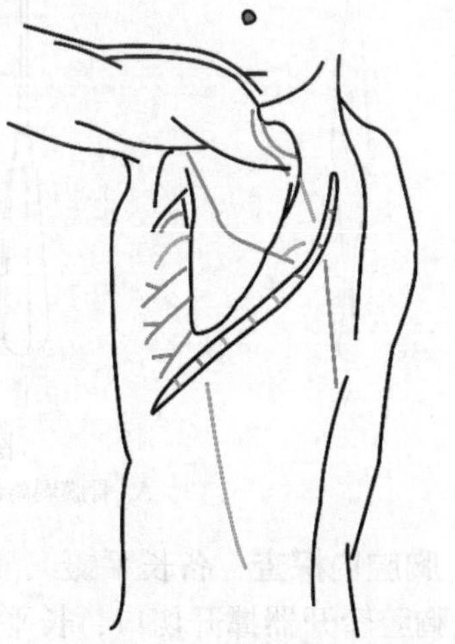

图 4-2-3　切开皮肤及皮下

2. 切开背阔肌、前锯肌　备甲状腺拉钩、肩胛拉钩、电刀笔。电刀游离背阔肌，并切断附着处组织，电刀切开前锯肌，手术医生用手指挑起前锯肌，分离前锯肌的附着点，小血管分支电凝止血（图 4-2-4，图 4-2-5）。

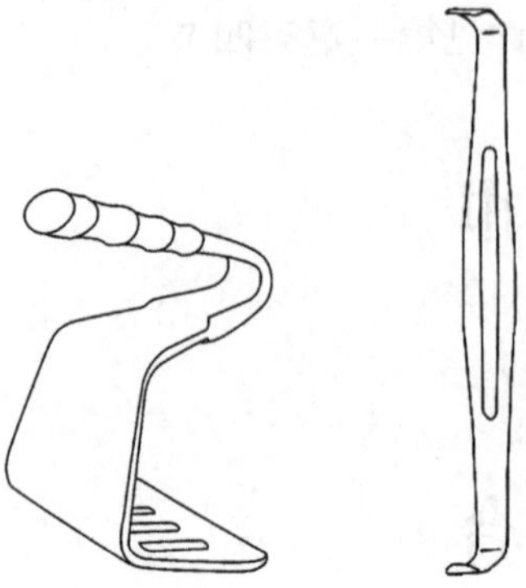

图 4-2-4　切开胸壁肌肉器械

A. 肩胛拉钩；B. 皮肤拉钩

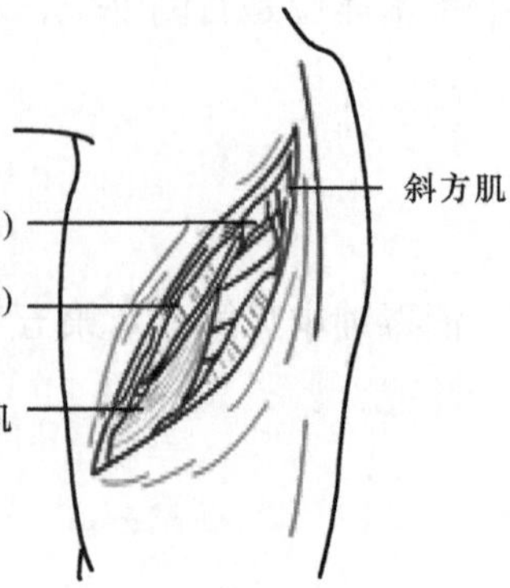

图 4-2-5　切开胸壁肌肉

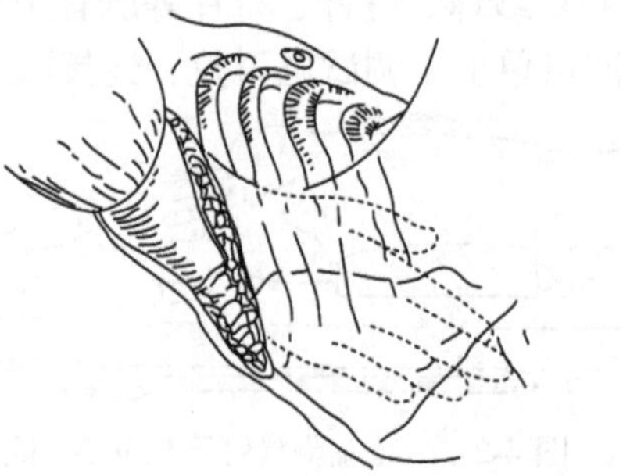

图 4-2-6　触摸肋骨以确定进入胸腔的肋间隙

3. 确定需要切开的肋间　助手用肩胛拉钩提起肩胛骨，电刀分离前锯肌后筋膜，将右手伸入肩胛骨从上到下触摸肋骨，逐根肋骨计数，以确定需要切开的肋间（图 4-2-6）。

4. 切开肋间肌　嘱麻醉师行右肺肺通气，电刀切开肋间肌，电凝止血。传递肋骨剪予手术医师剪断第 6 肋骨，肋骨断端骨蜡止血（图 4-2-7，图 4-2-8）。

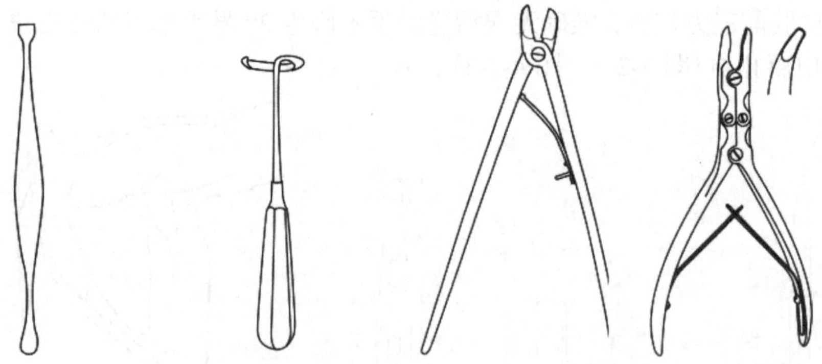

图 4-2-7　切断肋骨器械

A. 骨膜剥离器；B. 肋骨钩；C. 肋骨剪；D. 咬骨钳

5. 胸腔内探查　备长平镊 、肺叶钳、弯止血钳、胸腔牵开器，递方纱垫保护切口缘，递胸腔牵开器撑开切口，长平镊、长剥离剪探查胸腔（图 4-2-9，图 4-2-10）。

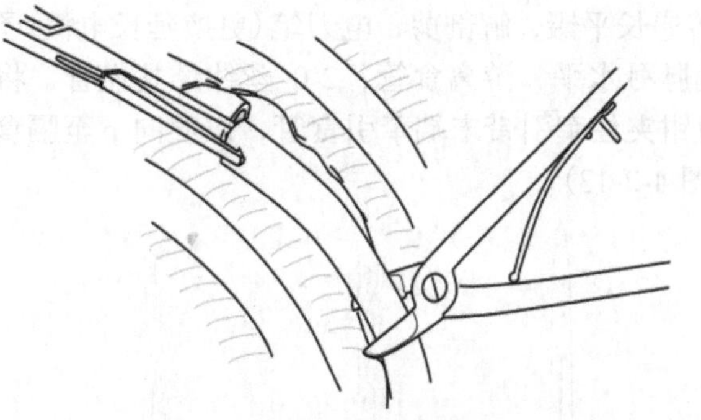

图 4-2-8　切断肋骨

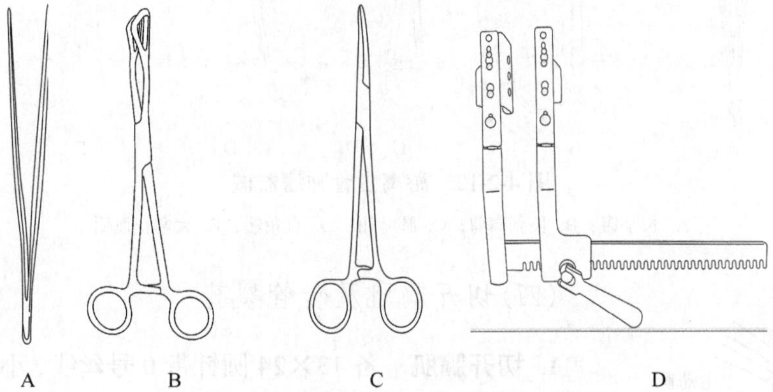

图 4-2-9　探查胸腔器械

A. 长平镊；B. 肺叶钳；C. 大弯止血钳；D. 胸腔牵开器

（三）探查肿瘤及游离食管

1. 探查食管肿瘤　递肺叶钳夹持肺向前牵开，递电刀予主刀医生切开纵隔胸膜。备 4 号圆针带 2-0 丝线缝合牵引纵隔胸膜，显露后纵隔，探查食管肿瘤的大小、活动度、与周围器官有无粘连及侵犯(图 4-2-11)。

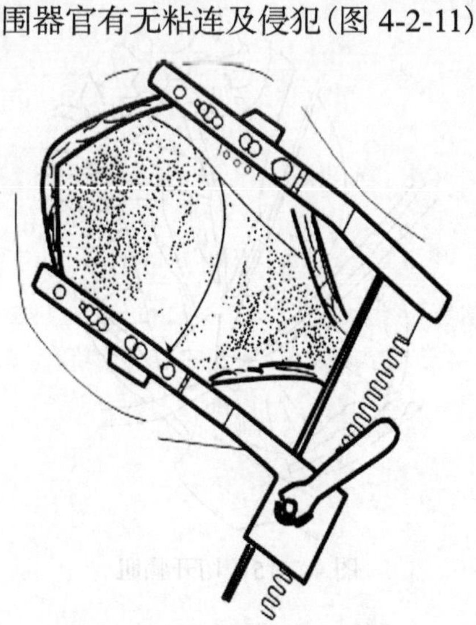

图 4-2-10　暴露左侧胸腔

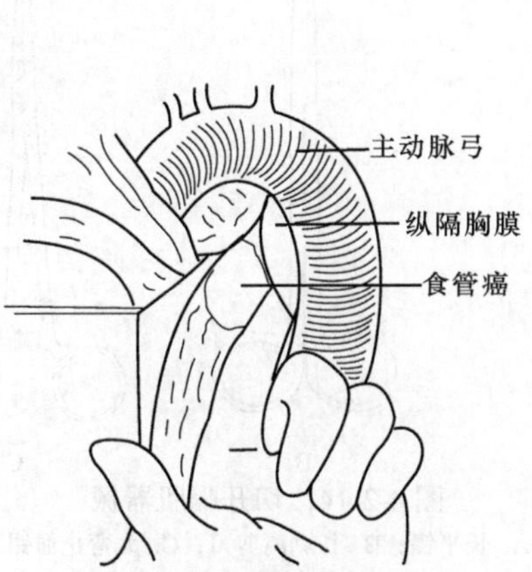

图 4-2-11　探查食管肿瘤

2. 游离食管 传递长平镊，解剖剪，电刀笔（更换延长电极）予手术医师，切开食管前后壁的胸膜至主动脉弓水平，游离食管，2-0 丝线结扎血管，将分离的食管用食管牵引带牵引，小弯止血钳夹住牵引带末端牵引食管，以便向下至膈食管裂孔充分游离、显露食管（图 4-2-12，图 4-2-13）。

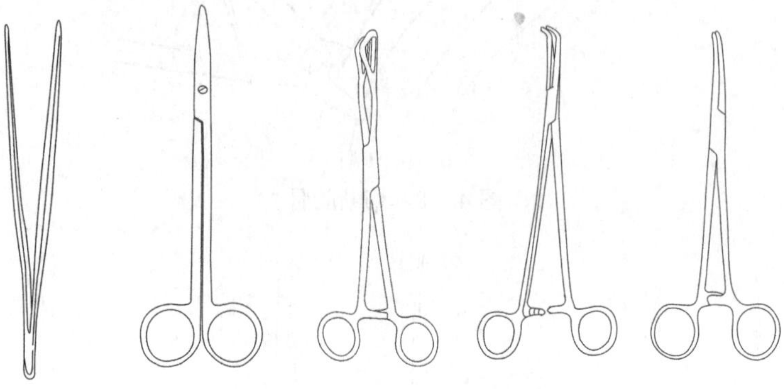

A　B　C　D　E

图 4-2-12　游离食管肿瘤器械

A. 长平镊；B. 长剥离剪；C. 肺叶钳；D. 直角钳；E. 大弯止血钳

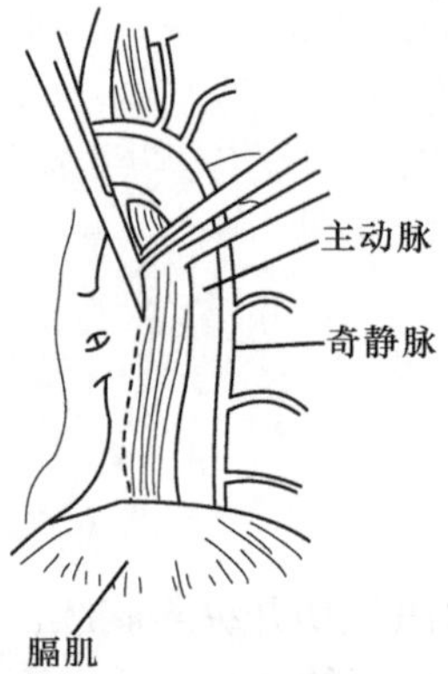

图 4-2-13　游离食管肿瘤

（四）切开膈肌及食管裂孔

1. 切开膈肌 备 13×24 圆针带 0 号丝线、小弯止血钳、大弯止血钳，在肝、脾部位之间用两把组织钳提起膈肌，在两钳间剪开，然后沿放射形方向延长，前端直至近肋弓，后端指向食管裂孔。为了减少出血和避免损伤膈下器官，剪开时用手指在膈下引导并向上抬起，膈肌出血递大弯止血钳钳夹止血，边剪边止血。切口两旁用 13×24 圆针带 0 号丝线做“8”字形缝扎，小弯止血钳夹持缝线牵引悬吊膈肌（图 4-2-14，图 4-2-15）。

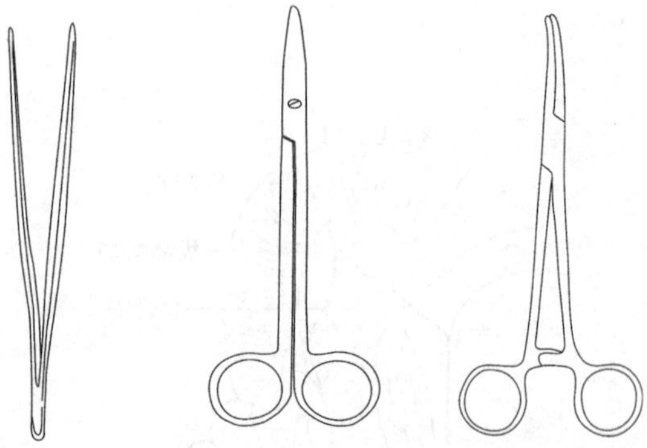

A　B　C

图 4-2-14　切开膈肌器械

A. 长平镊；B. 长剥离剪刀；C. 大弯止血钳

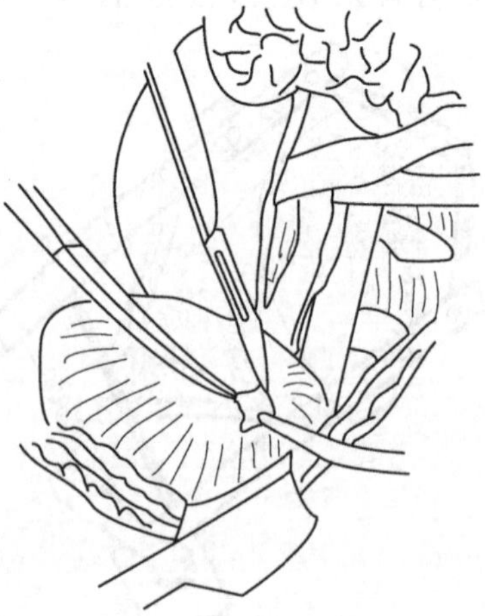

图 4-2-15　切开膈肌

2. 切开食管裂孔 手术医师探查胃底部、胃大弯和胃小弯、肝、脾门、胃左动脉和腹主动脉周围、大网膜、肠系膜及盆腔有无淋巴结转移或肿瘤移植。如经胸、腹探查明确可以切除，即可扩大膈肌切口，切开食管裂孔(图 4-2-16，图 4-2-17)。

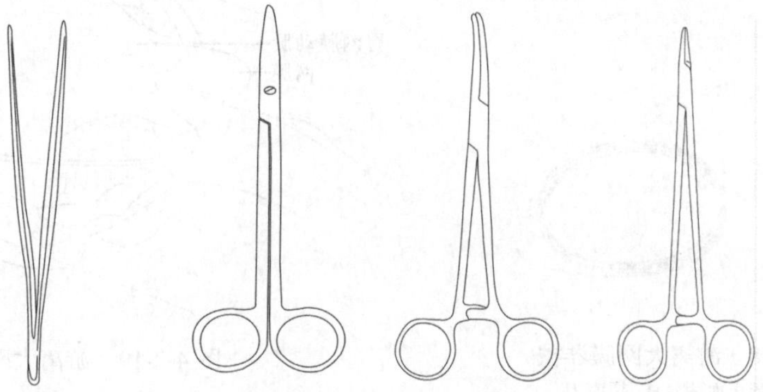

图 4-2-16　切开食管裂孔器械

A. 长平镊；B. 长剥离剪；C. 大弯止血钳；D.持针钳

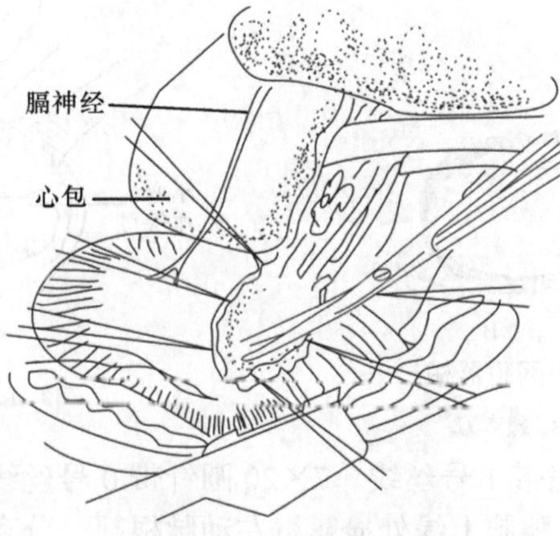

图 4-2-17　切开食管裂孔

(五)游离大、小网膜及胃

1. 游离大网膜　递湿纱布一张予手术医生展开提起胃，备钳带 0 号丝线和超声刀，在胃大弯无血管区域切开大网膜，游离胃大弯，在胃网膜动脉的血管弓一面，分离胃结肠韧带。在两钳之间剪断各网膜支及胃网膜左动脉，并逐一结扎或缝扎。分离胃脾韧带，切断、结扎各支胃短动脉(图 4-2-18，图 4-2-19)。

2. 游离小网膜　备钳带 0 号丝线和超声刀，手术医师用手指从已经分离的胃大弯伸进胃后壁，在胃左动脉远侧将肝胃韧带的无血管区钝性穿破一孔，从破孔沿胃小弯血管弓之上用止血钳钳夹、切断、结扎肝胃韧带，分离时可将胃稍上提，即可于胃小弯、胰腺上缘之间摸到胃左动脉。尽可能切除血管旁的淋巴结，将胃和食管下端同时提起，钳夹、结扎和切断附着于贲门的膈肌和反折腹膜等组织(图 4-2-20，图 4-2-21)。

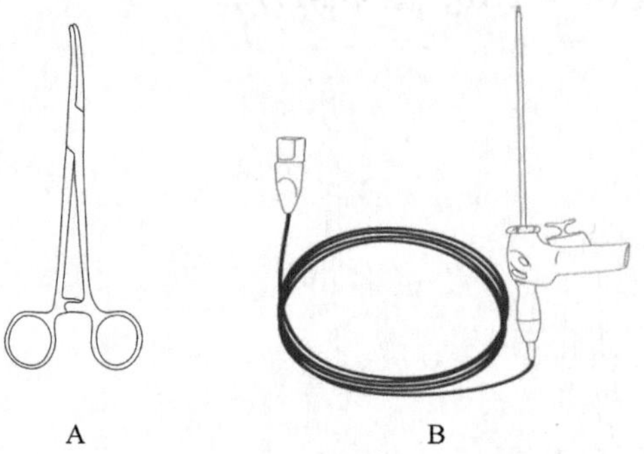

图 4-2-18 游离大网膜器械

A. 大弯止血钳；B. 超声刀

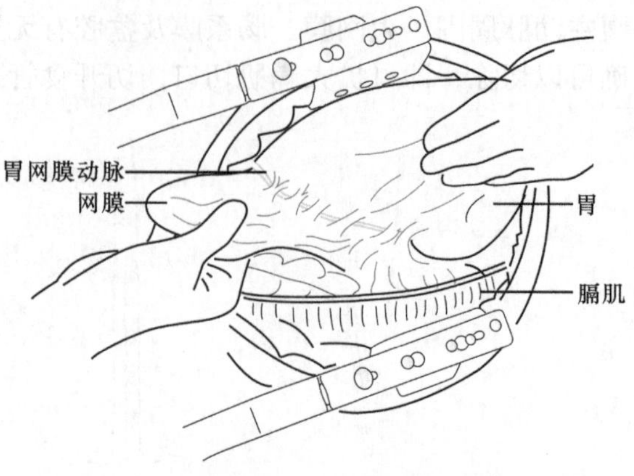

图 4-2-19 游离大网膜

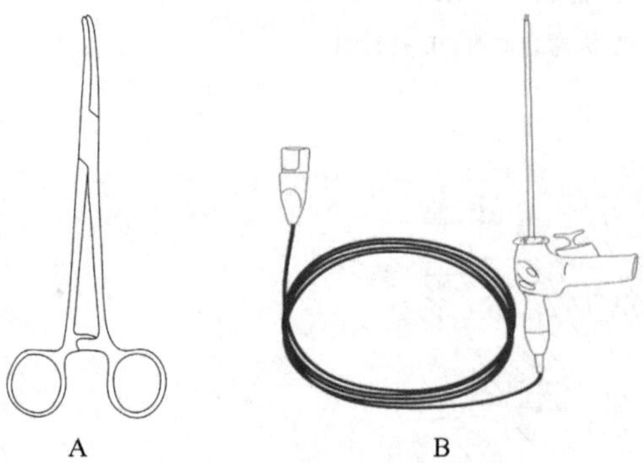

图 4-2-20 游离小网膜器械

A. 大弯止血钳；B. 超声刀

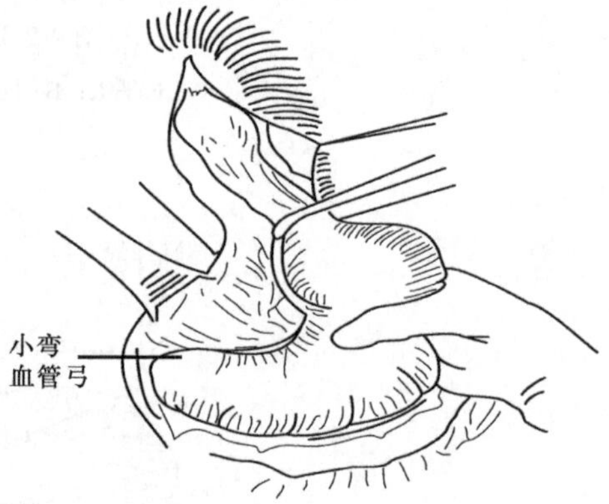

图 4-2-21 游离小网膜

3. 切断胃左动脉 备钳带 1 号丝线、7×20 圆针带 0 号丝线，将胃翻转上提，分离腹膜后与胃的粘连组织，在胰腺上缘处显露胃左动脉根部。分离后，在其近端钳夹 3 把大弯止血钳。解剖剪断开血管，1 号丝线和 0 号丝线双重结扎血管。切断胃左动脉后，贲门和胃已基本游离，可根据吻合口的高度，将胃的大、小弯分离到满意程度（一般应分离至胃窦部），但必须保留胃右动脉和胃网膜右动脉（图 4-2-22，图 4-2-23）。

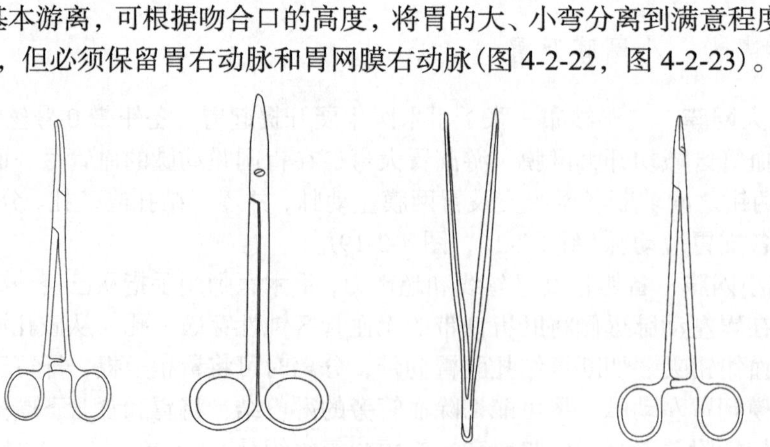

图 4-2-22 切断胃左动脉器械

A. 大弯止血钳；B. 长剥离剪；C. 长平镊；D. 持针钳

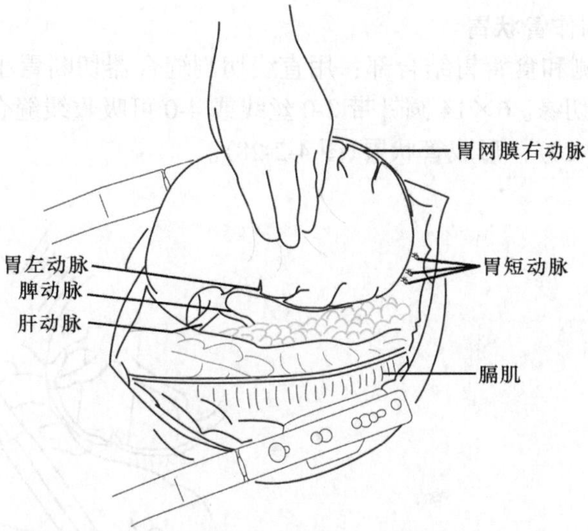

图 4-2-23　切断胃左动脉

4. 游离部分十二指肠及清扫腹腔淋巴结　递剥离剪予手术医生，切开十二指肠降部外侧的腹膜，并钝性分离十二指肠的后壁，充分游离胃，使胃可以在胸腔顶部与食管吻合。递淋巴结钳和超声刀予手术医生清扫腹腔淋巴(图 4-2-24，图 4-2-25)。

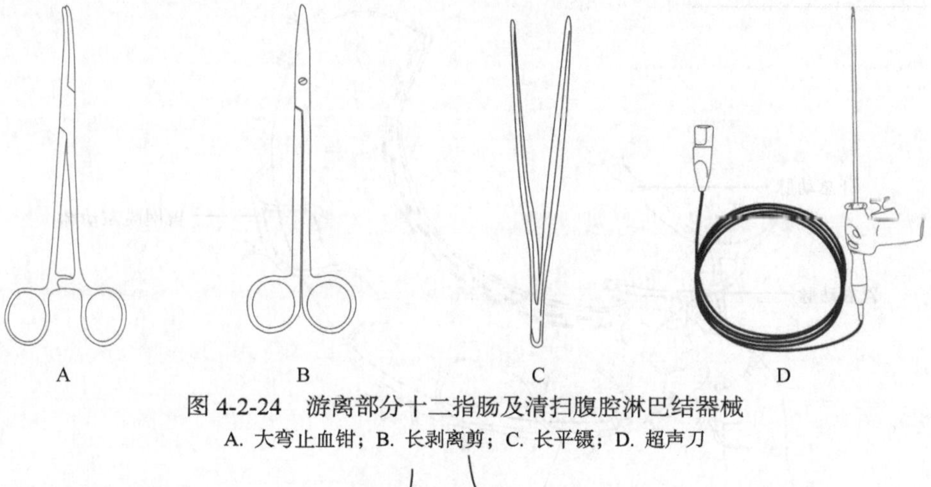

图 4-2-24　游离部分十二指肠及清扫腹腔淋巴结器械

A. 大弯止血钳；B. 长剥离剪；C. 长平镊；D. 超声刀

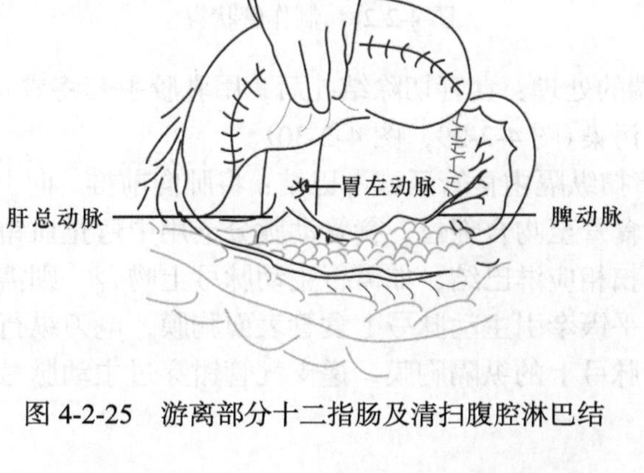

图 4-2-25　游离部分十二指肠及清扫腹腔淋巴结

5. 切断贲门，制作管状胃

(1) 切除胃小弯侧和食管胃结合部：用直线切割缝合器切断胃小弯侧和食管胃结合部，碘伏纱球消毒两切缘。6×14 圆针带 2-0 丝线或 4-0 可吸收线缝合包埋胃切缘的浆肌层(图 4-2-26，图 4-2-27)，形成管状胃(图 4-2-28)。

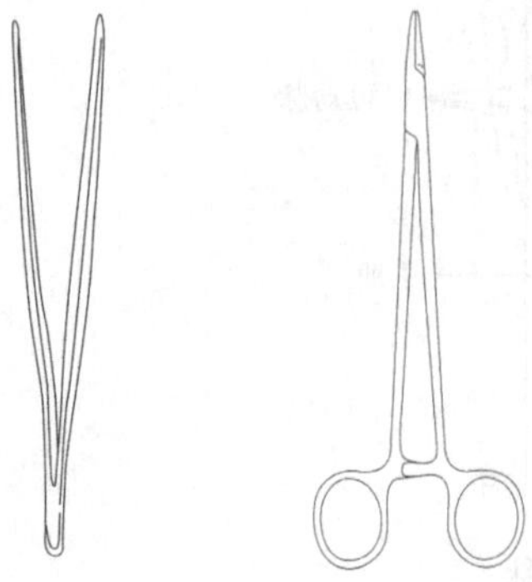

图 4-2-26　切除贲门器械

A. 长平镊；B. 持针钳

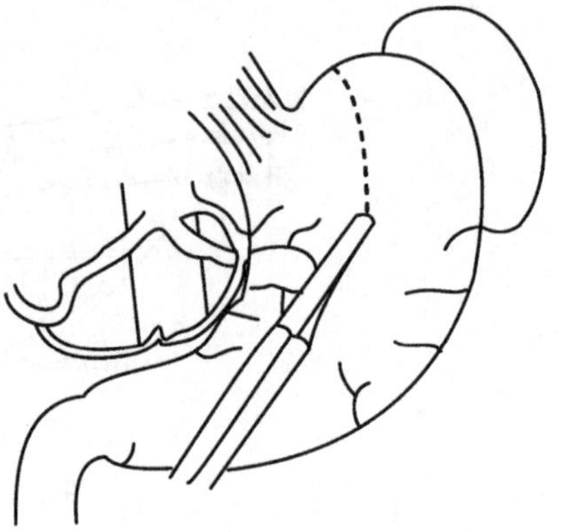

图 4-2-27　切除贲门

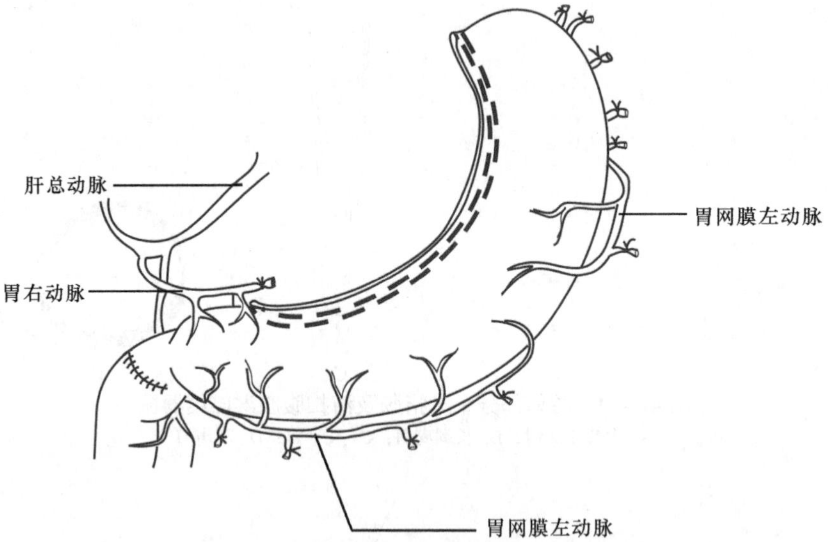

图 4-2-28　制作管状胃

(2) 胃及食管残端的处理：食管切除结扎后，用乳胶手套将胃及食管残端包裹，0 号丝线结扎，防止胸腔污染(图 4-2-29，图 4-2-30)。

(3) 游离食管，清扫纵隔内食管区域淋巴结：将肺向前推，向上提起食管，紧贴降主动脉，继续向上游离食管至吻合部位，食管动脉分支用中弯止血钳带 2-0 丝线结扎，递淋巴结钳、超声刀清扫相应淋巴结，如需行主动脉弓上吻合，则需用手指钝性分离主动脉弓后的食管，递长平镊牵引主动脉弓上食管表面胸膜，电刀纵行切开锁骨下动脉外侧食管上三角区的主动脉弓上的纵隔胸膜，递支气管钳穿过主动脉弓后将食管由主动脉弓

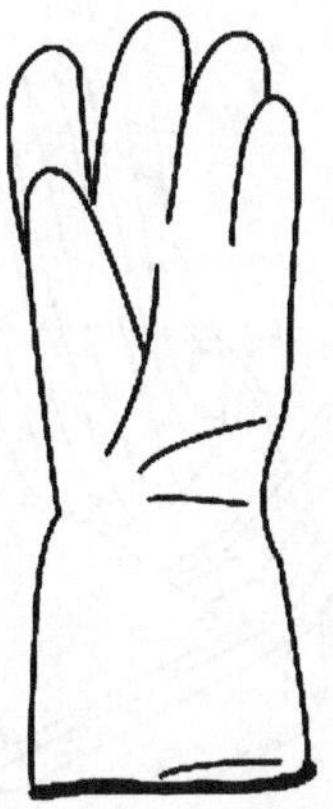

图 4-2-29　乳胶手套

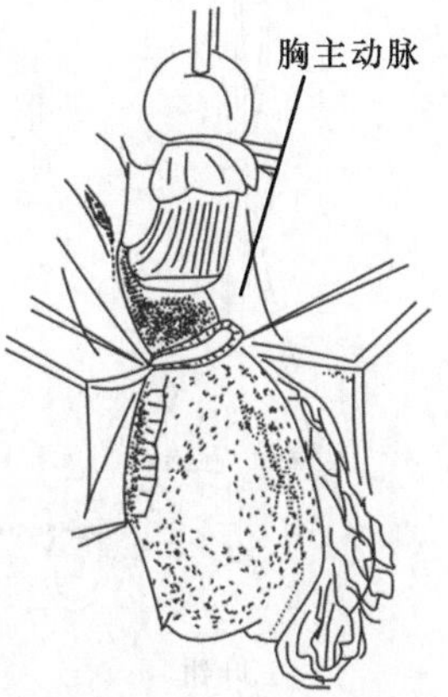

图 4-2-30　包裹胃及食管残端

后拉到主动脉弓上，在胃底缝合牵引线，递长直角钳将胃经主动脉弓后上提至主动脉弓上与食管做吻合(图 4-2-31，图 4-2-32)。

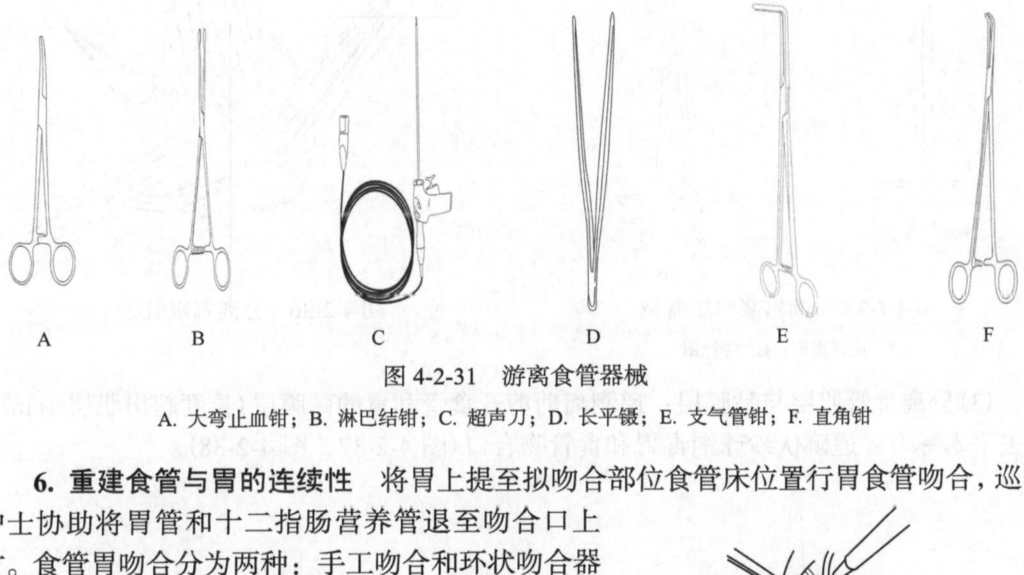

图 4-2-31　游离食管器械

A. 大弯止血钳；B. 淋巴结钳；C. 超声刀；D. 长平镊；E. 支气管钳；F. 直角钳

6. 重建食管与胃的连续性　将胃上提至拟吻合部位食管床位置行胃食管吻合，巡回护士协助将胃管和十二指肠营养管退至吻合口上方。食管胃吻合分为两种：手工吻合和环状吻合器吻合。下面对手工吻合进行描述(环状吻合器吻合见本章第三节)。

(1)三叶钳夹持并固定胃底：递三叶钳夹住胃底(图 4-2-33，图 4-2-34)。

(2)分离胃浆肌层：递剥离剪距拟吻合处 1cm 剪开胃壁浆肌层和食管后壁肌层，递 5×12 圆针带 5-0 丝线吻合食管后壁肌层和胃的浆肌层，5-0 丝线提前用润滑剂润滑以免切割组织(图 4-2-35，图 4-2-36)。

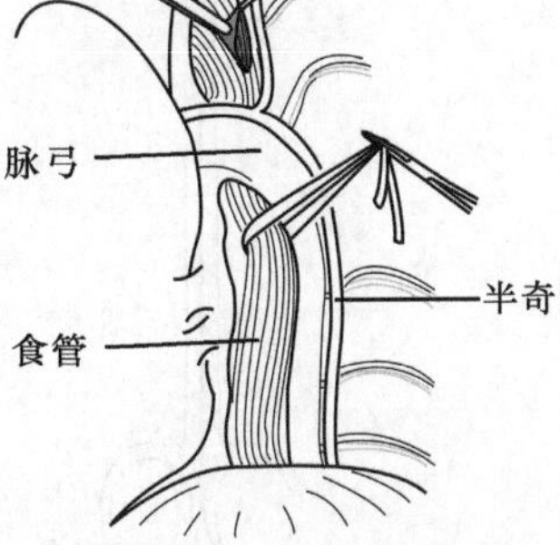

图 4-2-32　游离食管

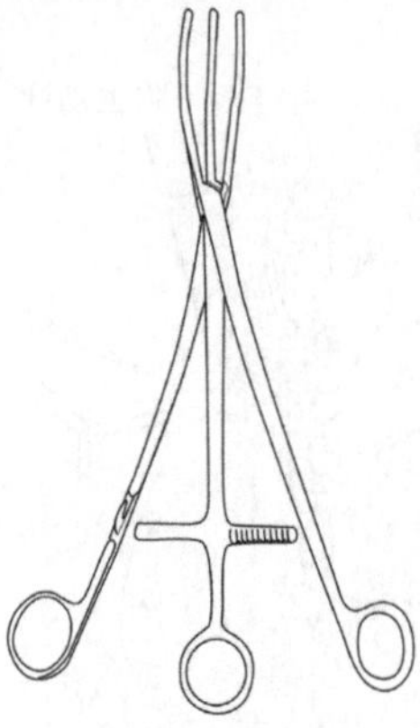

图 4-2-33　夹食管上端及胃底器械

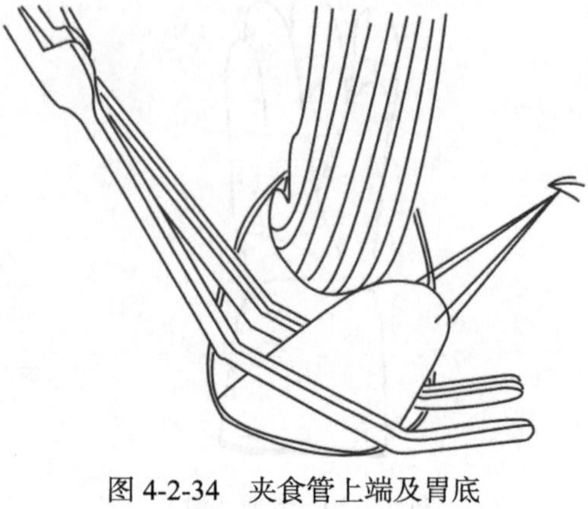

图 4-2-34　夹食管上端及胃底

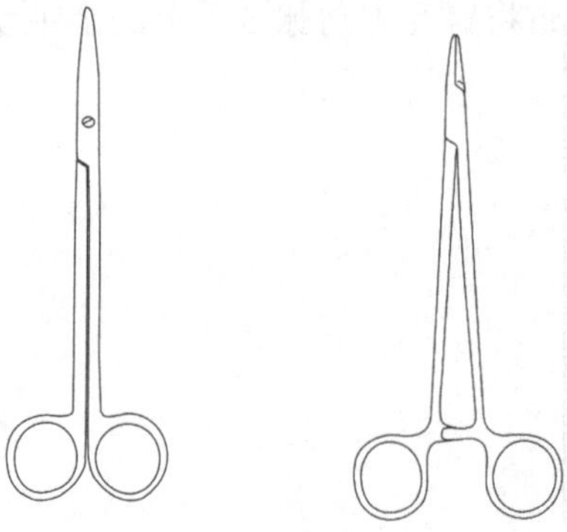

图 4-2-35 分离胃浆肌层器械

A. 长剥离剪；B. 持针钳

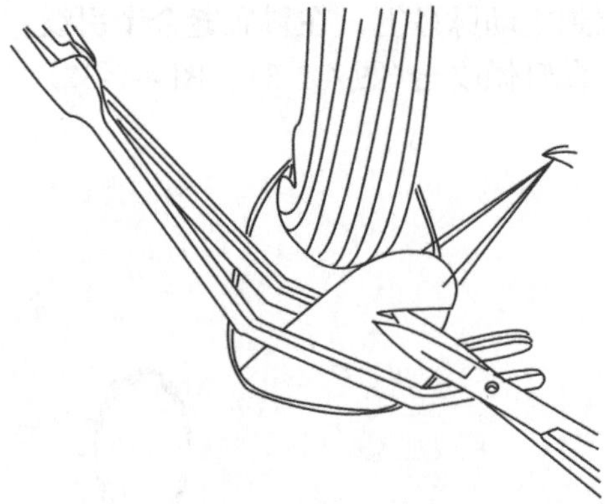

图 4-2-36　分离胃浆肌层

(3)分离食管肌层与黏膜层：递剥离剪剪开食管和胃的黏膜层(长度超出肌层 1cm)，移去手术标本，递碘伏纱球消毒胃和食管吻合口(图 4-2-37，图 4-2-38)。

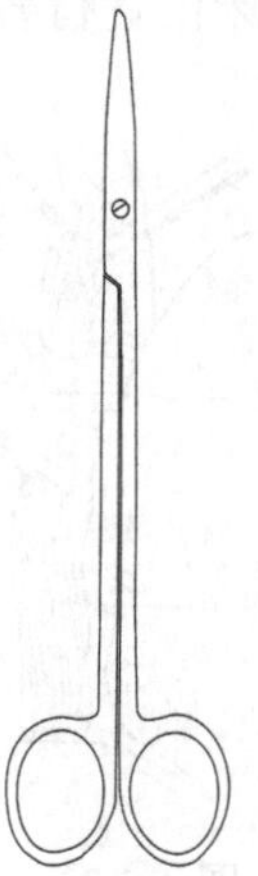

图 4-2-37　分离食管肌层与黏膜层器械

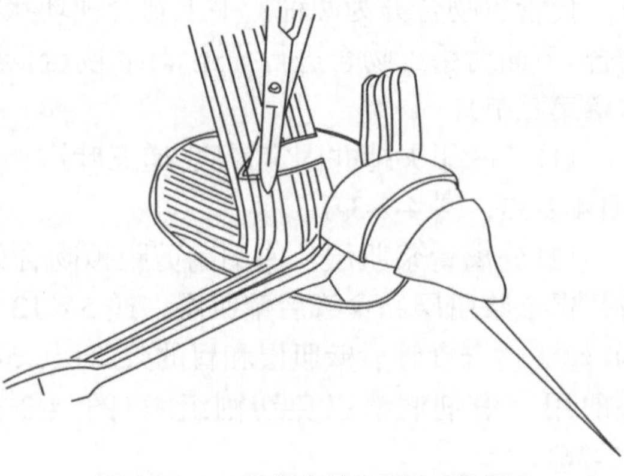

图 4-2-38　分离食管肌层与黏膜层

(4)吻合食管后壁肌层与胃壁浆肌层：递涂抹润滑剂的 4-0 可吸收线吻合黏膜层，

5×12 圆针带 5-0 丝线吻合食管前壁肌层与胃前壁的浆肌层。吻合完毕后，巡回护士将胃管和营养管送入胃内分离胃管和营养管，并将营养管送入空肠，拔出导丝，妥善固定。5×12 圆针带 3-0 丝线固定胸胃与纵隔胸膜(图 4-2-39～图 4-2-42)。

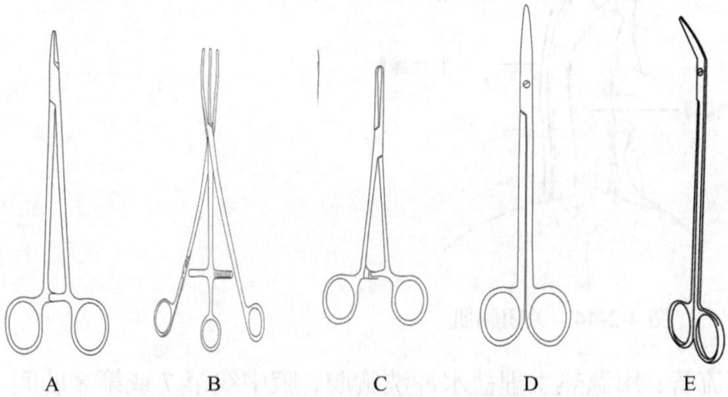

图 4-2-39 吻合食管后壁肌层与胃壁浆肌层器械

A. 持针钳；B. 三叶钳；C. 组织钳；D. 长剥离剪；E. 直角剪

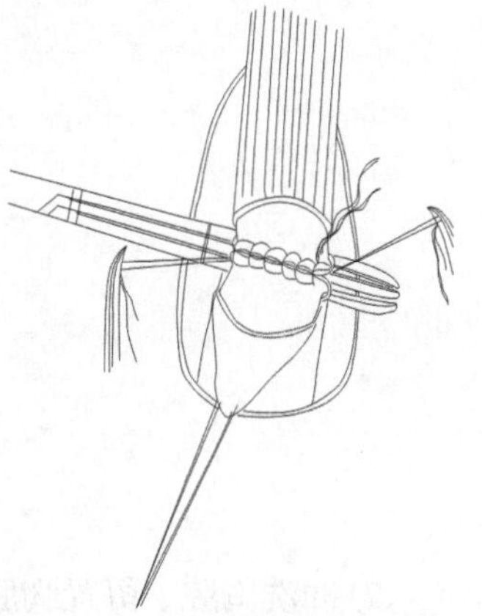

图 4-2-40 吻合食管后壁肌层与胃壁浆肌层

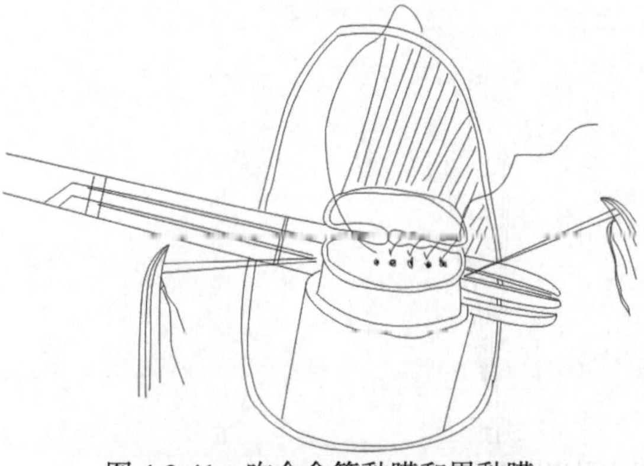

图 4-2-41 吻合食管黏膜和胃黏膜

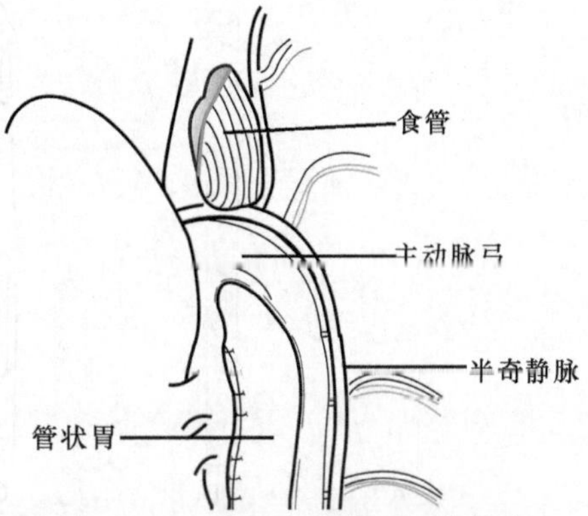

图 4-2-42 将胃和食管还回食管床

7. 关闭膈肌

(1)清点手术用物：巡回护士和洗手护士共同清点用物，递 13×24 圆针带 0 号丝线缝合膈肌，7×20 圆针带 2-0 丝线缝合食管裂孔和固定胃(图 4-2-43，图 4-2-44)。

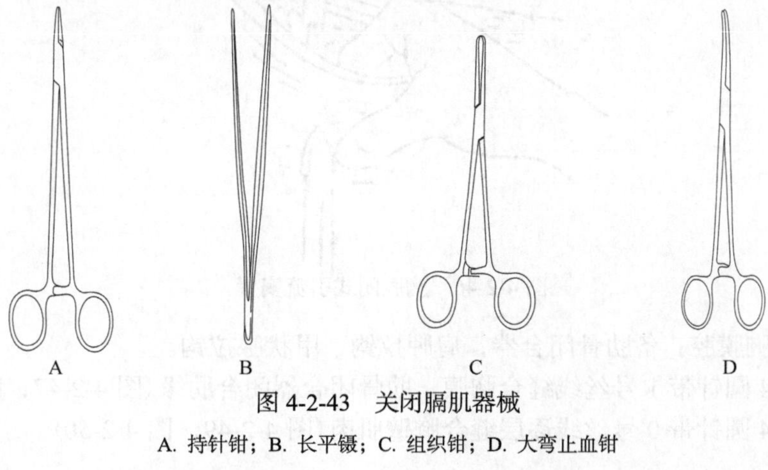

图 4-2-43 关闭膈肌器械

A. 持针钳；B. 长平镊；C. 组织钳；D. 大弯止血钳

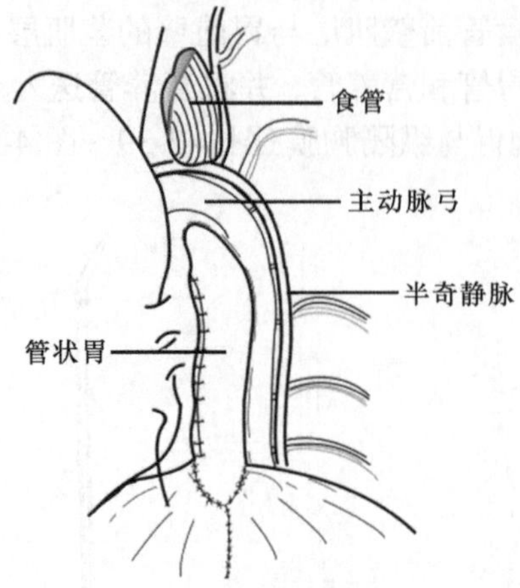

图 4-2-44 关闭膈肌

(2) 冲洗胸腔、留置胸腔引流管：用温热生理盐水冲洗胸腔，腋中线第 7 或第 8 肋间放置胸腔引流管。备 11 号手术刀、弯止血钳 1 把、36 号胸腔硅胶引流管，9×27 三角针带 0 号丝线固定引流管。巡回护士、洗手护士共同清点用物（图 4-2-45，图 4-2-46）。

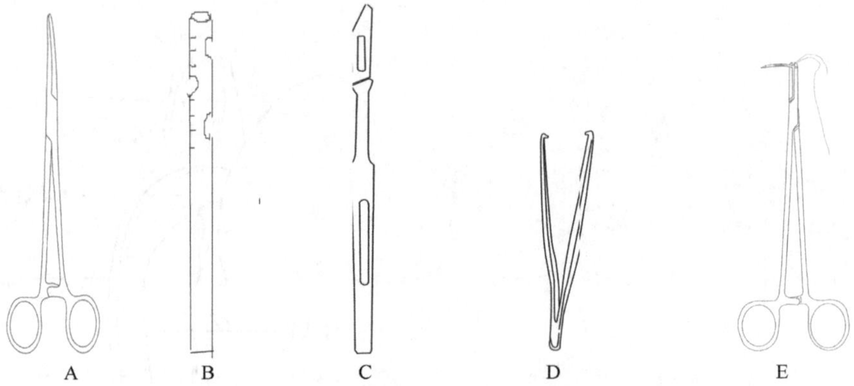

图 4-2-45 胸腔闭式引流安置器械

A. 大弯止血钳；B. 胸腔引流管；C. 手术刀；D. 组织镊；E. 持针钳带线

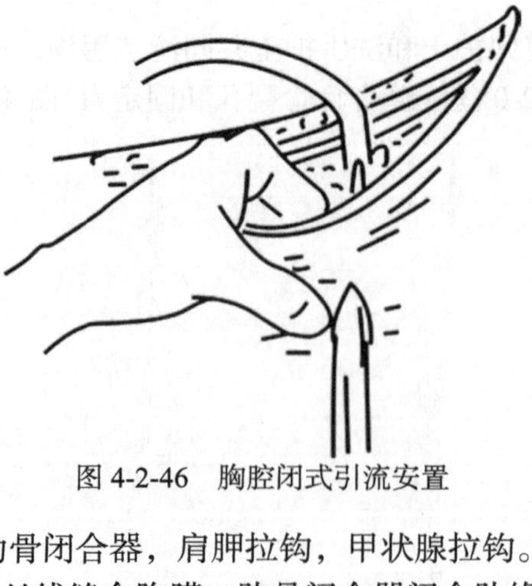

图 4-2-46 胸腔闭式引流安置

(3) 关闭胸膜腔：备肋骨闭合器，肩胛拉钩，甲状腺拉钩。

1) 13×34 圆针带 1 号丝线缝合胸膜，肋骨闭合器闭合肋缘（图 4-2-47，图 4-2-48）。

2) 13×24 圆针带 0 号丝线逐层缝合胸壁肌肉（图 4-2-49，图 4-2-50）。

3) 13×24 圆针带 2-0 丝线缝合皮下。

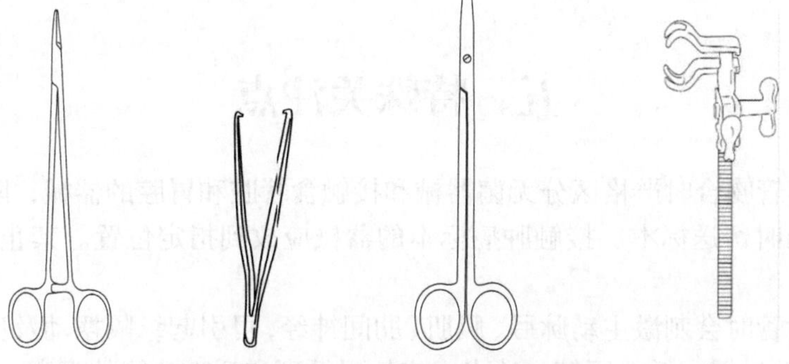

图 4-2-47　关闭胸膜腔器械

A. 持针钳；B. 组织镊；C. 组织剪；D. 关胸器

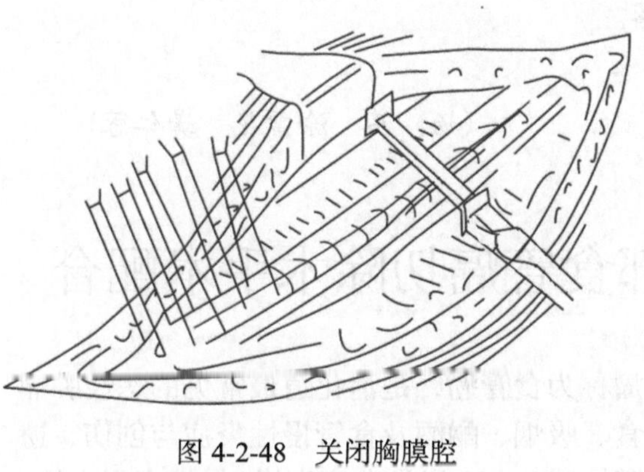

图 4-2-48　关闭胸膜腔

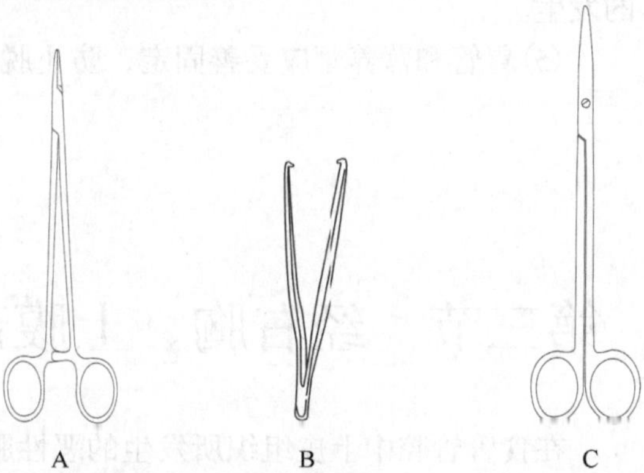

图 4-2-49　关闭胸壁肌肉器械

A. 持针钳；B. 组织镊；C. 组织剪

4) 9×27 三角针带 3-0 丝线缝合皮肤(图 4-2-51)。

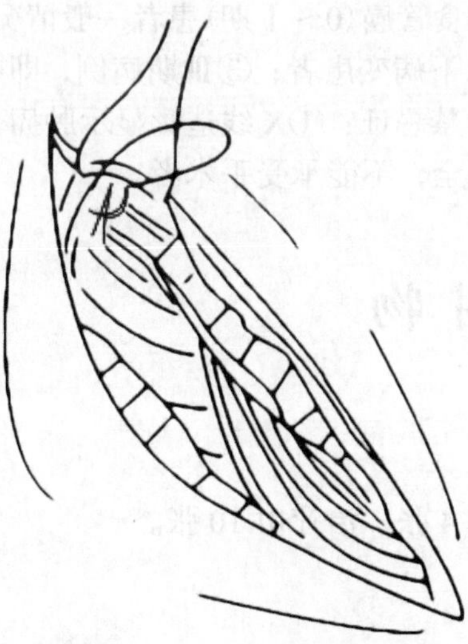

图 4-2-50　关闭胸壁肌肉

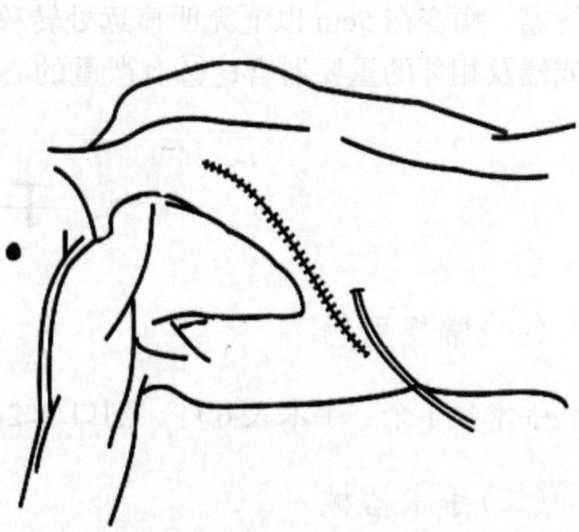

图 4-2-51　关闭胸壁切口

（六）将器械分类退还清洗间并登记

五、特殊关注点

(1) 胃与食管吻合时严格区分无菌器械和接触食管腔和胃腔的器械，防止污染。

(2) 准确及时留送标本。接触肿瘤标本的器械应放到指定位置。禁止拿到手术台上再用。

(3) 游离食管时会刺激主动脉弓、膈肌、肋间神经，可引起纵隔摆动及反常呼吸加深，严重者出现心动过缓，低血压等，故术中应加强循环和呼吸功能的观察。

(4) 食管癌患者由于营养摄入不足，应做好压疮评估，采取正确的护理措施防止压疮的发生。

(5) 胃管和营养管应妥善固定，防止脱落。

（杨　茜　涂雪花　龚仁蓉）

第三节　经右胸、上腹部食管癌切除术手术配合

在食管管腔中上皮组织所发生的恶性肿瘤称为食管癌，是消化道最常见的恶性肿瘤之一。食管癌的发生与亚硝胺慢性刺激、饮食、吸烟、酗酒及食管慢性炎症与创伤、遗传因素等有关。30 岁以上随年龄增长发病率增加，50～69 岁为发病高峰。男性多于女性。外科手术是治疗食管癌的主要方法，手术方式为切除肿瘤、清扫淋巴结、重建上消化道，以此解除患者的食管梗阻的症状，提高患者的生存质量。食管中、上段 1/3 病变可采用经右胸、腹部两切口行食管病变切除术。适应证：①食管癌（0～Ⅰ期）患者一般情况良好，应争取手术治疗；②Ⅱ期病例，即食管上段 3cm 以下病变患者；③Ⅲ期病例，即中上段食管癌，病变在 5cm 以上无明显远处转移的患者。禁忌证：①X 线造影显示肿瘤范围广泛或侵及相邻的重要器官；②有严重的心肺功能不全，不能承受手术者。

一、手 术 用 物

（一）常规用物

手术盆 1 个、手术衣 6 件、剖口单 2 张、桌单 4 张、治疗巾 10 张。

（二）手术器械

胃肠器械 1 件、食管器械 1 件、胸腔牵开器 1 件、肋骨切除术器械 1 件、淋巴结钳

1件(详见第一章第三节)。

(三)特殊器械

超声刀头1个、超声刀连接线1根。

(四)一次性用物准备

1. 常规物品　一次性使用吸引管1根,一次性使用吸引头1根,一次性电刀笔1个,一次性使用电刀延长柄1个,电刀清洁片1张,剖胸套针1板、骨蜡1板,钡丝纱布10~20张,一次性使用冲洗器1个,手套按需准备,50cm×60cm无菌粘贴手术膜1张,10cm×40cm无菌粘贴敷料1张,引流专用12cm×14cm无菌粘贴敷料1张,28号硅胶管1根,胸腔引流瓶1个,3-0、2-0、1-0、1号丝线按需准备,无菌灯罩2个,一次性垃圾袋1个,20号无菌刀片2个,11号无菌刀片1个,食管牵引带1根。

2. 断胃用物准备　切割缝合器1个、切割缝合钉仓按需备。

3. 关闭切口缝线　3-0丝线×2包、2-0丝线×2包、0号丝线×5包、1号丝线×2包。

4. 修补肺的缝线　3-0涤纶线按需备。

二、手术体位

(一)先行平卧位

见第一章第四节。平卧位如图4-3-1。

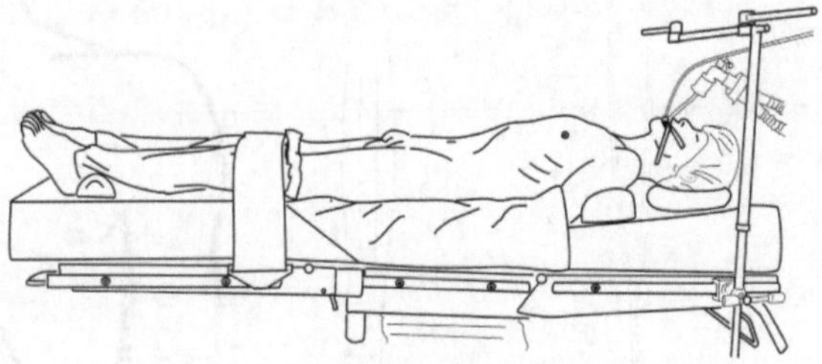

图4-3-1　平卧位

(二)再行左侧卧位

见第一章第四节。左侧卧位如图4-3-2。

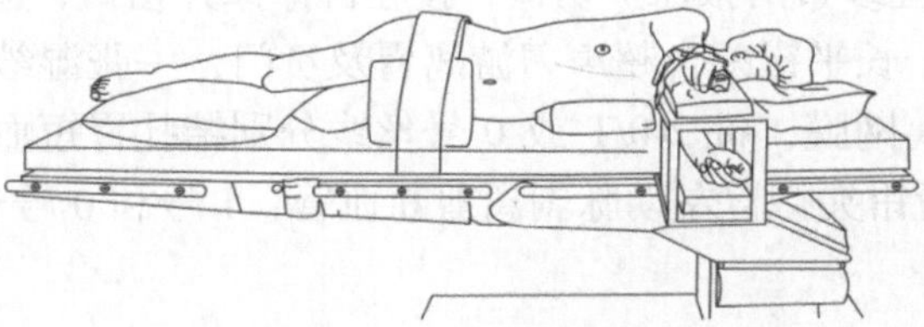

图4-3-2　左侧卧位

三、消毒铺巾

（一）先行腹部消毒铺巾

见第一章第五节。

（二）再行胸部消毒铺巾

见第一章第五节。

四、手术配合

（一）腹腔手术配合

1. 术前准备 器械护士和巡回护士共同清点器械、纱布、纱球、缝针、刀片等所有用物数量，检查其完整性，并由巡回护士准确登记在器械清点单上。调试电刀笔，连接吸引器，安装灯柄罩。

2. 手术切口 是上腹部正中或左旁正中切口，备圆刀2把，纱布2张，第一把圆刀切皮后换下，用第二把圆刀或电刀切开皮下组织、腹部肌肉及腹膜（图4-3-3，图4-3-4）。

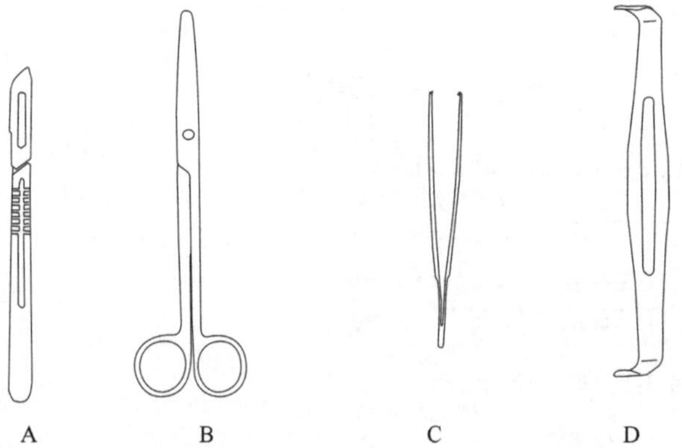

图4-3-3 切开皮肤及皮下的器械

A. 20号刀片及刀柄；B. 组织剪；C. 组织镊；D. 皮肤拉钩

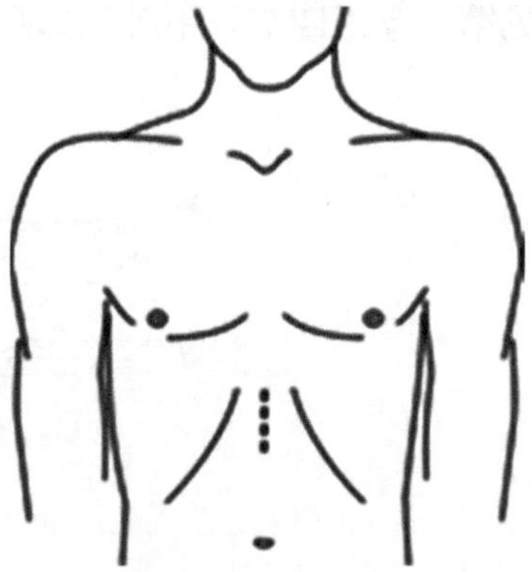

图4-3-4 腹部切口

3. 显露腹腔 递湿纱布两张保护切口，腹腔自撑撑开切口，递长平镊两把、探查腹腔有无粘连。直角钳，长平镊配合超声刀游离胃及贲门，一张湿纱布展开提起胃，用超声刀沿胃大、小弯游离网膜，备2-0/T或0号丝线分别结扎胃短血管、胃后血管，游离胃小弯，3把大弯血管钳夹持胃左动脉剥离剪断血管，1号和0号丝线双重结扎血管（图4-3-5，图4-3-6）。

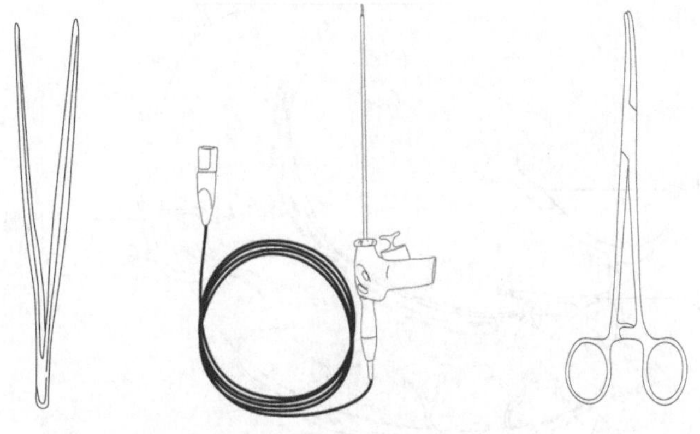

图 4-3-5　游离胃器械

A. 长平镊；B. 超声刀；C. 大弯止血钳

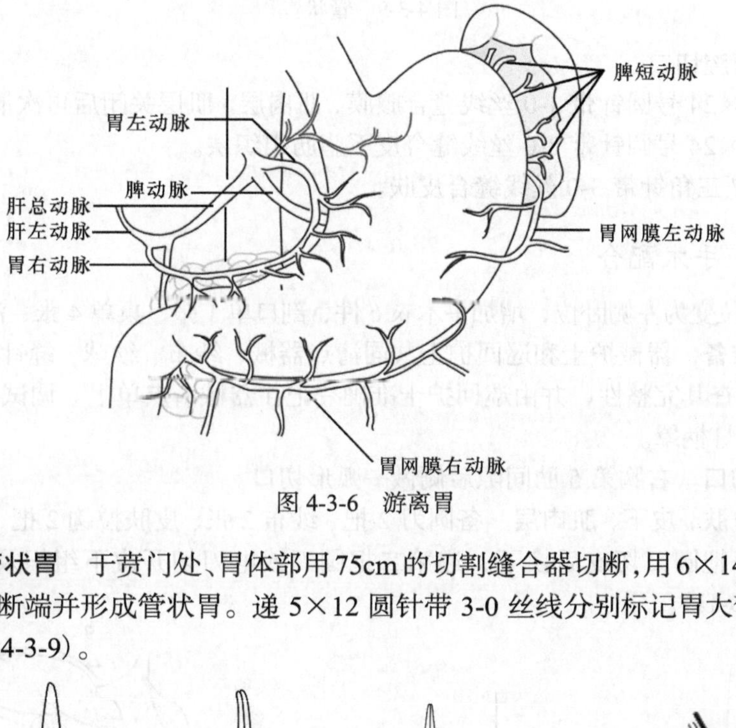

图 4-3-6　游离胃

4. 制作管状胃　于贲门处、胃体部用 75cm 的切割缝合器切断，用 6×14 圆针带 2-0/T 丝线缝合包埋断端并形成管状胃。递 5×12 圆针带 3-0 丝线分别标记胃大弯侧与小弯侧（图 4-3-7～图 4-3-9）。

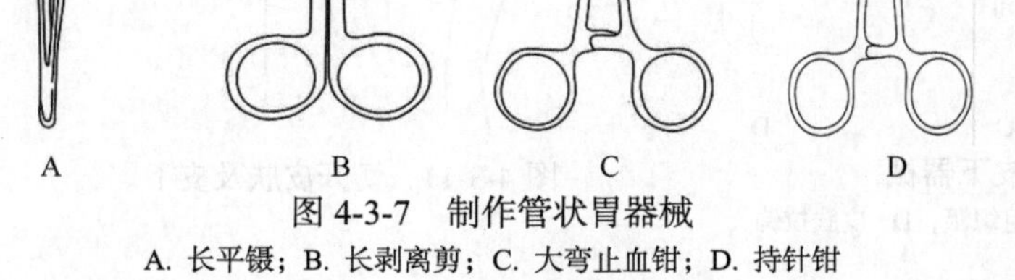

图 4-3-7　制作管状胃器械

A. 长平镊；B. 长剥离剪；C. 大弯止血钳；D. 持针钳

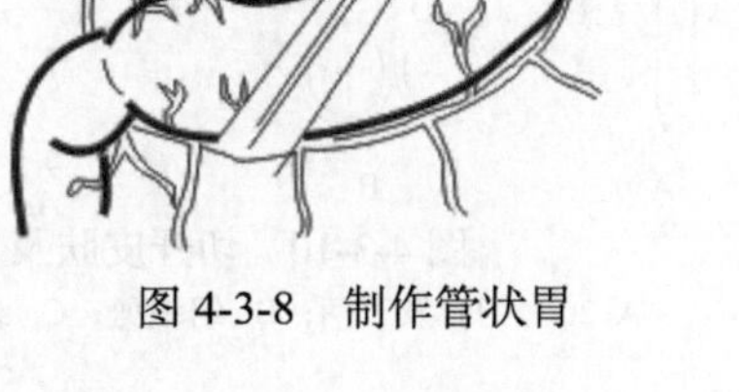

图 4-3-8　制作管状胃

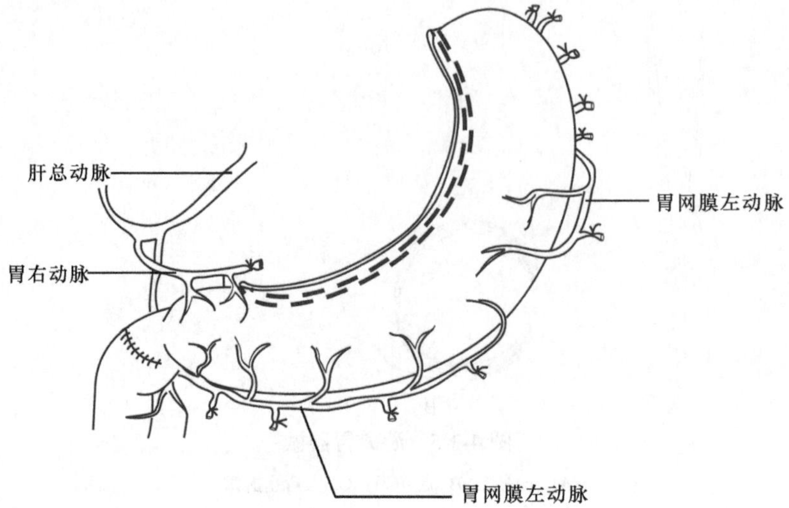

图 4-3-9 管状胃

5. 关闭腹腔切口

(1)备 13×24 号圆针带 1-0 丝线缝合腹膜、肌肉层。肌层关闭后再次清点手术用物。

(2)递 13×24 号圆针带 3-0 丝线缝合皮下脂肪组织层。

(3) 9×27 三角针带 3-0 丝线缝合皮肤。

(二)胸腔手术配合

将手术体位变为左侧卧位，增加手术衣 6 件、剖口单 1 张、桌单 4 张、治疗巾 10 张。

1. 术前准备 器械护士和巡回护士共同清点器械、纱布、纱球、缝针、刀片等所有用物数量，检查其完整性，并由巡回护士准确登记在器械清点单上。调试电刀笔，连接吸引器，安装灯柄罩。

2. 手术切口 右胸第 5 肋间隙后侧做一弧形切口。

3. 切开皮肤、皮下、肌肉层 备圆刀 2 把、纱布 2 张、皮肤拉钩 2 把、组织镊 2 把，电刀笔。第一把圆刀切皮后换下，递第二把圆刀或电刀切开皮下组织及各层肌肉(图 4-3-10，图 4-3-11)。

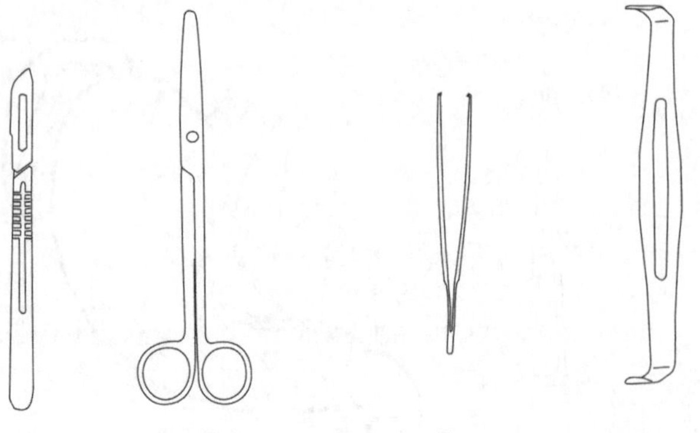

图 4-3-10 切开皮肤及皮下器械

A. 20 号刀片及刀柄；B. 组织剪；C. 组织镊；D. 皮肤拉钩

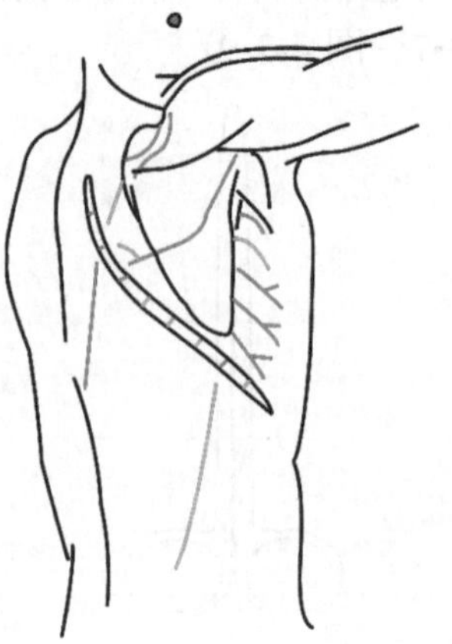

图 4-3-11 切开皮肤及皮下

4. 切开背阔肌、前锯肌　备皮肤拉钩、肩胛拉钩、电刀笔。电刀游离背阔肌，并切断附着处组织，电刀切开前锯肌，手术医生用手指挑起前锯肌，分离前锯肌的附着点，小血管分支电凝止血(图 4-3-12，图 4-3-13)。

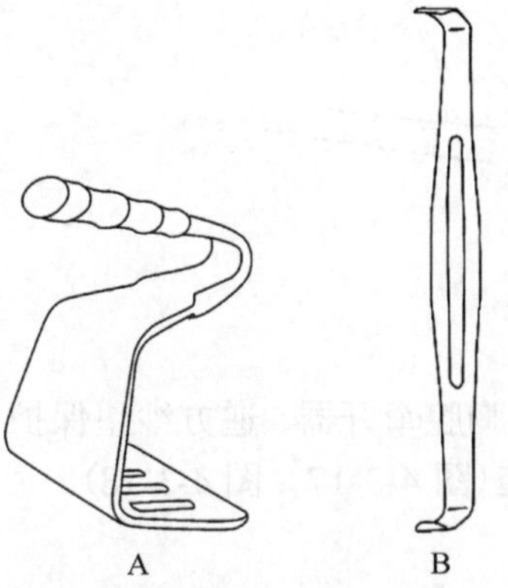

图 4-3-12　切开胸壁肌肉器械

A. 肩胛拉钩；B. 皮肤拉钩

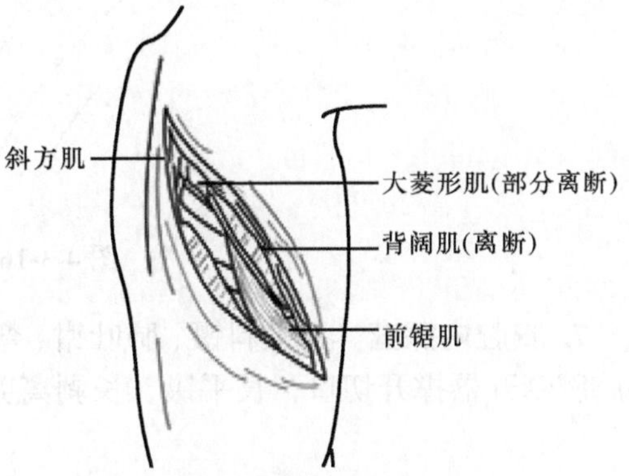

图 4-3-13　切开胸壁肌肉

5. 确定需要切开的肋间　助手用肩胛拉钩提起肩胛骨，电刀分离前锯肌后筋膜，将右手伸入肩胛骨从上到下触摸肋骨，逐根肋骨计数，以确定需要切开的肋间(图 4-3-14)。

6. 切开肋间肌　嘱麻醉师行右肺肺通气，电刀切开肋间肌，电凝止血。传递肋骨剪予手术医师剪断第 6 肋骨，骨蜡止血(图 4-3-15，图 4-3-16)

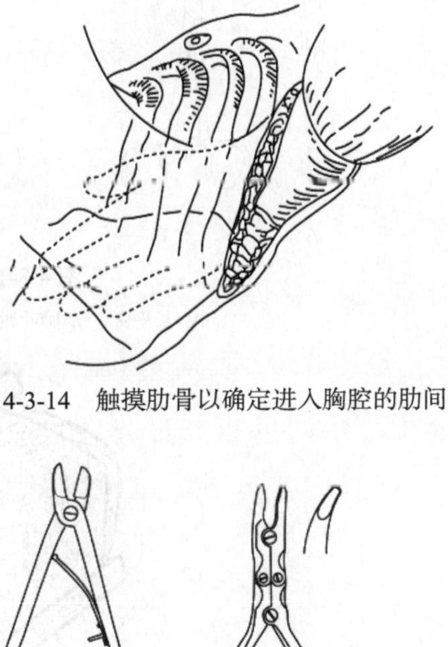

图 4-3-14　触摸肋骨以确定进入胸腔的肋间隙

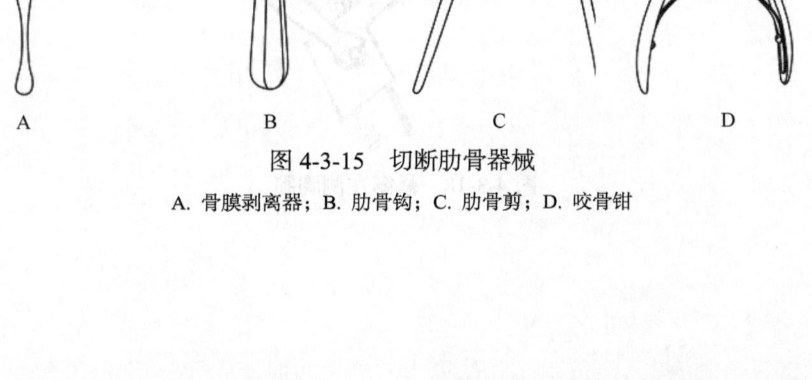

图 4-3-15　切断肋骨器械

A. 骨膜剥离器；B. 肋骨钩；C. 肋骨剪；D. 咬骨钳

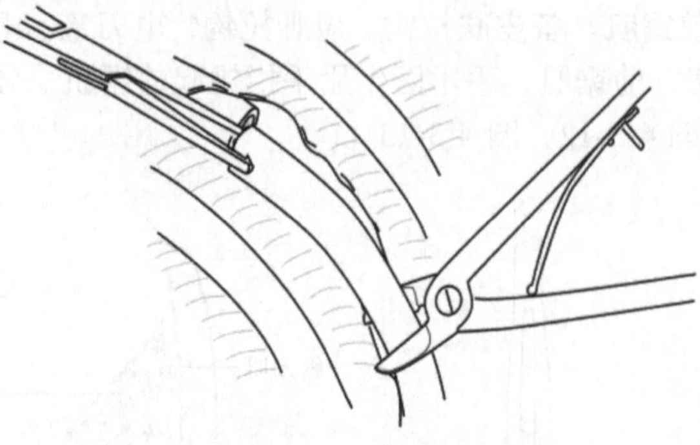

图 4-3-16　切断肋骨

7. 胸腔内探查　备敷料镊、肺叶钳、弯止血钳、胸腔牵开器，递方纱垫保护切口缘，递胸腔牵开器撑开切口，长平镊、长剥离剪探查胸腔（图 4-3-17，图 4-3-18）。

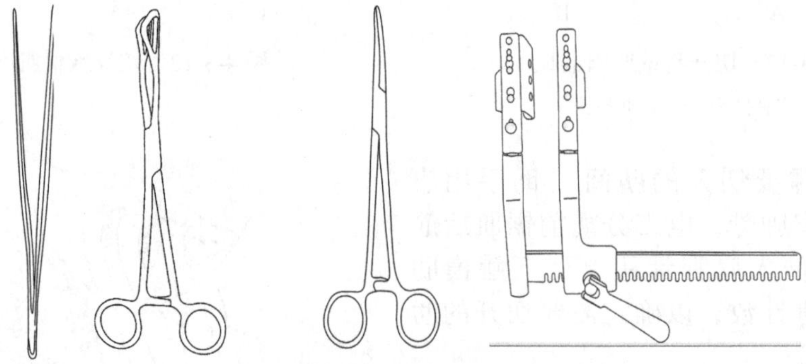

A　　B　　C　　D

图 4-3-17　探查胸腔器械

A. 长平镊；B. 肺叶钳；C. 大弯止血钳；D. 胸腔牵开器

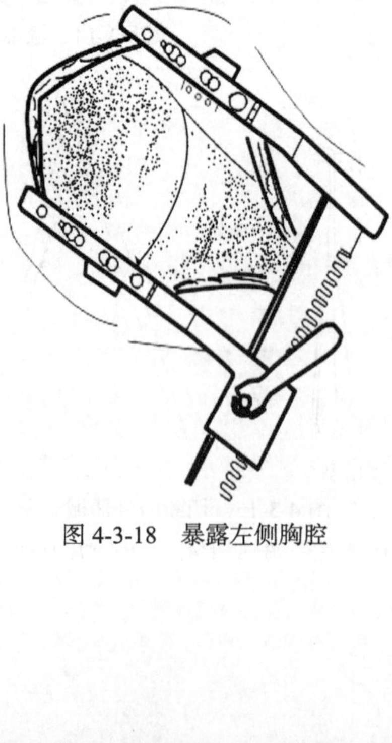

图 4-3-18　暴露左侧胸腔

8. 探查肿瘤及游离食管

(1)探查食管肿瘤：递肺叶钳夹持肺将肺向前牵开，递电刀予主刀医生切开纵隔胸膜。备4号圆针2-0丝线缝合牵引纵隔胸膜，显露后纵隔，探查食管肿瘤的大小、活动度、与周围器官有无粘连及侵犯(图4-3-19)。

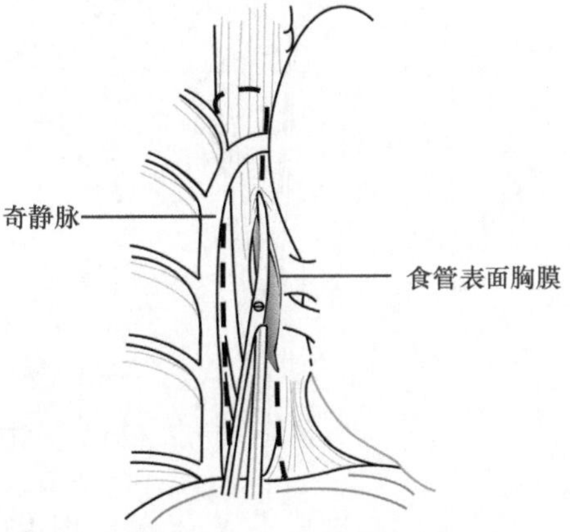

图4-3-19 探查食管肿瘤

(2)游离食管：传递长平镊、长剥离剪、电刀笔(更换延长电极)予手术医师，切开食管前后壁的胸膜至奇静脉弓水平，游离食管，2-0丝线结扎血管，将分离的食管用食管牵引带牵引，小弯止血钳夹住牵引带末端牵引食管，以便向下至膈食管裂孔充分游离、显露食管(图4-3-20，图4-3-21)。

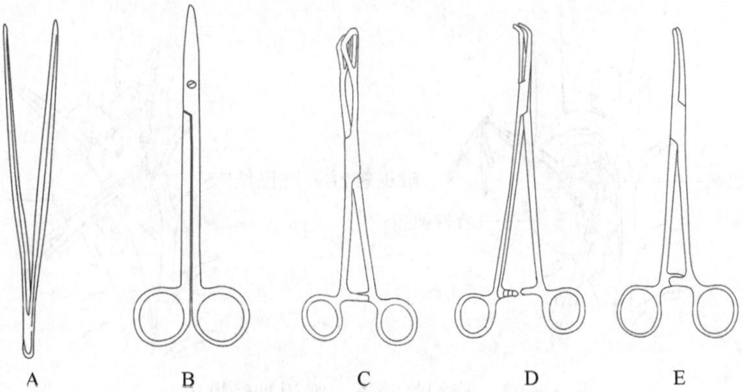

图4-3-20 游离食管肿瘤器械

A. 长平镊；B. 长剥离剪；C. 肺叶钳；D. 直角钳；E. 大弯止血钳

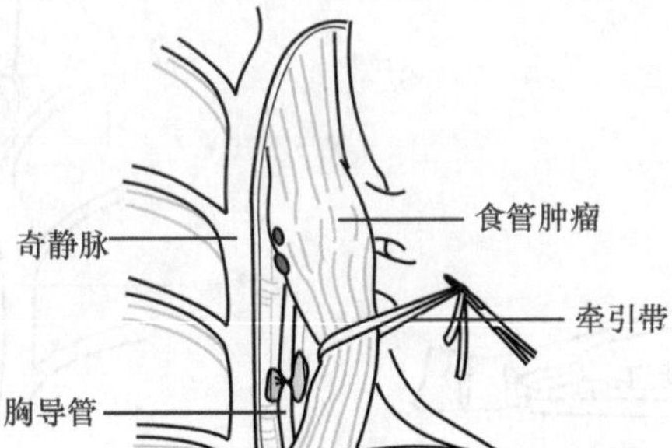

图4-3-21 游离食管肿瘤

(3)清扫淋巴结：递淋巴结钳、剥离剪予手术医生，分别清扫隆嵴下淋巴结、喉返神经淋巴结(图4-3-22，图4-3-23)。

(4)切断奇静脉：递切割缝合器予手术医生，切断奇静脉(图4-3-24，图4-3-25)。

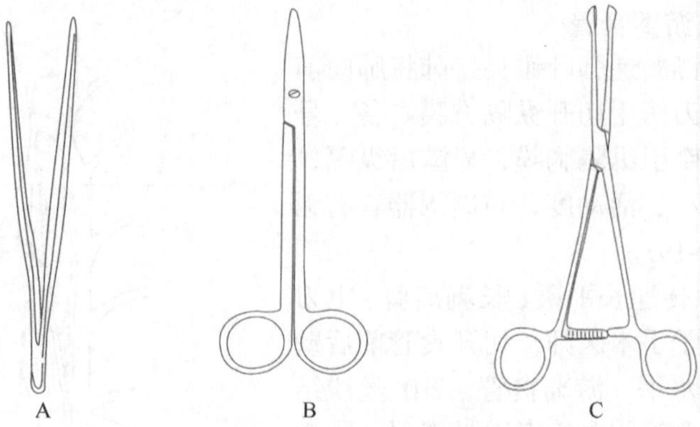

图 4-3-22　清扫淋巴结器械

A. 长平镊；B. 长剥离剪；C. 淋巴结钳

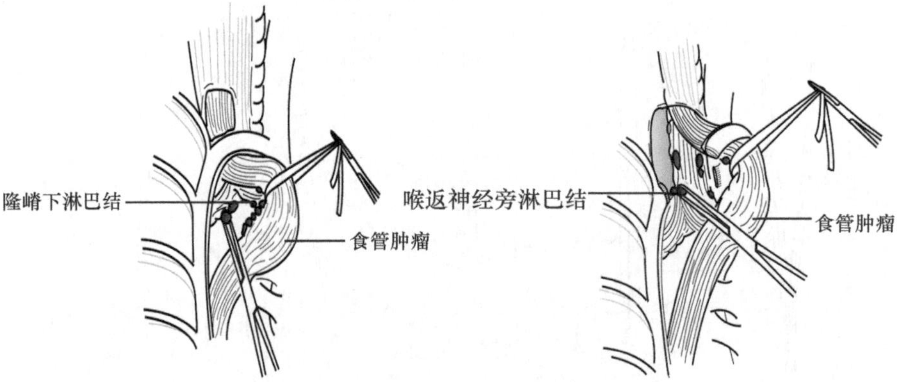

图 4-3-23　清扫隆嵴下、喉返神经淋巴结

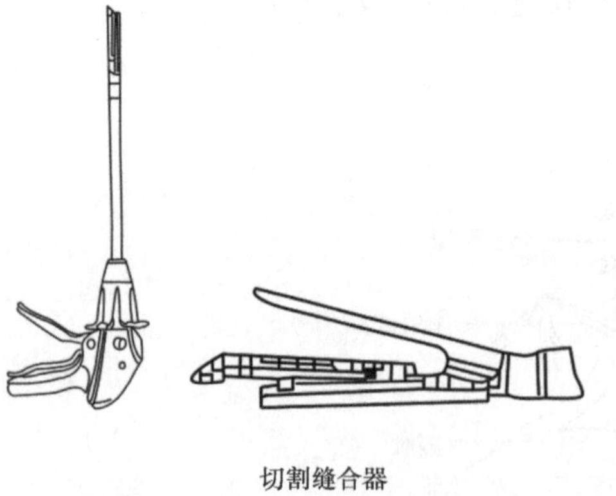

图 4-3-24　切断奇静脉器械

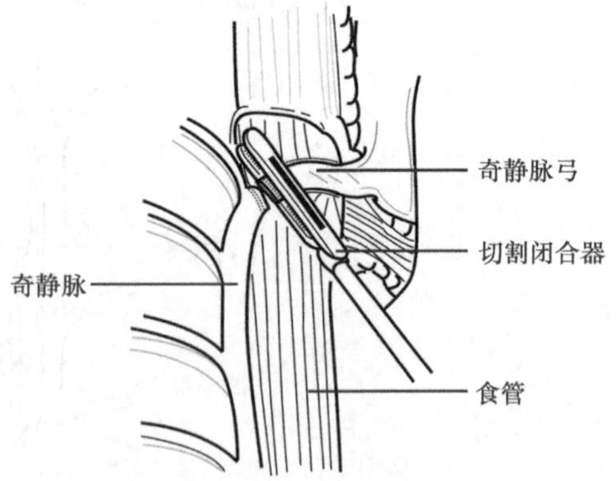

图 4-3-25　切断奇静脉

(5)预防性结扎胸导管，将管状胃移行至胸腔：递钳带 0 号丝线结扎胸导管，游离膈食管膜，递大弯止血钳将食管膈肌裂孔扩张至能将管状胃移行至胸腔(图 4-3-26，图 4-3-27)。

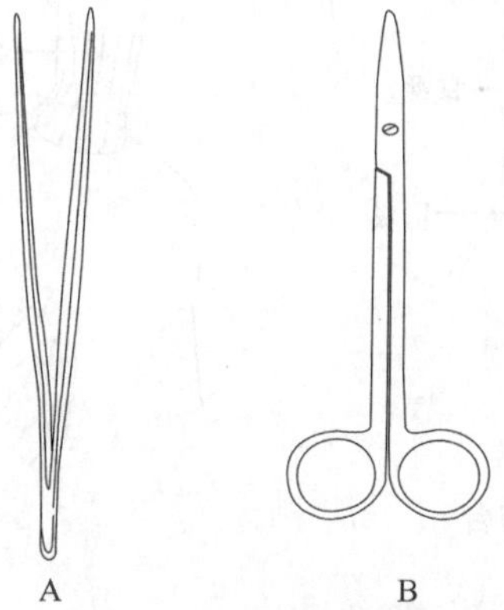

图 4-3-26　游离膈食管膜器械

A. 长平镊；B. 长剥离剪

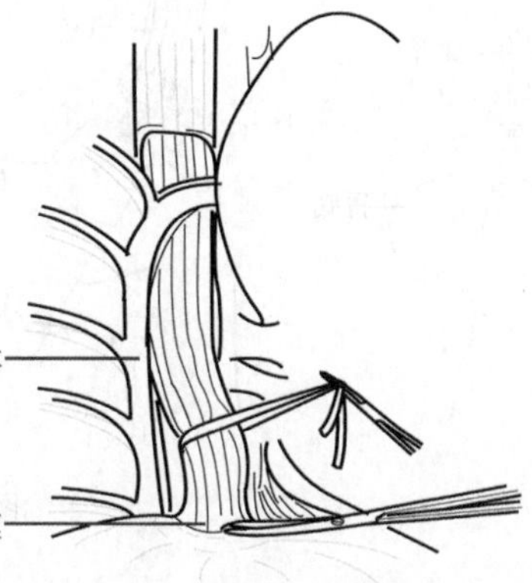

图 4-3-27　游离膈食管膜

9. 食管重建、食管胃吻合(以环状吻合为例)

(1)环状切割吻合：巡回护士协助将胃管退至食管拟吻合上方，递荷包钳夹住食管上断端，用荷包线将食管上断端进行荷包缝合，递组织剪紧贴荷包钳剪去病变食管，松开荷包钳，递组织钳 3 或 4 把钳夹食管壁，递吸引器吸尽食管腔内分泌物，递碘伏纱球消毒。递弯型切割吻合器 25mm 的底座，手术医师将涂抹好润滑剂的吻合器底座用弯止血钳夹住放在上段食管断端内松开组织钳收紧荷包线打结(图 4-3-28，图 4-3-29)。

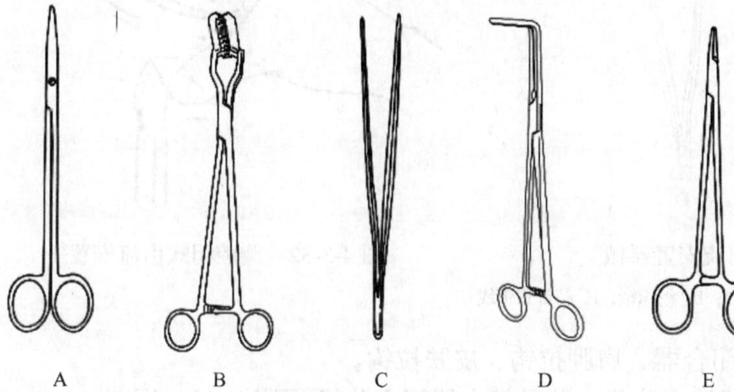

图 4-3-28　环状吻合器械

A. 组织剪；B. 荷包钳；C. 长平镊；D. 支气管钳；E. 持针钳

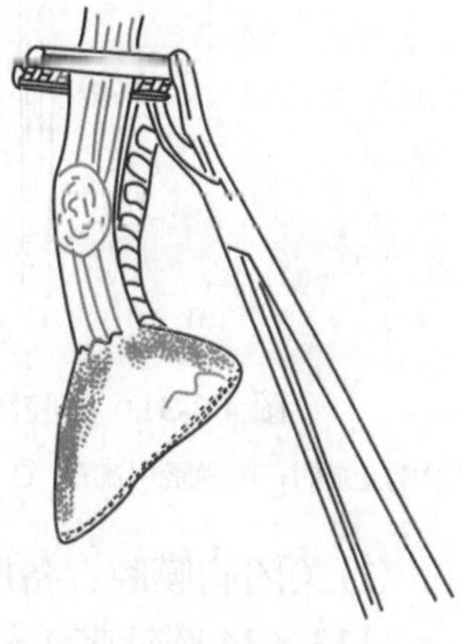

图 4-3-29　食管上断端进行荷包缝合

(2)递 11 号刀片在预定吻合口下方的胃壁切开 3cm，组织钳钳夹胃壁，张开胃壁切口，递吸引器吸尽胃内容物，放入吻合器，旋转旋钮，使吻合器穿刺锥从胃底预定吻合处戳出，与包埋在食管荷包内的底座连接，拧紧至吻合刻度打开保险钮，击发吻合器握压手柄，推动顶钉片持续 5 秒左右退出吻合器。递 6×14 圆针带 3-0 丝线缝合胃壁部切口，浆肌层包埋缝合，固定胃于纵隔胸膜。巡回护士经鼻置入胃管至胃内(图 4-3-30)。

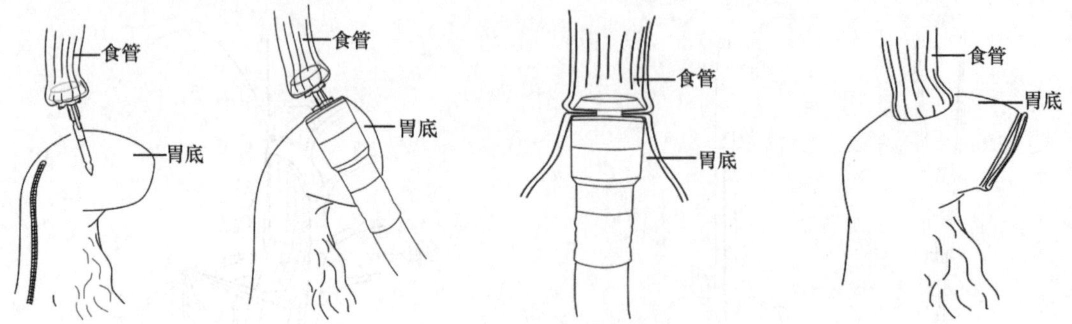

图 4-3-30　吻合器环状吻合

10. 关闭切口

(1) 冲洗胸腔、留置胸腔引流管：用温热生理盐水冲洗胸腔，腋中线第 7 或第 8 肋间放置胸腔引流管，清点手术用物，备 11 号手术刀、弯止血钳 1 把、36 号胸腔硅胶引流管，9×27 三角针带 0 号丝线固定引流管。巡回护士、洗手护士共同清点用物(图 4-3-31，图 4-3-32)。

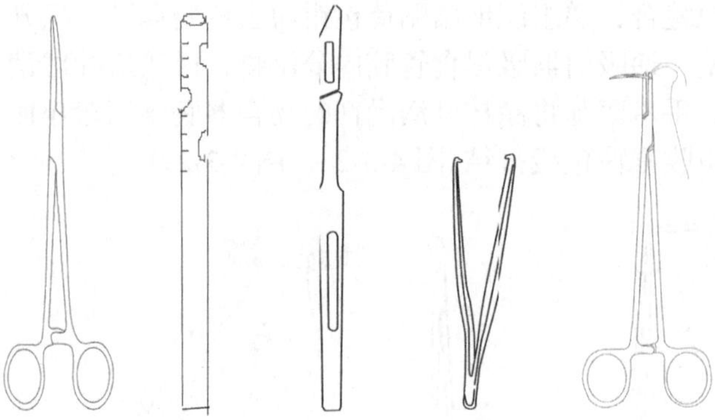

A　　B　　C　　D　　E

图 4-3-31　胸腔闭式引流安置器械

A. 大弯止血钳；B. 胸腔引流管；C. 手术刀；D. 组织镊；E. 持针钳带线

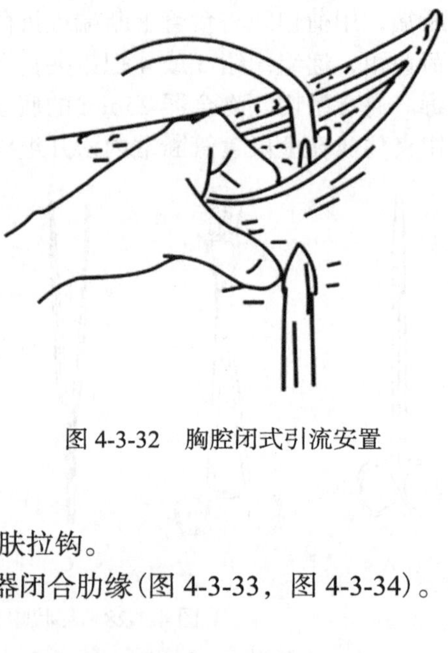

图 4-3-32　胸腔闭式引流安置

(2) 关闭胸膜腔：备肋骨闭合器、肩胛拉钩、皮肤拉钩。

1) 13×34 圆针带 1 号丝线缝合胸膜，肋骨闭合器闭合肋缘(图 4-3-33，图 4-3-34)。

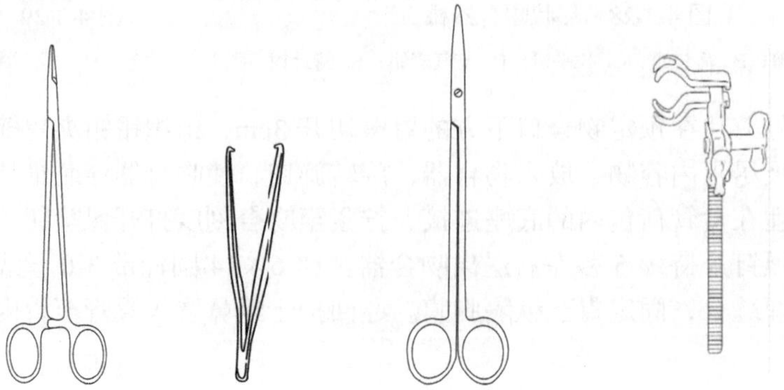

A　　B　　C　　D

图 4-3-33　关闭胸膜腔的器械

A. 持针钳；B. 组织镊；C. 组织剪；D. 肋骨闭合器

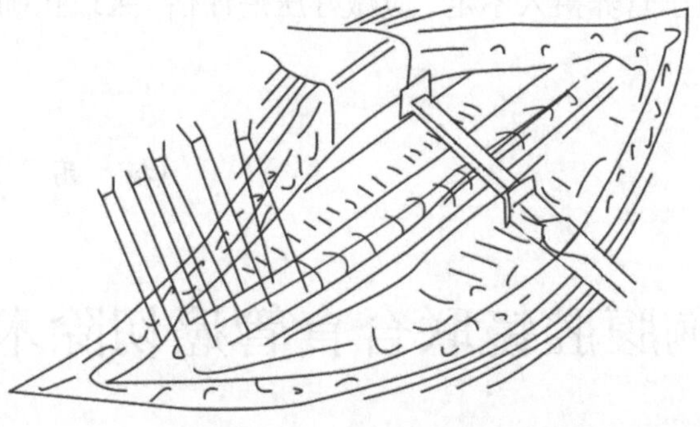

图 4-3-34　关闭胸膜腔

2) 13×24 圆针带 0 号丝线逐层缝合胸壁肌肉（图 4-3-35，图 4-3-36）。

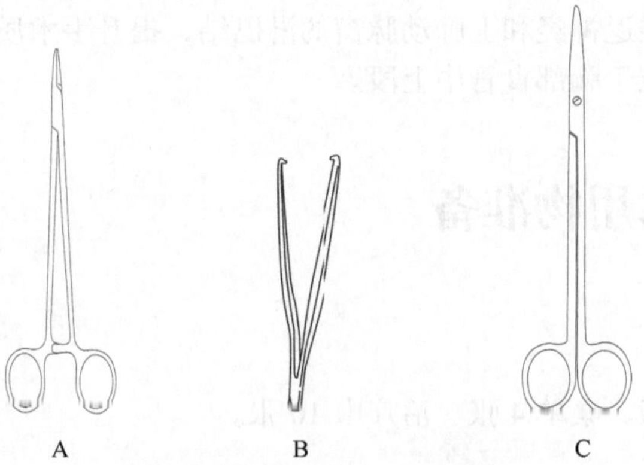

图 4-3-35　关闭胸壁肌肉器械

A. 持针钳；B. 组织镊；C. 组织剪

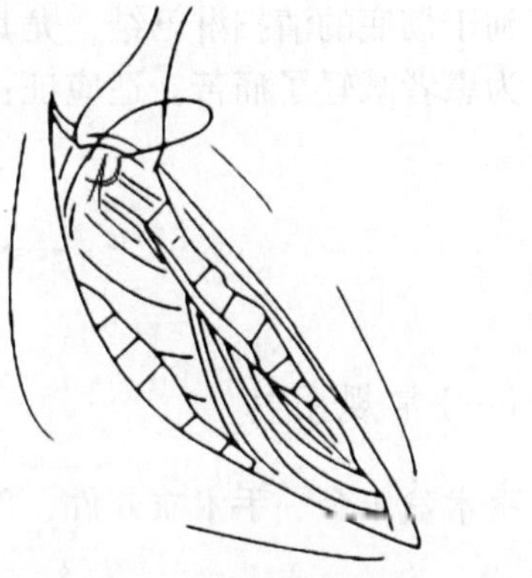

图 4-3-36　关闭胸壁肌肉

3) 13×24 圆针带 2-0 丝线缝合皮下。

4) 9×27 三角针带 3-0 丝线缝合皮肤（图 4-3-37）。

（三）将器械分类退还清洗间并登记

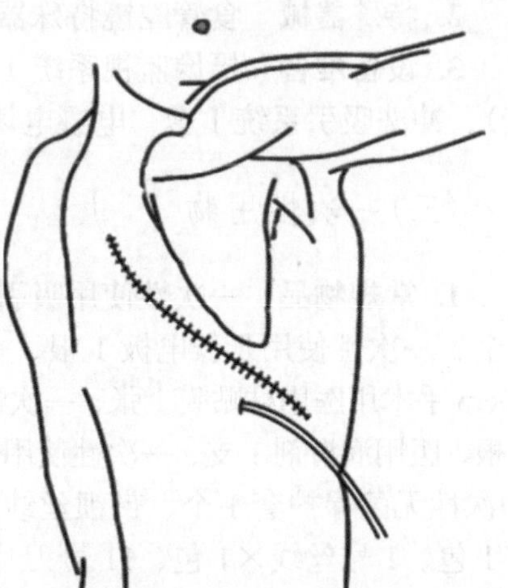

图 4-3-37　关闭胸壁切口

五、特殊关注点

(1) 胃与食管吻合时严格区分无菌器械和接触食管腔和胃腔的器械，防止污染。

(2) 搬动患者时确保麻醉医师、手术医师、手术室护士三方同时协调进行，避免头颈、躯干扭伤。

(3) 准确及时留送标本。接触肿瘤标本的器械应放到指定位置，禁止拿到手术台上再用。

(4) 游离食管时会刺激主动脉弓、膈肌、肋间神经，可引起纵隔摆动及反常呼吸加深，严重者出现心动过缓，低血压等，故术中应加强循环和呼吸功能的观察。

(5)食管癌患者由于营养摄入不足，应做好压疮评估，采取正确的护理措施防止压疮的发生。

（杨　茜　丁宁莹　龚仁蓉）

第四节　胸腹腔镜联合食管癌切除术手术配合

随着胸腔镜、腹腔镜的应用领域越来越广泛，普胸外科的微创手术也在不断深入发展，胸腹腔镜联合食管癌切除术是通过胸壁和腹壁的“锁孔”操作完成手术，达到治疗的目的，其优势在于创伤小，对心肺功能的干扰轻，术中能提供良好的术野和深度照明，更有利于彻底的清扫淋巴结，尤其是双侧喉返神经和上肺动脉窗的淋巴结，提升手术质量，为患者减轻了痛苦。适应证：食管癌位于胸部食管中上段。

一、手术用物准备

(一)常规用物

手术盆1个、手术衣6件、剖口单1张、桌单4张、治疗巾10张。

(二)手术器械

1. 普通器械　食管器械1包，三叶钳1把，腹腔牵开器1包。

2. 特殊器械　食管腔镜特殊器械1包、超声刀头1个、超声刀连接线1根。

3. 设备准备　摄像监视系统1套(包括显示器2个、摄像系统1套、人工气腹系统1套)，冲洗吸引系统1套，电凝电切系统1套，超声刀1套。

(三)一次性用物

1. 常规物品　一次性使用吸引管1根、一次性使用吸引头2根、一次性使用电刀笔1个、一次性使用延长电极1根、一次性使用电刀清洁片1张、剖胸套针1板、50cm×60cm手术用医用粘贴膜1张、一次性使用冲洗器1个、36号胸腔引流管1根、食管牵引带1根、医用润滑剂1支、一次性使用灯套2个、一次性使用无菌垃圾袋1个、20cm×200cm一次性无菌保护套1个、带锁丝纱布10张、3-0丝线×1包、2-0丝线×1包、0号丝线×1包、1号丝线×1包、11号刀片×1个、20号刀片×2个、手套按需准备。

2. 断胃用物准备　直线型切割缝合器1把、切割缝合钉仓按需备。

3. 食管吻合缝线　5-0丝线×2包、4-0可吸收缝线×1根。

4. 关闭切口缝线　3-0丝线×1包、2-0丝线×1包、0号丝线×1包、1号丝线×1包。

二、手 术 体 位

先行左侧俯卧位，右侧在上(图 4-4-1)。再行仰卧位(图 4-4-2)。

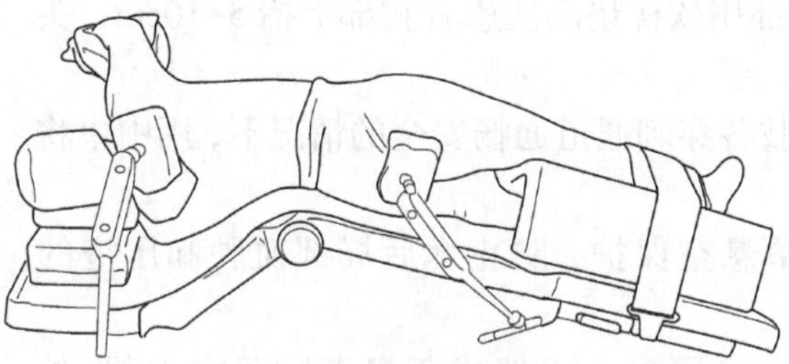

图 4-4-1　左侧俯卧位

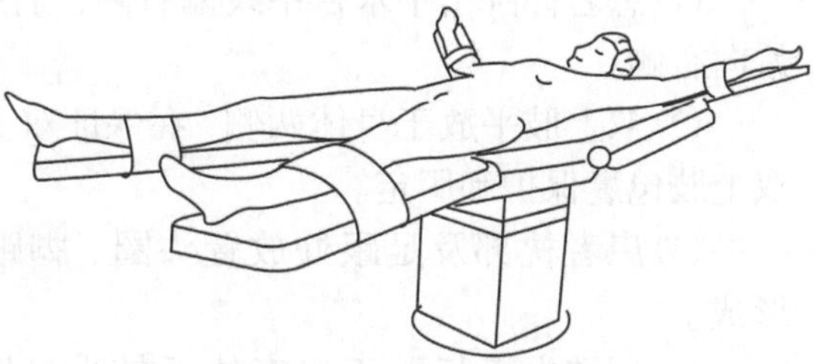

图 4-4-2　仰卧位

(一)体位用物

腋枕 1 个、软枕 2 个、托手架 1 个、托手板 1 个、沙袋 2 个、泡沫垫 2 个、宽约束带 1 条、束手带 2 条、床旁约束带 2 条、大棉垫 3 个、大包布适当。

(二)人员准备及任务

摆放体位由手术医师、麻醉医师、巡回护士共同完成。

1. 护士准备　一名护士，站在患者右侧，保护静脉通道，放置体位垫。

2. 医师准备　两名医师，分别站在患者左侧的躯干和臀部旁，负责托起患者的肩部及髋部。

3. 麻醉医师准备　一名麻醉医师，站在患者头部，负责托起头部，保护气管插管不脱出。

(三)体位摆放流程

1. 左侧俯卧位　取左侧俯卧位 135°，右侧在上。

(1)患者平卧于手术床上，平移患者至左侧床缘后以脊柱为轴心向左翻转 135°，左侧上肢外展 90°置于托手板上，右侧上肢外展 135°平肩关节置于托手架上。

(2)头下置一软枕，右侧腋下垫一腋枕，距腋窝一拳，避免上肢血管、臂丛神经压迫损伤。

(3)左髂前上棘下垫一海绵垫，骶尾部和耻骨联合处分别放置沙垫，与会阴之间的空隙加自制布垫予以填塞，再用宽约束带固定髋部，骨隆突部皮肤及会阴部组织加以棉垫保护，避免局部压疮形成。

(4)右下肢与左下肢之间放一软枕，右下肢微曲，左下肢伸直，约束带固定膝关节。

(5)固定双上肢：托手架上垫一海绵垫(平床垫高度)，束手带固定腕关节，托手架垫包布，肘关节处垫棉垫，并用束手带固定。包布遮盖双上肢。

(6) 头架固定于患者背侧床头，下缘平眉弓平面，高度 50cm。

(7) 检查安全性及舒适度。

(8) 用小棉被遮盖患者髋部和下肢，暴露胸部手术消毒范围皮肤。变胸侧俯卧位为仰卧位，腹腔镜游离胃（见图 4-4-2）。

2. 仰卧位

(1) 患者仰卧于手术台中线偏右侧，肩胛部用软枕垫高使患者胸部上抬 5~10cm，头偏向右侧。

(2) 双上肢平放于身体两侧，在保证双上肢各穿刺通道通畅安全的情况下，用中单将双上肢包裹保护和固定。

(3) 患者枕部及足跟处放置头圈、脚跟垫悬空保护，防止术后局部血肿和压疮的形成。

(4) 回路电极板贴于患者体毛较少且肌肉丰厚处，一般成年患者贴于左大腿 外侧。

(5) 头架固定于患者右侧床头，高度为 50cm，下缘平眉弓。

(6) 分开床尾背板，双下肢分开形同人字，使其肩部与对侧膝关节、踝关节处于同一条直线，膝部用束脚带固定。

(7) 双下肢遮盖小棉被保暖。

(8) 调整手术床呈头高脚低位。

三、消 毒 铺 巾

（一）胸部消毒铺巾

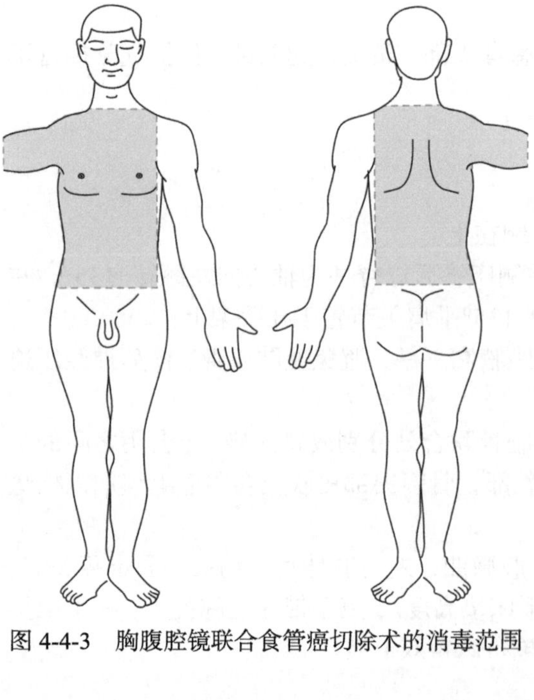

图 4-4-3　胸腹腔镜联合食管癌切除术的消毒范围

1. 消毒液，消毒用物及传递方法

(1) 消毒液：5%碘伏。

(2) 消毒用物：弯盘 1 个、小药杯 1 个、纱球 3 个、卵圆钳 2 把、消毒液。

(3) 传递方法：洗手护士将装好纱球的小药杯放在一弯盘内，将卵圆钳传递给做好外科刷手的手术医生。消毒后的纱球放在指定位置，便于术后清点。

2. 消毒范围　上至肩及上臂 1/3 处，下过季肋缘，前过胸骨达对侧腋前线，后过脊柱达对侧腋后线，包括同侧腋窝（图 4-4-3）。

3. 铺巾

(1) 治疗巾 3 张反折 1/4，折边向外，分别塞在右侧腋前线与手术床之间，右侧腋后线与手术床之间，肚脐平面。

(2)桌单 1 张齐切口上缘铺盖头部，覆盖头架及双上肢。

(3)1/4 反折的治疗巾 4 张铺盖手术切口四周，显露手术切口，60cm×50cm 医用粘贴膜贴切口区域皮肤并固定治疗巾。

(4)铺盖剖口单 2 张，托盘上铺盖桌单 2 张。第 1 张桌单主要铺盖托盘近侧及床尾部，第 2 张桌单上端平齐手术切口下缘，铺盖托盘远侧。

(二)颈部、腹部消毒铺巾

1. 消毒液，消毒用物及传递方法

(1)消毒液：5%碘伏。

(2)消毒用物：弯盘 1 个，小药杯 1 个，纱球 3 个，卵圆钳 2 把，消毒液。

(3)传递方法：洗手护士将装好纱球的小药杯放在一弯盘内，将环钳传递给做好外科刷手的手术医生。消毒后的纱球放在指定位置，便于术后清点。

2. 消毒范围　上至面唇部，下至腹股沟，两侧至腋中线(图 4-4-4)。

3. 铺巾

(1)颈部两侧各填放团状治疗巾 1 张，3 张治疗巾反折 1/4 折边向外，依次铺在颈部切口两侧，第 3 张平肚脐。

(2)一张桌单齐下颌覆盖患者肩部、头部、头架及双上肢。

(3)3 张治疗巾铺盖于患者的颈部切口的下侧、对侧、上侧，第 4 张治疗巾反折 1/4 折边向内铺盖切口近侧。腹部铺巾：桌单 2 张分别覆盖双下肢，4 张治疗巾接会阴侧、对侧、头侧、同侧，铺腹部切口四周。

(4)30cm×20cm 医用粘贴膜覆盖颈部切口区域并固定治疗巾。

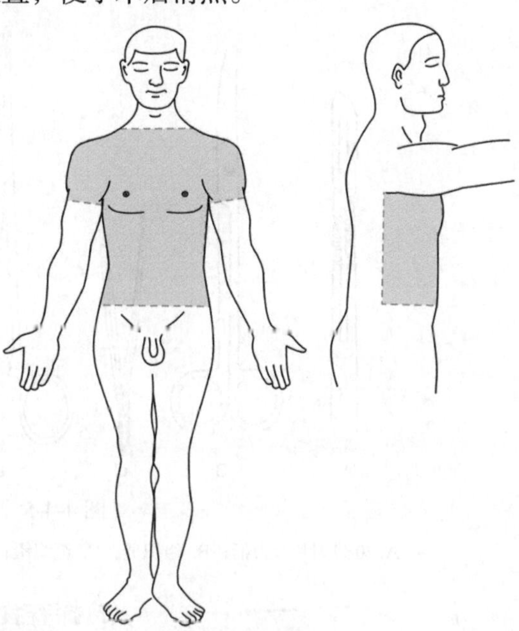

图 4-4-4　消毒范围

(5)将剖口单对准切口向前后，左右铺开，覆盖头部及头架和床位托盘。

(6)桌单 2 张覆盖托盘，第一张主要覆盖洗手护士近侧和床尾部，第 2 张上端平切口下缘覆盖托盘。

四、手术配合

(一)胸部配合

1. 设备摆放　主刀站患者左侧，第一显示器、摄像系统、光源、气腹机置于主刀对侧即患者右侧头端，第二显示器置于左侧头端，显示器与手术床呈 45°，器械护士共同连接各系统并调节好输出功率，人工气胸压力 6～8mmHg。单级脚踏开关放于主刀侧。

2. 清点用物 巡回护士与洗手护士共同清点手术用物，包括纱球、纱布、器械、缝针、刀片等台上所有用物。

3. 手术切口 腋中线偏后第 6 肋间做 10mm 小切口作为观察孔，放入 30°胸腔镜镜头。在胸腔镜观察下分别于肩胛下角下方、肩胛下角线第 8 肋间和腋后线第 4 肋间各做 10mm 切口作操作孔。

4. 经胸入路

(1)切开皮肤、皮下、肌肉层：备 20 号圆刀 1 把、组织镊 1 把、纱布 1 张、弯止血钳，于腋前线第 7 肋间做 10mm 小切口，递弯止血钳分离胸壁肌肉，嘱麻醉师行单肺通气，刺破胸膜，递穿刺鞘经切口插入胸腔，取出内芯，置入胸腔镜镜头，在胸腔镜观察下于肩胛下角下方、肩胛下角线第 8 肋间和腋后线第 4 肋间各做 10mm 切口作操作孔，建立人工气胸(图 4-4-5，图 4-4-6)。

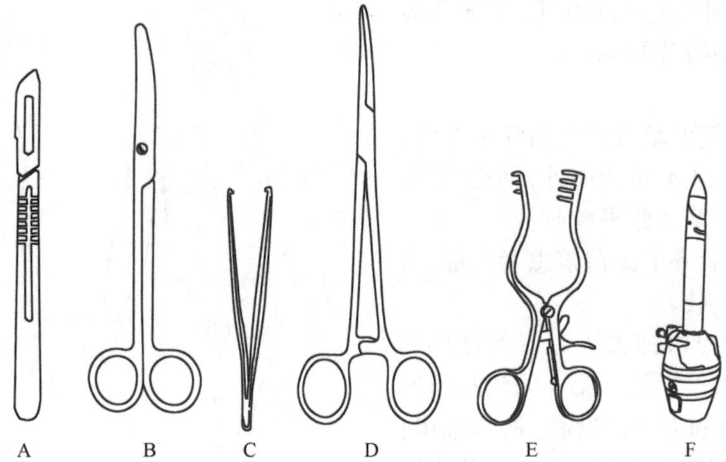

图 4-4-5　开胸器械

A. 20 号刀片及刀柄；B. 组织剪；C. 组织镊；D. 中弯止血钳；E. 多齿牵开器；F. 穿刺鞘

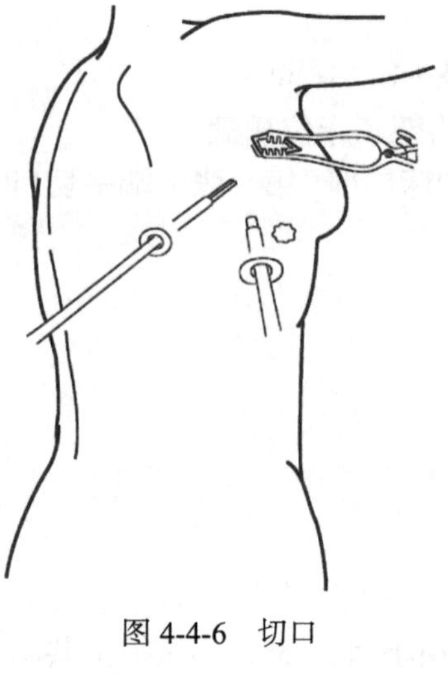

图 4-4-6　切口

(2)探查食管病变：备腔镜卵圆钳、五叶拉钩、电凝钩、吸引器，暴露食管，探查肿瘤的大小、活动度、与周围器官有无粘连及侵犯。递腔镜卵圆钳向前向下牵开肺，递五叶拉钩经第 4 肋间切口置入，牵拉肺暴露食管。递电凝钩分离与周围组织的粘连，电凝止血(图 4-4-7，图 4-4-8)。

(3)游离并离断奇静脉：递直角钳游离胸导管，递分离钳带 0 号丝线环绕奇静脉，备切割缝合器配血管钉仓离断奇静脉(图 4-4-9)，递电凝钩、吸引器沿食管纵行切开纵隔胸膜显露食管，电凝钩继续游离食管，递直角钳食管牵引带穿过食管，小弯止血钳夹住牵引带末端牵引食管，以便向上、下充分游离胸段食管(图 4-4-10)。

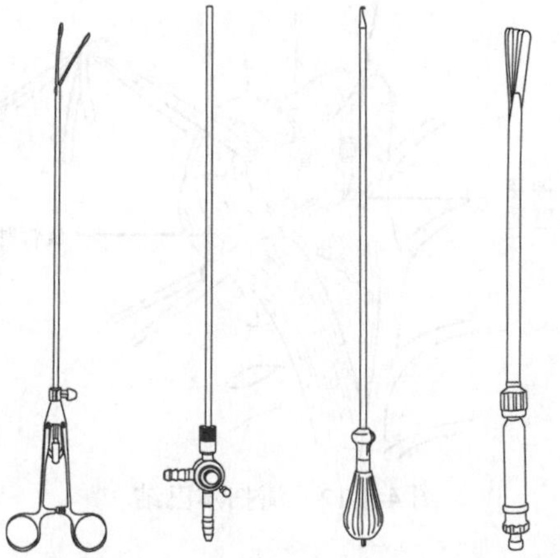

图 4-4-7　探查胸腔器械

A. 腔镜卵圆钳；B. 吸引杆；C. 电凝钩；D. 五叶拉钩

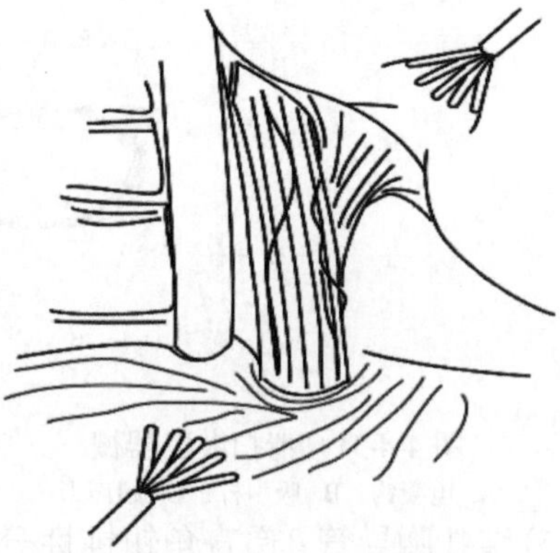

图 4-4-8　探查食管病变

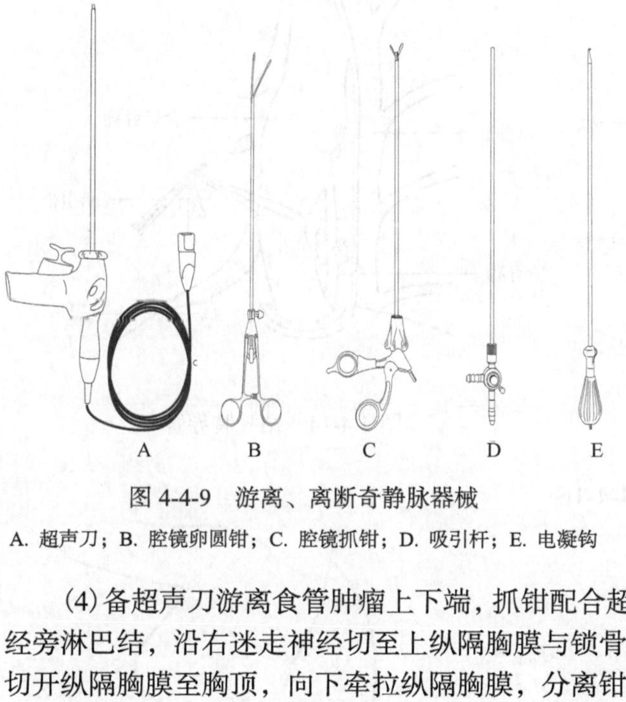

图 4-4-9　游离、离断奇静脉器械

A. 超声刀；B. 腔镜卵圆钳；C. 腔镜抓钳；D. 吸引杆；E. 电凝钩

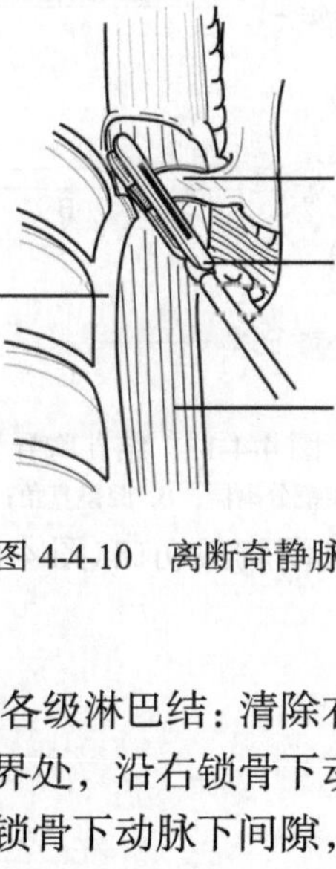

图 4-4-10　离断奇静脉

(4) 备超声刀游离食管肿瘤上下端，抓钳配合超声刀清除各级淋巴结：清除右喉返神经旁淋巴结，沿右迷走神经切至上纵隔胸膜与锁骨下动脉交界处，沿右锁骨下动脉下缘切开纵隔胸膜至胸顶，向下牵拉纵隔胸膜，分离钳钝性分离锁骨下动脉下间隙，暴露右喉返神经，向下牵拉右喉返神经旁胸膜，分离钳沿喉返神经走行钝性分离，贴淋巴结切断纤维组织，清除淋巴结。

清除左喉返神经旁淋巴结，五叶拉钩将气管、食管拉向左侧，贴左主支气管上缘和气管左缘切开上纵隔胸膜，在隆嵴左上角向左牵拉纵隔胸膜，此处一般有淋巴结，贴淋巴结右侧用分离钳钝性分离，显示旁边的左喉返神经，沿喉返神经向上钝性分离至胸顶，向下至主动脉弓下，贴淋巴结切断移除淋巴结(图 4-4-11，图 4-4-12)。(注意：①热传导损伤；②保护神经外膜)。

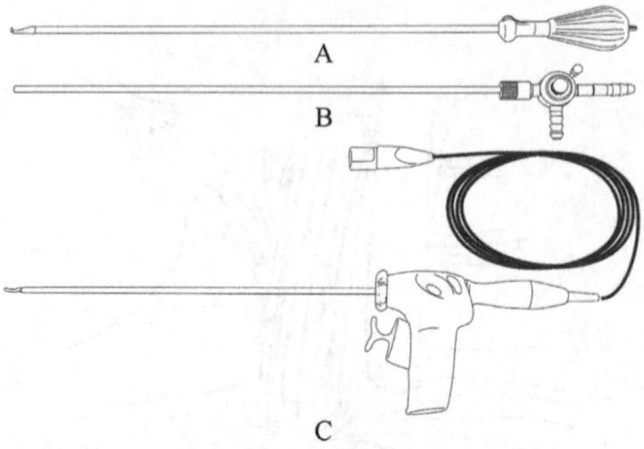

图 4-4-11　清扫淋巴器械
A. 电凝钩，B. 吸引杆；C. 超声刀

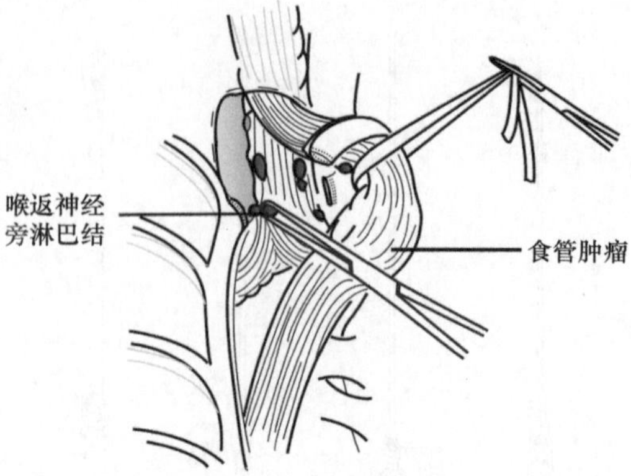

图 4-4-12　清扫淋巴结

（5）结扎胸导管：递直角钳钝性分离出胸导管，递生物合成夹结扎胸导管，或大弯止血钳带 0 号丝线结扎（图 4-4-13，图 4-4-14）。

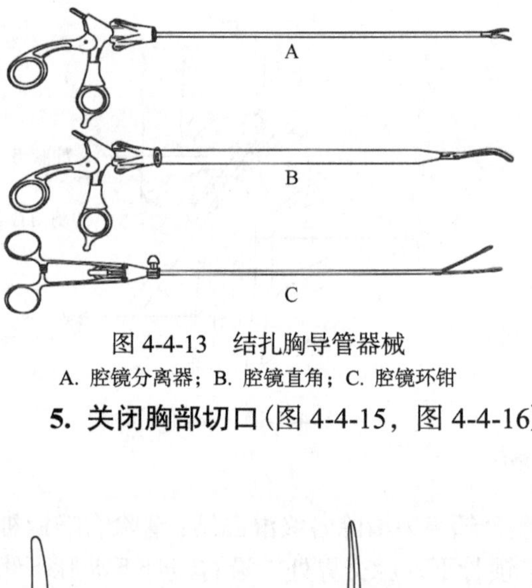

图 4-4-13　结扎胸导管器械
A. 腔镜分离器；B. 腔镜直角；C. 腔镜环钳

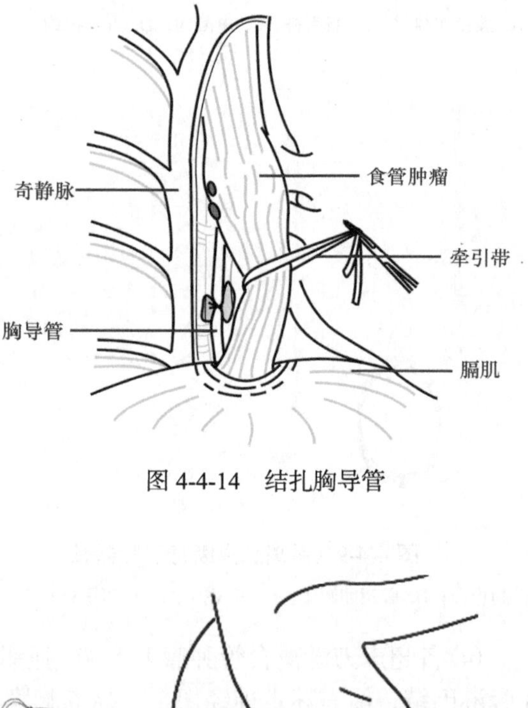

图 4-4-14　结扎胸导管

5. 关闭胸部切口（图 4-4-15，图 4-4-16）

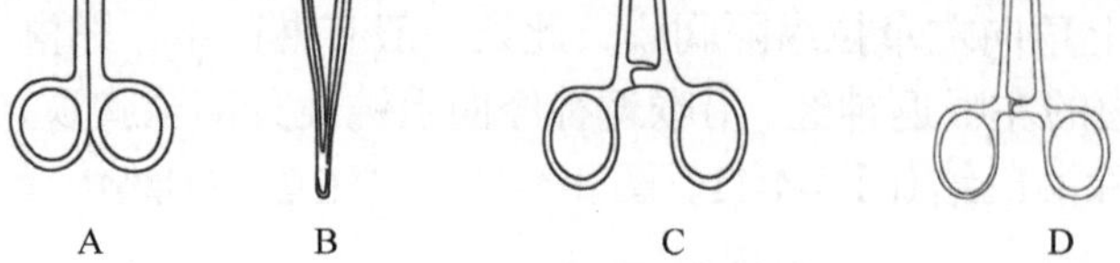

图 4-4-15　关闭切口器械
A. 组织剪；B. 组织镊；C. 中弯止血钳；D. 持针钳带线

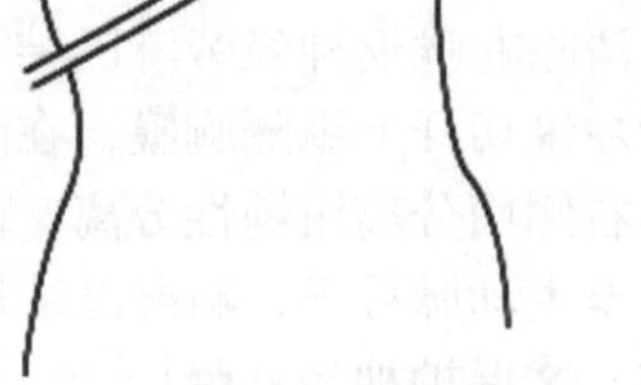
图 4-4-16　关闭胸壁切口

(1)用温盐水冲洗胸腔，腋前线第7肋间放置胸腔引流管，清点手术用物。备碘伏、11号手术刀、弯止血钳1把、36号胸腔硅胶引流管1根，9×27三角针带0号丝线固定引流管。巡回护士和洗手护士共同清点用物。

(2)缝合切口

1)13×34圆针带1号丝线关闭肋间。

2)13×24圆针带0号丝线逐层缝合肌肉。

3)13×24圆针带2-0丝线缝合皮下。

4)9×27三角针带3-0丝线缝合皮肤。

5)连接胸腔引流瓶排气，根据切口长度选择敷贴粘贴切口。

6)更换体位：变侧俯卧位为平卧位。

(二)腹部配合

1. 设备摆放 主刀站患者两腿之间，第一显示器、摄像系统、光源、气腹机置于主刀对侧即患者左侧头端，第二显示器置于右侧头端，与器械护士共同连接各系统并调节好输出功率，人工气腹压力14mmHg，单极脚踏开关放于主刀侧。

2. 清点用物 巡回护士、洗手护士共同清点，包括纱球、纱布、器械、缝针、刀片等台上所有用物。

3. 腹部切口

(1)建立人工气腹：递11号手术刀于肚脐下方或上方切开皮肤10mm，提起腹壁插入气腹针，建立人工气腹(图4-4-17，图4-4-18)，压力达14mmHg。

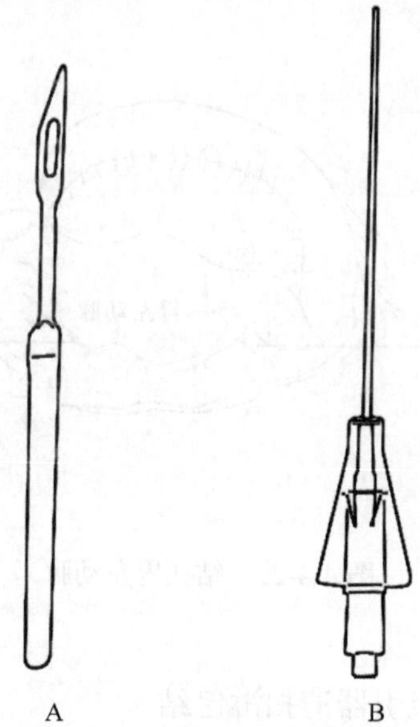

图4-4-17 建立人工气腹器械

A. 11号尖刀及刀柄；B. 气腹针

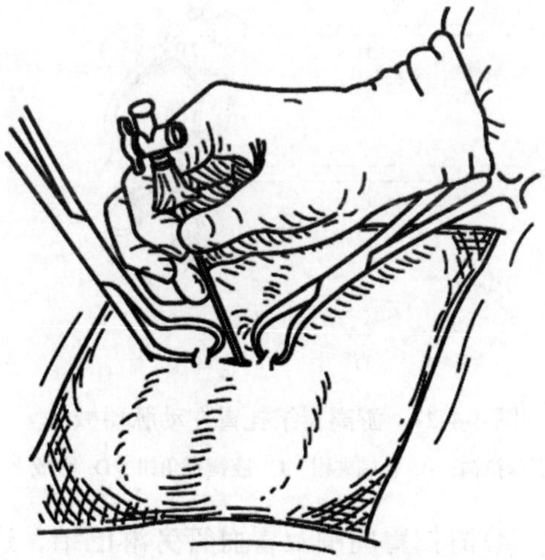

图4-4-18 建立人工气腹

(2)建立观察孔、操作孔：将此切口作为观察孔，插入穿刺鞘(图4-4-19)，经穿刺鞘置入腹腔镜镜头，在腹腔镜观察下取右肋缘下胆囊投影区作为右上操作孔。取腔镜孔与右上孔连线中点偏下作为右下操作孔。取与右上操作孔对称点做穿刺作为左上操作孔。

右下操作孔对称点作为左下操作孔。沿气腹针切口刺入 10 mm 或 12mm 穿刺鞘，留置锥管，拔出锥芯，将气腹管与锥管侧孔进行连接，将防雾处理（经 50～70℃温水加热）后的镜头经鞘管插入腹腔，由巡回护士启动冷光源机与摄像机（图 4-4-20）。

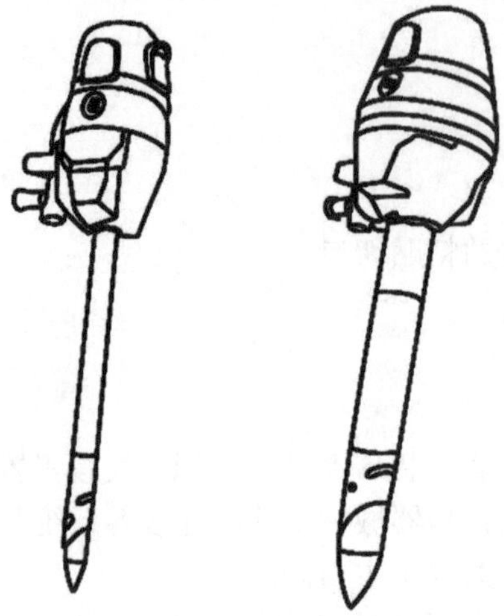

图 4-4-19 穿刺鞘

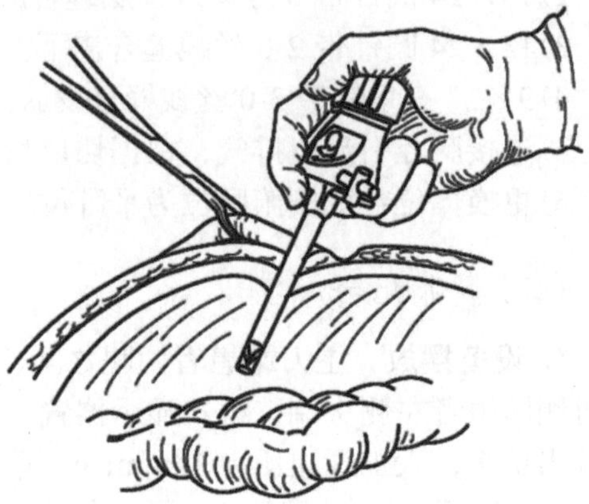

图 4-4-20 建立操作孔

（3）探查腹腔，递五叶拉钩牵引肝脏显露胃，肠钳夹住胃配合超声刀沿胃大弯、胃小弯游离网膜并离断胃短血管、胃后血管，备生物夹结扎胃左动脉（图 4-4-21，图 4-4-22）。

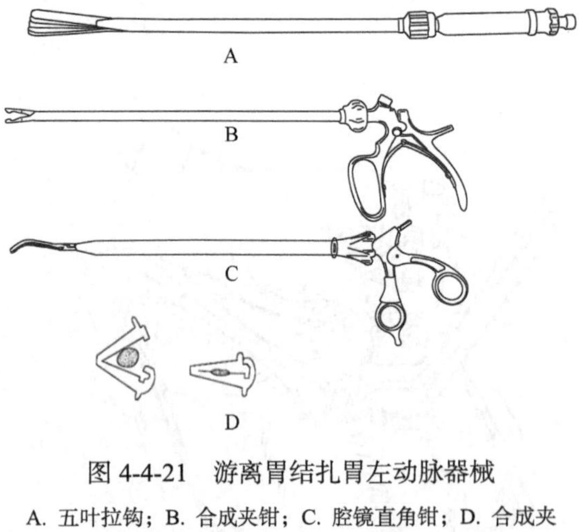

图 4-4-21 游离胃结扎胃左动脉器械

A. 五叶拉钩；B. 合成夹钳；C. 腔镜直角钳；D. 合成夹

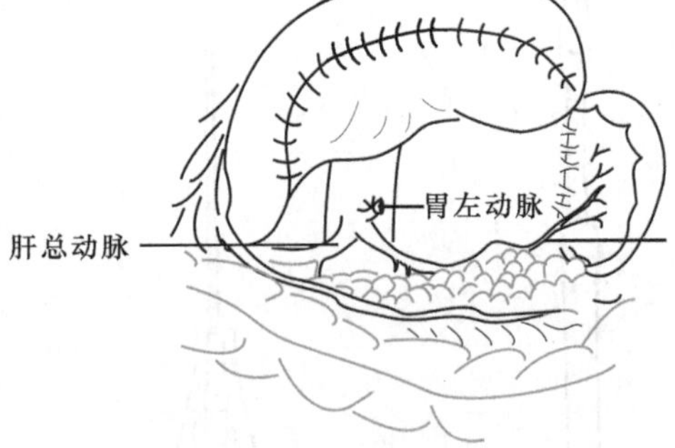

图 4-4-22 结扎胃左动脉

（4）清扫胃周围及胃血管旁淋巴结，递超声刀、吸引器清扫淋巴结。

（5）上腹部正中或左旁正中做 5cm 小切口，备 20 号手术刀 2 把，纱布 2 张，第 1 把手术刀切皮后换下，用第 2 把手术刀或电刀切开皮下组织、腹部肌肉及腹膜（图 4-4-23，图 4-4-24）。

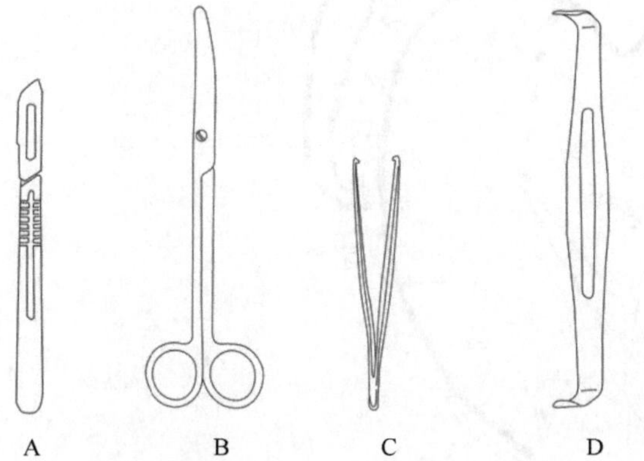

图 4-4-23　小切口器械

A. 20 号刀片及刀柄；B. 组织剪；C. 组织镊；D. 皮肤拉钩

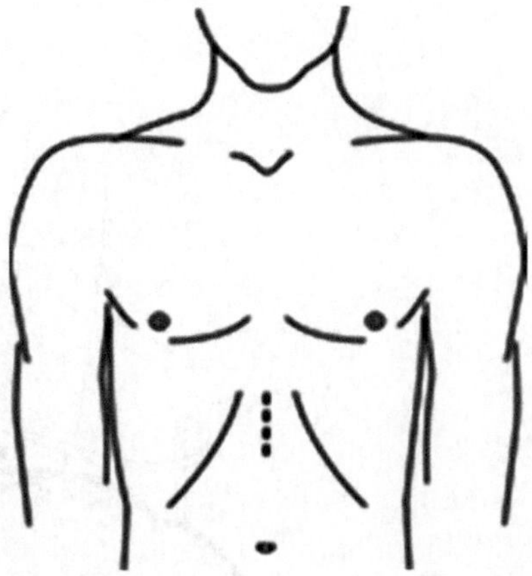

图 4-4-24　上腹部小切口

(6) 制作管状胃：将游离好的胃从小切口牵出腹腔，于贲门处、胃体部用直线型切割缝合器切断，用 6×14 圆针带 2-0 丝线缝合包埋断端并形成管状胃。递手套包裹食管残端，递弯止血钳带 0 号丝线结扎（图 4-4-25～图 4-4-27）。

(7) 标记胃大弯、胃小弯，递 5×12 圆针带 3-0 丝线于拟吻合处缝合标记胃大弯和胃小弯 3 针或 4 针。与食管断端缝合，丝线打结。

（三）颈部配合

1. 颈部切口是左侧胸锁乳突肌前缘斜切口

(1) 备 20 号手术刀 1 把，纱布 2 张切开颈部皮肤。

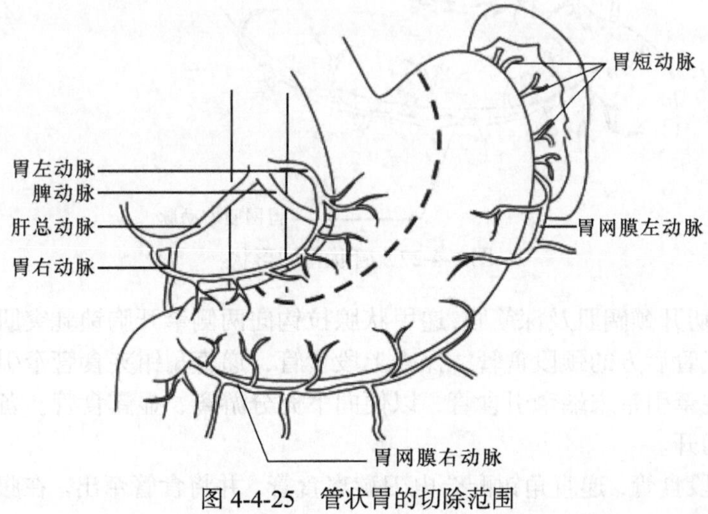

图 4-4-25　管状胃的切除范围

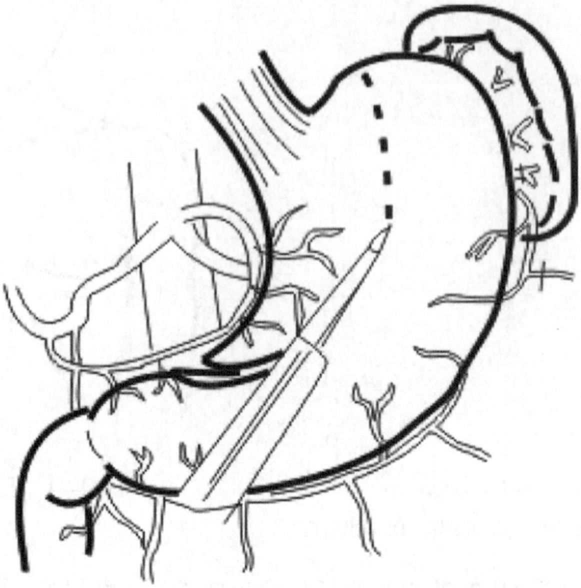

图 4-4-26 裁剪管状胃

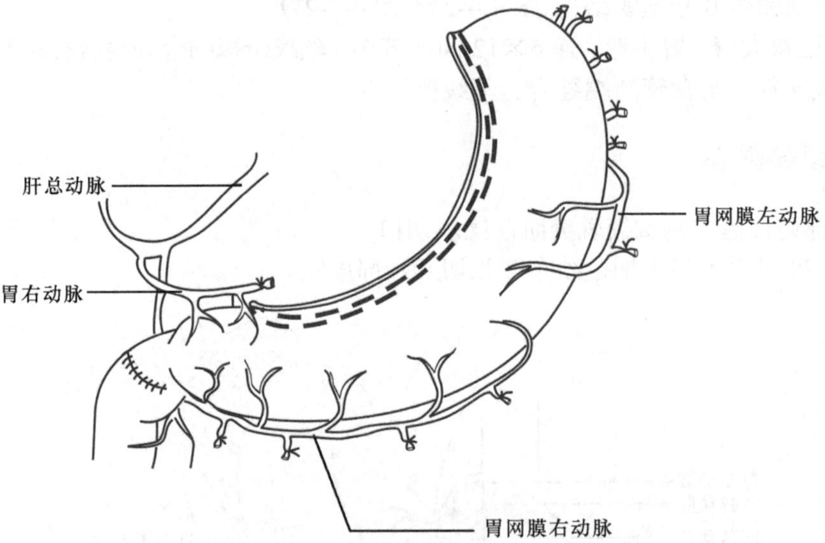

图 4-4-27 管状胃的形状

(2)递电刀切开颈阔肌及深筋膜，递甲状腺拉钩向两侧牵开胸锁乳突肌将甲状腺向前内牵拉，暴露气管后方的颈段食管，探查上段食管，递直角钳夹食管牵引带穿过食管，小弯止血钳夹住牵引带末端牵引食管，以便向下充分游离、显露食管。备直角钳配合电刀游离，逐层切开。

(3)显露上段食管，递直角钳配合电刀游离食管，并将食管牵出。在腹腔镜监视下将管状胃沿食管裂孔送入到颈部(图 4-4-28，图 4-4-29)。

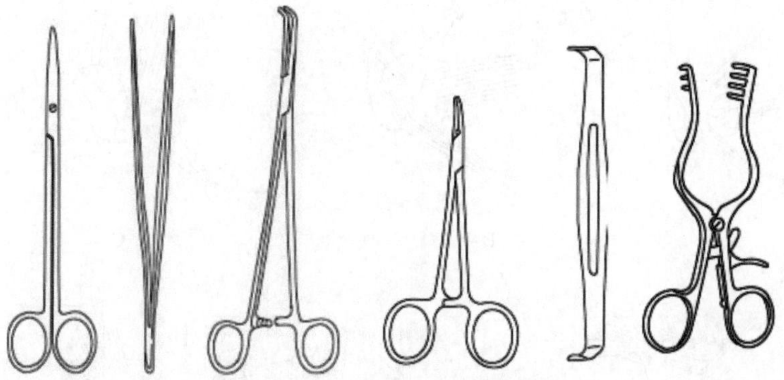

图 4-4-28 游离颈部食管器械

A. 剥离剪；B. 长平镊；C. 直角钳；D. 小弯止血钳；E. 皮肤拉钩；F. 多齿牵开器

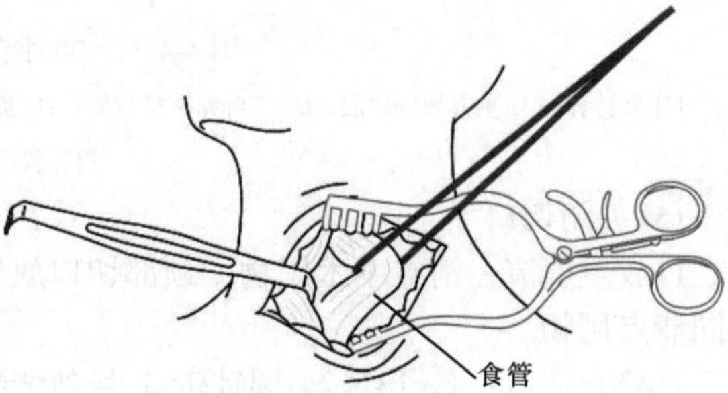

图 4-4-29 游离食管

(4)重建食管连续性：食管胃吻合，递三叶钳夹住食管及胃体(此时巡回护士协助将胃管和营养管退至拟吻合口的上方)，递剥离剪剪开胃和食管的外膜层，递 5×12 圆针带 5-0 丝线(丝线涂抹润滑剂)吻合食管胃的后壁肌层，递剥离剪离断食管和胃的黏膜层，碘伏纱球消毒，递涂抹好润滑剂的 4-0 可吸收线吻合黏膜下层及黏膜层，再递 5×12 圆针带 5-0 丝线吻合食管和胃的前壁肌层，备 5×12 圆针带 3-0 丝线固定胃于纵隔胸膜。巡回护士将胃管和营养管送入胃内，在手术医生的引导下分离胃管和营养管，并将营养管继续送入空肠。巡回护士将其妥善固定(图 4-4-30，图 4-4-31)。

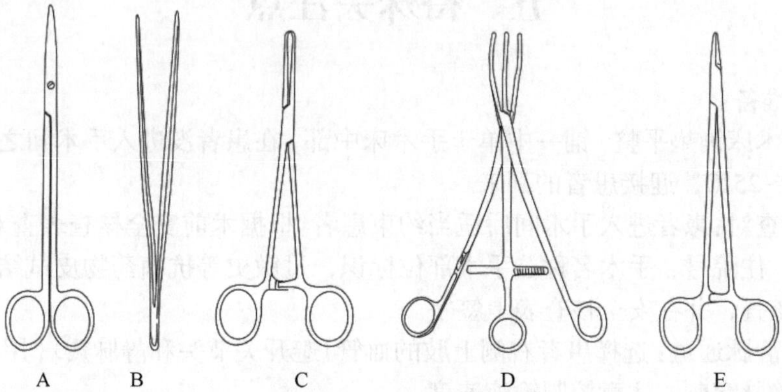

图 4-4-30 重建食管器械

A. 剥离剪；B. 长平镊；C. 组织钳；D. 三叶钳；E. 持针钳

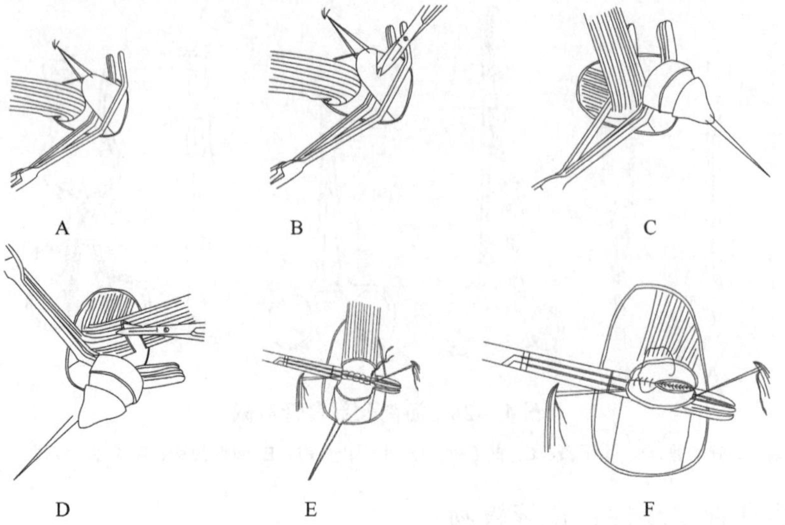

图 4-4-31　重建食管连续性

A. 三叶钳夹持胃；B. 剪开胃壁肌层；C. 三叶钳夹持食管；D. 剪开食管肌层；E. 吻合胃与食管后壁肌层；F. 吻合食管与胃黏膜层

（5）关闭切口

1）放置引流，清点手术用物：颈部切口放置橡皮引流条 1 根，巡回护士、洗手护士共同清点用物。

2）缝合切口：备 13×24 圆针带 1 号丝线缝合腹膜，关闭后再次清点手术用物，备 13×24 圆针带 3-0 丝线缝合皮下组织，递碘伏纱球消毒切口边缘皮肤，9×27 三角针带 3-0 丝线缝合皮肤，递碘伏纱球再次消毒切口贴切口敷贴。

3）根据切口长度选择敷贴粘贴切口。

2. 将器械分类退还清洗间并登记

五、特殊关注点

1. 术前准备

（1）将手术床铺垫平整，铺一中单于手术床中部，在患者没进入手术间之前将手术间温度升至 23～25℃，迎接患者的到来。

（2）术前查对：患者进入手术间后适当约束患者。根据术前安全核查表查对患者科室、床号、姓名、住院号、手术名称、手术部位标识，过敏史等抗菌药物皮试结果，影像学资料等进行核查，并在安全核查表上签字。

（3）建立静脉通道：选择患者右侧上肢的血管（避开关节头和静脉瓣），用 14G 或 16G 留置针进行静脉穿刺。注意控制输液速度。

（4）协助麻醉医师进行麻醉诱导：准备吸引器，保证吸引管通畅，协助麻醉医师进行麻醉诱导。

（5）遵医嘱给予抗生素：查对患者抗生素皮试后，遵医嘱于手术开始前 30 分钟至术前 2 小时静脉输注抗生素。

(6)摆放手术体位：根据临时医嘱留置尿管，协助手术医师摆放手术体位，消毒铺巾。

2. 安置手术体位关注点

(1)体位保护垫放置位置正确，腋垫放置时上缘距腋下一拳头距离为宜，避免腋神经受压。

(2)搬动患者时确保麻醉医师、手术医师、手术室护士三方同时协调进行，避免头颈、躯干扭伤。

(3)双上肢保持环抱状，即保持健侧上肢远端高于近端，注意保护桡神经。

(4)沙袋或挡板架固定时注意检查，避免会阴区生殖器官受压。

(5)避免腓神经受压，正确约束下肢。

3. 术中巡回护士关注点

(1)准备两组吸引器。手术台上用一组，麻醉师用一组，随时保证吸引通畅。

(2)密切观察患者的生命体征，关注手术进程。

(3)及时提供手术所需物品。

(4)根据手术需要将手术特殊耗材提前预置。

(5)及时调整高频电刀的输出功率。

(6)及时留送手术标本。

(7)严格执行清点制度。

(8)妥善固定胃管和十二指肠营养管，并及时连接负压引流器。

(9)制作管状胃时应将胃管及时退回食管内。防止制作管状胃时将胃管与胃壁钉在一起。

4. 转运时关注点

(1)手术完成后，将患者搬运到推床上成平卧位，检查其皮肤完整性，密切观察患者的生命体征和胸腔引流瓶的水柱波动情况，适当约束患者并注意保暖。搬运过程中注意各个管道的通畅，防止牵拉和脱落。防止患者坠床，患者保暖温度在36～37℃为宜。

(2)准确填写患者术中护理交接转运单。建立与转运科室间的有效沟通。

（杨 茜 丁宁莹 陈 芳 丁 林）

第五节 经膈裂孔食管切除术手术配合

经膈裂孔食管切除术的优点是无需开胸就能完成食管病变切除，患者创伤小、恢复快，对心肺功能影响小，是常用的手术方式。适应证：①局限于食管黏膜的肿瘤；②无需淋巴清扫的食管反流性疾病和食管运动障碍性疾病；③食管胃结合部肿瘤无需开胸就能完成标准的区域淋巴清扫。禁忌证：①原发性食管肿瘤已侵出管壁或与周围组织有广泛粘连；②位于食管中上段的肿瘤，需在直视下完成手术切除的患者；③食管再次手术。

一、手术用物准备

(一)常规用物

手术盆1个、手术衣6件、剖口单1张、桌单4张、治疗巾15张。

(二)手术器械

食管器械 1 包、腹腔牵开器 1 包、三叶钳 1 把、拔脱器 1 套、超声刀 1 套。

(三)一次性用物

1. 常规物品 一次性使用吸引管 1 根、一次性使用吸引头 2 根、一次性使用电刀笔 1 个、一次性使用延长电极 1 根、电刀清洁片 1 张、剖腹套针 1 板、45cm×45cm 医用粘贴膜 1 张、一次性使用冲洗器 1 个、食管牵引带 1 根、医用润滑剂按需准备、一次性使用灯罩 2 个、一次性使用无菌垃圾袋 1 个、带钡丝纱布 10～20 张、方纱 3 张、3-0 丝线×3 包、2-0 丝线×3 包、0 号丝线×3 包、1 号丝线×3 包、11 号刀片×1 个、20 号刀片×2 个、消毒卷带 1 根、手套按需准备。

2. 断胃用物准备 直线切割缝合器 1 把、切割缝合钉仓 2 个或 3 个。

3. 食管吻合用物 5-0 丝线×2 包、4-0 可吸收缝线×1 根、按需准备创面封闭胶。

4. 关闭切口缝线 3-0 丝线×2 包、2-0 丝线×2 包、0 号丝线×5 包、1 号丝线×2 包。

二、手 术 体 位

仰卧位(图 4-5-1)。

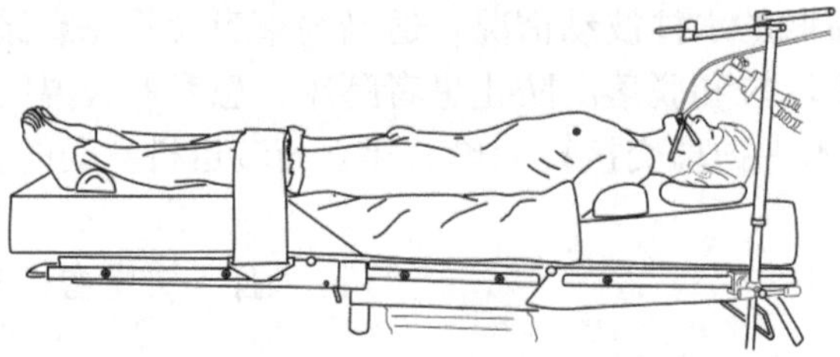

图 4-5-1 仰卧位

(1)患者仰卧于手术台中线，左肩胛部用软枕垫高使患者胸部上抬 5~10cm，头偏向右侧。

(2)双上肢平放于身体两侧，在保证双上肢各穿刺通道通畅安全的情况下，用中单将双上肢包裹保护和固定。

(3)患者枕部及足跟处放置头圈、脚垫悬空保护，保持功能位，防止术后局部血肿、压疮的形成。

(4)回路电极板贴于患者体毛较少且肌肉丰厚处，一般成年患者贴于左大腿外侧。

(5)头架固定于主刀医生对侧床头，高度为 50cm，下缘平眉弓。

(6)双下肢膝部用束脚带固定。

(7)用小棉被遮盖患者髋部和双下肢，暴露腹部及颈部手术消毒范围皮肤。

三、消毒铺巾

(一)消毒液、消毒用物及传递方法

1. 消毒液 5%碘伏。

2. 消毒用物 弯盘1个、小药杯1个、纱球3个、卵圆钳2把、5%碘伏消毒液。

3. 传递方法 洗手护士将装好纱球的小药杯放在一弯盘内，将卵圆钳传递给做好外科刷手的手术医生。消毒后的纱球放在指定位置，便于术后清点。

(二)消毒范围

上至面唇部，下至腹股沟，两侧腋中线(图4-5-2)。

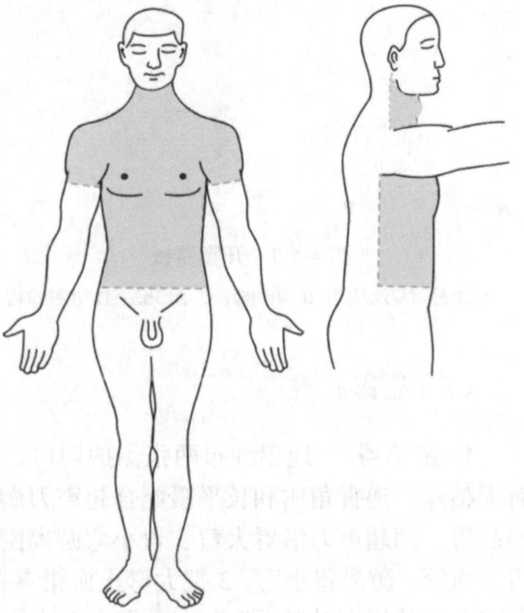

图4-5-2 消毒范围

(三)铺巾

(1)颈部两侧各填放团状治疗巾1张，3张治疗巾反折1/4折边向外，2张依次铺在颈部切口两侧，第3张平肚脐，一张桌单齐下颌盖在患者肩部、头部，头架及双上肢，3张治疗巾反折1/4折边向外，分别铺盖于患者的颈部切口的下侧、对侧、上侧，第4张治疗巾反折1/4折边向内，铺盖切口近侧，相同方法铺盖腹部切口。

(2)30cm×20cm 医用粘贴膜覆盖颈部切口区域并固定治疗巾。50cm×60cm医用粘贴膜覆盖腹部切口区域并固定治疗巾。

(3)将剖口单对准切口向前后、左右铺开，桌单2张覆盖托盘，第1张覆盖洗手护士近侧和床尾部，第2张上端平切口下缘及覆盖托盘。

四、手术配合

(一)术前准备

器械护士和巡回护士共同清点器械、纱布、纱球、缝针、刀片等所有用物数量，检查其完整性，并由巡回护士准确登记在器械清点单上。调试电刀笔，连接吸引器，安装灯柄罩。

（二）手术切口

上腹部正中或左旁正中切口，备 20 号手术刀 2 把，纱布 2 张，第 1 把手术刀切皮后换下，用第 2 把手术刀或电刀切开皮下组织、腹部肌肉及腹膜，电凝止血（图 4-5-3，图 4-5-4）。

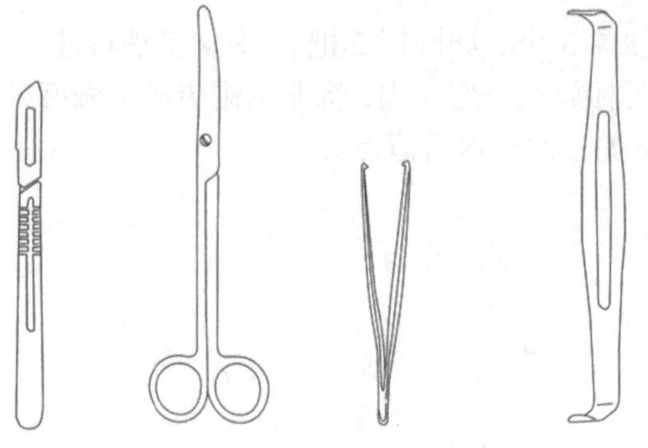

图 4-5-3　开腹器械

A. 20 号刀片及刀柄；B. 组织剪；C. 组织镊；D. 皮肤拉钩

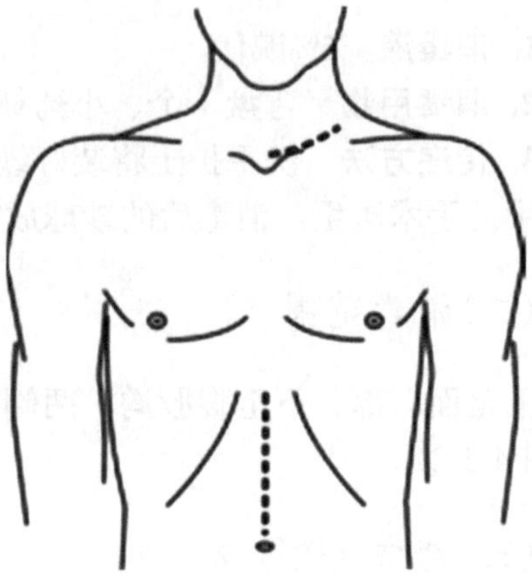

图 4-5-4　腹部和颈部切口

（三）显露腹腔

1. 游离胃　递湿纱布两张保护切口，腹腔自撑撑开切口，递长平镊两把探查腹腔有无粘连。递直角钳和长平镊配合超声刀游离胃大弯、胃小弯及贲门，1 张湿纱布展开提起胃，用超声刀沿胃大弯、胃小弯游离网膜，备 2-0 或 0 号丝线分别结扎胃短血管、胃后血管，游离胃小弯，3 把大弯止血钳夹持胃左动脉，剥离剪断开血管，1 号和 0 号丝线双重结扎胃左动脉（图 4-5-5，图 4-5-6）。

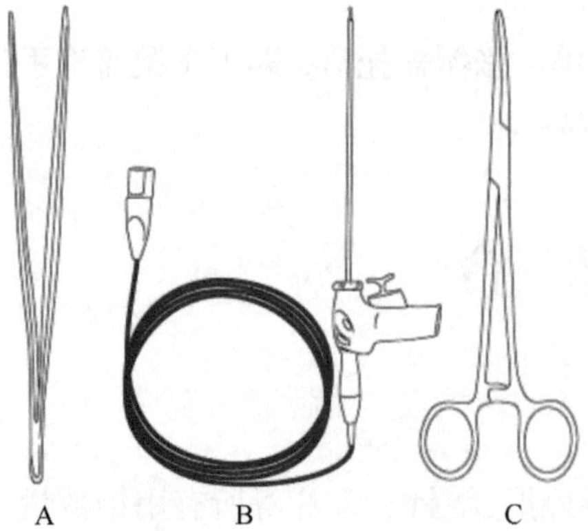

图 4-5-5　游离胃器械

A. 敷料镊；B. 超声刀；C. 大弯止血钳

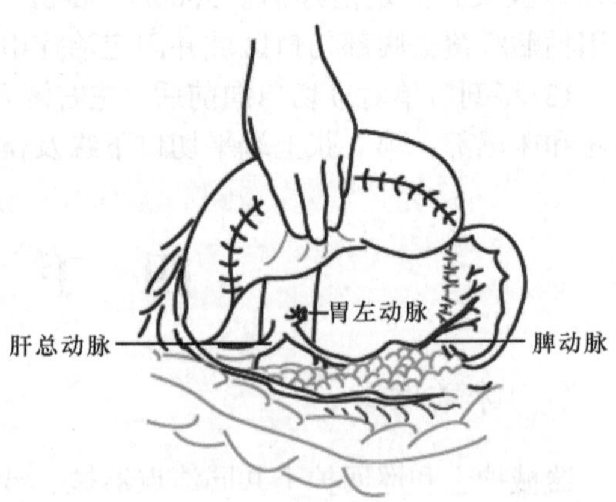

图 4-5-6　游离胃

2. 游离食管下段　递剥离剪剪开食管表面腹膜，将食管与膈肌脚分离，向上游离食管，去除食管壁表面附着的组织，递中弯止血钳带线结扎止血（图 4-5-7）。主刀伸手钝性盲分食管后壁与椎前筋膜，同法分离食管前壁达隆嵴水平（图 4-5-8）。

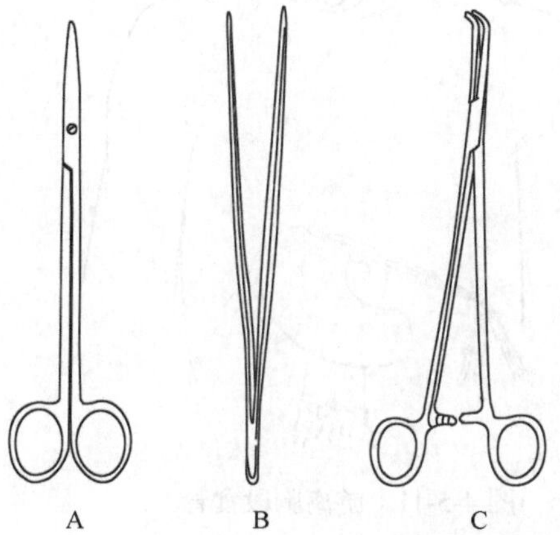

图 4-5-7 游离食管下段器械

A. 剥离剪；B. 长平镊；C. 直角钳；D. 中弯止血钳

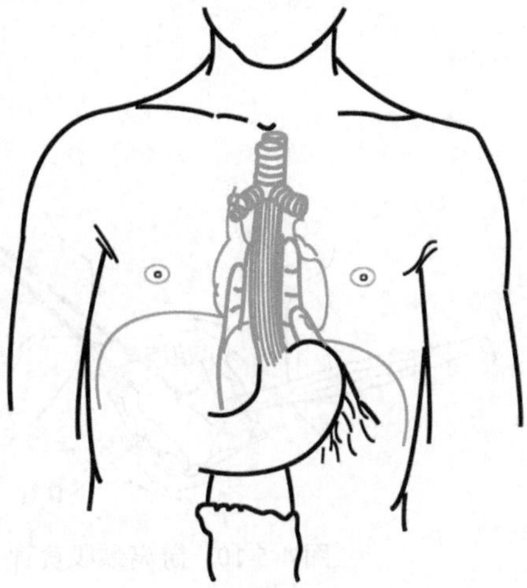

图 4-5-8 游离食管下段

（四）暴露颈部食管

左侧胸锁乳突肌前缘斜切口，递 20 号手术刀 1 把，纱布 2 张逐层切开颈部皮肤，递电刀切开颈阔肌及深筋膜，递甲状腺拉钩向两侧牵开胸锁乳突肌，将甲状腺向前内牵拉，暴露气管后方的颈段食管，探查上段食管，递直角钳带食管牵引带穿过食管，小弯止血钳夹住牵引带末端牵引食管，以便向下充分游离显露食管。并备直角钳，配合电刀游离（图 4-5-9，图 4-5-10）。

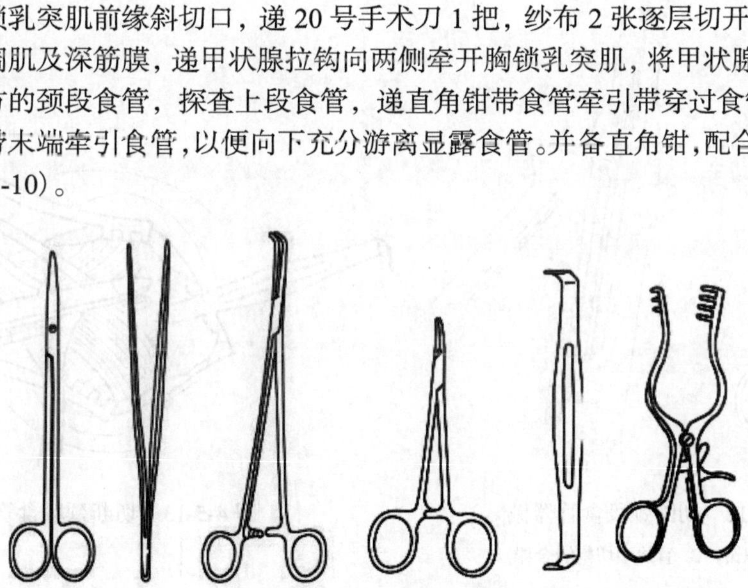

图 4-5-9 游离颈部食管器械

A. 剥离剪；B. 长平镊；C. 直角钳；D. 小弯止血钳；E. 皮肤拉钩；F. 多齿牵开器

（五）切断胸段食管

1. 分离食管 向上提起食管牵引带，递直角钳、电刀分离食管周围组织，主刀医生伸手钝性盲分游离食管全周至隆嵴水平（图 4-5-11），分离至食管在纵隔内可上下移动。

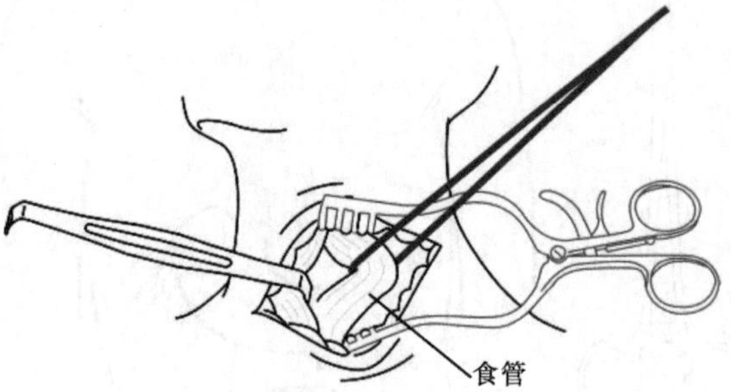

图 4-5-10　游离颈段食管

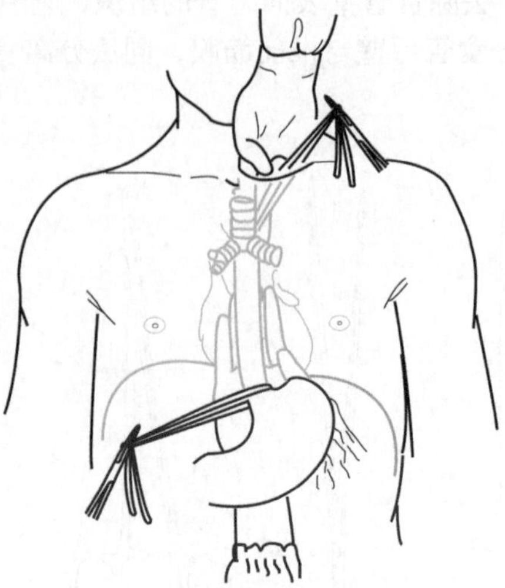

图 4-5-11　游离胸段食管

2. 切断颈段食管　食管牵引带置于拟切断食管的表面，递切割闭合器同时将食管牵引带和食管闭合(图 4-5-12，图 4-5-13)，递碘伏纱球消毒食管残端。

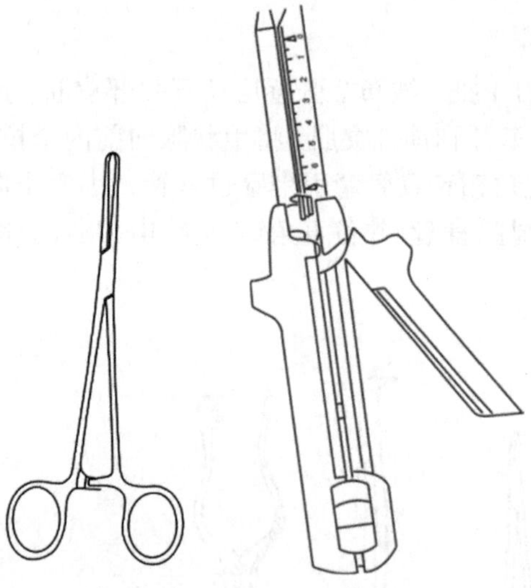

图 4-5-12　切断颈段食管器械

A. 组织钳；B. 直线型切割缝合器

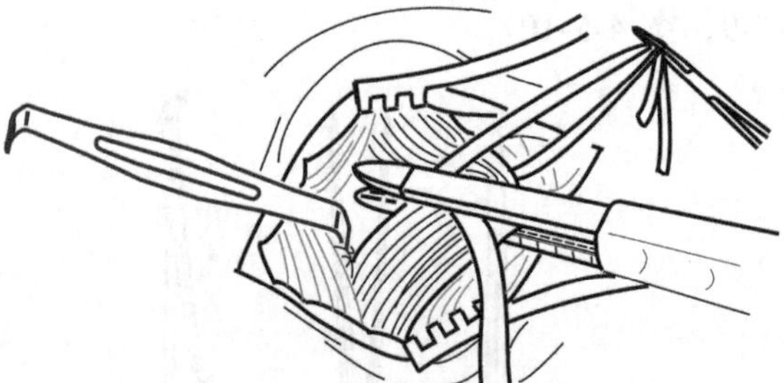

图 4-5-13　切断颈段食管

3. 牵出食管　先备粗纱条(用绷带叠成 30cm 长，5～10 层，将虚边折向里面并用 9×27 三角针带 0 号丝线缝合)，向下牵拉将食管经腹部牵出，纵隔食管床出血用浸透润滑剂的粗纱条压迫止血(图 4-5-14，图 4-5-15)。

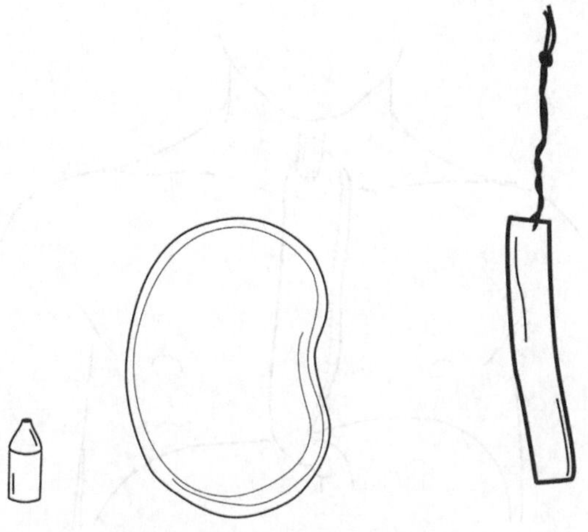

图 4-5-14　食管拔脱器械
A. 润滑剂；B. 弯盘；C. 纱条

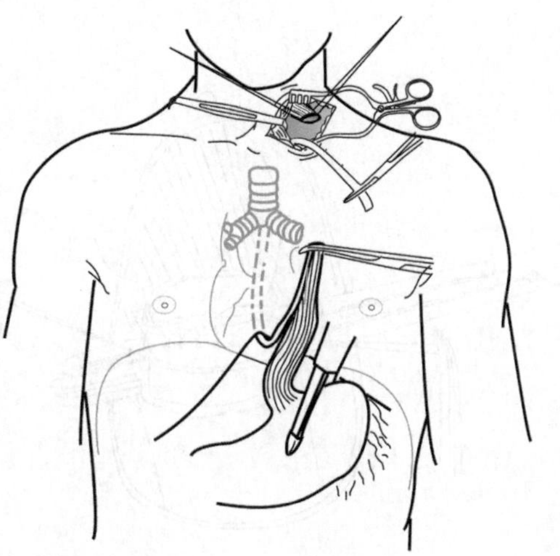
图 4-5-15　经腹部牵出食管

（六）切除食管制作管状胃

1. 制作管状胃　贲门处、胃体部用直线切割缝合器切断，用 6×14 圆针带 2-0 丝线缝合包埋胃切缘并形成管状胃，切除食管，弯盘内垫湿纱布接食管标本（详细步骤见本章第二节）。

2. 上提管状胃至颈部　递 5×12 圆针带 2-0 丝线于胃壁预备吻合处的最高点缝合 3 针或 4 针标记线，与食管牵引带连接，用卵圆钳将胃经食管床至颈部拉出。

（七）重建食管

手工吻合方法：递三叶钳夹持并固定食管及胃底，递剥离剪剪开胃和食管的外膜层，递涂抹好润滑剂的 5×12 圆针带 5-0 丝线吻合食管胃后壁肌层，递剥离剪断开食管和胃的黏膜层，碘伏纱球消毒，递涂抹好润滑剂的 4-0 可吸收线吻合黏膜层，再递 5×12 圆针带 5-0 丝线吻合食管及胃前壁的肌层，备 5×12 圆针带 3-0 丝线固定胃于纵隔胸膜。巡回护士经鼻置入胃管、营养管，并妥善固定（图 4-5-16～图 4-5-18）。

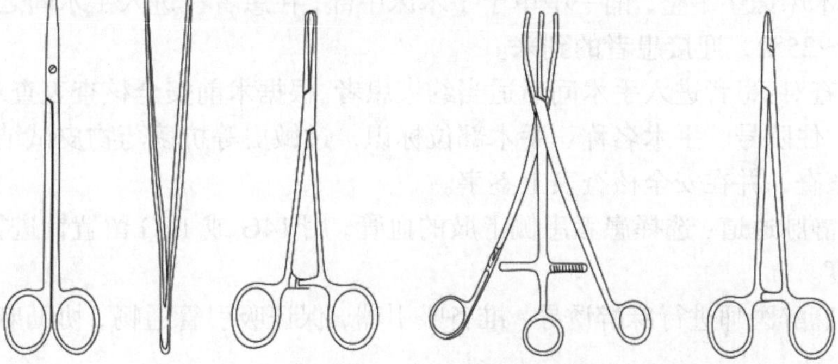

图 4-5-16　食管重建器械
A. 剥离剪；B. 长平镊；C. 组织钳；D. 三叶钳；E. 持针钳

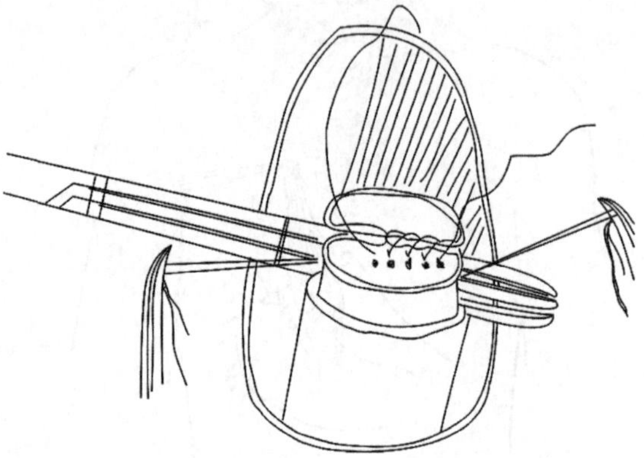

图 4-5-17　食管和管状胃行端侧吻合

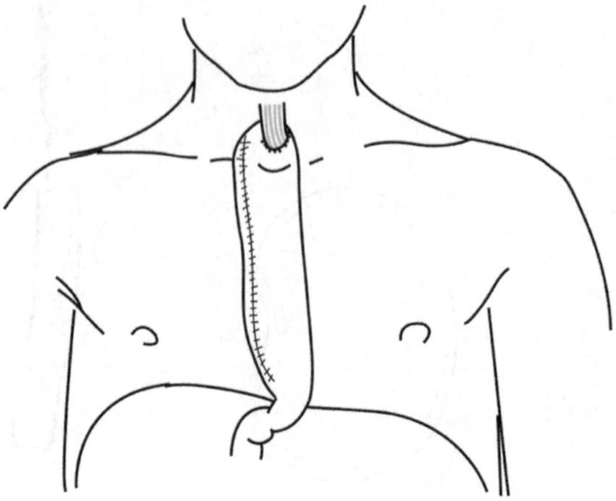

图 4-5-18　吻合食管胃后

(八) 关闭切口

1. 放置引流管，清点手术用物　备碘伏纱球、11 号手术刀、弯止血钳 1 把，橡皮引流条 1 根放置于颈部切口 9×27 三角针带 2-0 丝线固定引流条。巡回护士、洗手护士共同清点用物。

2. 缝合腹部及颈部切口

(1) 递 13×34 圆针带 1 号丝线缝合腹膜，肌层关闭后再次清点手术用物，递 13×34 圆针带 3-0 丝线缝合皮下，9×27 三角针带 3-0 丝线缝合皮肤，递碘伏纱球再次消毒切口。

(2) 根据伤口的长度选择无菌粘贴敷料覆盖伤口，引流管连接引流袋。

(九) 将器械分类退还清洗间并登记

五、特殊关注点

1. 术前准备

(1) 将手术床铺垫平整，铺一中单于手术床中部，在患者没进入手术间之前将手术间温度升至 23～25℃，迎接患者的到来。

(2) 术前查对：患者进入手术间后适当约束患者。根据术前安全核查表查对患者科室、床号、姓名、住院号、手术名称、手术部位标识，过敏史等抗菌药物皮试结果，影像学资料等进行核查，并在安全核查表上签字。

(3) 建立静脉通道：选择患者患侧上肢的血管，用 14G 或 16G 留置针进行静脉穿刺、控制输液速度。

(4) 协助麻醉医师进行麻醉诱导：准备吸引器，保证吸引管通畅，协助麻醉医师进行麻醉诱导。

(5) 遵医嘱使用抗生素。

(6) 摆放手术体位：根据临时医嘱留置尿管，等待麻醉后患者生命体征平稳后，协助手术医师摆放手术体位，消毒铺巾。

2. 术中配合关注点

(1)若需调整手术床，应同时关注体位是否安全，避免床调整造成肢体受压。

(2)注意物品清点，特殊用物的及时准备，一次性植入物核查与存档。

(3)游离食管时会刺激主动脉弓、膈肌、肋间神经，可引起纵隔摆动及反常呼吸加深，严重者出现心动过缓，低血压等，故术中应加强循环和呼吸功能的观察。

3. 转运时关注点

(1)手术完成后，将患者搬运到推床上成平卧位，检查其皮肤完整性，密切观察患者的生命体征，适当约束患者并注意保暖。搬运过程中注意各管道的通畅，防止牵拉和脱落。防止患者坠床，患者保暖温度在36～37℃为宜。

(2)准确填写患者术中护理交接转运单。建立与转运科室间的有效沟通。

（杨　茜　丁宁莹　龚仁蓉）

第六节　食管穿孔修补术手术配合

食管穿孔(perforation of esophagus)是由于各种意外创伤而引起的一种突发的严重疾病，常常导致纵隔和胸膜腔因为被食管内容物污染而并发严重炎症，甚至危及生命。其致病原因复杂，据报道其病死率为10%～46%。预后取决于致病原因、受伤部位、食管的基础病变，以及受伤后开始治疗的时间。其临床表现常与心肌梗死、自发性气胸、消化道溃疡、胰腺炎相混淆，容易误诊。早期诊断与治疗有赖于对该病的高度警惕及对相应的临床表现做出正确的判断。

食管穿孔的常见原因：呕吐后自发破裂；机械性创伤如异物刺破和外伤等。食管修补对于良性食管破裂穿孔的患者是理想的选择，能较好地恢复食管的正常功能。手术适应证：①绝大多数食管良性穿孔发生在12小时以内，原则上应积极手术治疗；②经积极保守治疗，瘘口经久不愈者；③有异物残留影响预后者。禁忌证：①顽固性食管狭窄穿孔；②终末期的食管运动障碍性穿孔；③癌性穿孔。

一、手术用物准备

(一)常规用物

手术盆1个、手术衣6件、剖口单1张、桌单4张、治疗巾10张。

(二)手术器械

食管器械1包、胸腔牵开器1包、肋骨切除器械。

(三) 一次性用物

1. 常规物品 一次性使用吸引管 1 根、一次性使用吸引头 2 根、一次性使用电刀 1 个、一次性使用延长电极 1 根、一次性使用电刀清洁片 1 张、剖胸套针 1 板、骨蜡 1 块、50cm×60cm 医用粘贴膜 1 张、8 号尿管 2 根、一次性使用冲洗器 1 个、36 号胸腔引流管 1 根、一次性使用灯罩 2 个、一次性使用无菌垃圾袋 1 个、带钡丝纱布 10～20 张、方纱 3 张、3-0 丝线×3 包、2-0 丝线×3 包、0 号丝线×3 包、1 号丝线×3 包、11 号刀片×1 张、20 号刀片×2 张、手套按需准备。

2. 关闭切口缝线 3-0 丝线×2 包、2-0 丝线×2 包、0 号丝线×5 包、1 号丝线×2 包。

二、手术体位

(一) 患者采取右侧卧位

右侧卧位如图 4-6-1。

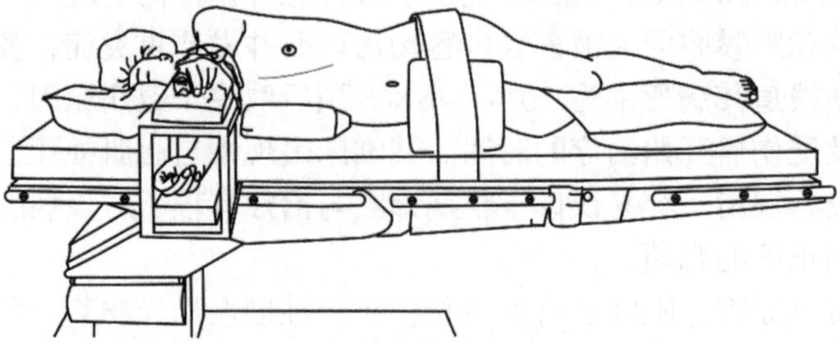

图 4-6-1 经左胸食管穿孔修补术体位(右侧卧位)

(二) 侧卧位体位摆放前准备

摆放前准备包括：环境准备、体位用物准备、患者准备和操作者的准备(详见第一章第四节)。

(三) 右侧卧位体位摆放流程

详见第一章第四节。

三、消毒铺巾

(一) 消毒液、消毒用物及传递方法

详见第一章第五节。

（二）消毒范围

上至肩及上臂 1/3 处，下过季肋缘，前过胸骨达对侧腋前线，后过脊柱达对侧腋后线，包括同侧腋窝（图 4-6-2）。

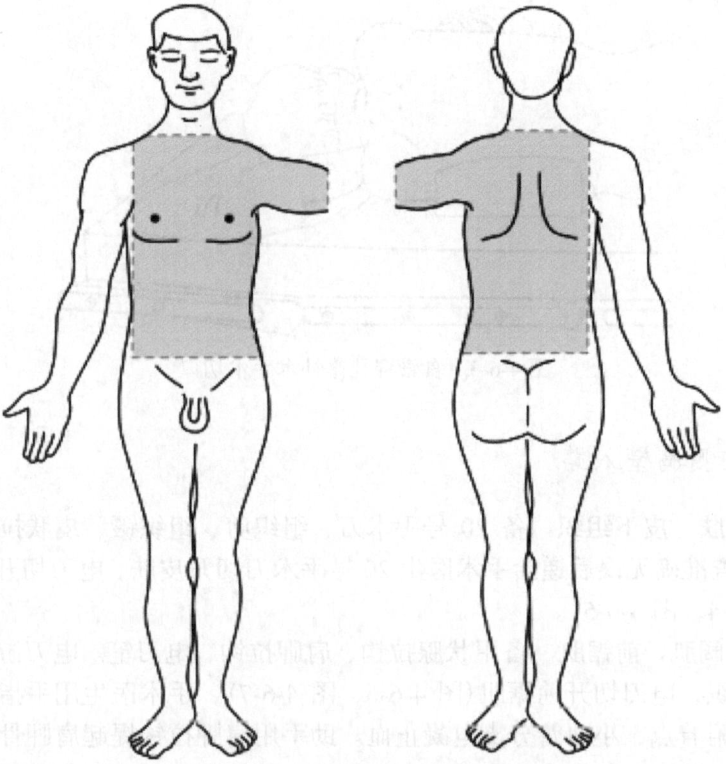

图 4-6-2　经左胸食管穿孔修补术消毒范围

（三）铺巾

详见第一章第五节。

四、手术配合

（一）术前准备

器械护士和巡回护士共同清点器械、纱布、纱球、缝针、刀片等所有用物数量，检查其完整性，巡回护士将其准确登记在器械清点单上。调试超声刀、电刀笔，连接吸引器，安装灯柄罩。

（二）建立静脉通道

根据术式选择 14G 留置针于左上肢建立静脉通道。

（三）切口

经左胸第5肋间后外侧做一弧形切口：沿背部肩胛骨内侧缘与脊柱之间中线，平肩胛骨下绕过肩胛下角，向外前至左侧腋前线（图4-6-3）。

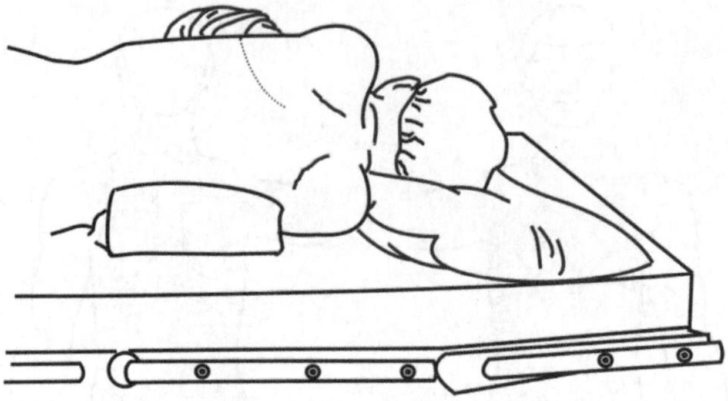

图4-6-3　食管穿孔修补术手术切口

（四）经左侧胸壁入路

1. 切开皮肤、皮下组织　备20号手术刀、组织剪、组织镊、皮肤拉钩、一次性电刀笔。三方核查准确无误后递给手术医生20号手术刀切开皮肤，电刀切开皮下组织，电凝止血（图4-6-4，图4-6-5）。

2. 切开背阔肌、前锯肌　备甲状腺拉钩、肩胛拉钩、电刀笔。电刀游离背阔肌，并切断附着处组织，电刀切开前锯肌（图4-6-6、图4-6-7），手术医生用手指挑起前锯肌，分离前锯肌的附着点，小血管分支电凝止血。助手用肩胛拉钩提起肩胛骨，电刀分离前锯肌后筋膜，将手伸入肩胛骨，上到下触摸肋骨以确定需要切开的肋间（图4-6-8）。递电刀笔从后向前沿肋下缘分离肋间肌。

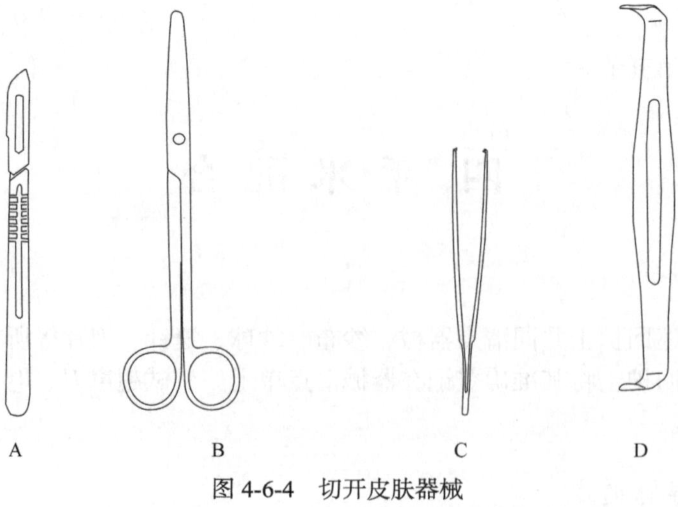

A　B　C　D

图4-6-4　切开皮肤器械

A. 20号刀片及刀柄；B. 组织剪；C. 组织镊；D. 皮肤拉钩

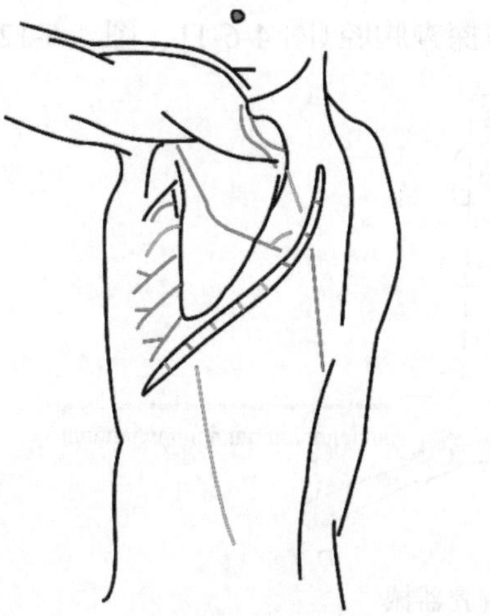

图 4-6-5　切开皮肤及皮下

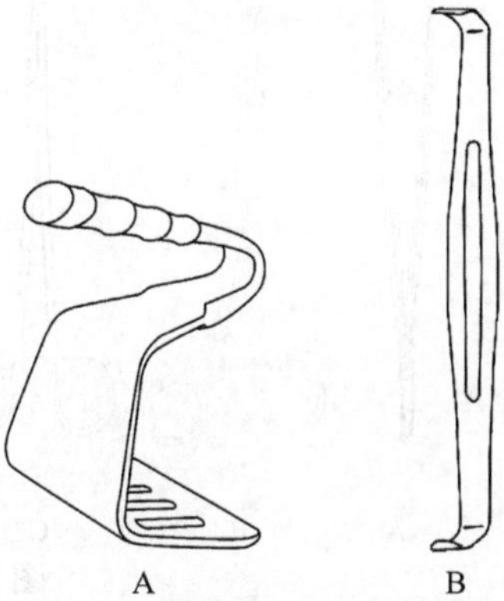

图 4-6-6　切开胸壁肌肉所需器械

A. 肩胛拉钩；B. 皮肤拉钩

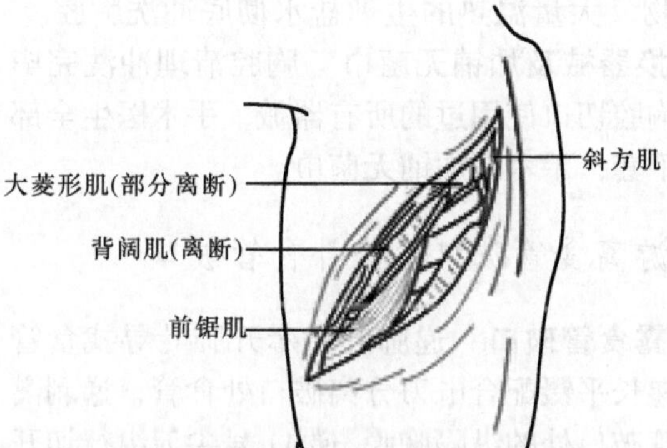

图 4-6-7　切开胸壁肌肉

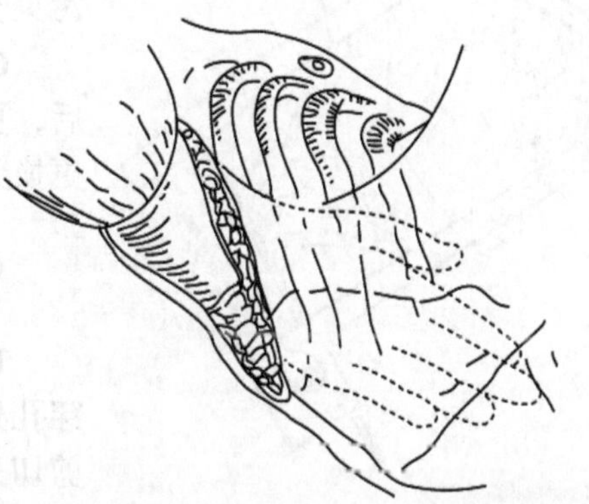

图 4-6-8　触摸肋骨以确定进入胸腔的肋间隙

3. 切开肋间肌　嘱麻醉师行右肺肺通气，电刀切开肋间肌，电凝止血。传递肋骨剪予手术医师，剪断第 6 肋骨(图 4-6-9、图 4-6-10)，骨蜡止血，用方纱垫保护切口，胸腔牵开器撑开切口。

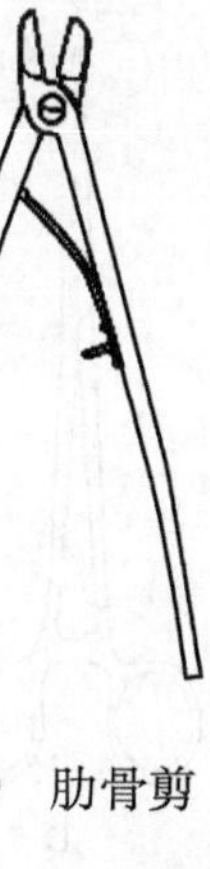

图 4-6-9　肋骨剪

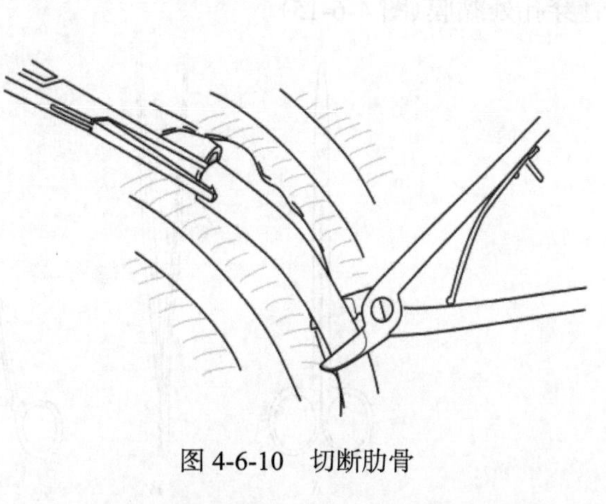

图 4-6-10　切断肋骨

4. 胸腔内探查　备长平镊、肺叶钳、中弯止血钳、胸腔牵开器，递方纱垫保护切口缘，递胸腔牵开器撑开切口，长平镊、长剥离剪探查胸腔(图 4-6-11，图 4-6-12)。

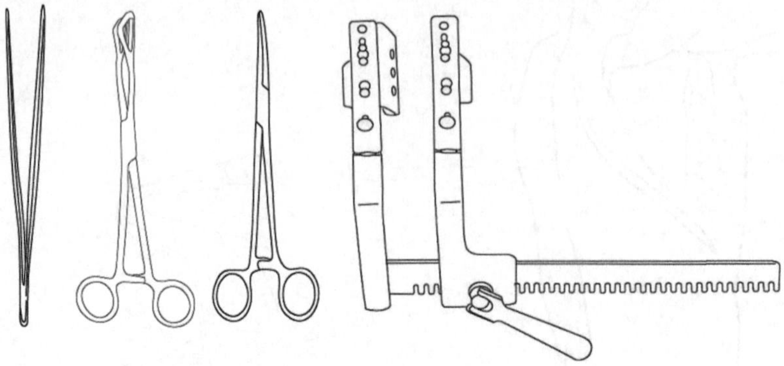

A　B　C　D

图 4-6-11　探查胸腔器械

A. 长平镊；B. 肺叶钳；C. 中弯止血钳；D. 胸腔撑开器

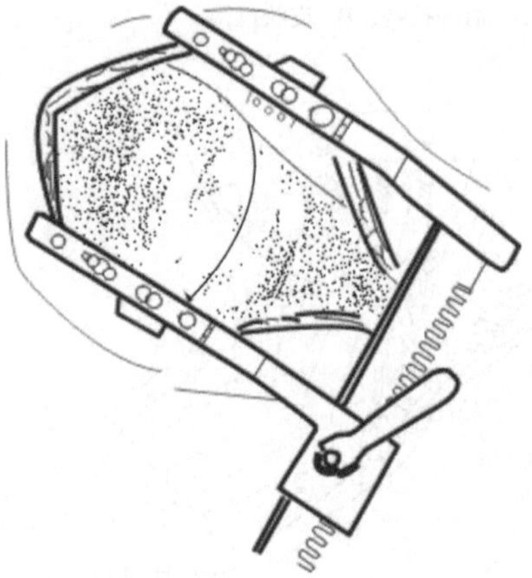

图 4-6-12　暴露胸腔

5. 探查胸腔，清理胸腔内污染物　递吸引器吸尽污染分泌物，大量温热的生理盐水彻底冲洗胸腔。

6. 更换器械及加铺无菌巾　胸腔清理冲洗完毕后，更换胸腔切口使用过的所有器械，手术医生全部更换无菌手套，手术野加铺无菌巾。

(五)游离食管破口，修补食管破口

1. 显露食管破口　递肺叶钳牵开肺叶寻找食管穿孔处，递长平镊配合电刀分离破口处食管，递剥离剪切开食管破口处的纵隔胸膜，递 11 号尖刀纵行切开食管肌层，显露食管破裂的黏膜，递 4-0 可吸收线缝合食管黏膜，或用涂抹好润滑剂的 5×12 圆针带 5-0 丝线横行间断缝合食管黏膜层和肌层。巡回护士经鼻置入胃管(图 4-6-13，图 4-6-14)。

2. 修补食管破口　备 4-0 可吸收线，递长平镊、长持针钳夹持 4-0 可吸收线缝合食管穿孔处黏膜(图 4-6-15)。

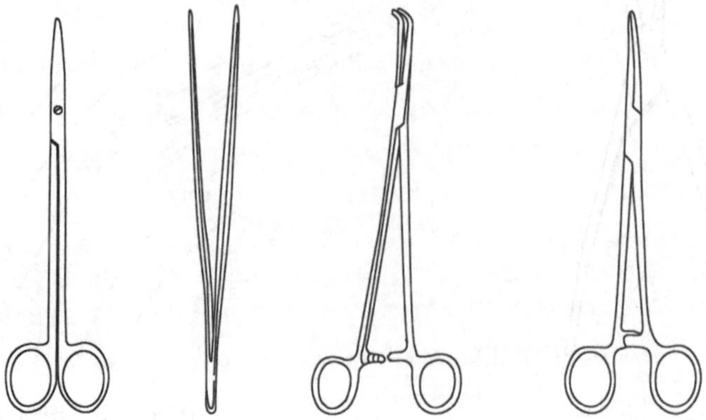

A　B　C　D

图 4-6-13　游离并修补食管破口器械

A. 长剥离剪；B. 长平镊；C. 直角钳；D. 大弯止血钳

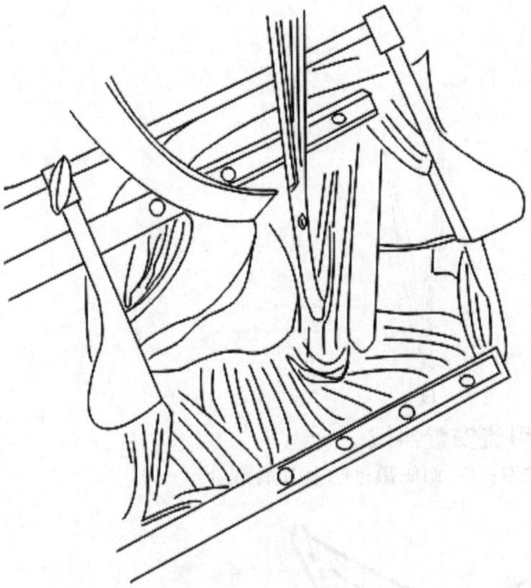

图 4-6-14　修整食管破口

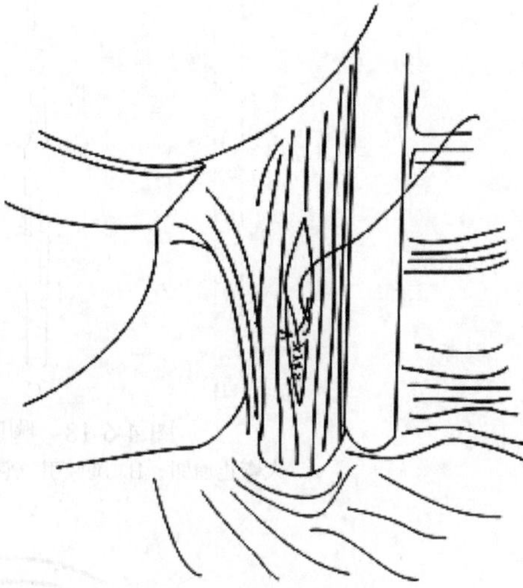

图 4-6-15　修补食管黏膜层

3. 缝合食管肌层　5×12 圆针带 5-0 丝线缝合食管肌层(图 4-6-16)。

4. 加固食管　游离壁层胸膜铺盖食管穿孔处(图 4-6-17)。

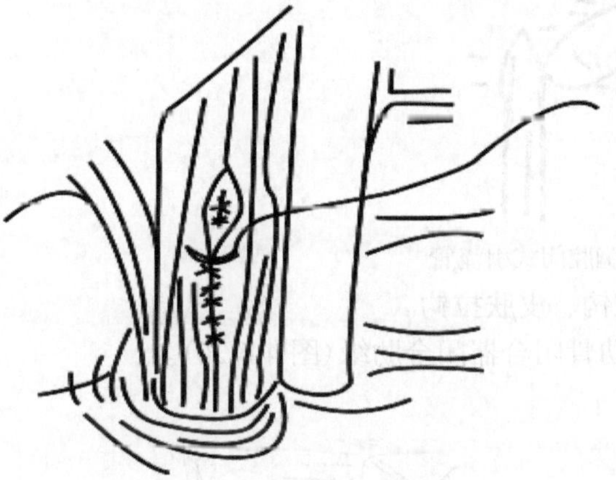

图 4-6-16　修补食管肌层

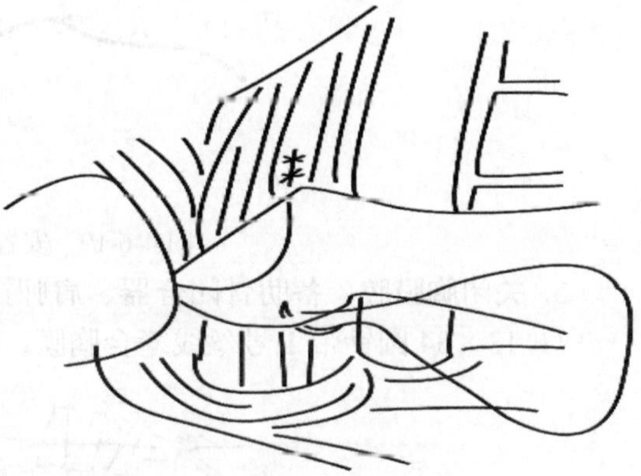

图 4-6-17　加固食管

（六）关闭切口

1. 清点手术用物　巡回护士和洗手护士共同清点用物。

2. 放置引流管　备 11 号手术刀、弯止血钳 1 把、36 号胸腔硅胶引流管，再次用大量温生理盐水冲洗胸腔，腋前线第 7 或第 8 肋间放置胸腔引流管，食管床留置 16 号硅胶管 1 根，清点手术用物。9×27 三角针带 0 号丝线固定引流管，将引流管与胸腔引流瓶连接排气。巡回护士、洗手护士共同清点用物(图 4-6-18，图 4-6-19)。

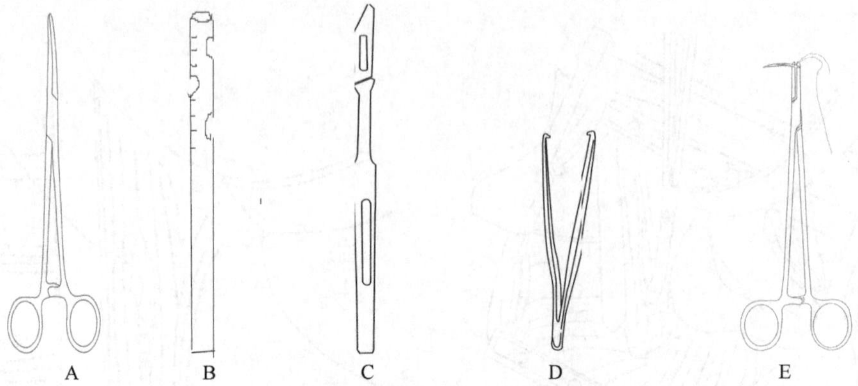

图 4-6-18 胸腔闭式引流安置器械

A. 大弯止血钳；B. 胸腔引流管；C. 尖刀；D. 组织镊；E. 固定针线

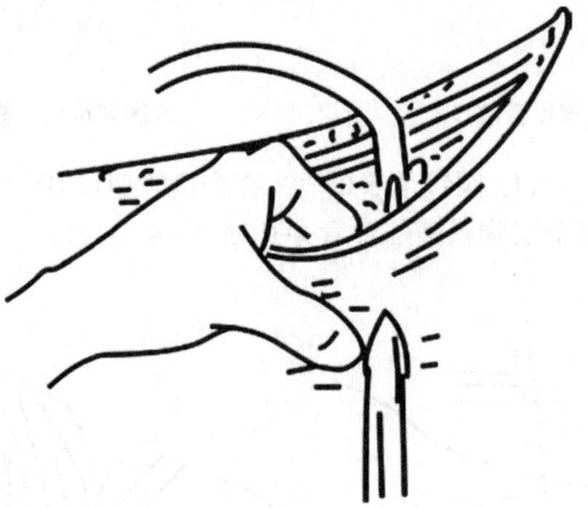

图 4-6-19 安置胸腔闭式引流管

3. 关闭胸膜腔 备肋骨闭合器、肩胛拉钩、皮肤拉钩。

(1) 13×34 圆针带 1 号丝线缝合胸膜，肋骨闭合器闭合肋缘（图 4-6-20）。

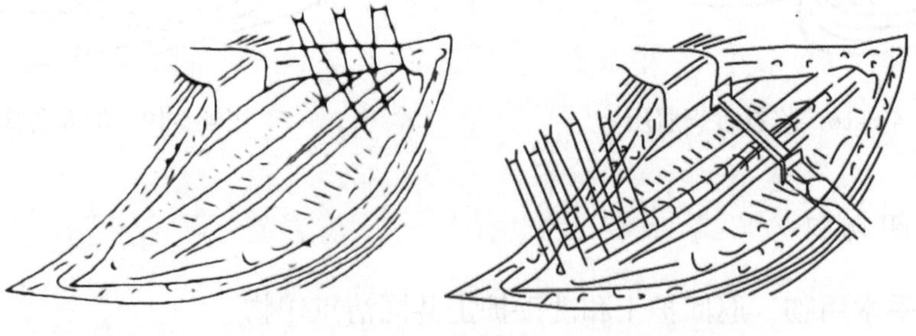

图 4-6-20 缝合胸膜（A）；肋骨闭合器闭合肋缘（B）

(2) 13×24 圆针带 0 号丝线逐层缝合胸壁肌肉，缝线打结时巡回护士协助将肩关节往胸壁推，以减轻胸壁肌肉张力（图 4-6-21）。

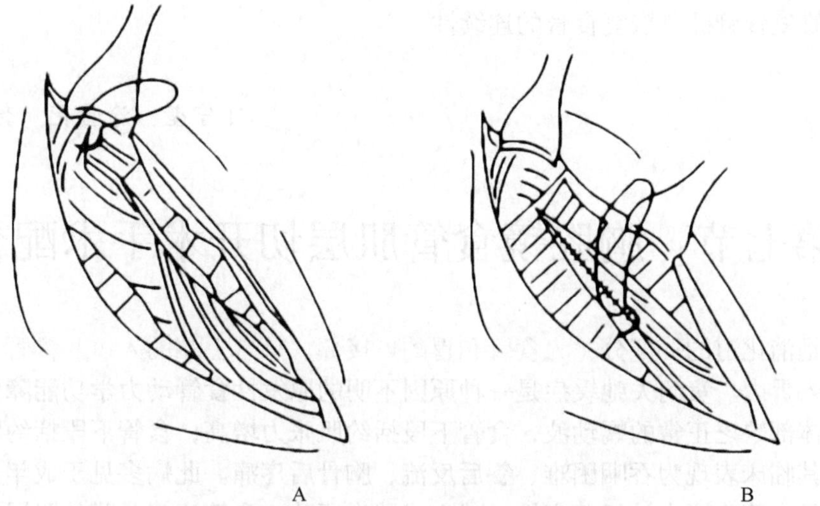

图 4-6-21　缝合胸壁肌肉(A)；肩关节往胸壁推(B)

(3)13×24 圆针带 2-0 丝线缝合皮下。

(4)9×27 三角针带 3-0 丝线缝合皮肤。

4. 粘贴敷料，引流排气　根据伤口的长度选择无菌粘贴敷料，将引流管与胸腔引流瓶连接排气，引流瓶注明安置部位及安置时间(图 4-6-22)。

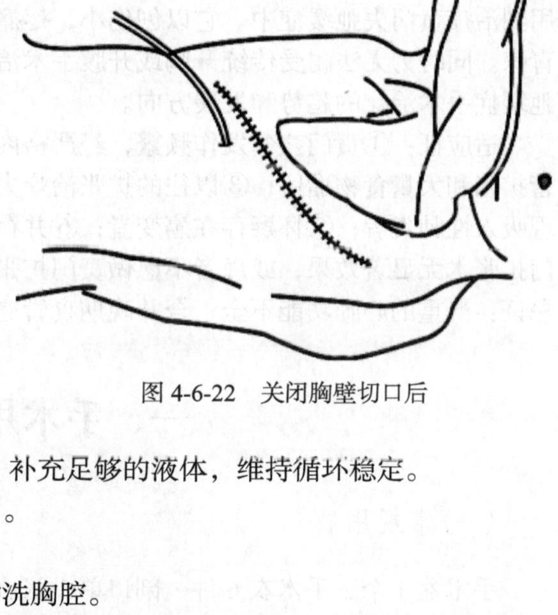

图 4-6-22　关闭胸壁切口后

(七)将器械分类退还清洗间并登记

五、特殊关注点

1. 常规关注点　见第一章第六节。

2. 食管破裂的特殊关注点

(1)术前 14G 的留置针建立静脉通道，补充足够的液体，维持循环稳定。

(2)保持负压吸引通畅和足够的吸引力。

(3)给予敏感的抗生素治疗。

(4)准备大量的温热的生理盐水以备冲洗胸腔。

(5)采取术中限制污染扩散措施：及时去除胸腔内感染坏死组织，大量的温热盐水冲洗胸腔，更换无菌手套，再次覆盖无菌巾。

(6)检查食管修补的紧密性：注气时动作应轻柔、缓和。

(7)充分的胸膜腔和纵隔引流积极控制感染。

(8)彻底引流感染区域。

(9)关注胃肠减压的稳妥固定及保持通畅。

(10)切除肺表面的纤维胸膜以利于肺复张。

(11)充分的营养支持。

(12)修复食管破口恢复食管的连续性。

(丁宁莹　涂雪花　龚仁蓉)

第七节　胸腔镜食管肌层切开术手术配合

贲门是消化道的一部分，为食管和胃的连接部，是胃上端的入口。食管中的食物通过贲门进入胃内。贲门失弛缓症是一种原因不明的原发性食管动力学功能障碍性疾病，它以食管体部缺乏正常的蠕动波，食管下段括约肌张力增高，食管下段括约肌松弛不良为特征。其临床表现为吞咽困难、餐后反流、胸骨后疼痛。此病多见于成年人，多数的学者认为是食管肌层内神经节变性、减少或消失所致。食管贲门黏膜外肌层切开术是在食管下段及贲门部纵行切开肌层，使黏膜膨出，以解除食管及贲门的痉挛性梗阻的手术方法，它操作简单，安全可靠，效果较满意，是贲门失弛缓症手术治疗的首选方法。随着胸腔镜技术及器械的发展和改进，以及胸腔镜的广泛应用，胸腔镜食管肌层切开也应用到治疗贲门失弛缓症中。它以创伤小、疼痛轻、术后恢复快而深受患者和外科医生的青睐。同时为无法耐受传统开胸或开腹手术治疗的患者提供了手术治疗机会，是贲门失弛缓症手术治疗的趋势和发展方向。

适应证：①贲门痉挛发作频繁，经严格内科治疗无效；②重症贲门失弛缓症伴有食管扩张和大量食物潴留；③以往的扩张治疗失败或扩张治疗技术上有困难者；④反复出现吸入性肺炎者；⑤怀疑存在癌变者；⑥并存有膈肌裂孔疝或者膈上膨出性憩室者。贲门扩张术无显著效果，或患者不愿做贲门扩张时，无论年龄和病期，均可手术治疗。禁忌证：严重的心肺功能不全、合并晚期食管癌者。

一、手术用物准备

(一)常规用物

手术盆1个、手术衣6件、剖口单1张、桌单4张、治疗巾10张。

(二)手术器械

胸腔镜普通1包、胸腔镜食管器械包1包。

(三)一次性用物

1. 常规物品　一次性使用吸引管1根、一次性使用电刀笔1个、一次性使用电刀清洁片1张、剖胸套针1板、50cm×60cm医用粘贴膜1张、阻断带2根、一次性使用冲洗器1个、28号胸腔引流管1根、一次性使用灯罩2个、一次性使用无菌垃圾袋1个、带钡丝纱布10张、3-0丝线×1包、2-0丝线×1包、0号丝线×1包、丝线1号×1包、11号刀片×1个、20号刀片×1个、手套按需准备。

2. 关闭切口缝线 5/8圆弧1-0可吸收线1根、4-0可吸收线1根。

二、手术体位

患者采取改良右侧卧位，左侧在上，前倾20°。摆放流程见第一章第四节。

三、消毒铺巾

消毒铺巾见第一章第五节。

四、手术配合

（一）切皮前准备

1. 清点用物 巡回护士与洗手护士共同对照器械清点单分类清点手术器械、纱布、缝针、刀片等用物的数量，检查其完整性并做好登记。

2. 连接腔镜系统、电外科系统 准备一次性使用电刀笔、一次性使用电刀清洁片、一次性腔镜保护套、一次性使用吸引管，具他器械如图4-7-1。

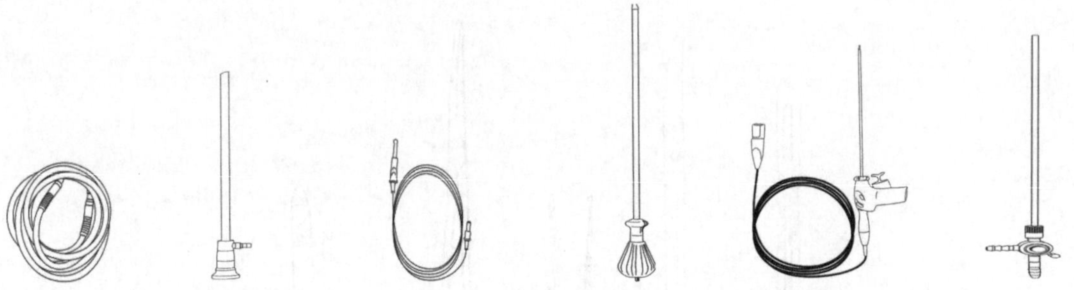

图4-7-1 腔镜系统器械

A. 导光束；B. 30°光学视管；C. 高频电凝线；D. 电凝钩；E. 超声刀；F. 吸引杆

（二）经胸壁入路

手术切口：观察孔位于腋中线和腋前线之间第8肋间；主操作孔、副操作孔分别位于第5肋间腋前线、腋中线第7肋间、肩胛下角线第9肋间（图4-7-2，图4-7-3）。

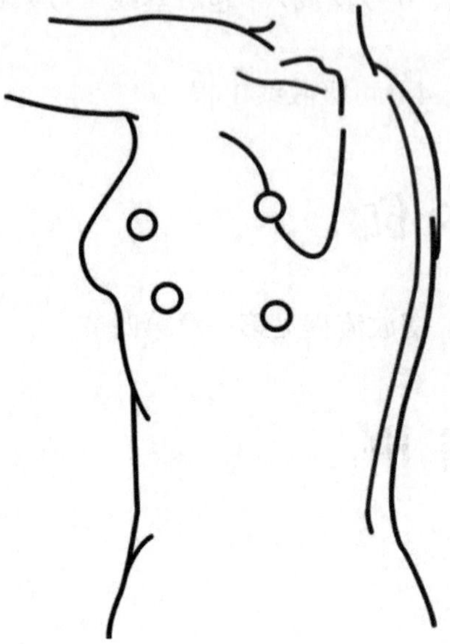

图 4-7-2　经胸壁入路

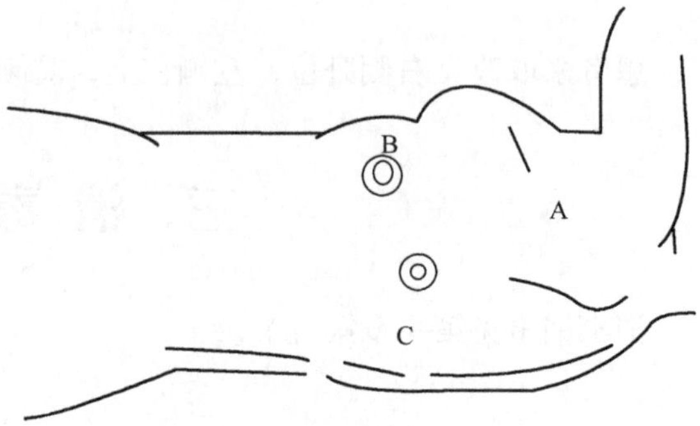

图 4-7-3　胸腔镜食管肌层切开操作孔

A. 主操作孔；B. 观察孔；C. 副操作孔

1. 建立第一操作孔——观察孔　放置 30°观察视镜。切皮前嘱麻醉医生行右肺单肺通气。

(1)递 20 号圆刀片经腋中线第 8 肋间切开皮肤约 1cm，电刀切开皮下。

(2)递中弯止血钳辅助，钝性分开胸壁肌肉，电凝止血。沿肋骨上缘切开胸膜，并用手指沿切口探查胸腔内有无粘连。

(3)递 10.5mm 带芯套管沿切口旋转置入胸腔。

(4)用 45～80℃温生理盐水将镜头加热后经观察孔放入，探查胸腔(图 4-7-4，图 4-7-5)。

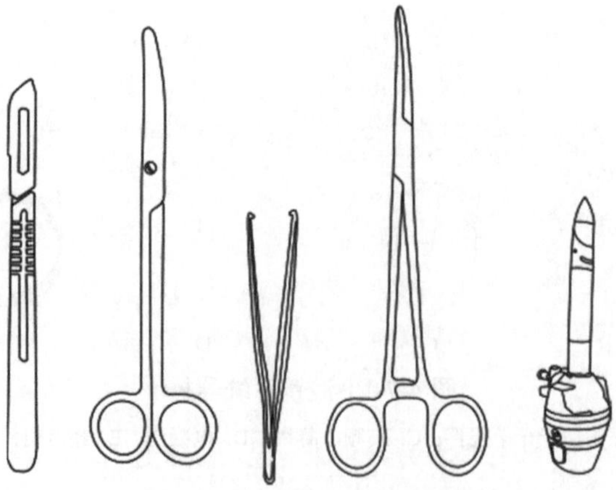

图 4-7-4　观察孔切口器械

A. 20 号圆刀片及刀柄；B. 组织剪；C. 组织镊；D. 中弯止血钳；E. 穿刺鞘

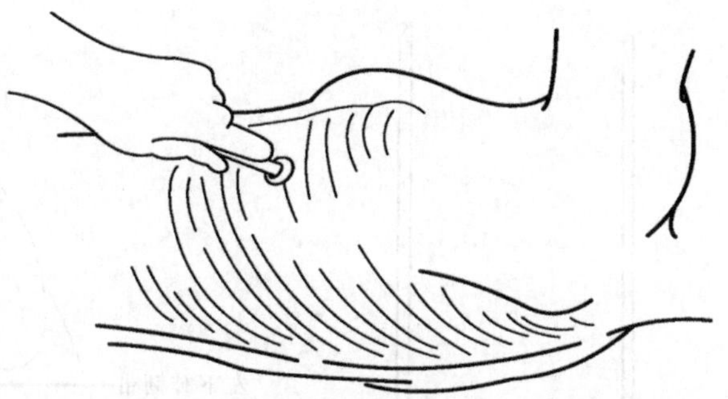

图 4-7-5　观察孔切口

2. 建立第二操作孔——主操作孔、第三操作孔——副操作孔　分别于腋前线第 5 肋间、腋中线第 7 肋间、肩胛下角线第 9 肋间建立主操作孔、副操作孔。放置腔镜环钳、分离钳、电凝钩、吸引杆等器械(图 4-7-6，图 4-7-7)。

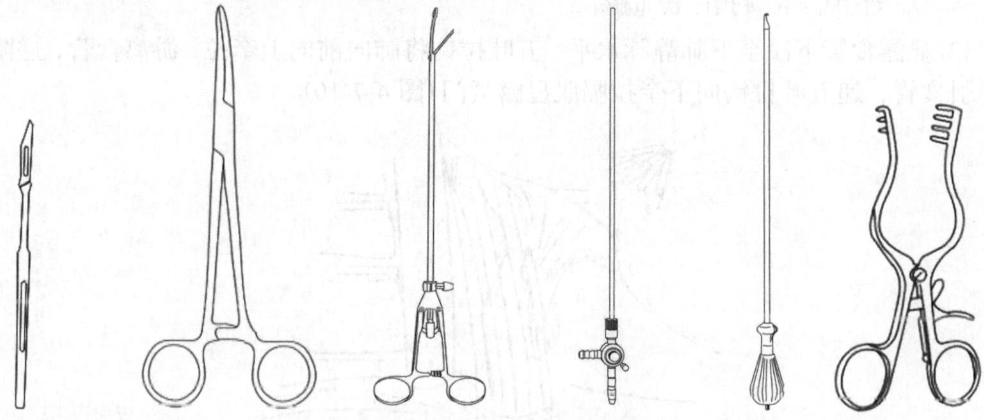

图 4-7-6　主操作孔切口器械

A. 11 号刀片及刀柄；B. 止血钳；C. 腔镜环钳；D. 吸引杆；E. 电凝钩；F. 多齿牵开器

(1)镜头打向前上方，于胸顶寻找主操作孔，用手指按压腋前线第 4 肋间，胸壁塌陷位置为主操作孔。

(2)20 号圆刀片切开皮肤约 2.5cm，电刀切开皮下。

3. 递中弯止血钳辅助，电刀沿切口切开皮下组织、胸壁肌肉，必要时皮肤拉钩牵拉暴露肌肉组织，直视下穿破胸膜。胸壁肌肉出血电凝止血。

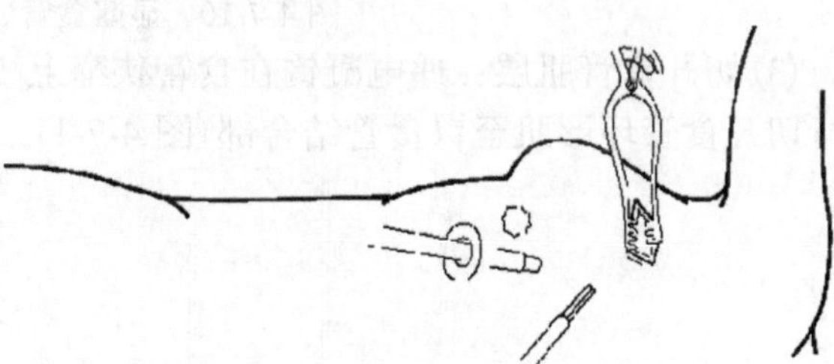

图 4-7-7　主操作孔切口

4. 探查胸腔、切开食管肌层

(1)游离切断下肺韧带，切开纵隔胸膜。递腔镜环钳将左肺下叶向上向前牵拉，电凝钩游离及离断下肺韧带至下肺静脉水平(图 4-7-8，图 4-7-9)。

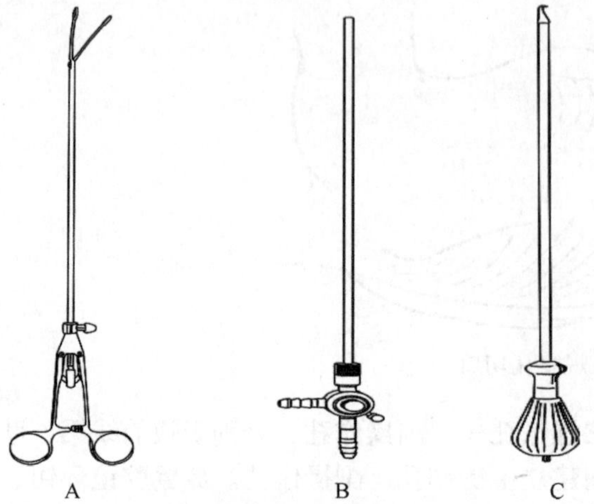

图 4-7-8 游离左下肺韧带器械

A. 腔镜环钳；B. 吸引杆；C. 电凝钩

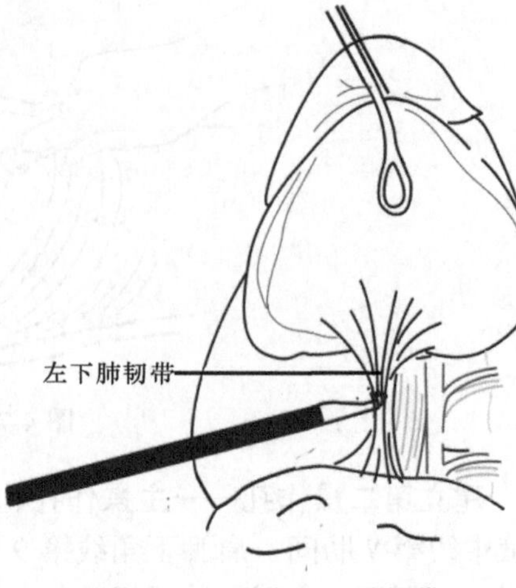

图 4-7-9 游离左下肺韧带

(2)显露食管下段至下肺静脉水平：五叶拉钩将肺向前向上牵拉，游离食管，递阻断带牵引食管，递五叶拉钩向下牵拉膈肌显露贲门(图 4-7-10)。

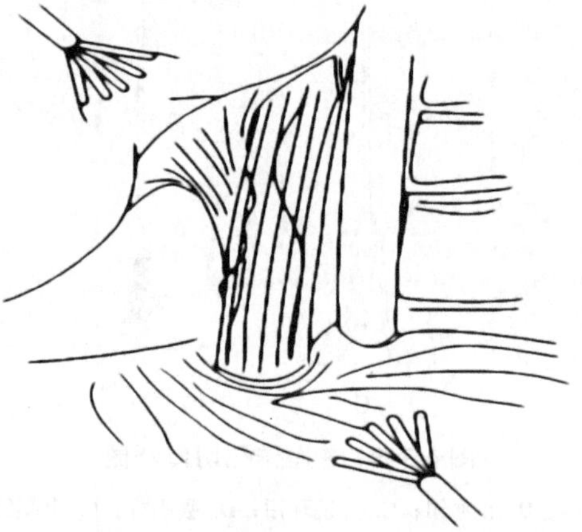

图 4-7-10 显露食管、下肺静脉

(3)切开食管肌层：递电凝钩在食管狭窄上 5cm 沿食管纵轴分离食管下段纵行肌，纵行切开食管环形肌至胃食管结合部(图 4-7-11，图 4-7-12)。

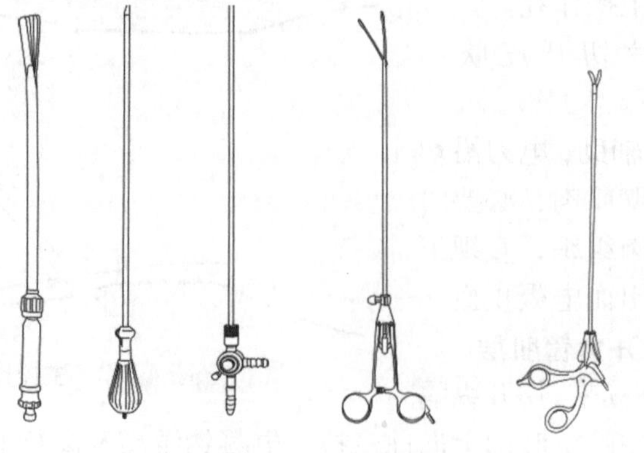

图 4-7-11 切开食管肌层器械

A. 五叶拉钩；B. 电凝钩；C. 吸引杆；D. 腔镜环钳；E. 腔镜剪

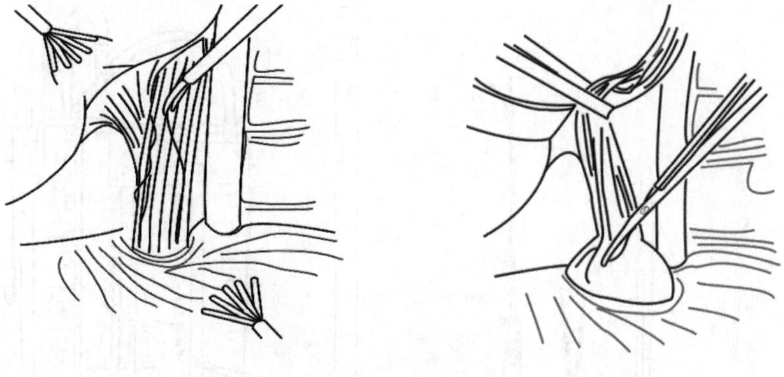

图 4-7-12　切开食管肌层

(4)进一步分离食管两侧的肌肉层：递吸引器辅助，向两侧钝性分离食管肌层，达食管周径的 1/2～2/3，使食管黏膜由食管肌层切口膨出(图 4-7-13，图 4-7-14)。

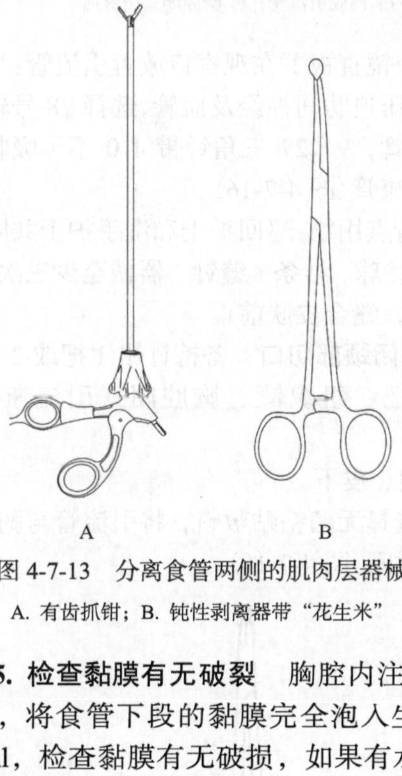

图 4-7-13　分离食管两侧的肌肉层器械

A. 有齿抓钳；B. 钝性剥离器带“花生米”

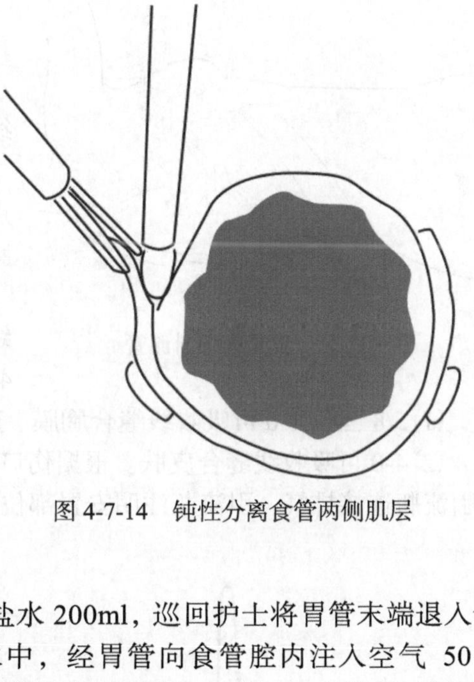

图 4-7-14　钝性分离食管两侧肌层

5. 检查黏膜有无破裂　胸腔内注温生理盐水 200ml，巡回护士将胃管末端退入食管内，将食管下段的黏膜完全泡入生理盐水中，经胃管向食管腔内注入空气 50～100ml，检查黏膜有无破损，如果有水泡产生则是黏膜破损，应用 4-0 可吸收线修补食管黏膜层。

6. 还原食管解剖位　递腔镜环钳将食管放回纵隔内，使食管及贲门部恢复到腹腔内的正常位置。纵隔创面电凝止血，巡回护士将胃管送入胃内，并妥善固定。

7. 关闭胸腔切口

(1)安置引流管器械：腔镜环钳、28 号硅胶引流管、9×27 三角针带 1-0 不可吸收丝线、线剪、组织镊(图 4-7-15)。

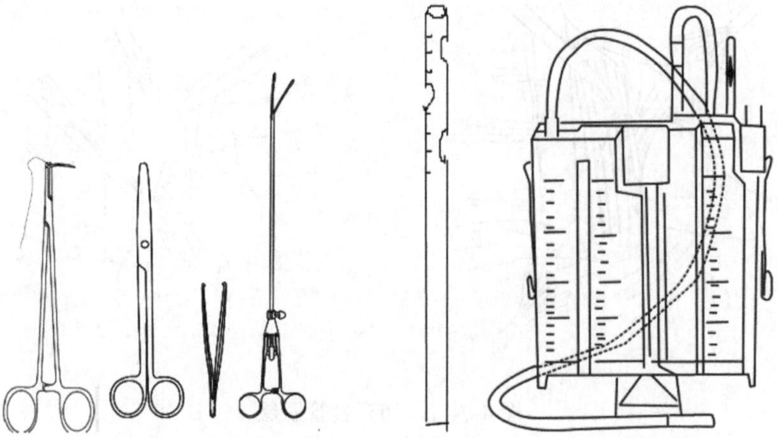

图 4-7-15　安置引流管器械

A. 持针钳带线；B. 线剪；C. 组织镊；D. 腔镜环钳；E. 硅胶引流管；F. 胸腔闭式引流瓶

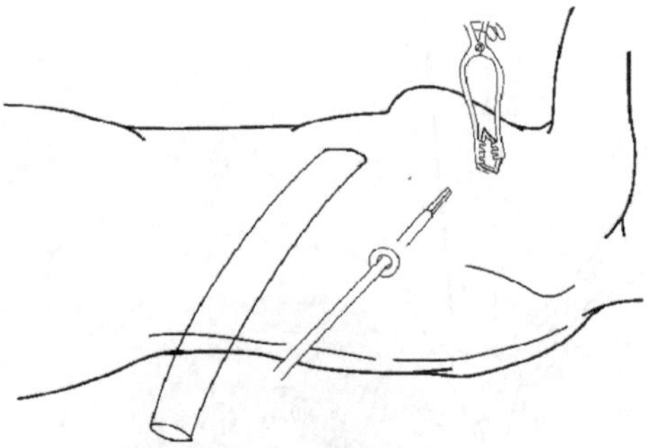

图 4-7-16　留置胸腔引流管

(2)腔镜直视下在观察口放置引流管：为防止引流管压迫肋间神经及血管，选择 28 号较细小的引流管，9×27 三角针带 1-0 不可吸收丝线固定引流管(图 4-7-16)。

(3)清点用物：巡回护士和洗手护士共同清点纱布、纱球、纱条、缝针、器械至少三次(关胸前、后，缝合皮肤前)。

8. 关闭颈部切口　备持针钳 1 把或 2 把、线剪 1 把、组织镊、胸腔闭式引流瓶(图 4-7-17)。

(1)5/8 圆弧 1-0 可吸收线缝合胸膜、胸壁肌肉、皮下。

(2)4-0 可吸收线缝合皮肤。根据伤口的长度选择无菌粘贴敷料，将引流管与胸腔闭式引流瓶连接排气，引流瓶注明安置部位及安置时间(图 4-7-18)。

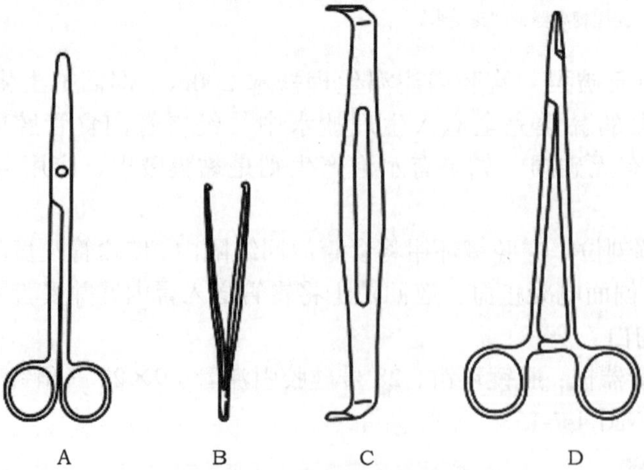

图 4-7-17　关闭切口手术器械

A. 线剪；B. 组织剪；C. 皮肤拉钩；D. 持针钳

(三)洗手护士将器械按照器械流转单退还清点间，并分类登记

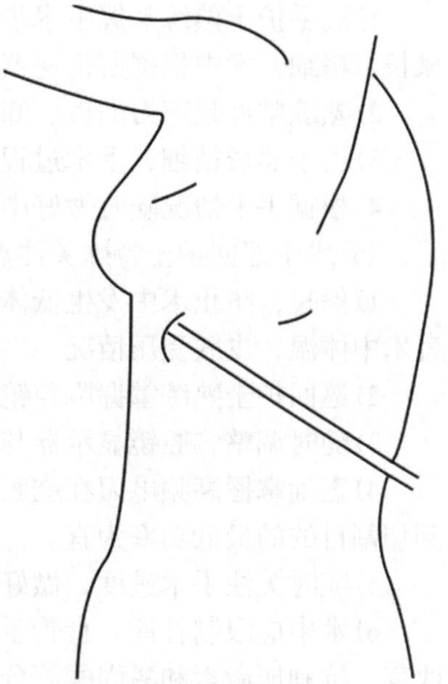

图 4-7-18 关闭胸腔后

五、特殊关注点

1. 常规关注点 见第一章第六节。

2. 胸腔镜器械使用前、使用时、使用后的特殊关注点

(1)洗手护士熟练掌握胸腔镜微创手术器械的配置、名称、防护、保养、拆卸及用途。

(2)胸腔镜器械应轻拿轻放、避免碰撞、摩擦，拒绝一次性拿多把器械。胸腔镜器械盒转运、拿取过程中禁止重物压制。

(3)在装、卸器械时避免对关节的强拧；保护小部件的完整。

(4)器械尖端不能碰触硬物，在消毒前、使用后都应用保护套保护。

(5)注意镜面保护：镜头应装在专制的盒子内，两端用治疗巾保护，镜端应用保护套保护；使用时术中镜面因体内温度产生气雾，血液和组织污染镜面时用 50～70℃无菌生埋盐水浸泡后的十净纱布擦拭，保证视野清晰度。

(6)电凝钩器械头端均有管状绝缘层，使用前后均应检查绝缘层是否完好，防止术中漏电损伤操作者。若有破坏可用 8 号橡胶尿管套入保护。

(7)导光束、电凝线在使用前、后应盘旋放置，避免扭转、打结破坏导线，影响使用寿命和传导效果。在连接主机时应对准端口，避免损坏接头。

3. 胸腔镜食管肌层切开术特殊关注点

(1)麻醉前特殊关注点

1)用 16G 留置针在患侧建立静脉通道，预防术中血液大量流失，及时补液。

2)胸腔镜手术应做好术前腔镜系统性能检测及手术间布局(见图 2-2-4)。

3)向患者做电外科宣教，做好术前准备。

4)准备体位摆放用物，使其表面干燥、整洁，按顺序放置。

5)评估患者皮肤状况，必要时准备压疮贴保护，及时建立 Braden 压疮风险评估表。

(2)麻醉诱导期特殊关注点：保持吸引器通畅，防止误吸，协助麻醉医师做双腔气管插管，健侧单肺通气。

(3)体位安置特殊关注点

1)由于胸腔镜时间较长，应做好术前压疮预防，除体位垫时需用棉垫加厚、关节处棉垫保护。

2)体位摆放结束给予保暖，防止术中低体温。

3)关注健侧眼睛保护，头部枕头上垫棉质软布，防止食管操作时消化液经口流出伤害脸部皮肤和眼睛。

（4）术中器械护士特殊关注点

1）洗手护士熟练掌握手术步骤，正确传递手术器械。由于胸腔镜手术器械比普通器械长、精细，术中根据所传递器械方向选择合适的传递方法。

2）熟练掌握超声刀的拆、卸，使用注意事项。

3）由于器械精细，手术过程中使用频繁，在每次使用前、后应检查完整性。

4）根据手术情况随时做好中转开胸准备。清点好用物、器械。

（5）术中巡回护士特殊关注点

1）保暖，防止术中发生低体温，关注患者的体位，由于手术时间较长，随时关注患者术中体温，皮肤受压情况。

2）巡回护士熟练掌握胸腔镜使用方法。

3）随时调整胸腔镜显示器与主刀医生视野角度。

4）正确掌握高频电刀在胸腔镜微创手术中的使用，将电刀功率调制为30～40Hz，达到切割目的的最低功率为宜。

5）随时关注手术进度，做好中转开胸准备。

6）术中应限制补液。食管手术过程中手术创伤易引起应激反应，神经体液调节发生改变，抗利尿激素和醛固酮等分泌增加，体液由血管内向组织间隙转移，导致组织间水钠潴留，肺部病理生理情况复杂。液体超载可能引起并发症——肺水肿，尤其应限制晶体液的输入。

（6）手术结束特殊关注点

1）评估手术患者皮肤情况，完善手术护理记录单。

2）关注胸腔引流瓶水柱波动、引流液的量和颜色。

（杨　茜　赵金兰　龚仁蓉）

第五章　纵隔手术配合

第一节　纵隔的解剖

一、概　　述

纵隔是胸骨后左右两侧胸膜腔之间的中间区域及所有的组织的总称，是由两侧胸膜、胸骨后壁、背侧胸壁组成的腔隙。

纵隔的界线：上至胸廓入口，左、右至纵隔胸膜和肺门结合处，下至膈肌。

纵隔的形状：纵隔的上平面呈斜行，前低后高。

纵隔内的组织及器官：主要有胸腺、气管、左右主支气管、食管、胸导管、神经、胸内大血管、淋巴管等(图 5-1-1～图 5-1-4)。

纵隔的分区：有四分法和三分法。

1. 四分法是传统分法　通常分为上、下纵隔，下纵隔又可分为前纵隔、中纵隔、后纵隔。上、下纵隔的分界是胸骨柄体的交界到第 4 胸椎的下缘的连线，该连线大致与主动脉弓和气管分叉水平一致。

(1) 上纵隔是指胸骨柄体的交界以上的部分，分为 3 个层面：血管前平面、血管后气管前平面、咽食管周围平面。

(2) 下纵隔是指胸骨柄体的交界以下的部分，以心包为界从前向后分为前纵隔、中纵隔、后纵隔三个部分。

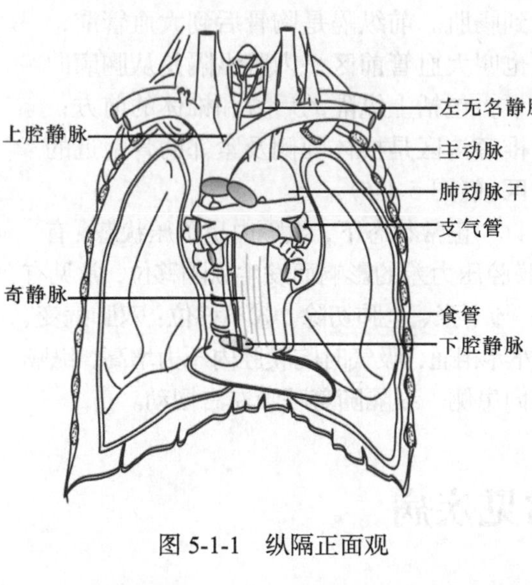

图 5-1-1　纵隔正面观

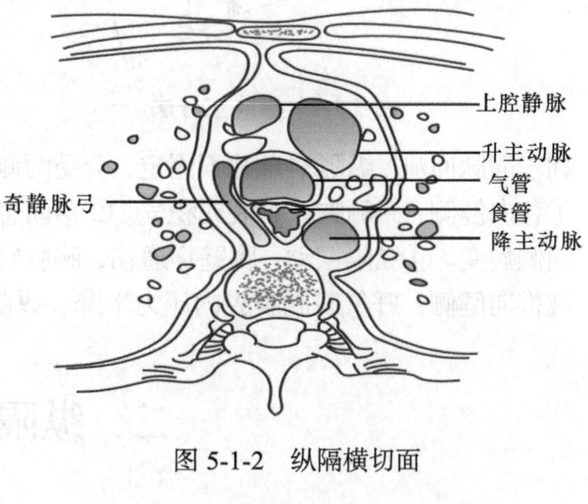

图 5-1-2　纵隔横切面

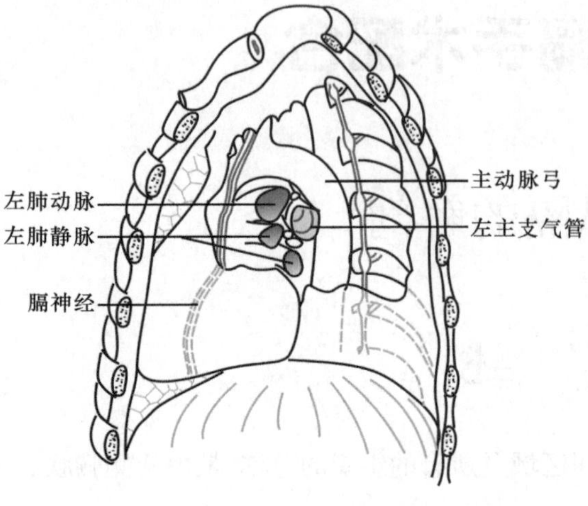

图 5-1-3 纵隔左面观

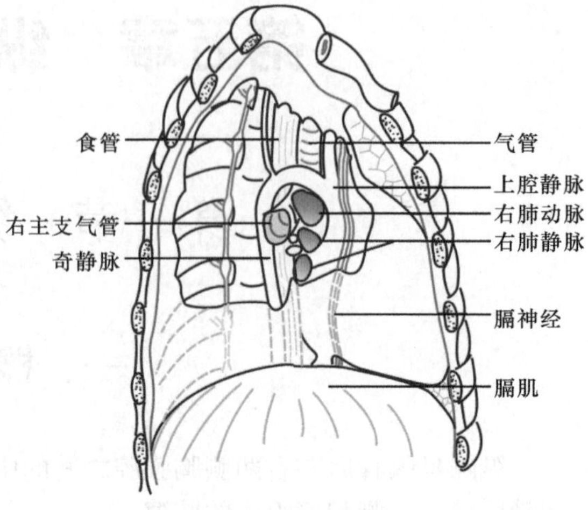

图 5-1-4 纵隔右面观

1）前纵隔指胸骨后至心包前的组织，包含有胸腺的主体部分和主动脉弓旁的淋巴结（第 5、6 组）。

2）中纵隔也叫内脏区，位于心包和大血管影像线及脊柱的纵隔韧带之间，是前后心包之间的部分，包含心包及心脏所连接的大血管，气管隆嵴、主支气管、气管支气管周围的淋巴结（第 2R、2L、4R、4L、7 组淋巴结）。

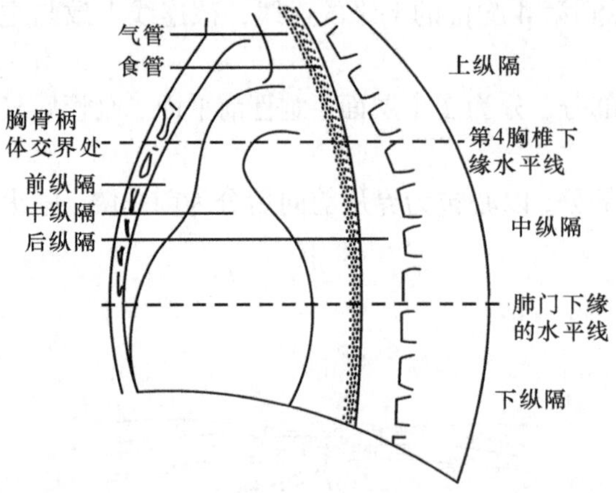

图 5-1-5 纵隔三分法

3）后纵隔是心包背面和脊柱的前纵韧带之间的组织，包含食管、主动脉、迷走神经、胸导管和淋巴结等。

2. 三分法 1991 年，Shields 提出将纵隔分为前纵隔、内脏纵隔和双侧的椎旁区。每个分区都是直接从胸廓入口到膈肌。前纵隔是胸骨后到大血管前，也叫大血管前区；内脏纵隔是从胸廓向下，包括上纵隔的后方和椎体的前方；椎旁沟区是椎体两侧及紧邻肋骨附近的区域（图 5-1-5）。

正常状态下，纵隔内呈负压状态，有利于静脉回流。纵隔本身并不固定，会受两侧胸膜腔压力差的影响而发生纵隔移位，常见有①移向健侧：一侧胸腔积液或积气。②移向患侧：肺不张、全肺切除。③不移位：双肺病变、同侧病变。④纵隔摆动：胸壁穿通伤，胸膜腔与外界相通，吸气时胸膜腔内压力增高，纵隔被推向健侧；呼气时胸膜腔内压力下降，纵隔移向患侧。纵隔随着呼吸左右摆动。

二、纵隔常见疾病

由于纵隔在发育和结构上的复杂性，其间的组织和器官可发生各种病变，其中以纵隔肿瘤最为常见(图 5-1-6)。①上纵隔常见的疾病有胸腺瘤、淋巴瘤、异位甲状腺、甲状旁腺腺瘤。②前纵隔常见的疾病有胸腺瘤、畸胎瘤、淋巴管瘤、脂肪瘤、纤维瘤、纤维肉瘤、生殖源性肿瘤。③中纵隔常见的疾病有淋巴瘤、间皮瘤、纤维肉瘤、支气管囊肿、心包囊肿。④后纵隔有神经源性肿瘤。

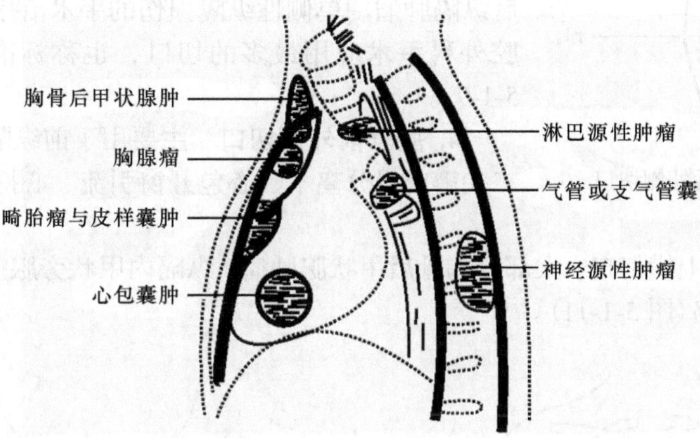

图 5-1-6 纵隔常见疾病

三、纵隔手术术式及切口入路

手术的术式及切口要根据病变的位置、手术视野暴露，手术医生对手术入路的熟悉程度和操作习惯而定。常用的手术入路如下：

1. 胸骨正中切口 适用于前纵隔肿瘤和胸腺瘤切除，常用于上腔静脉阻塞综合征、心包疾病(图 5-1-7)。

2. 胸骨横断双侧开胸 能广泛暴露前纵隔组织器官，用于心脏直视手术，由于切口对患者损伤大，较少采用(图 5-1-8)。

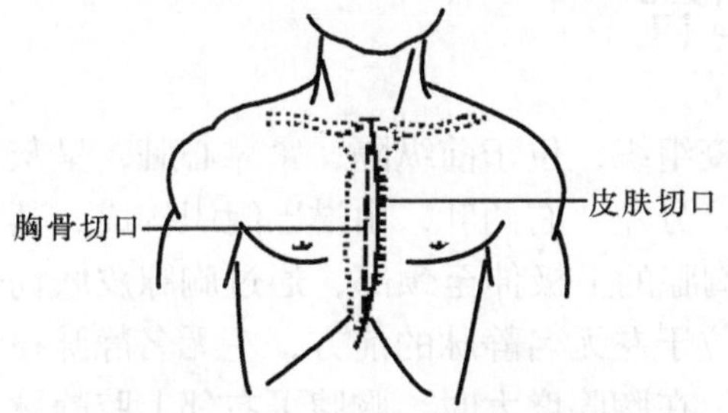

图 5-1-7 胸骨正中切口

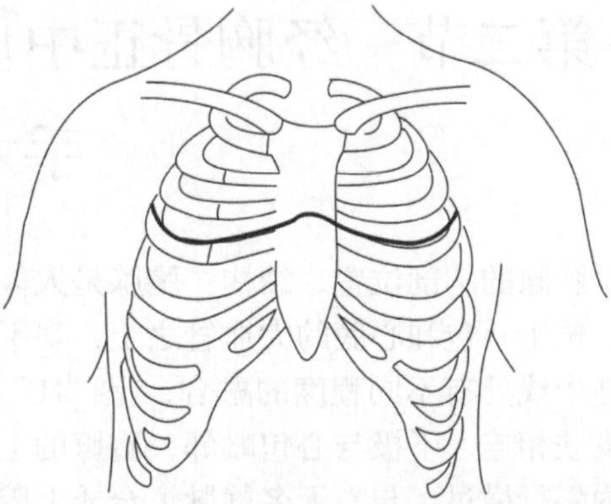

图 5-1-8 胸骨横断双侧开胸

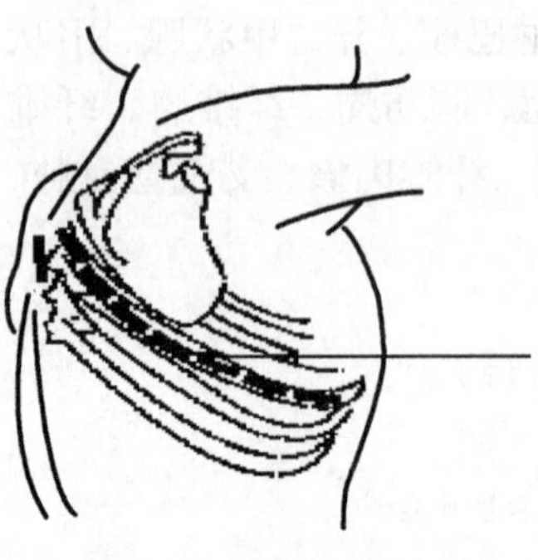

图 5-1-9 胸壁后外侧切口

3. 胸壁后外侧切口 用于心脏、肺、纵隔、食管手术等。主要优点是手术野暴露充分，能显示整个胸腔及纵隔全貌、特别是后纵隔，手术视野完全置于操作区中。尤其适合对肺门粘连的肿瘤、凸向胸腔的巨大纵隔肿瘤、后纵隔肿瘤、单侧性纵隔损伤的手术治疗。此切口是胸腔外科手术应用最多的切口，也称标准剖胸切口（图 5-1-9）。

4. 胸壁前外侧切口 主要用于前纵隔疾病，如闭式二尖瓣交界分离术、心包开窗引流、心搏骤停的紧急开胸（图 5-1-10）。

(1)胸骨切迹上横切口：大部分胸骨后甲状腺肿瘤，纵隔内甲状旁腺瘤，纵隔镜检查可考虑此手术入路（图 5-1-11）。

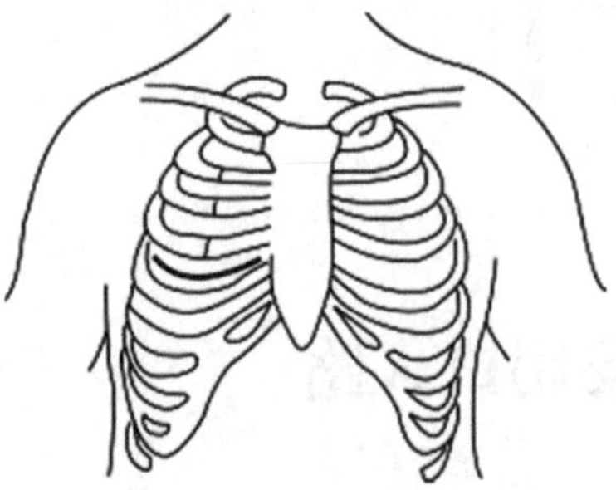

图 5-1-10 胸壁前外侧切口

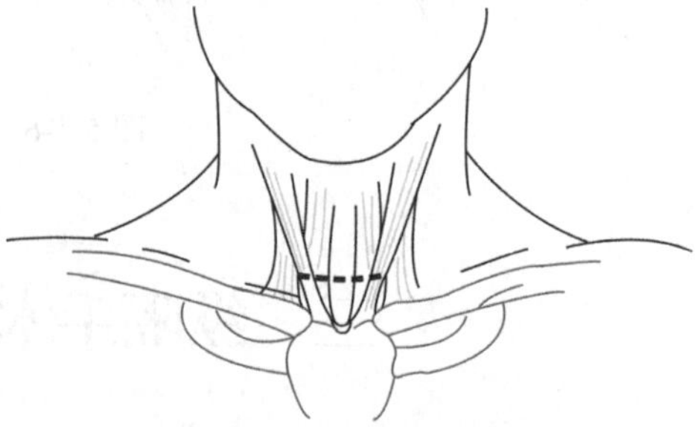

图 5-1-11 胸骨切迹上横切口

(2)后胸壁小切口：多用于位于后纵隔的小肿瘤。

（丁宁莹 李义萍 邓圆圆）

第二节 经胸骨正中切口侵袭性胸腺瘤切除术手术配合

胸腺的解剖位置、结构：胸腺是人体的免疫组织，位于前纵隔，紧靠心脏，呈灰赤色，位于心包和心底的大血管之上，扁平椭圆，分左、右两叶，由淋巴组织构成，其两叶在中线处有不同程度的融合，呈“H”形，胸腺的上极伸至颈部，通过胸腺皮肤韧带与皮肤相连，下极与心包毗邻，胸腺的上部分位于左无名静脉的前方，左无名静脉在纵隔内斜行横过，与右无名静脉汇合成上腔静脉，在胸腺增大时，胸腺可右邻上腔静脉，左邻主动脉。青春期前发育良好，青春期后逐渐退化、萎缩，被脂肪组织所代替。胸腺表面有结缔组织被膜，结缔组织伸入胸腺实质把胸腺分成许多不完全分隔的小叶。小叶周边为皮质，深部为髓质。皮质不完全包围髓质，相邻小叶髓质彼此衔接。胸腺的血液供应：胸腺的动脉有皮肤下动脉、心包膈支和乳内动脉的侧支，静脉引流主要是胸腺后方的1～2支或多支静脉,直接引入无名静脉(图5-2-1)。

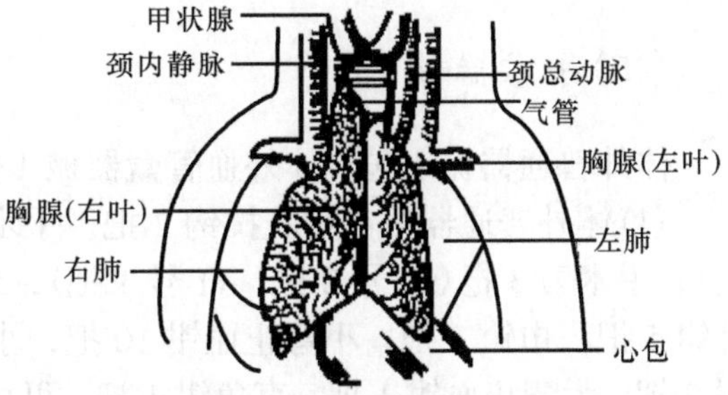

图5-2-1 胸腺的位置、结构

胸腺肿瘤指起源于胸腺组织的肿瘤：①胸腺瘤；②胸腺癌；③神经内分泌肿瘤(类癌,小细胞癌)。胸腺瘤30～50岁多见，男女发病率相等，右侧多于左侧，双侧少见，少数人可异位发生于颈部、肺、肺门、心膈角及器官内。肿瘤圆形或卵圆形，表面结节状。治疗方针和预后的临床病理分期有多种；按Trastek和Payne(1989)分期：①Ⅰ期，包膜完整，无包膜浸润；②Ⅱ期，浸润周围脂肪组织、纵隔胸膜或包膜；③Ⅲ期，浸润临近器官；④Ⅳa期，胸膜心包转移；⑤Ⅳb期，淋巴性或血性转移。

胸腺瘤切除术适应证：①Ⅰ期，Ⅱ期病变；②部分Ⅲ期病变，有条件做扩大性切除；③可行姑息减容术，术后行放化疗；④合并有重症肌无力；⑤少数完全切除后有局部复发可行再切除；⑥全身情况及心肺功能可耐受胸部大手术等。禁忌证：①双侧膈肌神经麻痹；②Ⅳ期病变；③全身情况差，严重心肺功能不全者。

经胸骨胸腺切除是最常见的胸腺瘤切除方式,特别是胸腺包膜外浸润或较大的胸腺。经胸骨正中切口胸腺切除有两种径路①全胸骨切开径路：此路径用于可能有异位胸腺者，需要清除所有纵隔脂肪组织，切口范围为上缘胸骨切迹下 2~3cm 至剑突下 2~3cm(图5-2-2)。②部分胸骨切开径路：切口范围为胸骨切迹至第3肋间，在第3肋间向左或向右横断半侧胸骨(图5-2-3)。

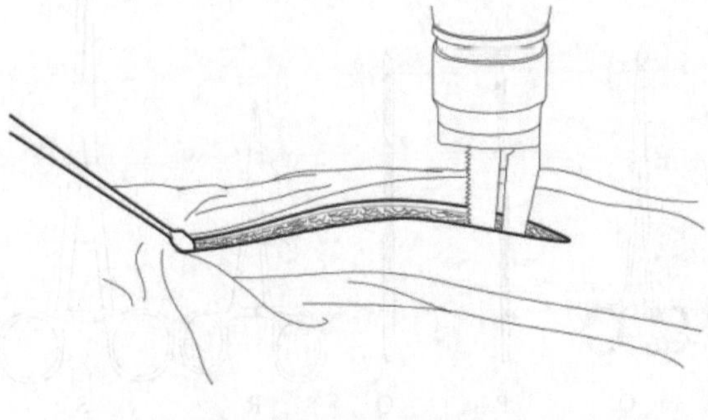
图5-2-2 胸骨正中切口

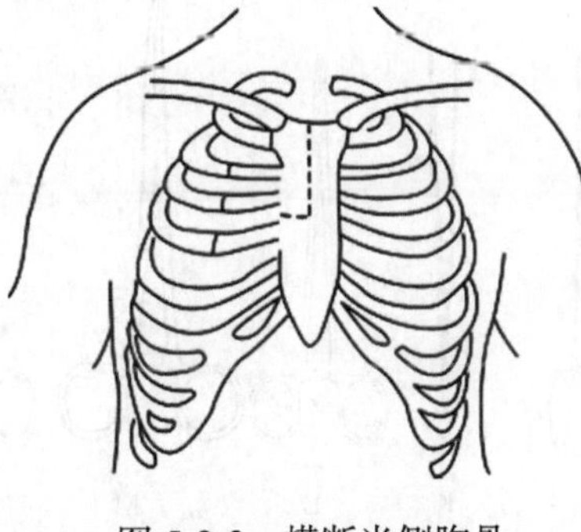
图5-2-3 横断半侧胸骨

对合并重症肌无力的胸腺瘤患者，应行根治性切除。如肿瘤有侵及肺、胸膜时，应尽可能切除。如侵及心包时可打开心包探查，了解肿瘤是否侵犯肺血管及上腔静脉等大血管，能否完全切除或姑息性切除。下面以侵袭性胸腺瘤为例介绍手术配合。

一、手术用物

(一)常规用物

手术盆1个，手术衣6件，剖口单1张，桌单4张，治疗巾10张。

(二)手术器械

体外普通器械1包，体外血管盒器械1包，胸骨锯1套，胸骨牵开器1个。

(1)体外普通器械：皮肤拉钩2把，手术剪4把(线剪1把、组织剪2把、剥离剪1把)，手术刀3把(20号2把、11号1把)，组织镊2把，长平镊1把，组织钳4把，持针钳5把，巾钳3把，小弯止血钳10把，小直蚊式止血钳10把，卵圆钳2把，弯止血钳2把，大弯止血钳1把，直角钳1把，可可钳12把，钝性剥离器带“花生米”1把(图5-2-4)。

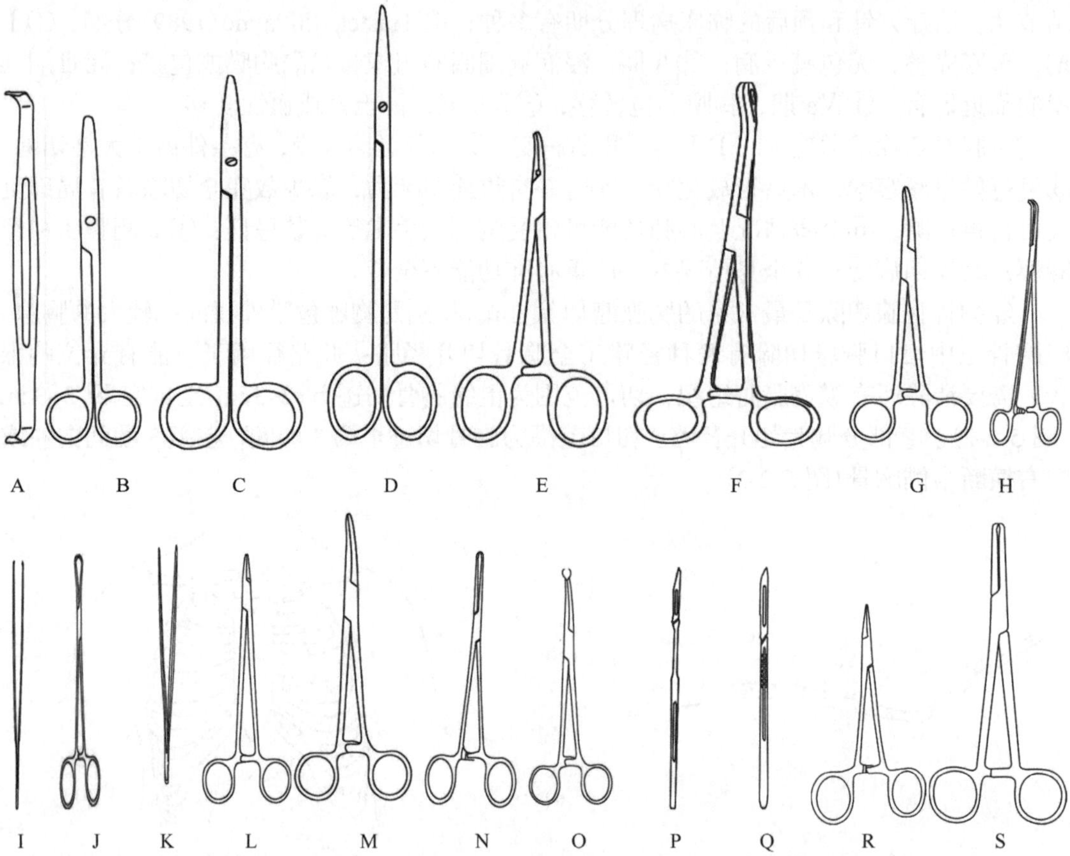

图5-2-4 体外普通器械

A. 皮肤拉钩；B. 线剪；C. 组织剪；D. 剥离剪；E. 小弯止血钳；F. 卵圆钳；G.弯止血钳；H. 直角钳；I. 组织镊；J. 巾钳；K. 长平镊；L. 持针钳；M. 大弯止血钳；N. 组织钳；O. 钝性剥离器带“花生米”；P. 11号刀片及刀柄；Q. 20号刀片及刀柄；R. 小直止血钳；S. 可可钳

(2)体外血管盒器械：无损伤镊4把，扁桃体止血钳4把，管道钳4把，腔静脉钳2把，肾蒂钳子1把，吸引器头2个，进口持针钳6把(中长2、长4)，过线钩3个，进口动脉阻断钳1个，心内拉钩7个(窄2、中等2、宽2、肺动脉拉钩1)，心脏瓣膜钳2把，心脏瓣膜剪1把，钢丝剪1把，钢丝钳1把，3L手术刀柄1把(图5-2-5)。

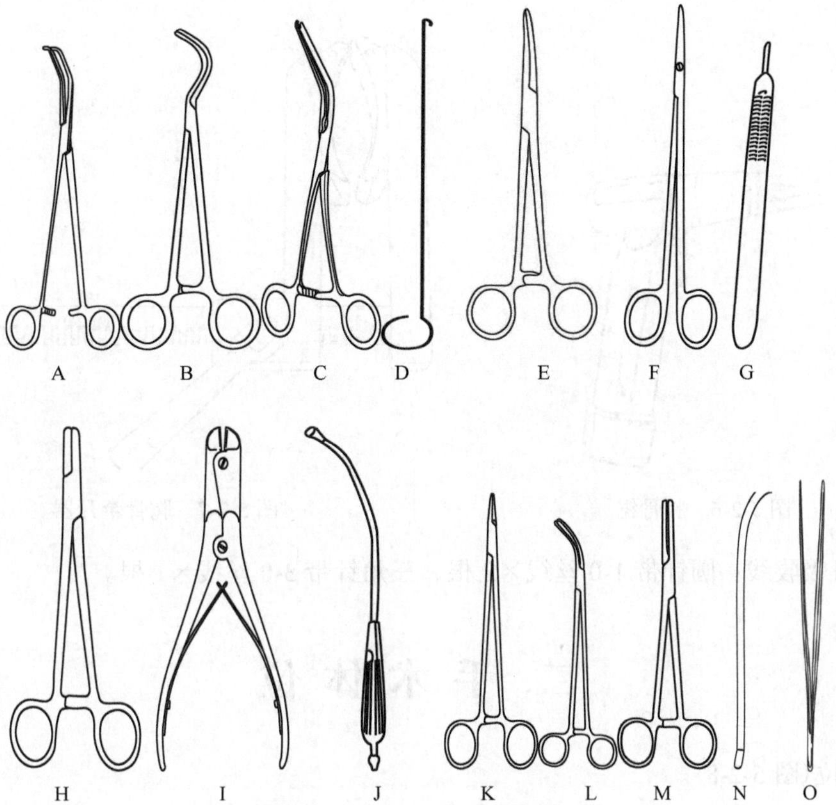

图 5-2-5　体外血管盒器械

A. 腔静脉钳；B. 肾蒂钳；C. 动脉阻断钳；D. 过线钩；E. 扁桃体止血钳；F. 心脏瓣膜剪；G. 3L 刀柄；H. 钢丝钳；I. 钢丝剪；J. 吸引器头；K. 持针钳；L. 瓣膜钳；M. 管道钳；N. 心内拉钩；O. 无损伤镊

(3)胸骨锯：手柄 1 个，锯片 1 个，保护鞘 1 个，电池安全通道 1 个，手柄底座 1 个(图 5-2-6)。

(4)胸骨牵开器(图 5-2-7)。

(5)特殊器械：超声刀 1 套。

(三)一次性用物

1. 常规物品　一次性使用吸引管 1 根、一次性使用吸引头 1 根、一次性使用电刀笔 1 个、一次性使用电刀清洁片 1 张、20 号手术刀片 2 张、11 号手术刀片 1 张、剖胸套针 1 板、骨蜡 1 块、带钡丝纱布 10～20 张、50cm×60cm 医用粘贴膜 1 张、无菌粘贴敷料按需准备、一次性使用灯柄罩 2 个、一次性使用无菌垃圾袋 1 个、5 号带针钢丝 4 根、胸腔引流管 1 根、胸腔闭式引流瓶 1 个、手套按需准备。

2. 关胸缝线

(1)非吸收线：1 号丝线×1 包、0 号丝线×2 包、2-0 丝线×1 包、3-0 丝线×1 包，5 号带针钢丝(按需准备)。

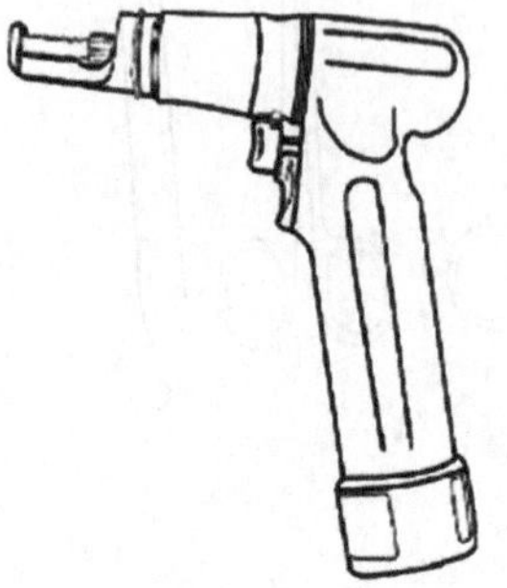

图 5-2-6　胸骨锯

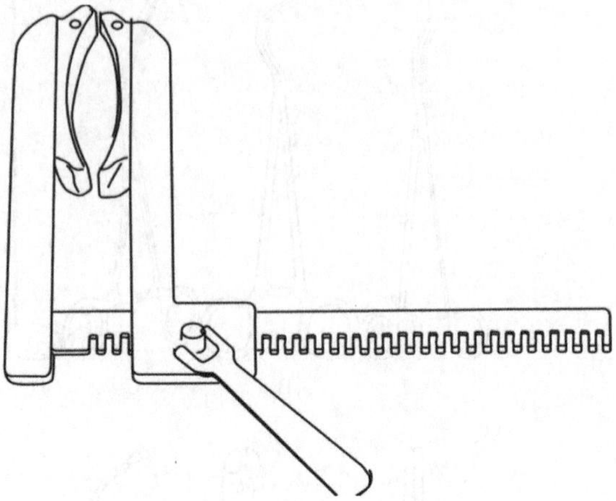

图 5-2-7　胸骨牵开器

(2)可吸收线：圆针带 1-0 丝线×2 根，三角针带 3-0 丝线×1 根。

二、手 术 体 位

仰卧位(图 5-2-8)。

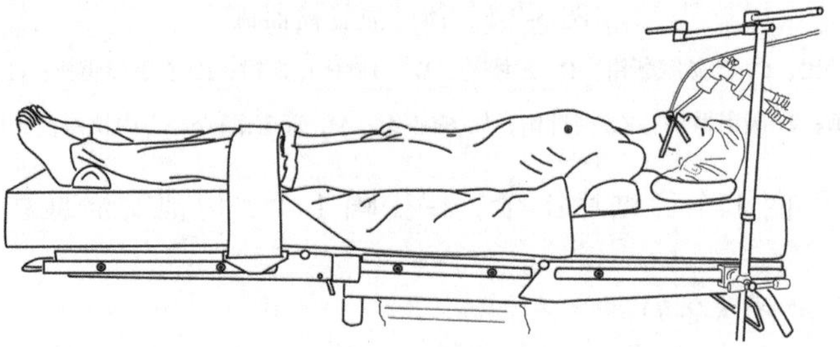

图 5-2-8　仰卧位

(1)患者仰卧，头放在头圈上。

(2)肩胛部用软枕垫高，使患者胸部上抬 5～10cm，便于暴露手术野。

(3)骶尾部垫软垫，足跟用脚垫悬空，防止术后足跟部局部血肿、压疮形成。

(4)双上肢平放于身体侧，在保证双上肢各种通道通畅、安全的情况下，用中单将双上肢包裹、保护、固定。

(5)双膝关节下垫软垫，束腿带固定双膝关节处。

(6)回路电极板贴于大腿外侧，电刀笔和回路电极板之间的回路中不能有金属物，如钢板、螺钉、起搏器、金属移植物等。

(7)头架固定于主刀医生对侧床头平眉部，高度 50cm。

(8)用小棉被遮盖患者髋部和双下肢，暴露胸部手术消毒范围皮肤。

三、消毒铺巾

(一)消毒液

5%碘伏。

(二)消毒范围

上至下颌、颈、肩、上臂的1/2处，双侧至腋前线，下平脐(图5-2-9)。

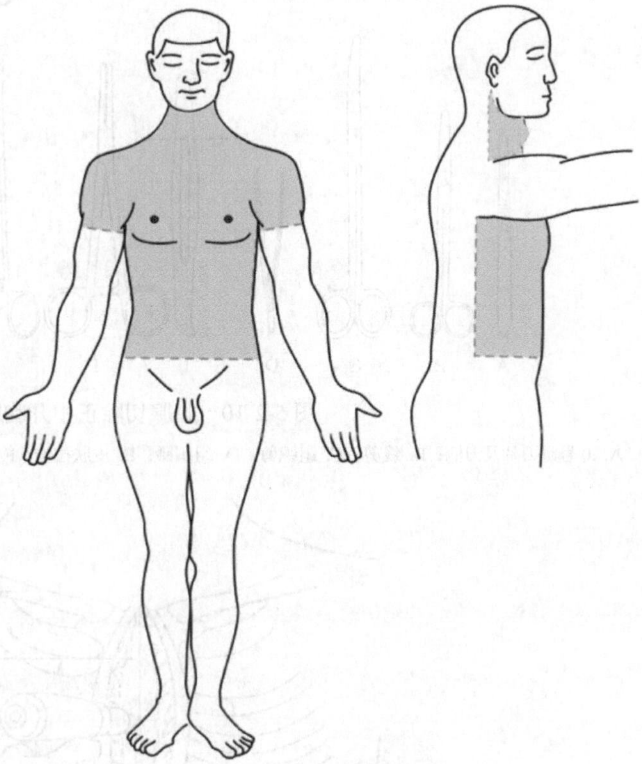

图5-2-9　消毒范围

(三)铺巾

(1)治疗巾2张,裹成球状分别塞于患者的两侧颈部。治疗巾3张1/4反折，折边向外，第1张铺右侧腋前线与手术床之间，第2张铺左侧腋前线与手术床之间，第3张铺脐部。

(2)桌单1张，下缘平锁骨，铺盖头架、肩部及双上肢，两侧展开。

(3)治疗巾4张，铺切口，前3张治疗巾反折1/4折，边向外，递予手术医生，依次铺对侧、上方、下方，第4张治疗巾1/4折，边向内，递予手术医生铺近侧。60cm×50cm 手术贴膜粘贴切口区域皮肤并固定治疗巾。

(4)铺剖口单，桌单2张铺托盘。铺盖剖口单2张，托盘上铺盖桌单2张。第1张桌单主要铺盖托盘近侧及床尾部；第2张桌单上端平齐手术切口下缘，铺盖托盘远侧。

四、手术配合

以全胸腺切除正中切口为例。

（一）暴露胸腺

1. 手术切口 是胸骨正中切口，胸骨切迹下 2～3cm 至剑突下 2～3cm。

2. 切开皮肤、皮下及骨膜 递 20 号手术刀、纱布两张切开皮肤、皮下和骨膜，止血：递组织镊、电刀笔。

3. 切开胸骨 递直角钳予手术医师分离胸骨切迹；递可可钳、组织剪，可可钳夹住剑突，组织剪剪开剑突；递钝性分离器钝性分离胸骨与心包壁层间隙；递胸骨锯，从胸骨正中锯开胸骨；递骨蜡止血(骨蜡剪成条状)(图 5-2-10，图 5-2-11)。

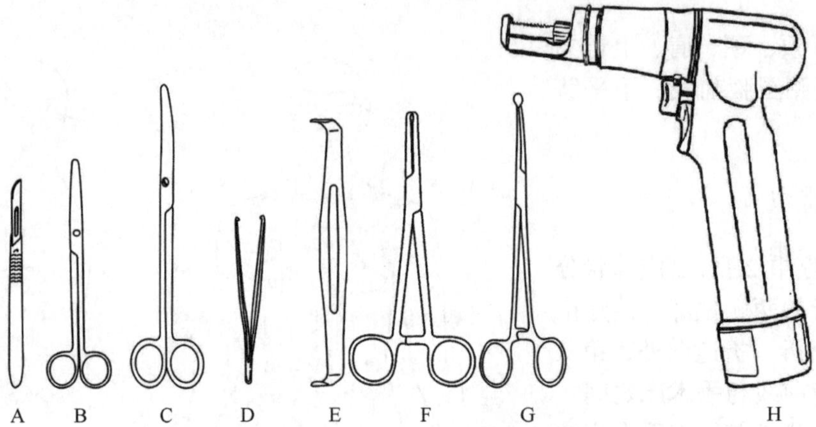

图 5-2-10 胸腺切除正中开胸阶段器械

A. 20 号圆刀片及刀柄；B. 线剪；C. 组织剪；D. 组织镊；E. 皮肤拉钩；F. 可可钳；G. 钝性分离器及“花生米”；H.胸骨锯

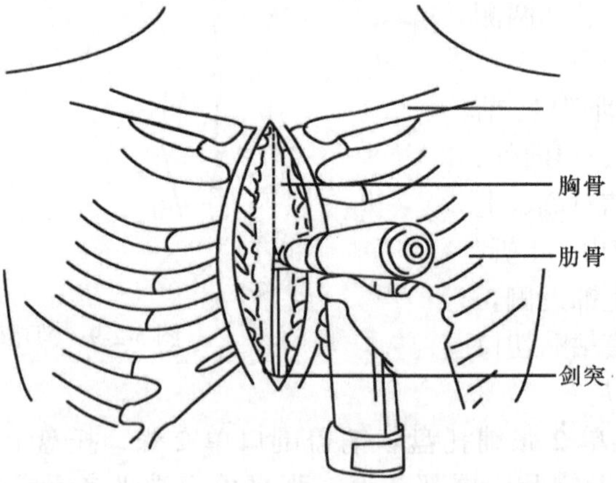

图 5-2-11 劈胸骨

4. 递胸骨牵开器撑开胸骨，暴露胸腺(图 5-2-12)

（二）分离胸腺两下极

1. 分离胸腺下极 递钝性分离器予主刀医师，将胸膜反折推向外侧，显露心包脂肪，递长平镊提起胸腺下极，沿心包及两侧纵隔胸膜，游离达两侧肺门，分离胸腺下极，递大弯钳予主刀医师夹持胸腺右下极牵向对侧，分离乳内动脉供应胸腺的血管分支，弯钳带 2-0 丝线结扎或超声刀切断，分离胸腺下极（图 5-2-13）。

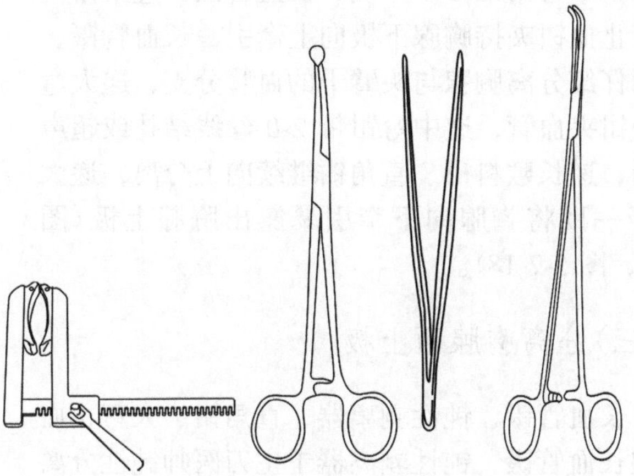

图 5-2-12　暴露胸腺器械

A. 胸骨牵开器；B. 钝性剥离器及“花生米”；C. 长平镊；D. 直角钳

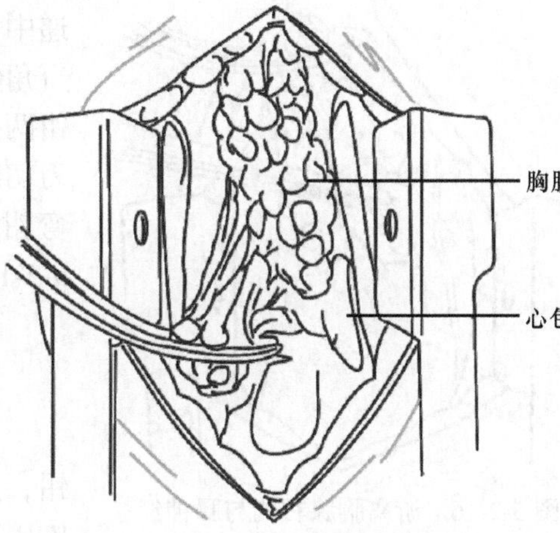

图 5-2-13　游离胸腺下极

2. 游离胸腺两侧　备剥离剪，血管镊、中弯血管钳带线，递剥离剪，血管镊，解剖游离左侧膈神经，分离胸腺左侧及左侧后壁。解剖至胸廓内静脉与头臂干的交汇处，向内达主动脉根部的中线处，电凝止血，胸腺小静脉递钳带线结扎止血。相同方式游离右侧胸腺（图 5-2-14～图 5-2-16）。

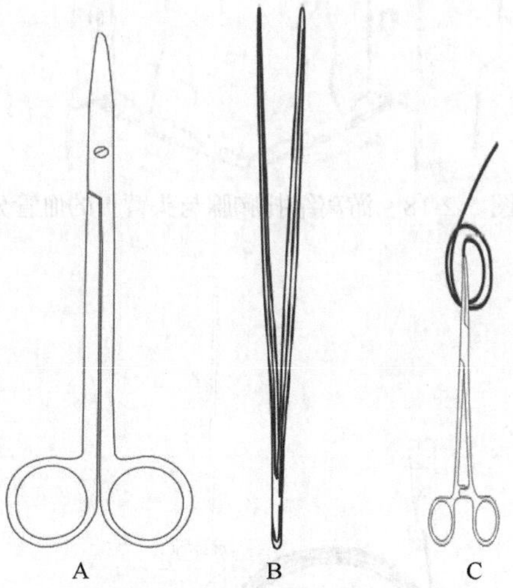

图 5-2-14　游离胸腺的器械

A. 剥离剪；B. 血管镊；C. 中弯止血钳带线

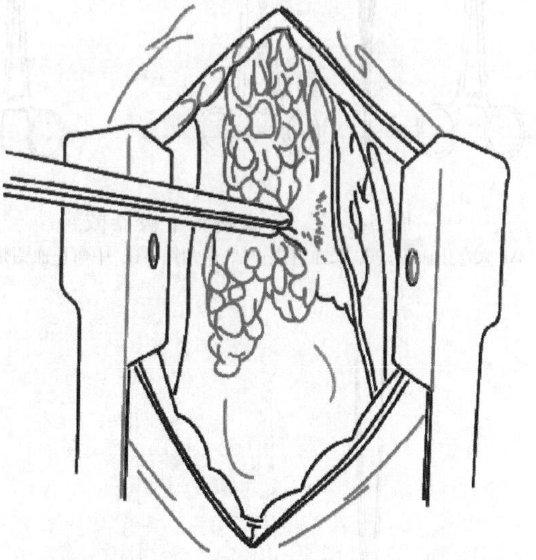

图 5-2-15　游离胸腺左侧与膈神经

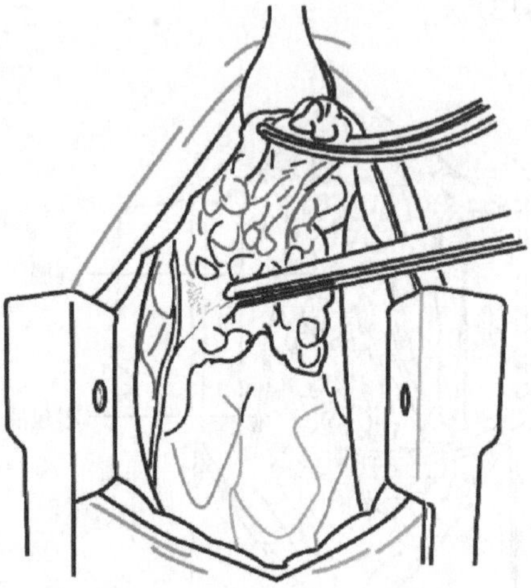

图 5-2-16 游离胸腺右侧与膈神经

3. 游离结扎胸腺与头臂干的血管分支 备弯血管钳，中弯钳带 2-0 丝线、长血管镊，直角钳。递中弯止血钳夹持胸腺下极向上牵引，长血管镊、直角钳仔细分离胸腺与头臂干的血管分支，递大弯钳两把钳夹血管，递中弯钳带 2-0 丝线结扎或超声刀切断，递长敷料镊、直角钳继续向上分离，递大弯钳予一助将胸腺向下牵引暴露出胸腺上极（图 5-2-17，图 5-2-18）。

（三）分离胸腺两上极

备长血管镊、钝性剥离器、直角钳、大弯止血钳，递长血管镊、钝性剥离器予主刀医师钝性分离胸腺两上极，递大弯止血钳钳夹甲状腺下动脉的分支，递中弯止血钳带 2-0 丝线结扎或超声刀切断（图 5-2-19）。

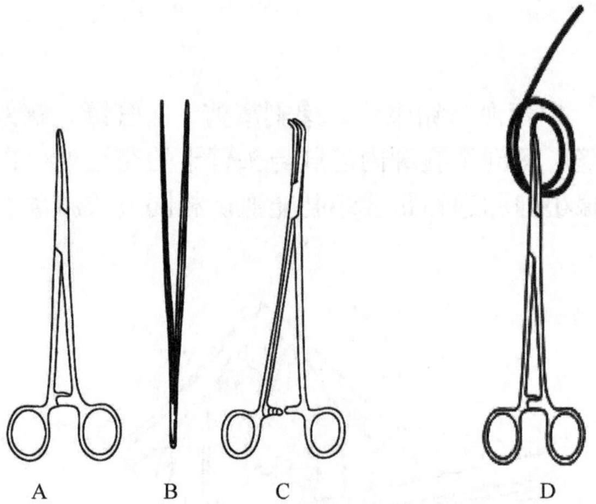

图 5-2-17 分离胸腺下极器械

A. 大弯止血钳；B. 长血管镊；C. 直角钳；D. 中弯止血钳带线

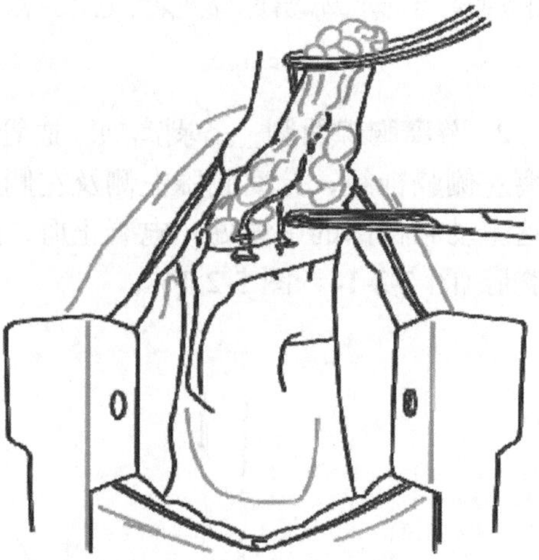

图 5-2-18 游离结扎胸腺与头臂干的血管分支

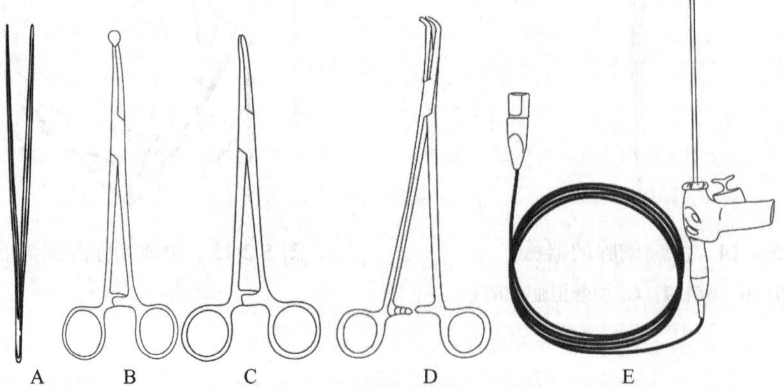

图 5-2-19 游离胸腺上极器械

A. 长血管镊；B. 钝性剥离器带“花生米”；C. 中弯止血钳；D. 直角钳；E. 超声刀

（四）切除胸腺及纵隔脂肪

1. 切除胸腺　递长血管镊、超声刀或电刀笔游离及离断胸腺上极，切除胸腺。移去标本（图 5-2-20）。

2. 清除纵隔及心包的脂肪组织　递长敷料镊、超声刀或电凝给主刀医生沿膈神经前方、颈部上极周围、大血管及心包前方清除脂肪（图 5-2-21）。

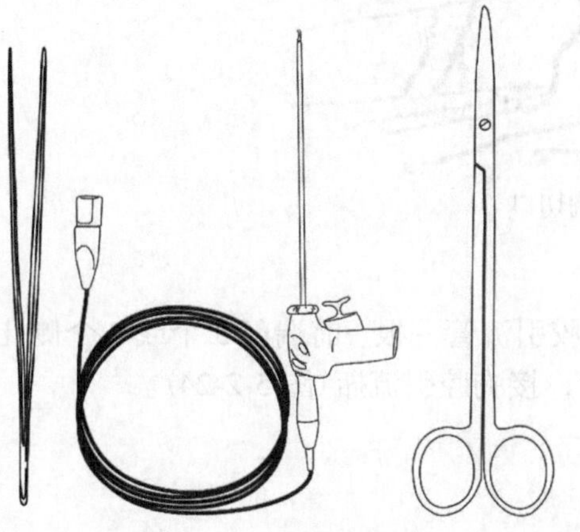

图 5-2-20　切除胸腺器械

A. 长血管镊；B. 超声刀；C. 长剥离剪

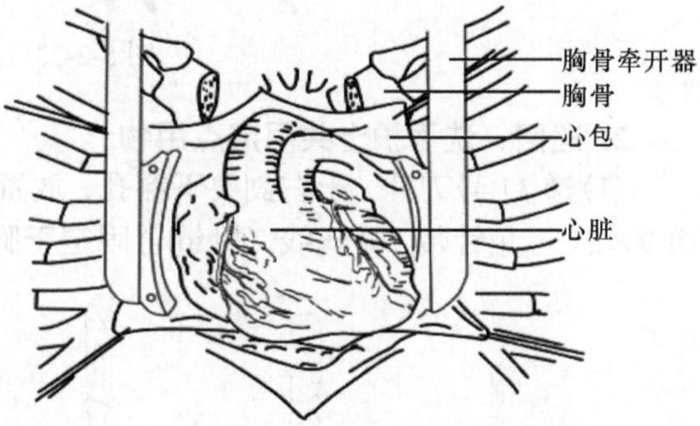

图 5-2-21　切除胸腺后胸腔的情况

（五）关闭胸腔

1. 术野充分止血　递电刀笔予主刀医生，手术创面电凝止血，温热盐水 1000ml 冲洗胸腔，局部创面渗血贴纤丝速即纱局部止血（图 5-2-22，图 5-2-23）。

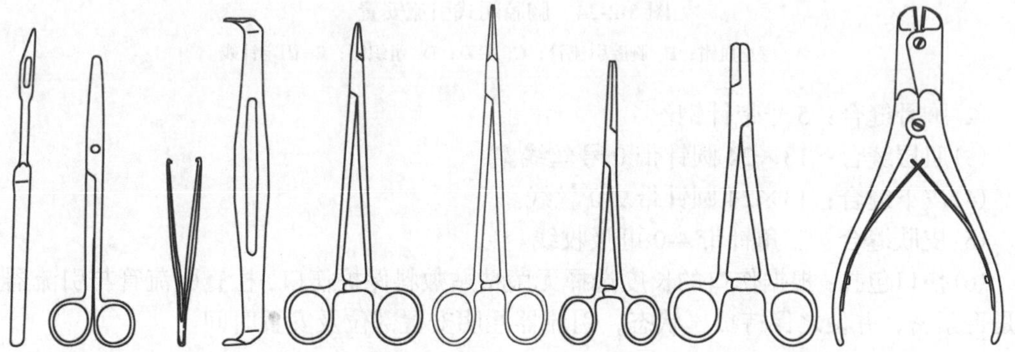

图 5-2-22　关胸器械

A. 11 号尖刀及刀柄；B. 线剪；C. 组织镊；D. 皮肤拉钩；E. 持针钳；F. 扁桃体止血钳；G. 中弯止血钳；H. 钢丝钳；I. 钢丝剪

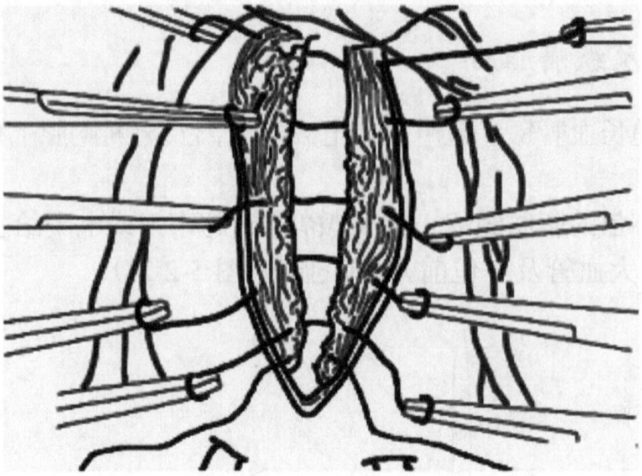

图 5-2-23 关胸切口

2. 巡回、洗手护士共同清点用物

(1)递 11 号刀片，于右剑突下穿孔，放置硅胶引流管一根，前端剪 3 个或 4 个侧孔，递 9×27 三角针带 1-0 丝线 2 针缝合固定于胸壁，接胸腔引流瓶(图 5-2-24)。

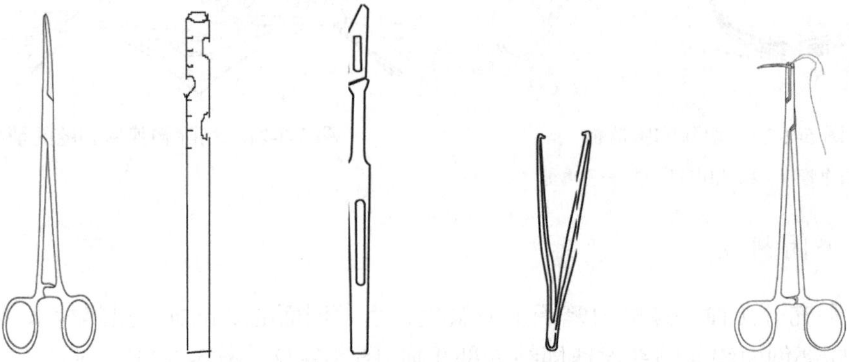

图 5-2-24 胸腔闭式引流安置

A. 弯止血钳；B. 胸腔引流管；C. 尖刀；D. 组织镊；E. 固定针线

(2)胸骨缝合：5 号带针钢丝。

(3)肌层缝合：13×24 圆针带 0 号丝线。

(4)皮下缝合：13×24 圆针带 2-0 丝线。

(5)皮肤缝合：三角针带 4-0 可吸收线。

(6)伤口包扎：根据伤口的长度选择无菌粘贴敷料保护伤口，检查引流管与引流器连接是否紧密，并使之保持负压状态，引流器注明安置部位及安置时间。

(六)归还器械，分类退回清洗间并登记

五、特殊关注点

1. 术晨患者在病房的术前护理准备

(1)刷牙，更换干净的病员服等，做好个人卫生，排尽大小便。

(2)如为高血压或糖尿病患者需遵医嘱给予适当的护理。遵医嘱给予抗高血压药物口服，饮少量水，监测血糖，根据情况遵医嘱调整。

(3)选择14G留置针在下肢建立静脉通道，保证满足有效输血和补液的需要。

(4)等待与手术室工作人员交接患者，准备手术。

2. 麻醉诱导期关注点

(1)陪伴床旁，提供心理支持。协助麻醉医师观察患者病情，提供技术支持。

(2)严格核对患者信息及腕带——术前三方三步核查的第一步，将患者安全固定在手术床上防止坠床。

(3)遵医嘱使用抗生素。

(4)检查手术间负压通畅情况，连接各种管道，保障麻醉期间患者的安全。

(5)为患者保暖：由于麻醉期间药物的作用及相对紧张，患者会感觉冷。为患者加盖被子，同时尽量提升手术间的温度至22℃左右。

3. 体位安置期间的关注点

(1)体位保护垫放置位置正确。

(2)搬动患者时确保麻醉医师、手术医师、手术室护士三方同时协调进行，保护头颅、躯干，颈椎保持水平位。

(3)避免腓神经受压，正确约束下肢。

(4)保护关节及骨突出部位，避免发生术中压疮。

(5)检查患者静脉输液，以及尿管有无打折、受压。

4. 术中器械护士关注点

(1)消毒棉球、纱布、纱条、牵引带等数量及完整性。

(2)熟悉超声刀、胸骨锯的安装、使用，超声刀在使用时不能接触金属物品，及时清除刀头上的组织，保持正常工作。

(3)及时清理手术器械上的血迹、血痂、组织，保障器械处于备用干净的状态。

(4)注意手术进程，及时传递术中器械。

5. 术中巡回护士关注点

(1)保持手术间的安静、整洁。

(2)及时提供手术台上用物。

(3)关注患者的出入量，及时汇报给团队。

(4)关注患者的体位，观察患者受压部位的皮肤情况，在可能的情况下及时调整患者的局部皮肤，减少患者皮肤受压，避免压疮的发生。

(5)准确清点与记录手术台上用物，避免将用物遗留在患者体内。

(6)引流管在术者放置到位以后应妥善固定，并做好标记，避免移位。

(7)关注手术，密切观察生命体征，是否有胸膜、大血管、膈神经损伤的情况发生，提醒医生及时处理。

(8)电外科安全使用的关注。

(9)患者生命体征观察。

6. 手术结束关注点

(1)守护床旁，适当约束避免复苏期躁动引起意外坠床。

⑵保护各种管路，避免意外脱出，主要有负压引流管、胸腔闭式引流管、尿管等管道。

⑶检查患者皮肤完整性。

⑷注意患者的保暖。

（丁宁莹　李义萍）

第三节　纵隔镜手术配合

纵隔镜手术是从胸骨上切迹入路利用内镜技术对纵隔疾病进行诊断和治疗的技术。主要适用于气管前、气管旁、隆嵴下部位的组织活检，是纵隔肿瘤的诊断和纵隔淋巴结的分期最为重要的方法之一（图 5-3-1）。纵隔镜手术的适应证可分为诊断性适应证和治疗性适应证。

诊断性适应证包括：①纵隔淋巴活检：原发性肺癌的诊断和分期；不明原因的纵隔淋巴结肿大；其他恶性肿瘤引起的纵隔淋巴结转移。②纵隔肿瘤的诊断和鉴别诊断，通过纵隔镜手术可获得明确的病理诊断。治疗性适应证包括：①纵隔囊肿切除。②纵隔引流。③纵隔镜辅助食管癌切除。禁忌证：①严重颈关节炎者，颈椎强直不能后仰者。②小儿或身材十分矮小者。③颈纵隔“隧道”不能置入纵隔镜者和气管切开造口者。

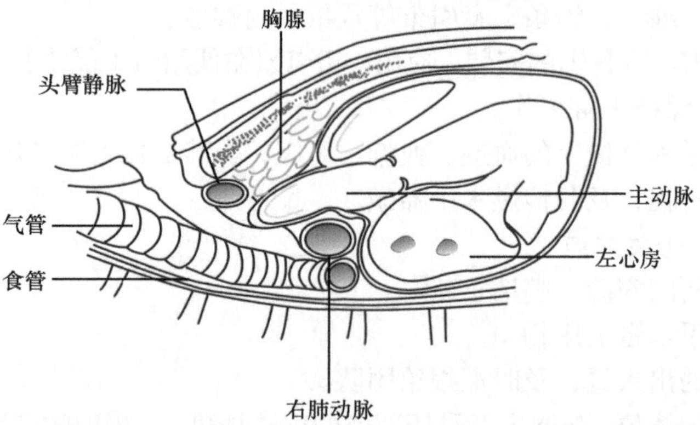

图 5-3-1　纵隔镜活检的部位

一、手术用物准备

（一）常规用物

手术盆 1 个、手术衣 6 件、剖口单 1 张、桌单 4 张、治疗巾 10 张。

（二）手术器械

纵隔镜普通器械1包、纵隔镜特殊器械1包（图5-3-2）。

(1)纵隔镜普通器械：皮肤拉钩2把，手术刀柄2把，组织镊1把，弯止血钳2把，大弯止血钳2把，组织钳4把，持针钳2把，巾钳4把，卵圆钳2把，手术剪2把，不锈钢杯1个。

(2)纵隔镜特殊器械包：纵隔镜1支，分离钳1把，带吸引电凝棒3把，带吸引电凝钩1把，直角吸引头1根，穿刺针1根，活检钳3把，腔镜组织钳1把，有齿抓钳1把，分离器1根，高频电缆线1根。

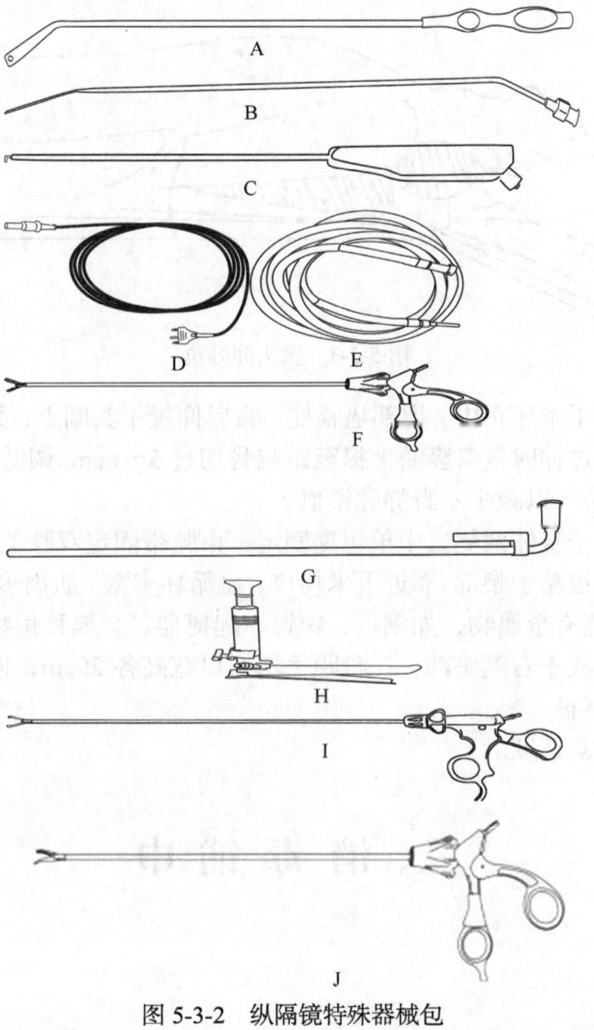

图5-3-2 纵隔镜特殊器械包

A. 分离器；B. 穿刺针；C. 带吸引电凝钩；D. 电凝线；E. 高频电缆线；F. 活检钳；G. 直角吸引头；H. 纵隔镜；I. 腔镜组织钳；J. 分离钳

（三）一次性用物

1. 常规用物 一次性使用吸引管1根、电刀清洁片1张、20号手术刀片1片、胸科缝针 1 板、2-0 丝线×1 包、3-0 丝线×1 包、7 号长针头 1 个、10ml 空针 1 副、带钡丝纱布 5 张、灯柄罩 1 个、无菌垃圾袋 1 个、9cm×15cm 敷贴 1 张、手套按需准备。

2. 特殊用物 明胶海绵、纤丝速即纱按需准备。

3. 关闭切口缝线 9×27 圆针带 2-0 丝线、9×27 圆针带 3-0 丝线、9×27 三角针带 3-0 丝线。

二、手术体位

患者采取垂头仰卧位(图 5-3-3)。

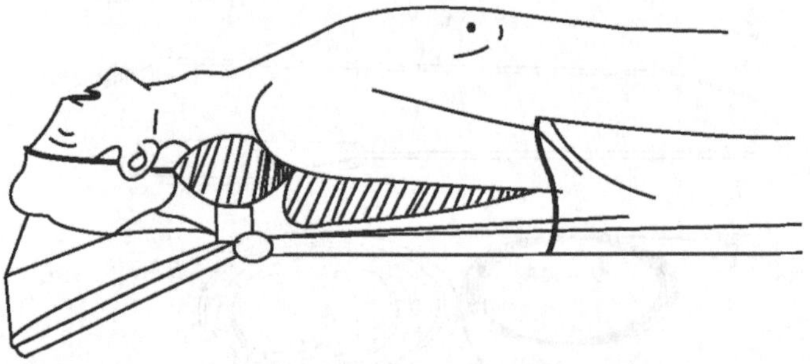

图 5-3-3 垂头仰卧位

(1) 患者仰卧于手术床正中，肩部垫软枕，头后仰置于头圈上，颈部过伸，使气管向上牵拉。一般成人颈过伸时气管隆嵴上提至距胸骨切迹 5～6cm。调低手术床头 10°～15°，使患者呈头低脚高位，以减少术野静脉淤血。

(2) 双上肢平放于身体两侧，中单包裹固定，束腿带固定双膝关节处。

(3) 电凝器负极板贴于腰部(靠近手术切口、血循环丰富、肌肉多处)，电刀笔和负极板之间的回路中不能有金属物，如钢板、螺钉、起搏器、金属移植物等。

(4) 将手术托盘放于右侧头部，托盘距手术切口宽高各 20cm，便于麻醉观察气管插管情况和放置手术器械。

(5) 检查安全和舒适度。

三、消毒铺巾

(一) 消毒液

5%碘伏。

(二) 消毒范围

上至下颌，下至肋缘平面，双侧肩部、上臂 1/3，至两侧腋前线(图 5-3-4)。

（三）铺巾

（1）治疗巾3张，颈部两侧各塞球形治疗巾1张，第3张平肋缘平面。

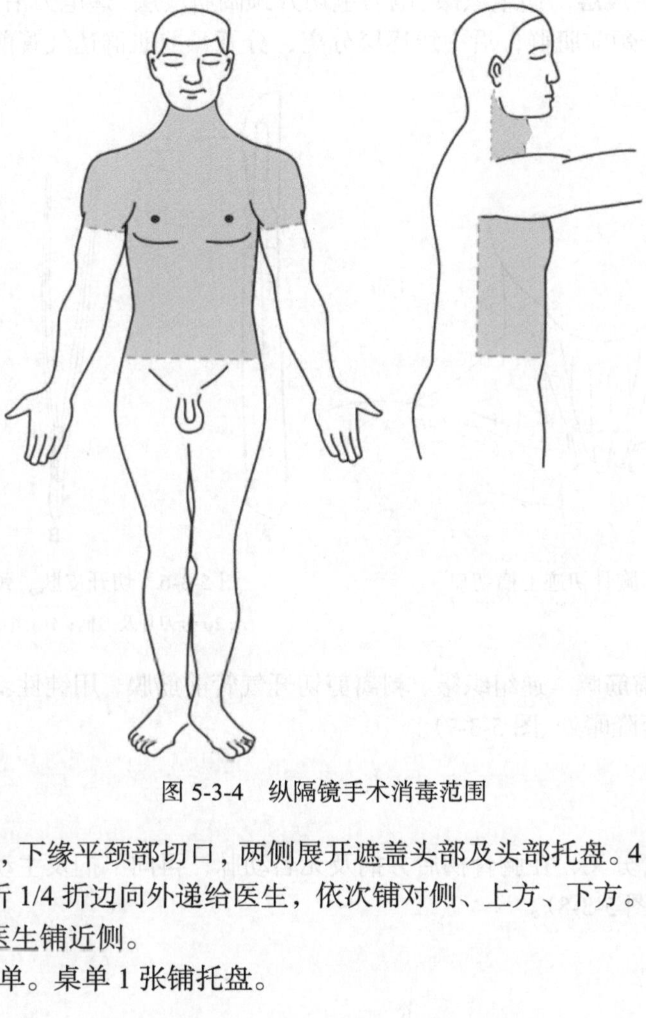

图 5-3-4　纵隔镜手术消毒范围

（2）桌单1张，下缘平颈部切口，两侧展开遮盖头部及头部托盘。4张治疗巾铺切口，前3张治疗巾反折1/4折边向外递给医生，依次铺对侧、上方、下方。后1张治疗巾1/4折边向自己递给医生铺近侧。

（3）再铺剖口单。桌单1张铺托盘。

四、手术配合

（一）术前准备

器械护士与巡回护士共同清点器械、纱布、纱球、缝针、刀片等所有用物数量。固定并调试电刀笔，连接吸引器，安装灯柄罩。连接镜头、光源。摄像线、光源线用组织钳固定在托盘前，电凝线用电刀清洁片固定在切口下缘，吸引管固定在切口上缘。

（二）手术切口

颈部入路，胸骨切迹上两横指处沿皮纹方向做3～4cm横切口（图5-3-5）。

（三）切开皮肤、皮下、颈阔肌浅层

1. 切开皮肤 递 20 号手术刀、纱布 2 张。电刀切开皮下，电凝止血。

2. 切开颈阔肌浅层 递组织镊、电刀笔切开颈阔肌浅层，递电刀沿颈白线纵行切开，递甲状腺拉钩牵开颈前肌群，沿中线逐层分离，分开颈前肌群达气管前筋膜(图 5-3-6)。

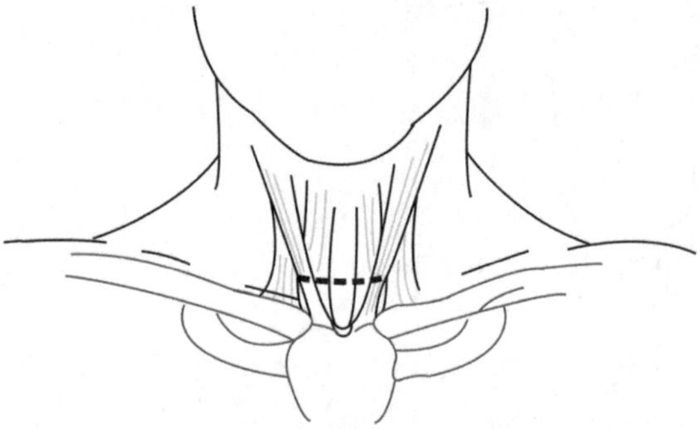

图 5-3-5 胸骨切迹上横切口

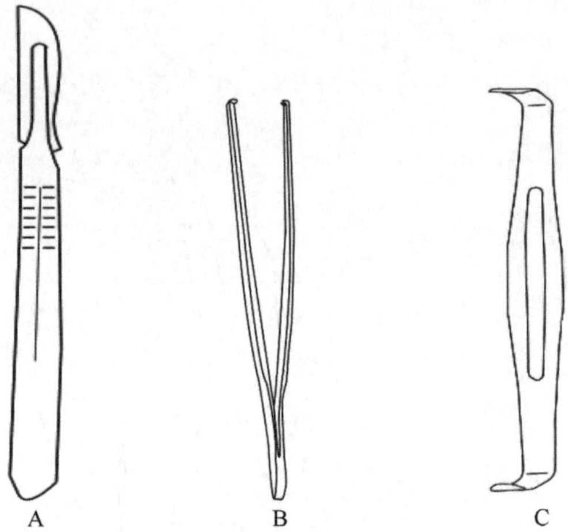

图 5-3-6 切开皮肤、颈阔肌浅层器械

A. 20 号刀片及刀柄；B. 组织镊；C. 皮肤拉钩

3. 切开气管前筋膜 递组织镊、剥离剪切开气管前筋膜，用钝性剥离器或手指钝性分离气管前间隙至隆嵴处(图 5-3-7)。

（四）探查

手指扪及气管分叉，在胸骨柄后方扪及无名动脉，再向下扪及主动脉弓上缘，可扪到肿大的淋巴结(图 5-3-8)。

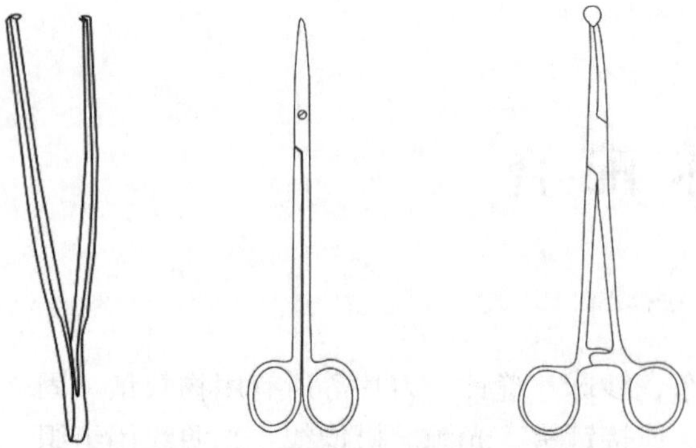

图 5-3-7 切开气管前筋膜器械

A. 组织镊；B. 剥离剪；C. 钝性剥离器带“花生米”

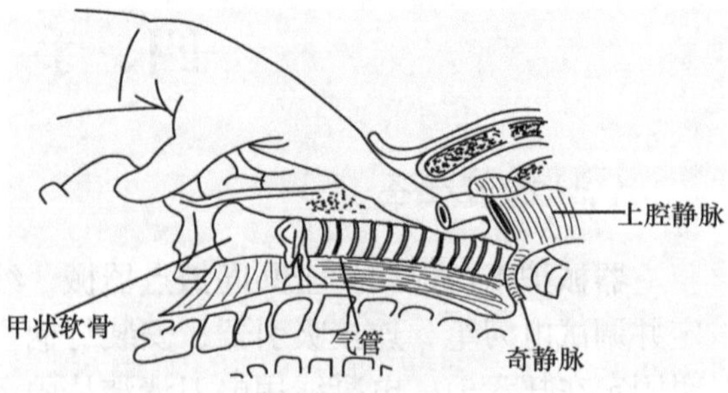

图 5-3-8 手指可扪及气管分叉

(五)纵隔镜探查

1. 纵隔镜置入 递纵隔镜，用手指在切口处引导，沿气管前壁缓缓插入纵隔镜，探查病灶(图 5-3-9，图 5-3-10)。

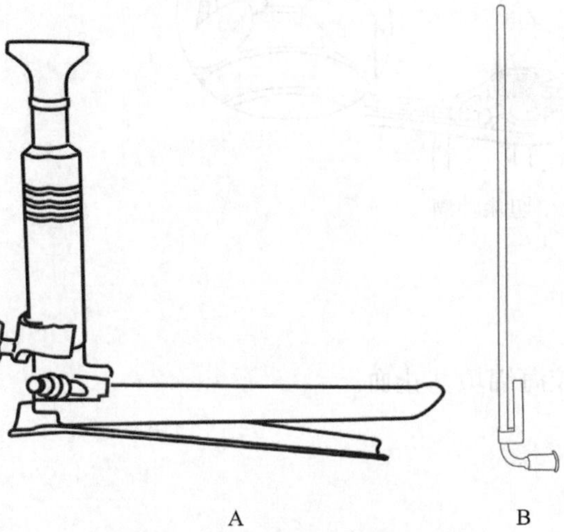

图 5-3-9 纵隔镜置入器械

A. 纵隔镜；B. 直角吸引头

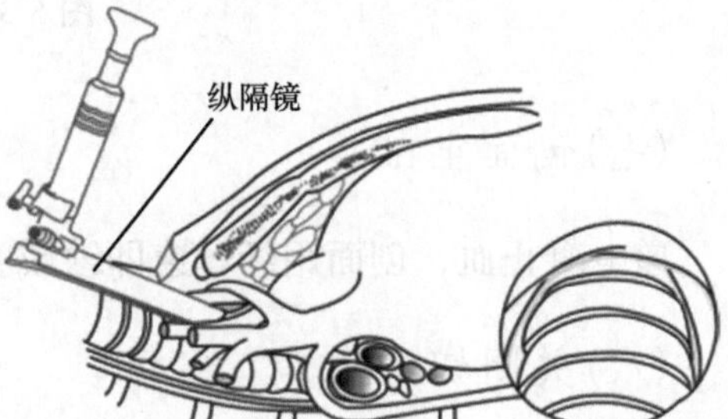

图 5-3-10 纵隔镜置入

2. 分离病变组织 递吸引器在纵隔镜的直视下钝性分离病变组织。

(六)切除肿瘤或取活检

1. 病灶穿刺 递长针头穿刺病灶，排除血管可能。

2. 病灶切除 递剥离剪或电刀笔分离肿瘤或淋巴结周围组织和包膜，递活检钳取病灶组织做活检(图 5-3-11，图 5-3-12)。

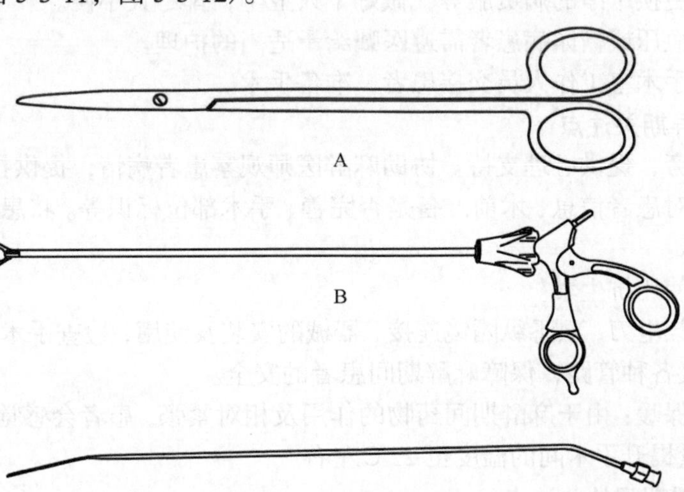

图 5-3-11 切除肿瘤器械

A. 剥离剪；B. 活检钳；C. 穿刺针

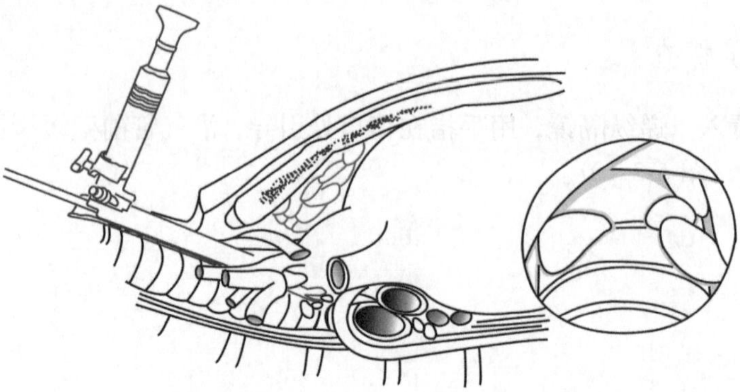

图 5-3-12 切除肿瘤

(七)创面止血

递电凝止血，创面用纤丝速即纱或明胶海绵填塞止血。

(八)关闭切口

(1)巡回护士、洗手护士共同清点用物。

(2)拔出纵隔镜，生理盐水冲洗切口，依次缝合切口，用物：9×27 圆针带 2-0 丝线、9×27 圆针带 3-0 丝线、9×27 三角针带 3-0 丝线。

(3)归还器械，分类退回清洗间并登记。

五、特殊关注点

1. 术晨患者在病房的术前护理准备

(1)刷牙，更换干净的病员服等，做好个人卫生，排尽大小便。

(2)如为高血压或糖尿病患者需遵医嘱给予适当的护理。

(3)等待与手术室工作人员交接患者，准备手术。

2. 麻醉诱导期关注点

(1)陪伴床旁，提供心理支持。协助麻醉医师观察患者病情，提供技术支持。

(2)严格核对患者信息、术前准备是否完善、手术部位标识等。将患者安全固定在手术床上防止坠床。

(3)遵医嘱使用抗生素。

(4)检查高频电刀，熟悉纵隔镜连接、器械的安装及使用，检查手术间中心负压吸引是否通畅，连接各种管路，保障麻醉期间患者的安全。

(5)为患者保暖：由于麻醉期间药物的作用及相对紧张，患者会感觉冷。为患者加盖被子，同时尽量提升手术间的温度至 22℃左右。

3. 体位安置期间的关注点

(1)体位保护垫放置位置正确，头后仰置于头圈上，颈部过伸，使气管向上牵拉，以减少术野静脉淤血。

(2)搬动患者时确保麻醉医师、手术医师、手术室护士三方同时协调进行，保护头颈，使躯干、颈椎保持水平位。

(3)固定头部，防止术后患者头部不适或颈部损伤。

(4)避免腓神经受压，正确约束下肢。

(5)保护关节及骨突出部位，避免发生术中压疮。

4. 术中器械护士关注点

(1)注意保护纵隔镜器械，光源线、摄像线都用组织钳固定，电凝线用电刀清洁片固定，不能绕小圈，盘放直径不得＜15cm，更不能打折。

(2)及时清理手术器械上的血迹、血痂、组织，保持器械干净整齐。

(3)注意手术进程，及时传递术中器械。

5. 术中巡回护士关注点

(1)保持手术间的安静、整洁。

(2)及时提供手术台上用物。

(3)关注患者的体位，观察患者受压部位的皮肤情况，在可能的情况下及时调整患者的局部皮肤，减少患者皮肤受压，避免压疮的发生。

(4)准确清点与记录手术台上用物，避免将用物遗留在患者体内。

(5)电外科安全使用的关注。

(6)患者生命体征观察。

(7)做好应急开胸的准备。

6. 手术结束关注点

(1)守护床旁，适当约束，避免复苏期躁动引起意外坠床。

(2)保护各种管路，避免意外脱出，尿管妥善固定。

(3)检查患者皮肤完整性。

(4)注意患者的保暖。

(5)按规定留送标本。

（丁宁莹　李义萍）

第四节　胸腔镜纵隔神经源性肿瘤切除术手术配合

神经源性肿瘤多起源于外周神经或交感神经节，绝大多数位于后纵隔。后纵隔是胸椎两侧及相邻肋骨附近的区域，椎管是椎骨的椎孔通过椎骨间的骨连接相互连接而形成的管道，两侧为椎弓根和椎间孔，椎间孔是脊神经入椎管的通路，哑铃状的神经源性肿瘤易累及椎间孔，脊髓的供血动脉通常起源于 T9～L2 的肋间血管，有不到 15%的患者脊髓的供血动脉可能起源于 T5～T8 的肋间血管，因此神经源性肿瘤切除术需清楚上述解剖(图 5-4-1)。

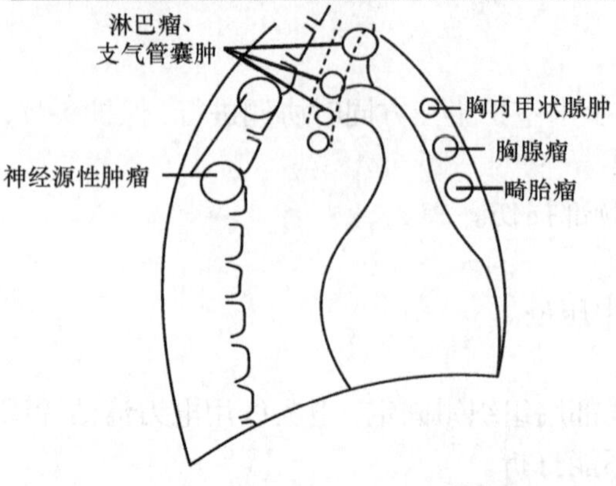

图 5-4-1　纵隔内神经源性肿瘤好发部位

纵隔内神经源性肿瘤分类：①神经鞘：良性肿瘤有神经鞘瘤、神经纤维瘤、颗粒细胞肿瘤、黑色素性施万瘤；恶性肿瘤有神经纤维肉瘤。②神经节细胞：良性肿瘤有节细胞神经瘤；恶性肿瘤有神经节纤维母细胞瘤、神经母细胞瘤。③节旁神经组织：良性肿瘤有非嗜铬性副神经瘤、嗜铬细胞瘤；恶性肿瘤有恶性非嗜铬性副神经瘤、恶性嗜铬细胞瘤。

神经源性纵隔肿瘤中 40%～65%为良性，生长速度缓慢。如肿瘤不断增大，出现症状，或病变的部位存在低危的哑铃状肿瘤，应考虑手术切除，目的是为了明确诊断，或防止长大后引起的异常情况，如＜5cm 的良性神经源性肿瘤可主张采取微创技术切除。下面以胸腔镜右后纵隔神经纤维瘤切除术介绍手术配合。

一、手术用物准备

（一）常规用物

手术盆 1 个、手术衣 6 件、剖口单 1 张、桌单 4 张、治疗巾 10 张。

（二）手术器械

（1）胸腔镜普通器械 1 包、胸腔镜特殊器械 1 包。

1）胸腔镜普通器械：皮肤拉钩 1 把，组织镊 2 把，无损伤镊 2 把，肺叶钳 2 把，手术剪 3 把（线剪、长组织剪、长剥离剪），手术刀柄 2 把（20 号、11 号刀片），组织钳 4 把，持针钳 4 把，巾钳 2 把，小弯蚊式止血钳 4 把，卵圆钳 3 把，弯止血钳 4 把，大弯止血钳 2 把，直角钳 2 把（图 5-4-2）。

2）胸腔镜特殊器械：穿刺鞘 1 个，高频电缆线 1 根，多齿牵开器 1 个，推结器 1 个，腔镜环钳 2 把，持针钳 1 把，电凝钩 1 把，有齿抓钳 1 把，分离钳 1 把，吸引杆 1 把，导光束 1 根，30º 光学视管 1 根（图 5-4-3）。

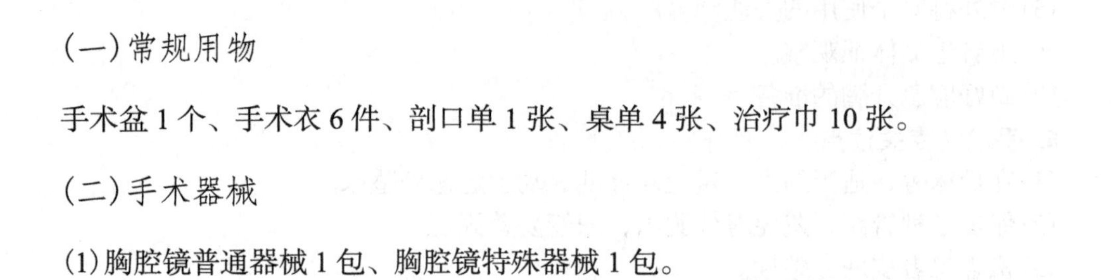

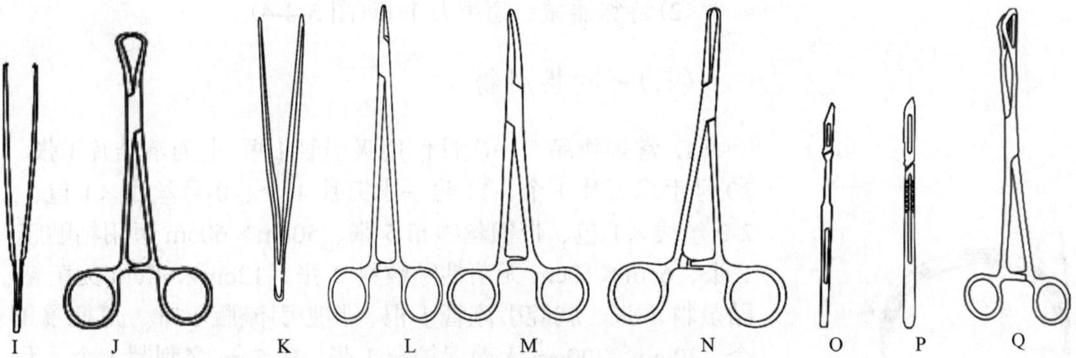

图 5-4-2　胸腔镜普通器械

A. 皮肤拉钩；B. 线剪；C. 组织剪；D. 剥离剪；E. 小弯止血钳；F. 卵圆钳；G. 弯止血钳；H. 直角钳；I. 组织镊；J. 巾钳；K. 长平镊；L. 持针钳；M. 大弯止血钳；N. 组织钳；O. 11 号刀片及刀柄；P. 20 号刀片及刀柄；Q. 肺叶钳

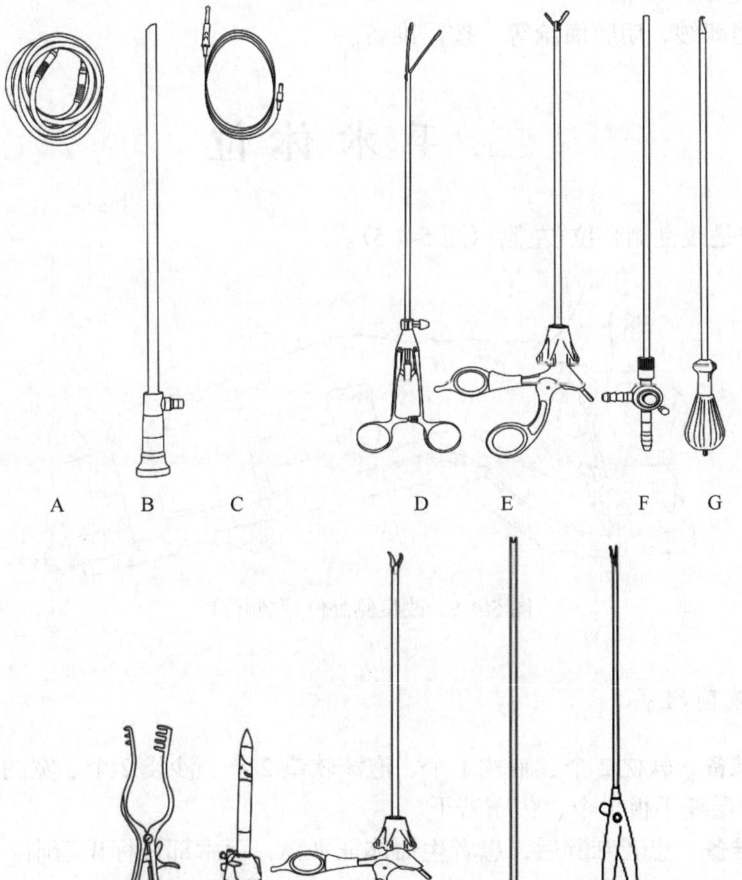

图 5-4-3　胸腔镜特殊器械

A. 导光束；B. 30° 光学视管；C. 高频电缆线；D. 腔镜环钳；E. 有齿抓钳；F. 吸引杆；G. 电凝钩；H. 多齿牵开器；I. 穿刺鞘；J. 分离钳；K. 推结器；L. 腔镜持针钳

(2)特殊器械：超声刀 1 套(图 5-4-4)。

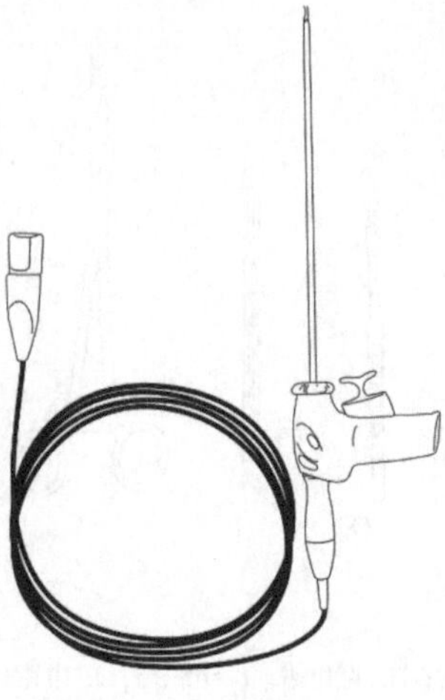

图 5-4-4 超声刀

(三)一次性用物

1. 常规物品 一次性使用吸引管 1 根、电刀清洁片 1 张、20 号手术刀片 1 个、11 号手术刀片 1 个、0 号丝线×1 包、2-0 丝线×1 包、带钡丝纱布 5 张、50cm×60cm 医用粘贴膜 1 张、6cm×10cm 无菌粘贴敷料 2 张、12cm×14cm 无菌粘贴敷料 1 张、胸腔引流管 1 根、胸腔引流瓶 1 个、灯柄罩 1 个、20cm×200cm 无菌保护套 1 张、10.5cm 穿刺鞘 1 个、手套按需准备。

2. 特殊用物 钛夹、合成夹。

3. 关闭切口缝线 可吸收线：圆针带 1-0 丝线×1 根，三角针带 4-0 丝线×1 根。

4. 纤丝速即纱、明胶海绵等 按需准备。

二、手术体位

手术体位是改良侧卧位(左侧)(图 5-4-5)。

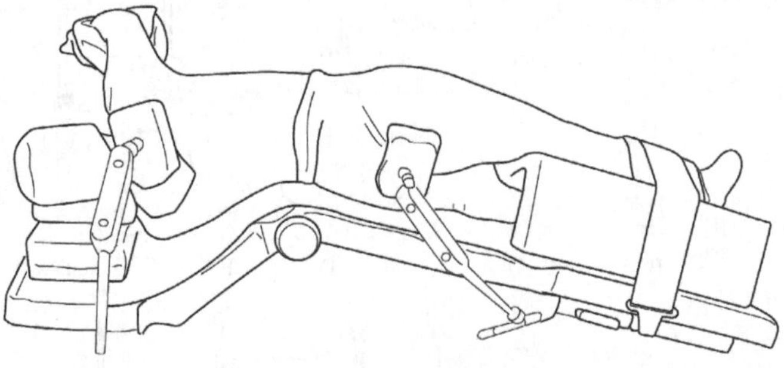

图 5-4-5 改良侧卧位(左侧位)

(一)摆放前准备

1. 用物准备 软枕 2 个、腋枕 1 个、泡沫软垫 2 个、沙袋 2 个、宽约束带 1 对、束手带 1 对、单层托手板 1 个、包布若干。

2. 患者准备 患者麻醉后，患者生命体征平稳，手术部位标识清晰。

(二)摆放流程

(1)再次查看手术部位标识，检查皮肤完整性，气管插管、输液管固定牢固。

(2)平移患者，使患者腰部与手术床腰桥对齐。

(3)头下垫 1 个 25cm 高的枕头或头圈，使下臂三角肌群下留有空隙，防止三角肌群受压引起挤压综合征。

(4) 健侧上肢平放于单层托手板上，上肢下垫软垫。

(5) 麻醉师托着患者的头部，外科医生托着患者肩背部、腰骶部及双下肢，使患者的头、颈、胸在同一水平，以脊柱为轴心向健侧慢慢旋转 90°。

(6) 腋下垫一软枕，距腋窝 10cm。防止手臂、腋神经、血管受压。髋部垫泡沫软垫保护。

(7) 骶尾部及耻骨联合处分别放置沙袋固定，沙袋和患者之间空隙各放置一个小软垫，双侧下肢屈曲呈跑步状错开，双下肢之间放一软枕，保护膝关节骨隆突处，约束带固定髋部。

(8) 患侧上肢向前伸直后自然屈肘置于头部软枕上，包布包裹固定，肘关节着力处垫软垫，避免悬空。

(9) 调整手术床呈头高脚低位。放低手术床床头，使肩、患侧胸壁和髋部在同一水平。以减小目镜与胸壁的夹角从而增加镜头的视野范围。

(10) 负极板粘贴在患侧大腿外侧。

(11) 检查安全和舒适度。

三、消 毒 铺 巾

(一) 消毒液

5%碘伏。

(二) 消毒范围

上至肩上臂 1/2 处，下至肋弓下缘，前至左侧腋前线、后至左侧腋后线，包括同侧腋窝（图 5-4-6）。

(三) 铺巾

(1) 3 张治疗巾 1/4 反折，折边向外，第 1 张铺左侧腋后线，第 2 张铺左侧腋前线，第 3 张铺肋弓下缘。

(2) 桌单 1 张齐切口上缘铺盖头部、头架及双上肢。

(3) 1/4 反折的治疗巾 4 张铺盖手术切口四周，显露手术切口，60cm×50cm 医用粘贴膜贴切口区域皮肤并固定治疗巾。

(4) 铺盖剖口单 2 张，托盘上铺盖桌单 2 张。第 1 张桌单主要铺盖托盘近侧及床尾部，第 2 张桌单上端平齐手术切口下缘，铺盖托盘远侧。

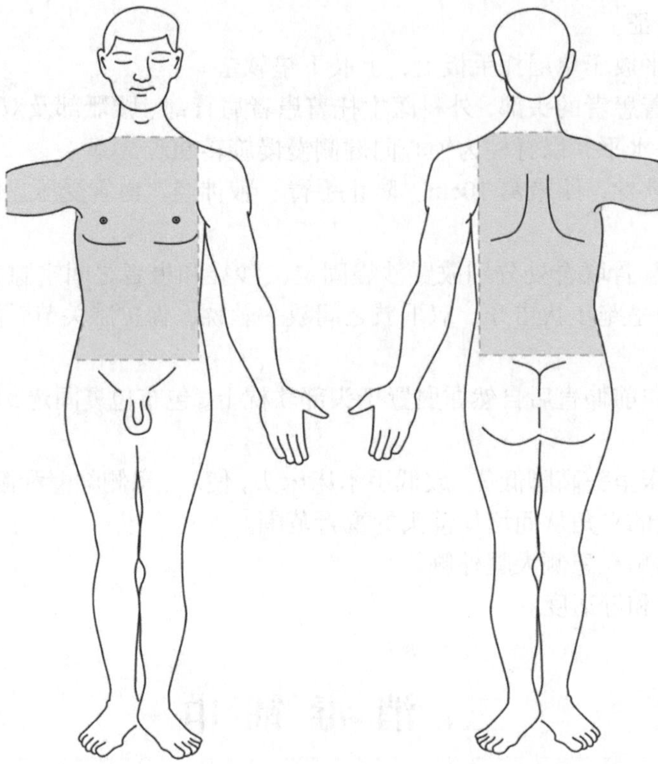

图 5-4-6　胸腔镜神经源性肿瘤切除术消毒范围

四、手 术 配 合

(一)经胸壁入路

术前准备：

1. 清点手术用物　洗手护士与巡回护士共同清点器械、纱布、纱球、缝针、刀片等所有用物数量。固定并调试电刀笔，连接吸引器，安装灯柄罩。

2. 连接腔镜系统　连接镜头、光源。摄像线、光源线用组织钳固定在托盘前，电凝线用电刀清洁片固定在切口下缘，超声刀线用组织钳固定在托盘前，吸引管固定在切口上缘。

(二)手术切口

右侧胸壁 3 个小切口。观察孔位于腋后线第 9 肋间。操作孔 2 个，主操作孔：右侧腋前线第 4 肋间；副操作孔：右侧腋中线第 7 肋间(图 5-4-7)。

1. 建立观察孔　递 20 号手术刀、纱布 2 张予主刀，在腋后线第 9 肋间做 1cm 小切口。递电刀、组织镊切开皮下及筋膜。嘱麻醉师行单肺通气。递中弯钳或电刀分离胸壁肌肉，电凝止血。递穿刺鞘刺破胸膜插入胸腔(图 5-4-8)，经穿刺鞘放入胸腔镜。

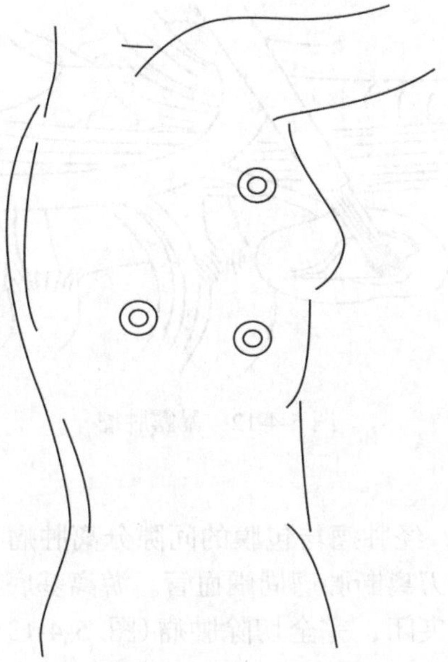

图 5-4-7　胸腔镜神经源性肿瘤切除手术切口

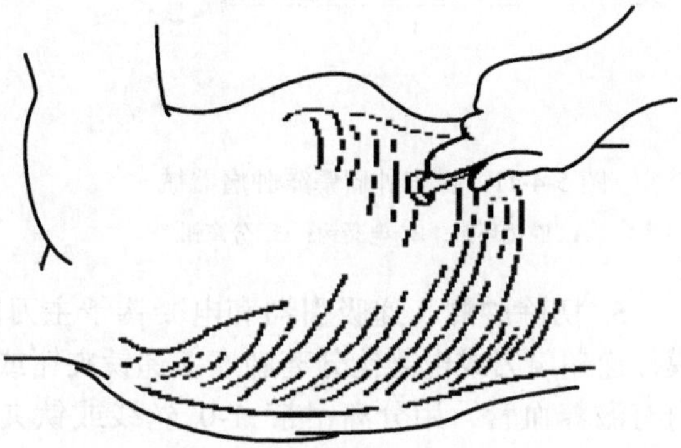

图 5-4-8　建立第一操作孔

2. 建立主操作孔、副操作孔　递 20 号手术刀、纱布予主刀，在胸腔镜直视下，于腋前线第 4 肋间，腋中线第 7 肋间分别切开皮肤 1.5cm。递中弯止血钳或电刀分离胸壁肌肉，电凝止血。递多齿牵开器牵开主操作孔(图 5-4-9，图 5-4-10)。

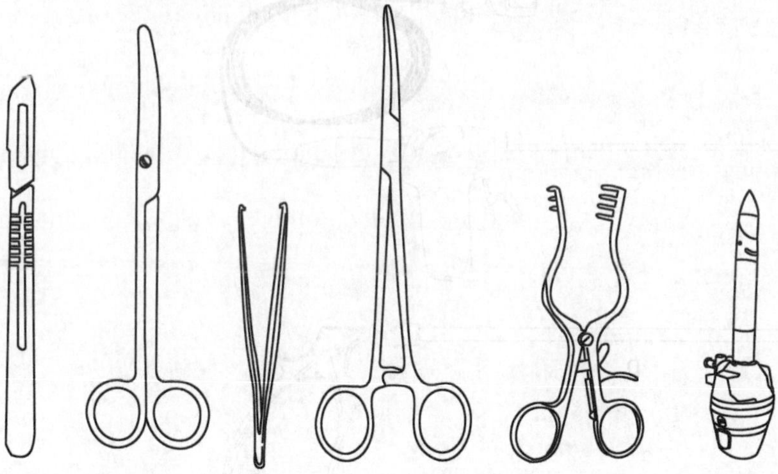

A　B　C　D　E　F

图 5-4-9　开胸阶段械器

A. 20 号手术刀；B. 组织剪；C. 组织镊；D. 中弯止血钳；E .多齿牵开器；F. 穿刺鞘

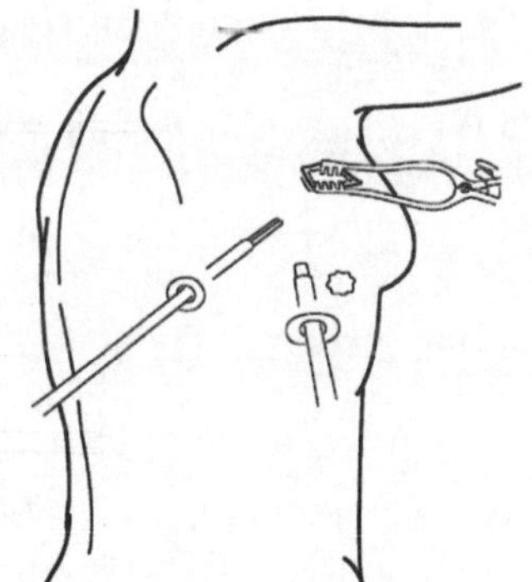

图 5-4-10　胸壁入路

3. 探查肿瘤　递腔镜环钳将肺向前向下牵引暴露后纵隔，探查肿瘤位置、大小及其与周围组织关系。神经源性肿瘤一般表面光滑、包膜完整。

4. 暴露肿瘤　递腔镜环钳将肺向前牵拉，暴露后纵隔肿瘤，递电凝钩切开后纵隔胸膜，递分离钳提起肿瘤包膜，递电凝钩切开包膜，暴露肿瘤(图 5-4-11，图 5-4-12)。

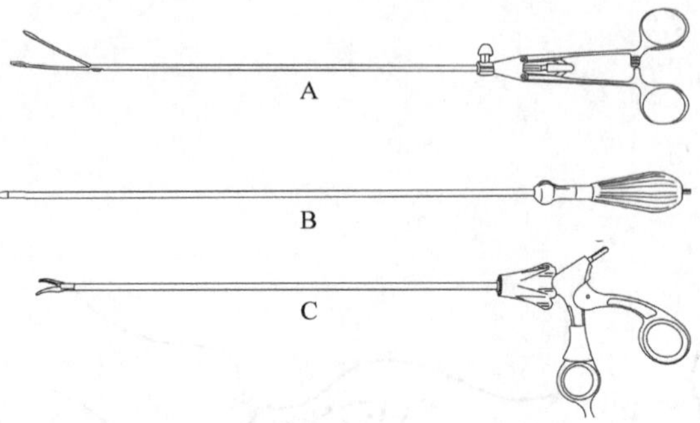

图 5-4-11 探查肿瘤暴露肿瘤器械

A. 腔镜环钳；B. 电凝钩；C. 分离钳

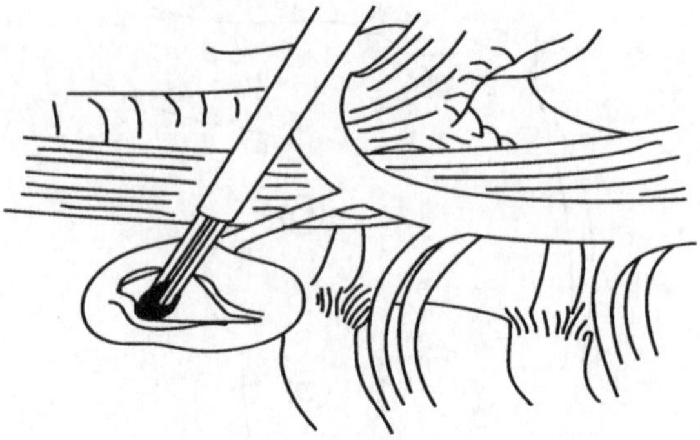

图 5-4-12 暴露肿瘤

5. 切除肿瘤 递吸引器和电凝钩予主刀医生，经肿瘤与包膜的间隙分离肿瘤与包膜，递超声刀或电凝钩分离肿瘤，递钛夹钳或超声刀离断肿瘤周围血管。游离基底部，内有滋养血管，用分离钳带 1-0 丝线或钛夹双重夹闭，完全切除肿瘤(图 5-4-13～图 5-4-15)。

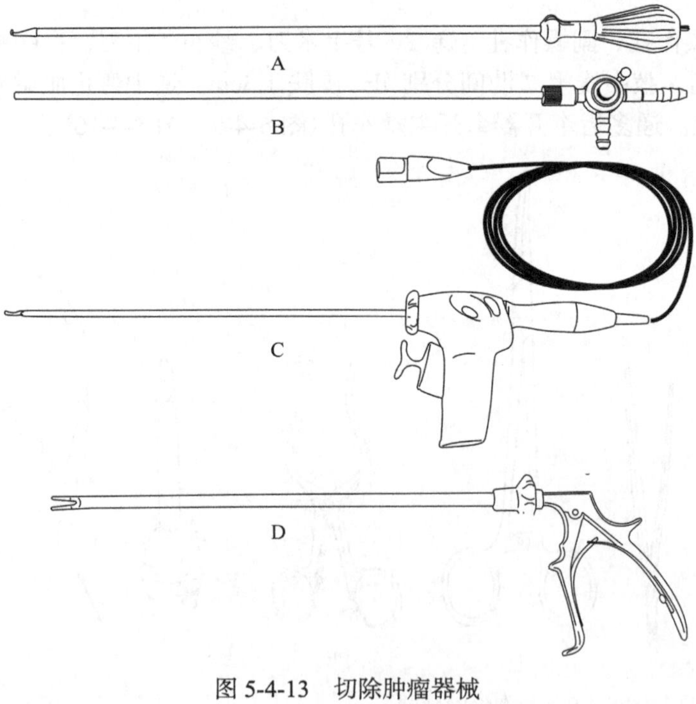

图 5-4-13 切除肿瘤器械

A. 吸引器；B. 电凝钩；C. 超声刀；D. 腔镜钛夹钳

6. 取出肿瘤 备标本袋。

(1)制作简易标本袋：洗手护士备一只 8 号手套，用 0 号线将五个指套部分捆绑结扎打结(拇指只需结扎到指尖部分)，剪去手指多余部分，做成一个标本袋(图 5-4-16)。

(2)递大弯止血钳 2 把和卵圆钳 1 把予主刀医生及助手，夹住标本袋口从主操作孔送入胸腔，将切下的纵隔组织装入简易标本袋中，经主操作孔拖出(图 5-4-17)。

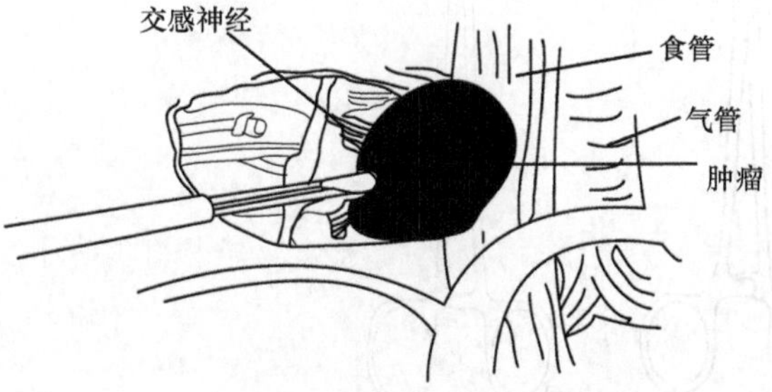

图 5-4-14　切除肿瘤

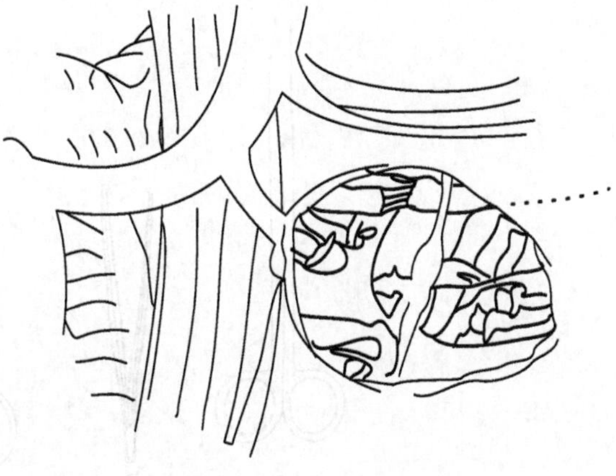
图 5-4-15　切除肿瘤后

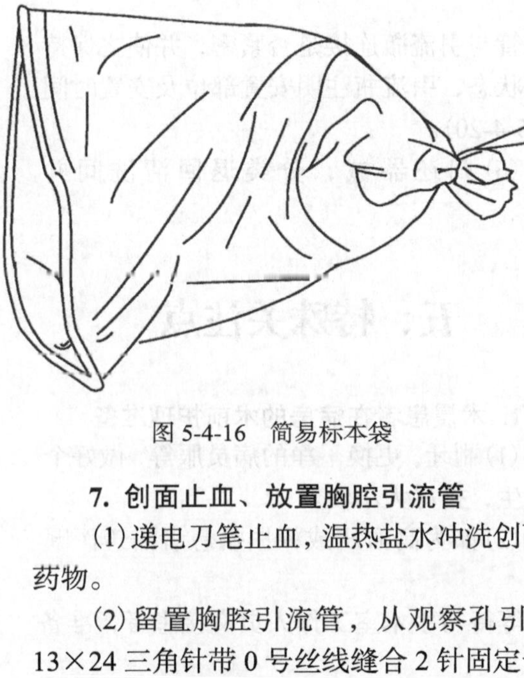
图 5-4-16　简易标本袋

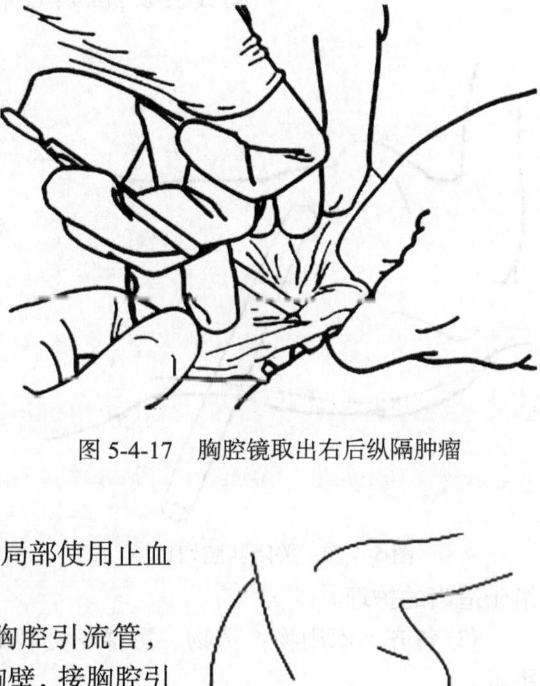
图 5-4-17　胸腔镜取出右后纵隔肿瘤

7. 创面止血、放置胸腔引流管

(1)递电刀笔止血，温热盐水冲洗创面，局部使用止血药物。

(2)留置胸腔引流管，从观察孔引出胸腔引流管，13×24 三角针带 0 号丝线缝合 2 针固定于胸壁，接胸腔引流瓶嘱麻醉师膨肺排出胸腔内的气体(图 5-4-18)。

8. 关闭切口

(1)巡回护士、洗手护士共同清点用物(图 5-4-19)。

(2)胸膜、肋间肌肉缝合：圆针带 1-0 可吸收线。

(3)皮下缝合：2 号圆针带 2-0 丝线。

(4)皮肤缝合：三角针带 4-0 可吸收线。

(5)操作孔用 6cm×10cm 无菌粘贴敷料两张贴封，胸腔引流管孔用 12cm×14cm 无菌粘贴敷料 1 张贴封，检查

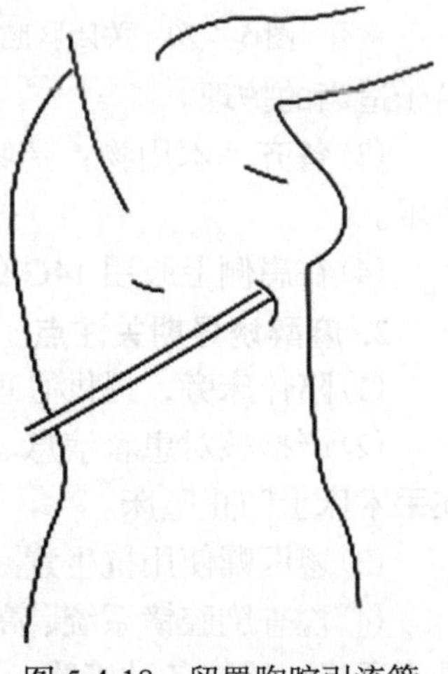
图 5-4-18　留置胸腔引流管

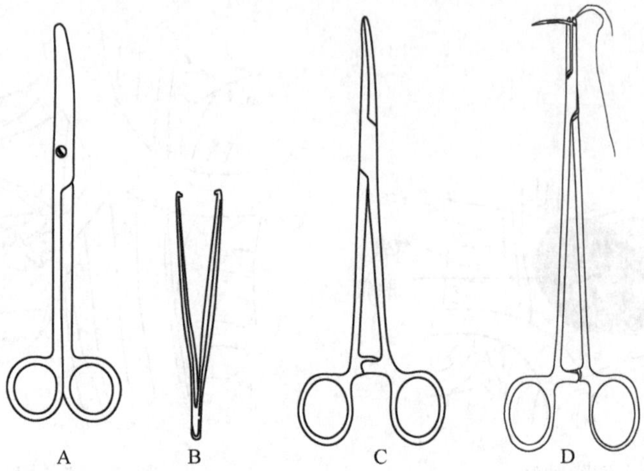

图 5-4-19　关闭胸壁切口器械

A. 线剪；B. 组织镊；C. 中弯止血钳；D. 持针钳带线

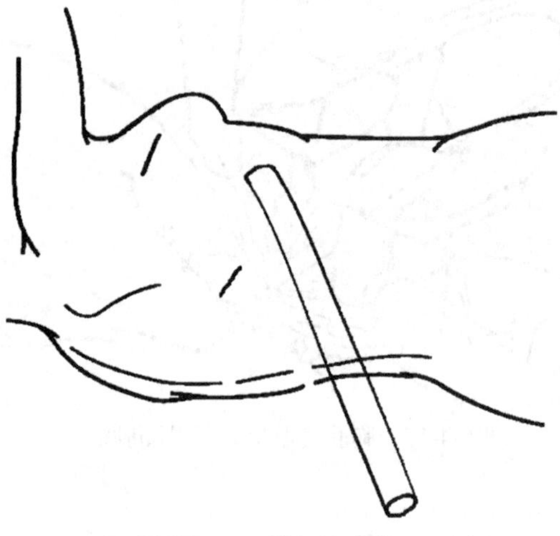

图 5-4-20　关闭胸腔切口

引流管与引流瓶连接是否紧密，并使之保持负压状态，引流瓶注明安置部位及安置时间（图 5-4-20）。

(6) 归还器械，分类退回清洗间并登记。

五、特殊关注点

1. 术晨患者在病房的术前护理准备

(1) 刷牙，更换干净的病员服等，做好个人卫生，排尽大小便。

(2) 如为高血压或糖尿病患者需遵医嘱给予适当的护理。

(3) 备齐手术用物：药物、影像学资料等，等待与手术室工作人员交接患者，准备手术。

(4) 在患侧上肢用 14G 的留置针建立静脉通道。保证术中有效的输液和补液的需要。

2. 麻醉诱导期关注点

(1) 陪伴床旁，提供心理支持。协助麻醉医师观察患者病情，提供技术支持。

(2) 严格核对患者信息、检查术前准备是否完善、手术部位标识等。将患者安全固定在手术床上防止坠床。

(3) 遵医嘱使用抗生素。

(4) 检查胸腔镜系统、高频电刀、超声刀等仪器是否完好，检查手术间中心负压吸引是否通畅，连接各种管路，保障麻醉期间患者的安全。

(5) 为患者保暖：由于麻醉期间药物的作用及相对紧张，患者会感觉冷。为患者加盖被子，同时尽量提升手术间的温度至 22℃左右。

3. 体位安置期间的关注点

(1)体位保护垫放置位置正确。

(2)搬动患者时确保麻醉医师、手术医师、手术室护士三方同时协调进行，保护头颅、躯干，颈椎保持水平位。

(3)注意不影响呼吸、循环；胸、腹部不能受压；胸壁扩张、膈肌活动不受限制。

(4)保持肢体于功能位，注意保护血管、神经。

(5)沙袋或挡板架固定时注意检查，避免会阴区生殖器官受压。

(6)防止对侧眼，耳，上、下肢骨突出部位直接受压。

(7)改良侧卧位的重点在于固定患者，患者腰部放在腰桥上，腰部垫高使肋间隙增宽，身体与手术床垂直，耻骨联合侧与臀部侧使用沙袋固定，且中间不留空隙，保证身体始终处于垂直位，不移位。

(8)保护关节及骨突出部位，避免发生术中压疮。

4. 术中器械护士关注点

(1)器械、消毒棉球、纱布、纱条、缝针等数量及完整性。

(2)注意保护胸腔镜器械，光源线、摄像线、超声刀线都用组织钳固定，电凝线用电刀清洁片固定，不能绕小圈，盘放直径不得<15cm，更不能打折。

(3)及时清理手术超声刀、电刀头、器械上的血迹、血痂、组织，保持干净，固定放置。

(4)注意手术进程，及时传递术中器械。

5. 术中巡回护士关注点

(1)保持手术间的安静、整洁。

(2)及时提供手术台上用物。

(3)关注患者生命体征及出入量，及时汇报，正确处理。

(4)关注患者的体位，观察患者受压部位的皮肤情况，在可能的情况下及时调整患者的局部皮肤，减少患者皮肤受压，避免压疮的发生。

(5)准确清点与记录手术台上用物，避免将用物遗留在患者体内。

(6)电外科安全使用的关注。

6. 手术结束关注点

(1)守护床旁，适当约束，避免复苏期躁动引起意外坠床。

(2)保护各种管路，避免意外脱出，如胸腔引流管、尿管等管道的妥善固定。

(3)检查患者皮肤完整性。

(4)保暖，及时给患者穿衣服，保护隐私。

(丁宁莹　李义萍)

第五节　巨大纵隔内神经源性肿瘤切除术手术配合

纵隔内神经源性肿瘤来源于神经鞘、神经节细胞和节旁神经组织，儿童和年轻患者容易患自主神经节来源的肿瘤，约 2/3 是恶性的；成人绝大多数来源于神经鞘，98%是

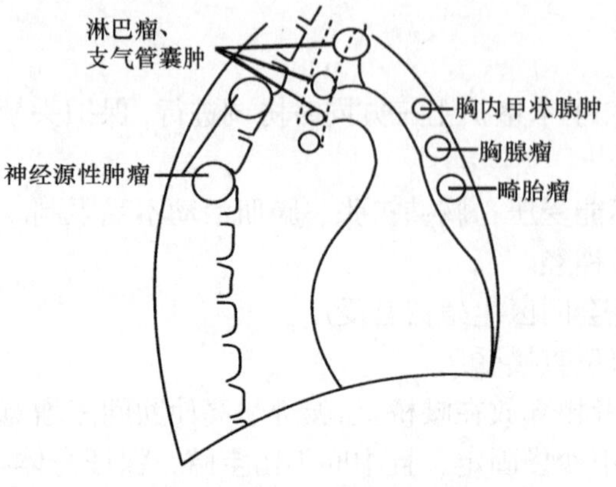

图 5-5-1 纵隔内神经源性肿瘤解剖

良性的。纵隔内神经源性肿瘤左、右侧发病概率相当，主要沿交感神经链、肋间神经和脊神经分布。最常见的部位是后纵隔内肋脊沟旁。10%的病例会通过椎间孔向脊柱内延伸从而产生压迫症状(图 5-5-1)。

后外侧开胸神经源性肿瘤的适应证：①术前或术中怀疑为恶性肿瘤；②肿瘤巨大；③胸膜粘连广泛；④术中发生不能控制的大出血；⑤患者全身情况良好，心、脑、肺、肝、肾各主要器官功能基本正常，能耐受手术者。禁忌证：①全身情况差，严重心肺功能不全者；②有严重出血倾向者。

一、手术用物准备

(一) 常规用物

手术盆 1 个、手术衣 6 件、剖口单 1 张、桌单 4 张、治疗巾 10 张。

(二) 手术器械

(1) 肺叶器械 1 包、肋骨剪 1 把或肋骨切除器械 1 包、胸腔牵开器 1 包(图 5-5-2)。

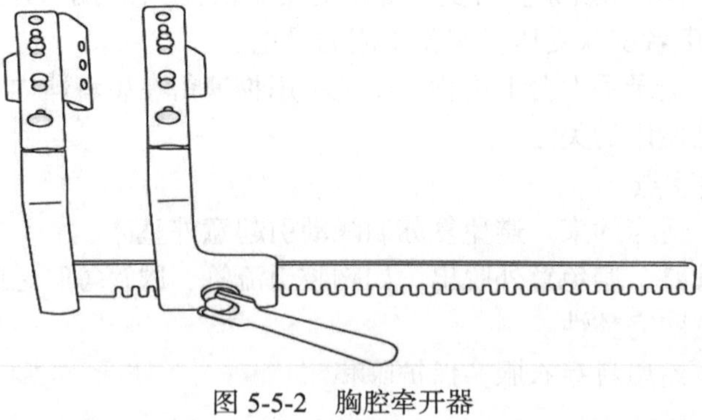

图 5-5-2 胸腔牵开器

1) 肋骨切除器械：肋骨剪 1 把，骨膜剥离器 1 个，肋骨钩 1 把，咬骨钳 1 把(图 5-5-3)。

2) 肺叶器械包：拉钩(皮肤拉钩 2 把、肩胛拉钩 2 把)，肺叶钳 2 把，肋骨闭合器 1 把，手术剪刀 5 把(线剪 1 把、长组织剪 1 把、短组织剪 1 把，长剥离剪 1 把、短剥离剪 1 把)，手术刀柄 3 把(20 号、11 号、15 号刀片各 1 个)，组织镊 2 把，组织钳 6 把，长平镊 2 把，无损伤镊 1 把；持针钳 5 把(短 3、长 2)，巾钳 2 把，小弯止血钳 6 把，卵圆钳 3 把，弯止血钳 10 把，支气管钳 2 把，大弯止血钳 6 把，直角钳 2 把，可可钳 2 把，钝性剥离器带“花生米”1 把(图 5-5-4)。

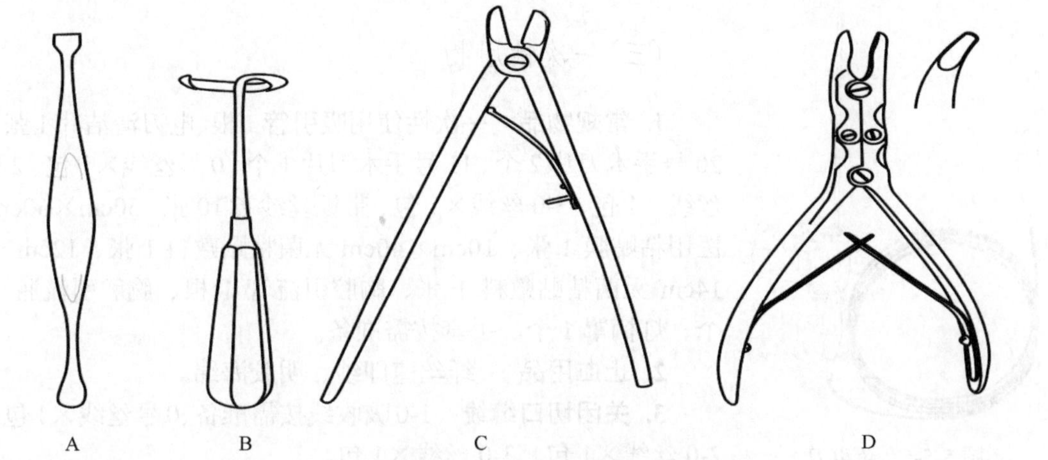

图 5-5-3　肋骨切除器械

A. 骨膜剥离器；B. 肋骨钩；C. 肋骨剪；D. 咬骨钳

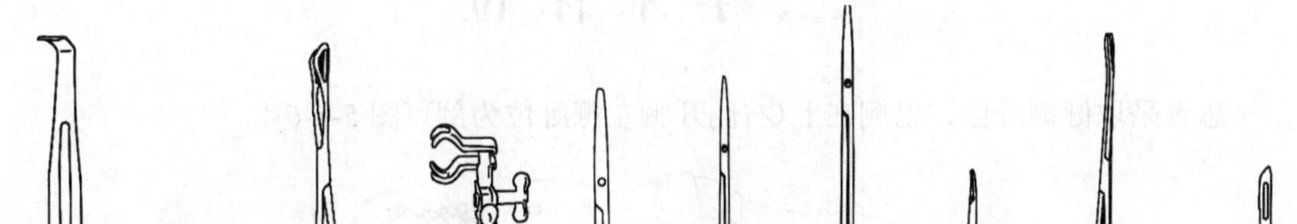

图 5-5-4　肺叶普通器械包

A. 皮肤拉钩；B. 肩胛拉钩；C. 肺叶钳；D. 肋骨闭合器；E. 线剪；F. 组织剪；G. 剥离剪；H. 小弯止血钳；I. 卵圆钳；J. 手术刀柄及刀片；K. 中弯止血钳；L. 直角钳；M. 支气管钳；N. 长平镊；O.持针钳；P．大弯止血钳；Q. 组织钳；R. 钝性剥离器及“花生米”；S．无损伤镊；T. 巾钳

(2)特殊器械：超声刀 1 套(图 5-5-5)。

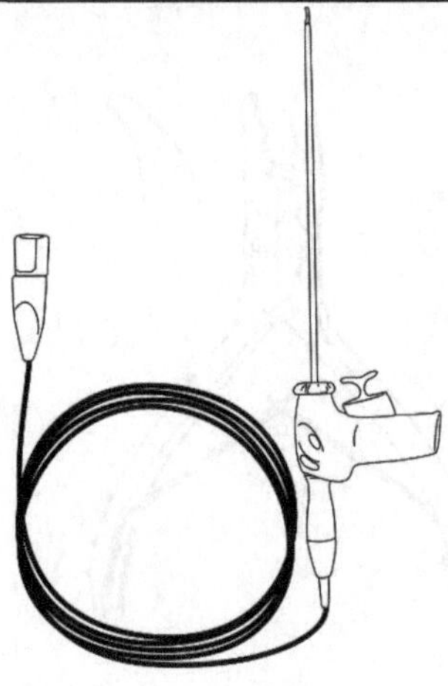

图 5-5-5 超声刀

(三)一次性用物

1. 常规物品 一次性使用吸引管1根、电刀清洁片1张、20号手术刀片2个、11号手术刀片1个、0号丝线×1包、2-0丝线×1包、3-0丝线×1包、带钡丝纱布10张、50cm×60cm医用粘贴膜1张、10cm×40cm无菌粘贴敷料1张、12cm×14cm无菌粘贴敷料1张、胸腔引流管1根、胸腔引流瓶1个、灯柄罩1个、手套按需准备。

2. 止血用品 纤丝速即纱、明胶海绵。

3. 关闭切口缝线 1-0吸收线按需准备、0号丝线×1包、2-0丝线×1包、3-0丝线×1包。

二、手术体位

患者采取健侧卧位，患侧在上(右侧开胸左侧卧位为例)(图 5-5-6)。

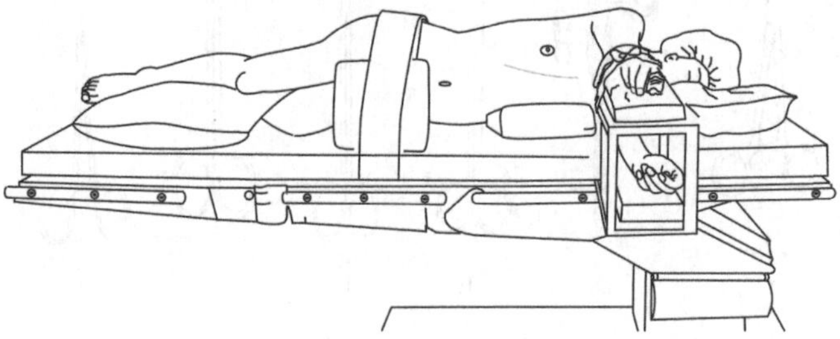

图 5-5-6 左侧卧位

(1)患者健侧卧位，两手臂向前伸直分别置于双层托手架上下层，肢体下垫软枕。

(2)头下垫一个25cm高的枕头或头圈，使下臂三角肌群下留有空隙，防止三角肌群受压引起挤压综合征，使颈椎呈水平位。

(3)腋下垫腋枕，距腋窝一拳(距腋窝10cm)，防止手臂、腋神经、血管受压，约束带固定双上肢，患侧上肢固定肘关节、腕关节，健侧上肢固定腕关节，腕关节高于肘关节，保持上肢于功能位。

(4)骶尾部及耻骨联合处分别放置沙袋固定，沙袋和患者之间空隙各放置一个小软垫，宽约束带一对固定髋部。双侧下肢屈曲呈跑步状错开，双下肢之间放软枕，保护膝关节骨隆突处。

(5)检查安全性和舒适度。

(6)头架固定在患者背侧床头，平齐患者眉弓，高度为50cm。

(7)回路电极板贴于大腿外侧。

(8)用小棉被遮盖患者髋部和下肢，暴露胸部手术消毒范围皮肤。

三、消毒铺巾

(一)消毒液

5%碘伏。

(二)消毒范围

上至肩及上臂 1/2 处，下至肋弓下缘，前至对侧腋前线，后至对侧腋后线(图 5-5-7)。

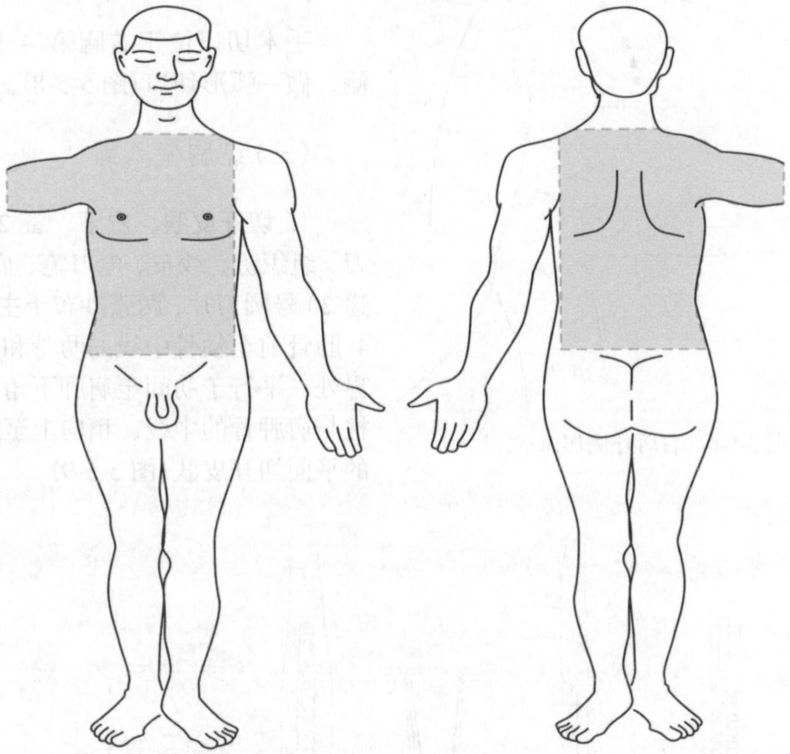

图 5-5-7 消毒范围

(三)铺巾

(1)3 张治疗巾长边反折 1/4，折边向外，分别铺盖于患者的对侧锁骨中线水平，后背脊柱水平，下至肋弓下缘。

(2)桌单 1 张齐切口上缘铺盖头部、头架及双上肢。

(3)长边 1/4 反折的治疗巾 4 张铺切口四周，60cm×50cm 医用粘贴膜贴切口区域皮肤并固定治疗巾。

(4)铺盖剖口单 2 张，托盘上铺盖桌单 2 张。第 1 张桌单主要铺盖托盘近侧及床尾部；第 2 张桌单上端平齐手术切口下缘，铺盖托盘远侧。

四、手 术 配 合

(一)术前准备

器械护士和巡回护士共同清点器械、纱布、纱球、缝针、刀片等所有用物数量，并检查其完整性，巡回护士将其准确登记在器械清点单上。调试超声刀、电刀笔，连接吸引器，安装灯柄罩。

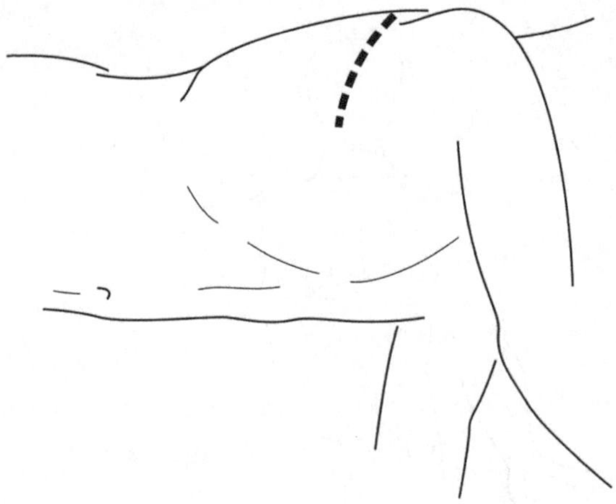

图 5-5-8　右后外侧切口

(二)手术切口

手术切口位于右胸第 4 肋间后外侧，做一弧形切口(图 5-5-8)。

(三)经胸壁入路

1. 切开皮肤、皮下　备 20 号手术刀、组织镊、纱布、电刀笔、肩胛拉钩，递 20 号圆刀片、两张纱布予主刀，经第 4 肋骨前至锁骨中线的肋骨和肋软骨交界处，平行于肋间至肩胛下角，后至脊柱与肩胛骨的中线，稍向上至第 5 胸椎的平面切开皮肤(图 5-5-9)。

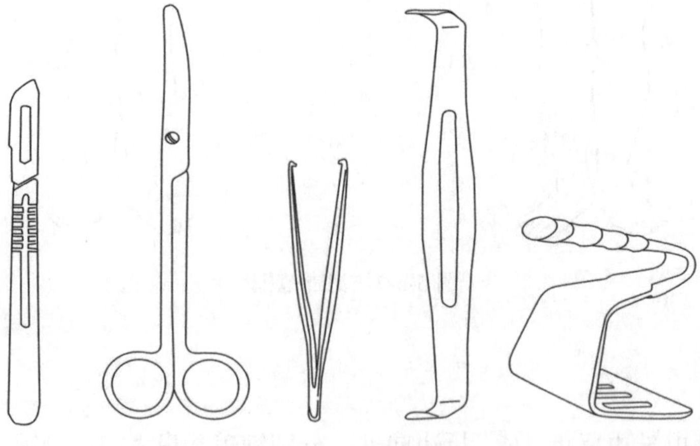

图 5-5-9　开胸阶段器械

A. 20 号刀片及刀柄；B. 组织剪；C. 组织镊；D. 皮肤拉钩；E. 肩胛拉钩

2. 切开背阔肌、前锯肌及大菱形肌　备皮肤拉钩、肩胛拉钩、电刀笔。递电刀游离背阔肌，并切断附着处组织，电刀切开前锯肌，手术医生用手指挑起前锯肌，分离前锯肌的附着点，小血管分支电凝止血。助手用肩胛拉钩提起肩胛骨，电刀分离前锯肌后筋膜，将手伸入肩胛骨下，从上到下触摸肋骨以确定需要切开的肋间（图 5-5-10，图 5-5-11）。

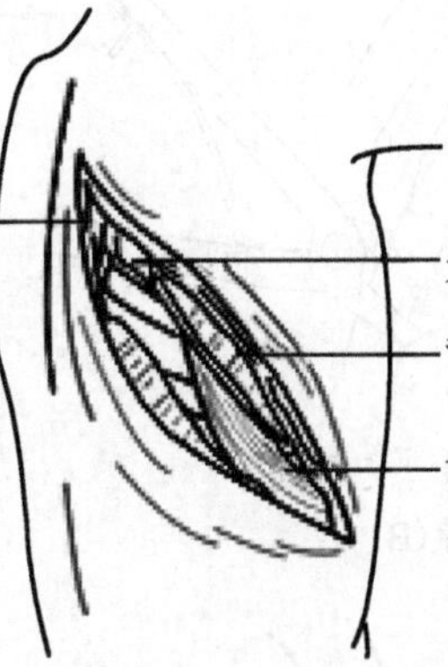

图 5-5-10　切开背阔肌、前锯肌及大菱形肌

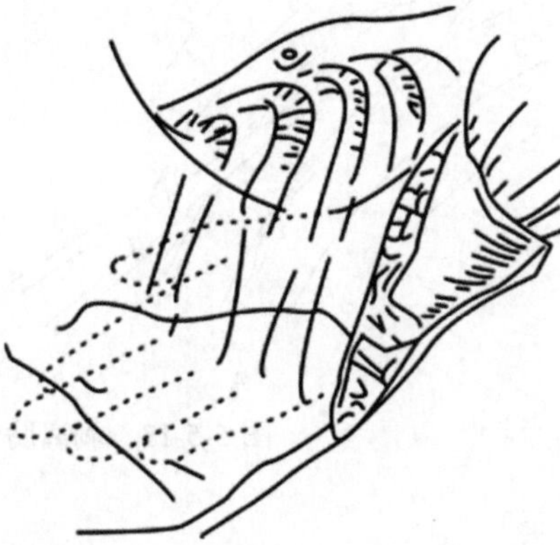

图 5-5-11　触摸肋骨

3. 切开肋间肌　递电刀笔从后向前沿肋间下缘分离肋间肌，电刀切开肋间肌，电凝止血，嘱麻醉师行左侧单肺通气。

4. 切除或切断肋骨　备肋骨剪、肋骨钩、骨膜剥离器、咬骨钳。用电刀沿目标肋骨的纵轴切开骨膜，递骨膜剥离器沿电刀切开处剥离肋骨外侧缘的骨膜，然后利用骨膜剥离器的弯角部分从后向前剥离肋骨上缘的骨膜，从前向后剥离肋骨下缘的骨膜，递肋骨钩剥离肋骨内侧面的骨膜，递肋骨剪剪断肋骨，或不剥离骨膜用肋骨剪直接剪断肋骨。肋骨骨髓腔骨蜡止血。肌肉出血用电凝止血（图 5-5-12，图 5-5-13）。

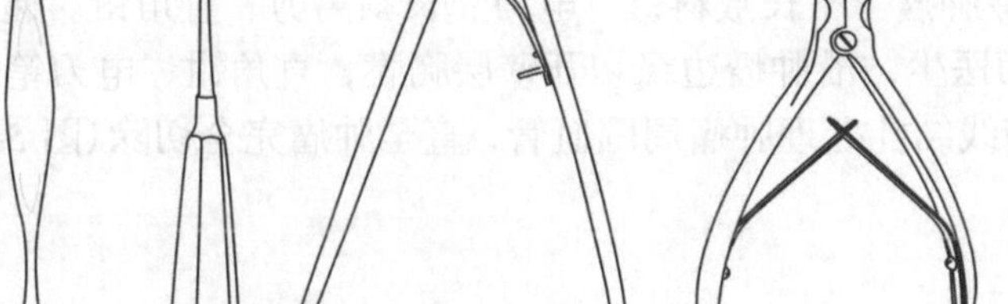

图 5-5-12　切断肋骨器械

A. 骨膜剥离器；B. 肋骨钩；C. 肋骨剪；D. 咬骨钳

5. 暴露胸腔　备方纱两张、胸腔牵开器。方纱垫保护肋缘，胸腔牵开器撑开胸腔，探查纵隔肿瘤的大小、活动度、与周围器官有无粘连及侵犯（图 5-5-14，图 5-5-15）。

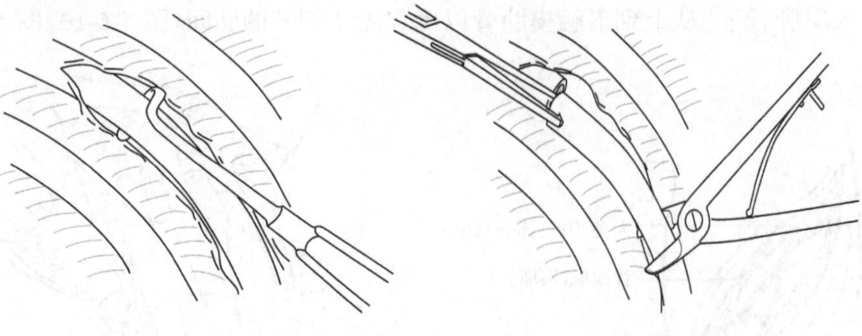

图 5-5-13　剥离肋骨骨膜(A)；切除肋骨(B)

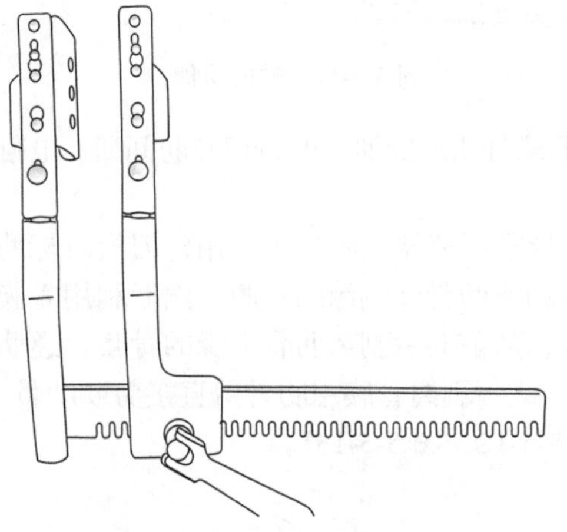

图 5-5-14　胸腔牵开器

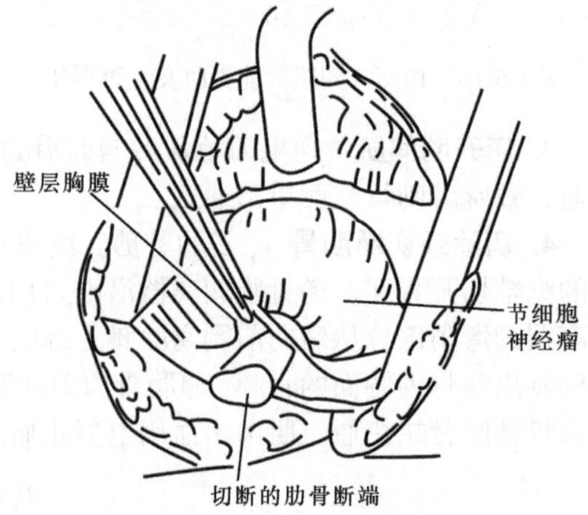

图 5-5-15　开胸后用胸腔牵开器暴露肿瘤

6. 游离、切除肿瘤　备长敷料镊、电刀、长剥离剪、直角钳。递长敷料镊、电刀笔或长剥离剪予主刀医生，沿肿瘤边缘切开壁层胸膜，直角钳、电刀笔钝性分离肿瘤，超声刀或 2-0 丝线带线结扎处理肿瘤周围血管，直至肿瘤完全切除(图 5-5-16～图 5-5-18)。

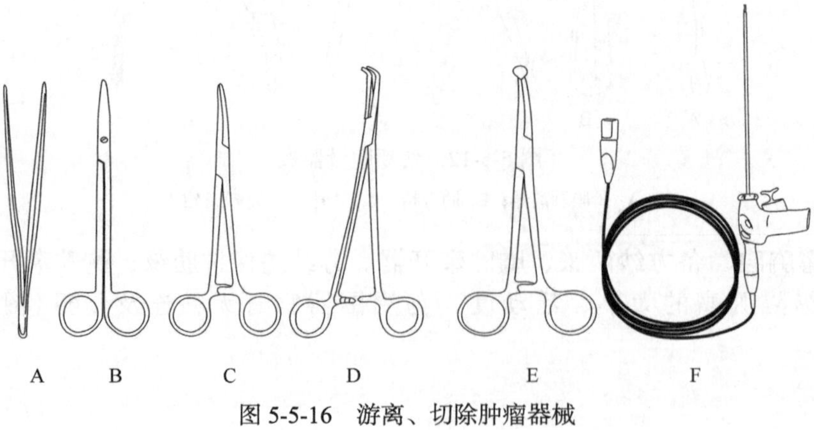

图 5-5-16　游离、切除肿瘤器械

A. 长平镊；B. 长剥离剪；C. 大弯止血钳；D. 直角钳；E. 钝性剥离器带“花生米”；F. 超声刀

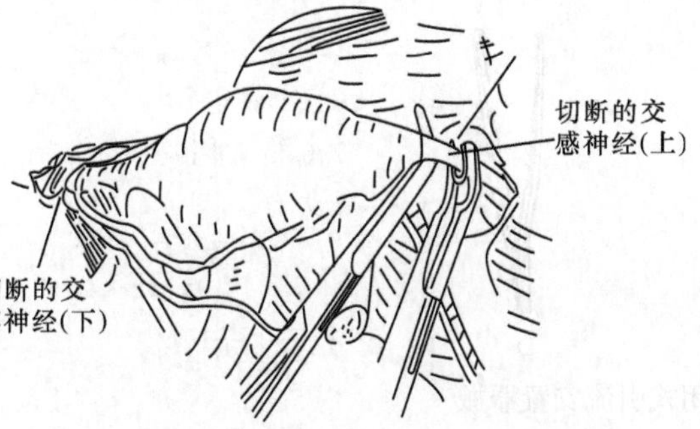

图 5-5-17 将肿瘤上、下方交感神经切断

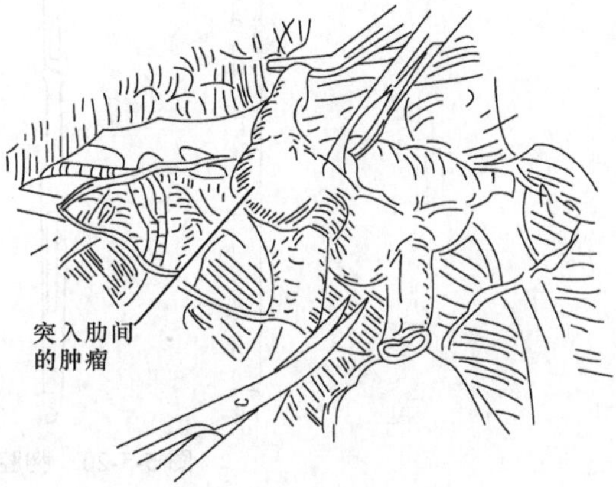

图 5-5-18 切除肿瘤

(四)创面止血，放置胸腔引流管，关闭胸膜腔

备电刀、温热生理盐水、局部止血药物、胸腔引流管、胸腔引流瓶、三角针带 0 号丝线 2 针(图 5-5-19)。

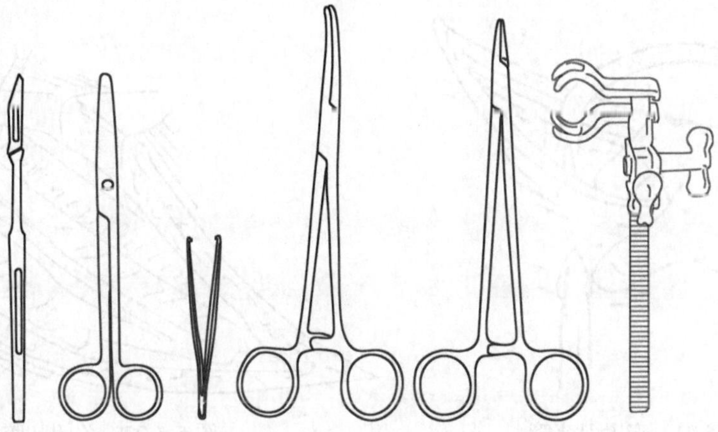

图 5-5-19 关胸器械

A. 尖刀片及刀柄；B. 线剪；C. 组织镊；D. 中弯止血钳；E. 持针钳；F. 肋骨闭合器

(1)主刀医生检查创面电凝止血，温热生理盐水冲洗，创面贴纤丝速即纱或明胶海绵预防出血。

(2)巡回护士、洗手护士共同清点手术用物，并检查完整性。

(3)用温生理盐水冲洗胸腔，腋中线第 7 或第 8 肋间放置胸腔引流管，清点手术用物，9×27 三角针带 0 号丝线固定引流管。将引流管与胸腔引流瓶连接排气(图 5-5-20，图 5-5-21)。

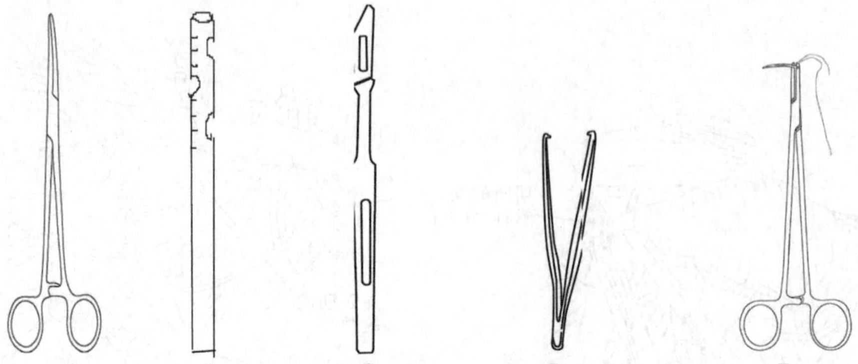

图 5-5-20　胸腔闭式引流安置器械

A. 中弯止血钳；B. 胸腔引流管；C. 尖刀；D. 组织镊；E. 固定针线

(4) 备肋骨闭合器、肩胛拉钩、皮肤拉钩，13×34 圆针带 1 号丝线缝合胸膜肋间肌，肋骨闭合器闭合肋缘(图 5-5-22)，胸膜缝合完之前，麻醉师做气道内加压充分膨肺，13×24 圆针 0 号丝线逐层缝合胸壁肌肉(打结时将肩部推回原位以防打结时张力过大缝线将肌肉切割而增加肌肉缝合的难度)，13×24 圆针 2-0 丝线缝合皮下，9×27 三角针 3-0 丝线缝合皮肤。

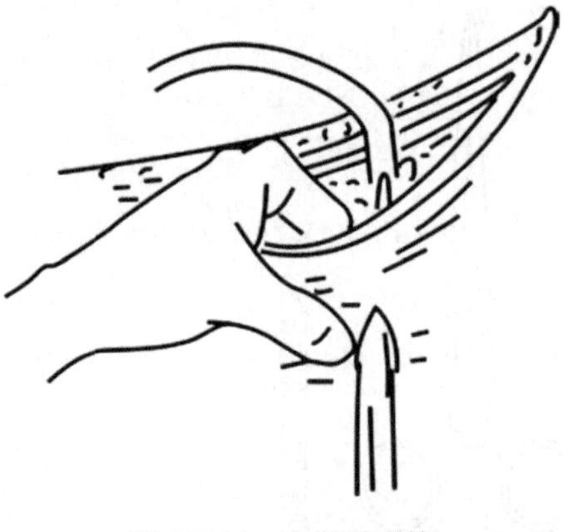

图 5-5-21　安置引流管

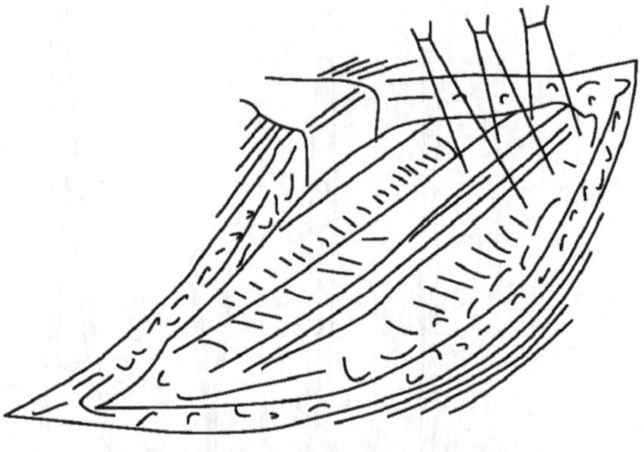

图 5-5-22　关闭胸腔

(5) 根据伤口的长度选择无菌粘贴敷料，引流瓶注明安置部位及安置时间(图 5-5-23)。

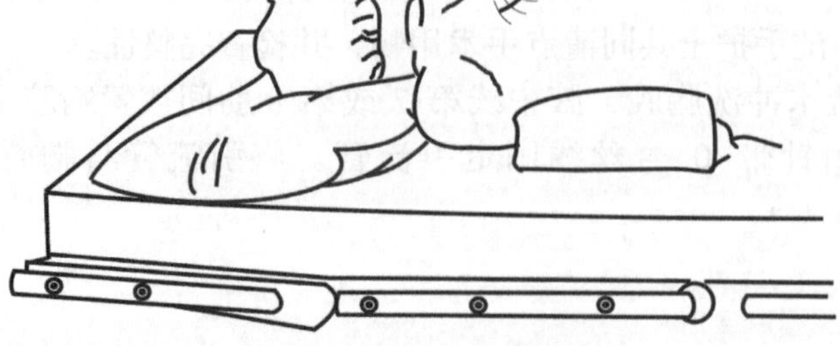

图 5-5-23　切口闭合

（五）将器械分类退还清洗间并登记

五、特殊关注点

1. 术晨患者在病房的术前护理准备

(1)刷牙，更换干净的病员服等，做好个人卫生，排尽大小便。

(2)如为高血压或糖尿病患者需遵医嘱给予适当的护理。

(3)备齐手术用物，药物、影像学资料，等待与手术室工作人员交接患者，准备手术。

2. 麻醉诱导期关注点

(1)陪伴床旁，提供心理支持。协助麻醉医师观察患者病情，密切观察患者生命体征，提供及时护理。

(2)严格核对患者信息、术前准备情况、手术部位标识等，将患者安全固定在手术床上防止坠床。注意患者不能平卧，需适当抬高床头，以减轻患者的不适感，防止意外的发生。

(3)遵医嘱使用抗生素。

(4)检查手术间负压通畅情况，连接各种管道，保障麻醉期间患者的安全。

(5)为患者保暖：由于麻醉期间药物的作用及相对紧张，患者会感觉冷。为患者加盖被子，同时尽量提升手术间的温度至22℃左右。

(6)麻醉期间，严密观察。防止肿瘤压迫心脏和纵隔内的大血管，引起意外发生。

3. 体位安置期间的关注点

(1)体位保护垫放置位置正确，腋垫放置时上缘距腋下一拳距离为宜，避免腋神经受压。

(2)搬动患者时确保麻醉医师、手术医师、手术室护士三方同时协调进行，保护头颅，躯干、颈椎保持水平位。

(3)注意不影响呼吸、循环。胸、腹部不能受压。胸壁扩张、膈肌活动不受限制。

(4)保持肢体处于功能位，避免血管神经受压或过度牵拉。

(5)沙袋或挡板架固定时注意检查，避免会阴区生殖器官受压。

(6)防止对侧眼，耳，上、下肢骨突出部位直接受压。.

(7)胸侧卧位的重点在于固定患者，身体与手术床垂直，耻骨联合侧与臀部侧使用沙袋，且中间不留空隙，保证身体始终处于垂直位。

(8)保护关节及骨突出部位。避免发生术中压疮。

4. 术中器械护士关注点

(1)器械、消毒棉球、纱布、纱条、牵引带等数量及完整性。

(2)及时清理超声刀、电刀头、器械上的血迹、血痂、组织，保持器械干净整齐。

(3)注意手术进程，及时传递术中器械。

5. 术中巡回护士关注点

(1)保持手术间的安静、整洁。

(2)及时提供手术台上用物。

(3)关注患者的生命体征和出入量，及时正确处理。

(4)关注患者的体位，观察患者受压部位的皮肤情况，在可能的情况下适当调整患者的体位，减少患者皮肤受压，避免压疮的发生。

(5)准确清点与记录手术台上用物，避免将用物遗留在患者体内。

(6)胸腔引流管要妥善固定，并做好标记，避免移位。

(7)电外科安全使用的关注。

(8)在患者健侧下肢用 14G 的留置针建立静脉通道。保证术中有效的输液和补液。

6. 手术结束关注点

(1)守护床旁，适当约束，避免复苏期躁动引起意外坠床。

(2)保护各种管路，避免意外脱出，如胸腔闭式引流管、尿管等管道的妥善固定。

(3)检查患者皮肤完整性。

(4)注意保暖，及时给患者穿好衣服，保护患者的隐私。

（丁宁莹　李义萍）

第六节　胸腔镜纵隔囊肿切除术手术配合

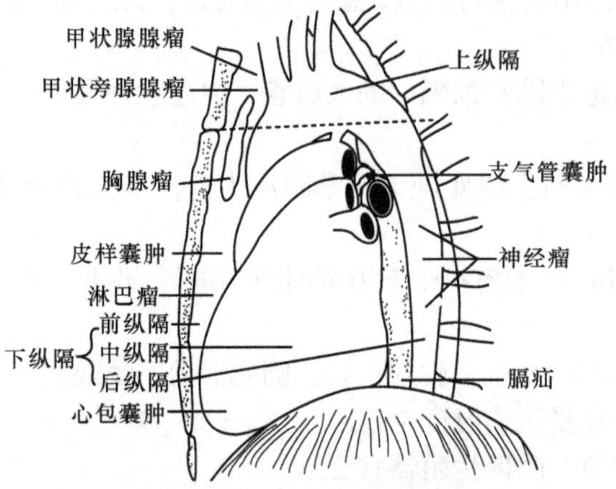

图 5-6-1　左主支气管囊肿局部解剖

纵隔囊肿可起源于纵隔不同组织，常位于中纵隔，75%无症状，囊肿较大时出现压迫症状，如咳嗽、吞咽困难。常见的有支气管囊肿、胸腺囊肿、胸导管囊肿、食管囊肿和心包囊肿等。大多数为良性病变，如患者出现有临床不适的症状，或引起食管或支气管感染，诊断不明确，以及有恶变倾向，应及时手术摘除(图 5-6-1)。

本节以左支气管囊肿为例介绍手术配合。

一、手术用物准备

(一)常规用物

手术盆 1 个、手术衣 6 件、剖口单 1 张、桌单 4 张、治疗巾 10 张。

(二)手术器械

(1)胸腔镜普通器械 1 包、胸腔镜特殊器械 1 包。

1)胸腔镜普通器械：拉钩 1 把，无损伤镊 2 把，肺叶钳 2 把，手术剪刀 3 把(线剪、长组织剪、长剥离剪各 1 把)，手术刀柄 2 把(20 号、11 号刀片)，组织镊 2 把，组织钳 4 把，持针钳 4 把，巾钳 2 把，小弯蚊式止血钳 4 把，卵圆钳 3 把，中弯止血钳 4 把，大弯止血钳 2 把，直角钳 2 把，长平镊 2 把(图 5-6-2)。

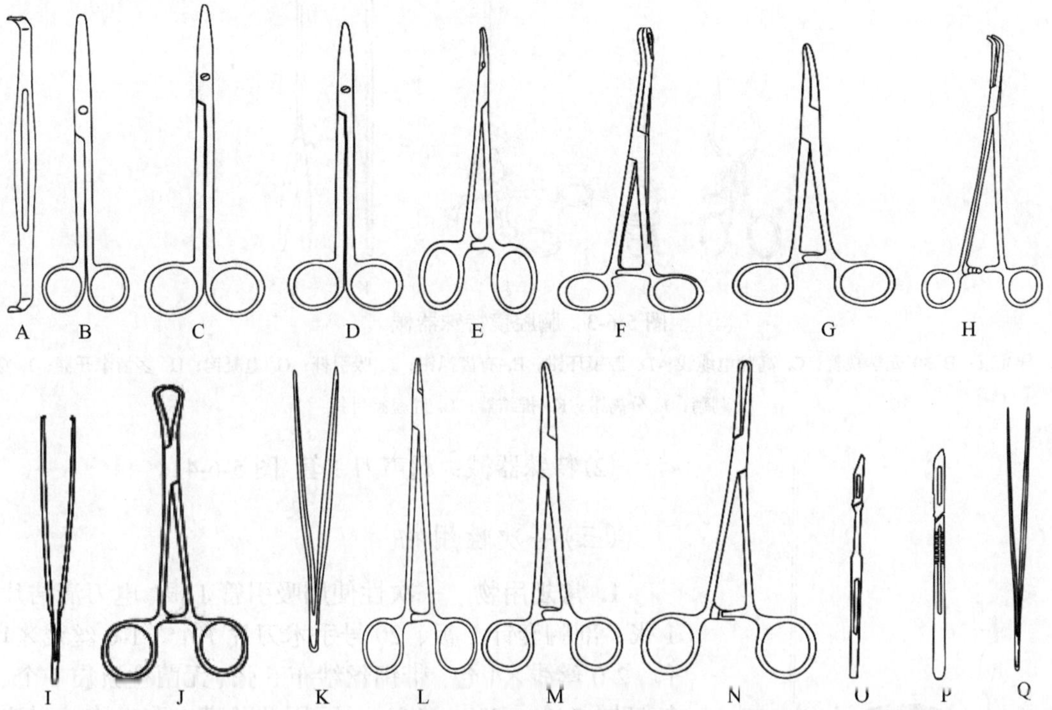

图 5-6-2　胸腔镜普通器械

A. 皮肤拉钩；B. 线剪；C. 组织剪；D. 剥离剪；E. 小弯止血钳；F. 卵圆钳；G.弯止血钳；H. 直角钳；I. 组织镊，J. 巾钳；K. 长平镊；L. 持针钳；M. 大弯止血钳；N. 组织钳钝性花生米剥离器；O. 11 号刀片及刀柄；P. 20 号刀片及刀柄；Q. 无损伤镊

2) 胸腔镜特殊器械：穿刺鞘 1 个，高频电缆线 1 根，多齿牵开器 1 个，推结器 1 个，腔镜环钳 2 把，持针钳 1 把，电凝钩 1 把，有齿抓钳 1 把，分离钳 1 把，吸引杆 1 把，导光束 1 根，30°光学视管 1 根(图 5-6-3)。

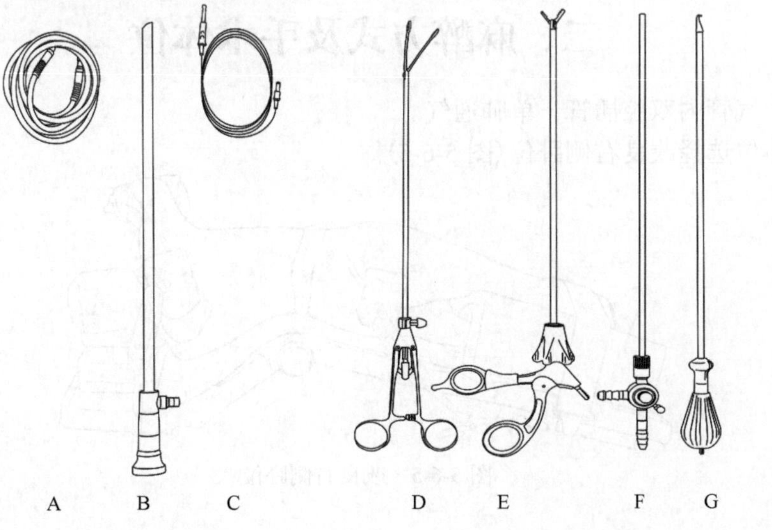

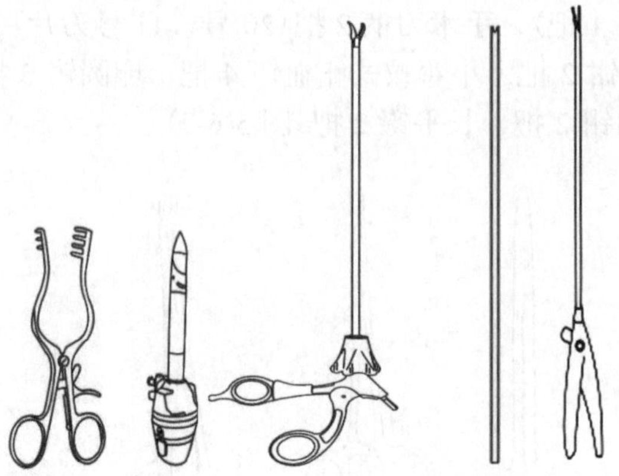

图 5-6-3 胸腔镜特殊器械

A. 导光束；B. 30°光学视管；C. 高频电缆线；D. 腔镜环钳；E. 有齿抓钳；F. 吸引杆；G. 电凝钩；H. 多齿牵开器；I. 穿刺鞘；J. 分离钳；K. 推结器；L. 腔镜持针钳

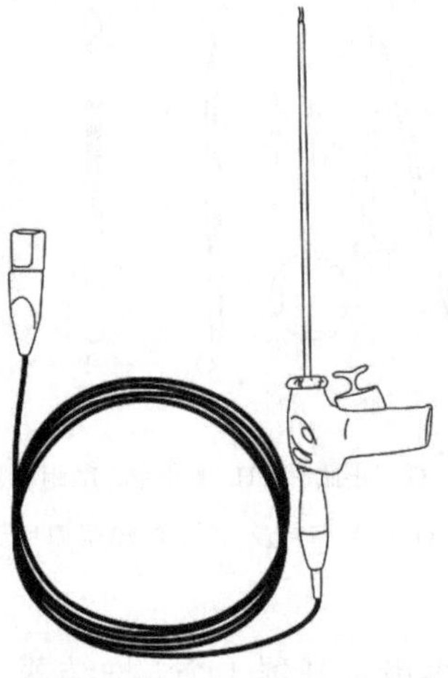

图 5-6-4 超声刀

(2)特殊器械：超声刀 1 套(图 5-6-4)。

(三)一次性用物

1. 常规用物 一次性使用吸引管 1 根、电刀清洁片 1 张、剖胸套针 1 板、20 号手术刀片 1 个、1-0 丝线×1 包、2-0 丝线×1 包、带钡丝纱布 5 张、无菌垃圾袋 1 个、灯柄罩 2 个、50cm×60cm 医用粘贴膜 1 张、胸腔引流管 1 根、胸腔引流瓶 1 个、6cm×10cm 无菌粘贴敷料 2 张、12cm×14cm 无菌粘贴敷料 1 张、20cm×200cm 一次性无菌保护套 1 个、手套按需准备。

2. 特殊用物 中号钛夹合成夹、明胶海绵、纤丝速即纱按需准备等。

3. 关闭切口缝线 可吸收线：圆针带 1-0 线×1 根，三角针带 4-0 线×1 根。

二、麻醉方式及手术体位

全麻，气管内双腔插管，单肺通气。

手术体位选择改良右侧卧位(图 5-6-5)。

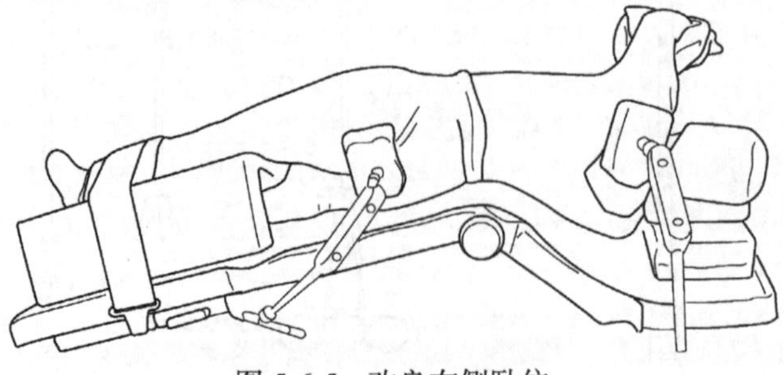

图 5-6-5 改良右侧卧位

（一）体位摆放前准备

(1)麻醉后，患者生命体征平稳。
(2)再次查看手术部位标识，检查皮肤完整性。
(3)气管插管，输液管固定牢固。

（二）摆放流程

(1)平移患者，使患者腰部与手术床腰部对齐。

(2)头下垫一个 25cm 高的枕头或头圈，使下臂三角肌群下留有空隙，防止三角肌群受压引起挤压综合征。腋下垫一软枕，距腋窝 10cm，防止手臂、腋神经、血管受压。

(3)麻醉师托着患者的头部，外科医生托着患者肩背部、腰骶部及双下肢，使患者的头、颈、胸在同一水平，以脊柱为轴心向右侧缓慢旋转 90°。

(4)双侧上肢向前伸直后患侧自然屈肘置于头部软枕上，健侧上肢置于托手板上包布包裹固定，患侧肘关节着力处垫软垫，避免悬空。

(5)骶尾部及耻骨联合处分别放置沙袋固定，沙袋和患者之间空隙各放置一个小软垫，双侧下肢屈曲呈跑步状错开，双下肢之间放一软枕，保护膝关节骨隆突处，约束带固定髋部。

(6)调整手术床呈头高脚低位。放低手术床床头，使肩、患侧胸壁和髋部在同一水平。以减小目镜与胸壁的夹角从而增加镜头的视野范围。

(7)回路电极板粘贴在左侧大腿外侧。

(8)检查安全和舒适度。

(9)小棉被遮盖患者髋部和双下肢，暴露胸部手术消毒范围皮肤。

三、消毒铺巾

（一）消毒液

5%碘伏。

（二）消毒范围

上至肩及上臂 1/3 处，下至脐平面，前到对侧腋前线，后到对侧腋后线，包括同侧腋窝(图 5-6-6)。

（三）铺巾

(1)3 张治疗巾长边反折 1/4 折边向外，铺盖于患者的对侧锁骨中线水平，后背脊柱水平，下至肋弓下缘。

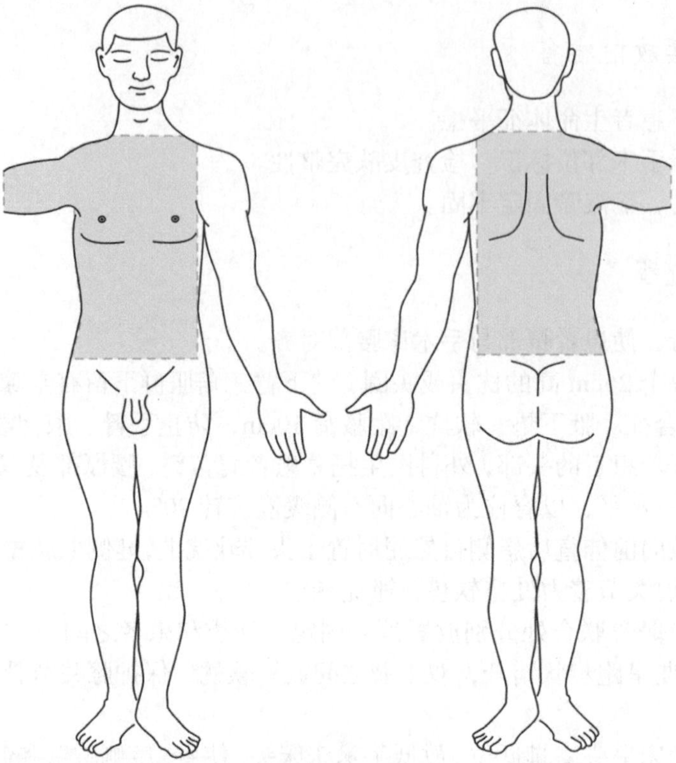

图 5-6-6 消毒范围

(2) 桌单 1 张齐切口上缘铺盖头部、头架及双上肢。

(3) 长边 1/4 反折的治疗巾 4 张铺切口四周，60cm×50cm 医用粘贴膜贴切口区域皮肤并固定治疗巾。

(4) 铺盖剖口单 2 张，托盘上铺盖桌单 2 张。第 1 张桌单主要铺盖托盘近侧及床尾部；第 2 张桌单上端平齐手术切口下缘，铺盖托盘远侧。

四、手 术 配 合

(一) 术前准备

1. 清点用物 器械护士和巡回护士共同清点纱球、纱布、器械、缝针、刀片等台上所有用物，巡回护士准确登记在手术记录清点单上。

2. 连接腔镜系统 连接镜头、光源。摄像线、光源线用组织钳固定在托盘前，吸引管固定在切口上缘。

(二) 手术切口

手术切口位于第 4、第 7 肋腋前线，第 9 肋肩胛线（图 5-6-7）。

1. 开胸前准备　嘱麻醉师行右肺单肺通气，行切皮前核查手术患者安全并签字。

2. 切开皮肤、皮下、肌肉　备11号手术刀、组织镊、纱布、电刀笔。递手术刀于第9肋间做1.5cm切口，递电刀切开皮下及胸壁肌肉，电凝止血。

3. 切开胸膜层，暴露胸腔　备10.5mm 穿刺鞘，弯血管钳。递弯血管钳钝性分离胸壁肌肉及肋间肌，刺透胸膜，此阶段准备递10.5mm穿刺鞘经切口插入（图5-6-8）。

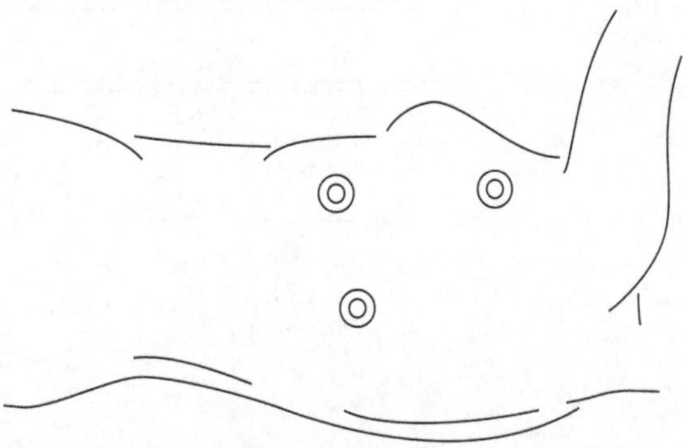

图5-6-7　胸腔镜纵隔囊肿手术切口

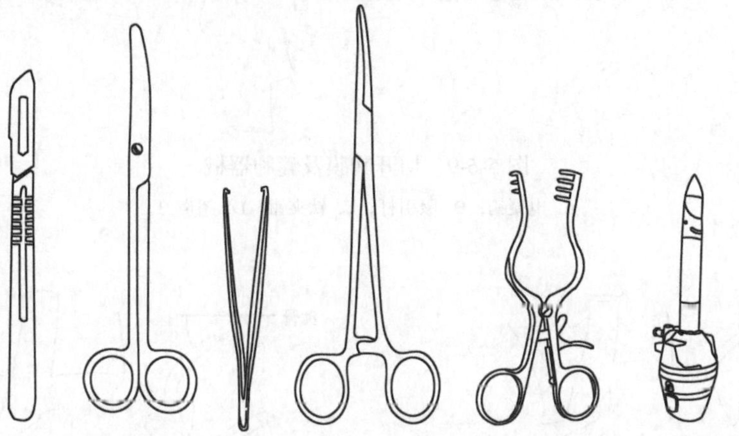

图5-6-8　开胸阶段器械

A. 20号圆刀片及刀柄；B. 组织剪；C. 组织镊；D. 弯止血钳；E. 多齿牵开器；F.穿刺鞘

4. 探查胸腔　胸腔镜镜头经穿刺鞘内置入胸腔，探查胸腔中胸膜有无粘连，囊肿位置、大小，与邻近器官的关系。

5. 建立操作孔　在内镜直视下于腋前线第4、第7肋间做主操作孔和副操作孔（方法同观察孔）。

6. 切开肿瘤表面的胸膜　备吸引杆、腔镜环钳、分离钳、超声刀、钛夹钳。

（1）递电凝钩、吸引器，切开覆盖在囊肿表面的纵隔胸膜，电凝止血。递长剥离剪切开囊肿表面的包膜，递钝性剥离器与腔镜剪交替分离囊肿与包膜（图5-6-9，图5-6-10）。

（2）穿刺，吸出囊液。如囊肿过大则可递穿刺针连接负压，行囊肿穿刺，吸出囊液，使囊壁塌陷（图5-6-11）。

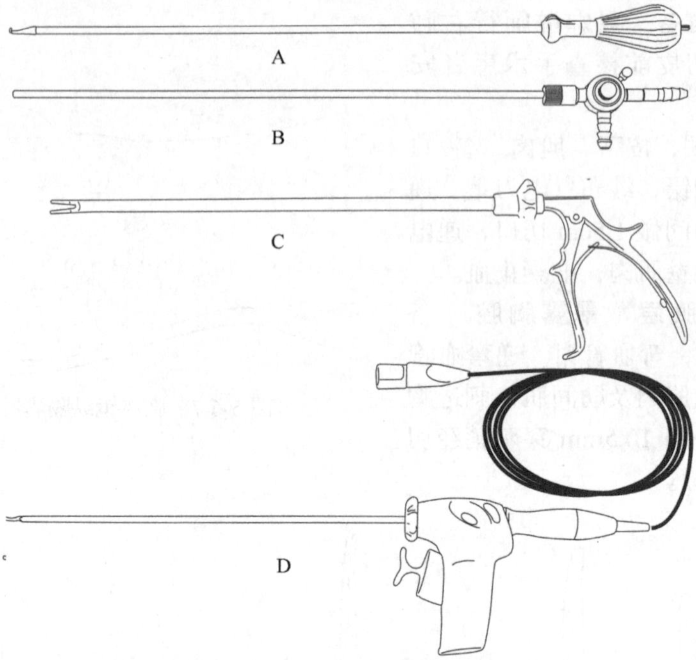

图 5-6-9　切开胸膜及囊肿器械

A. 电凝钩；B. 吸引杆；C. 钛夹钳；D. 超声刀

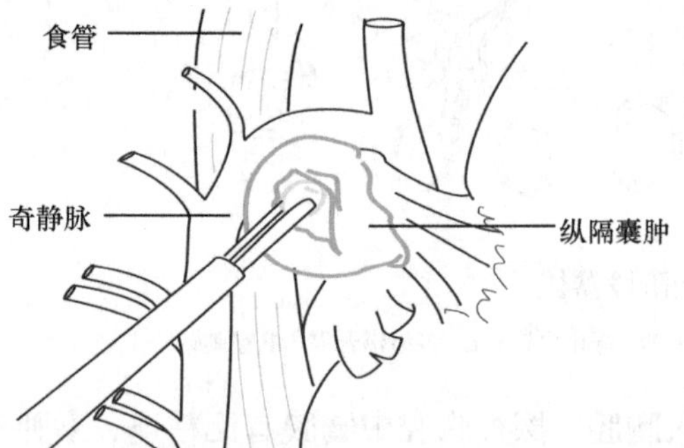

图 5-6-10　切开囊肿表面的胸膜

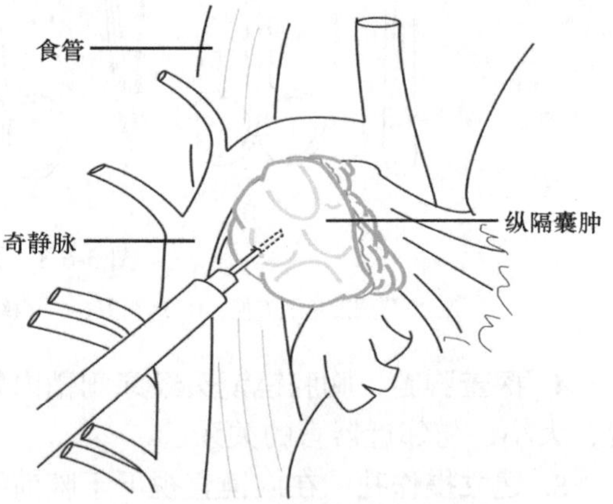

图 5-6-11　穿刺囊肿抽出囊液

(3)递腔镜环钳夹持囊肿壁向前上方牵引，递腔镜剥离剪或超声刀游离及离断囊肿壁周围组织，直至囊肿完全切除，胸壁创面出血用电凝止血(图 5-6-12)。

7. 取出切除的囊肿标本

(1)制作简易标本袋：洗手护士备一只 8 号手套，用 0 号线将五个指套部分捆绑结扎打结(拇指只需结扎到指尖部分)，剪去手指多余部分，做成一个标本袋(图 5-6-13)。

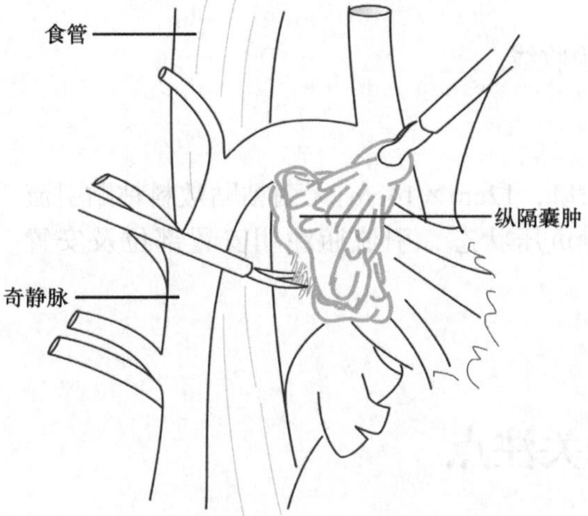

图 5-6-12 切除纵隔囊肿壁

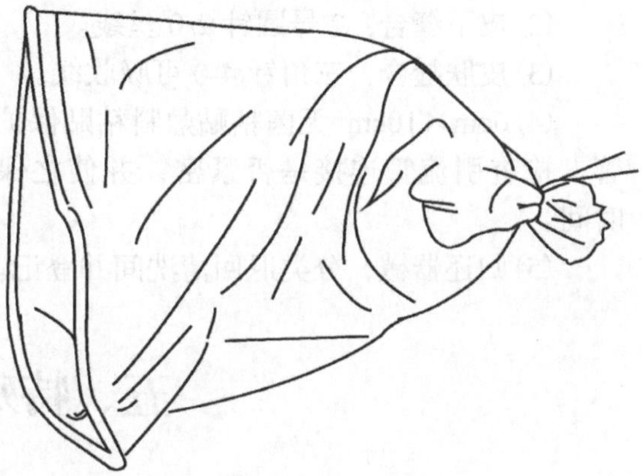

图 5-6-13 自制简易标本袋

(2)取出囊肿：递大弯钳两把和卵圆钳一把予主刀医生及助手，夹住标本袋口从主操作孔送入胸腔，将切下的囊肿组织装入简易标本袋中，经主操作孔拖出(图 5-6-14)。

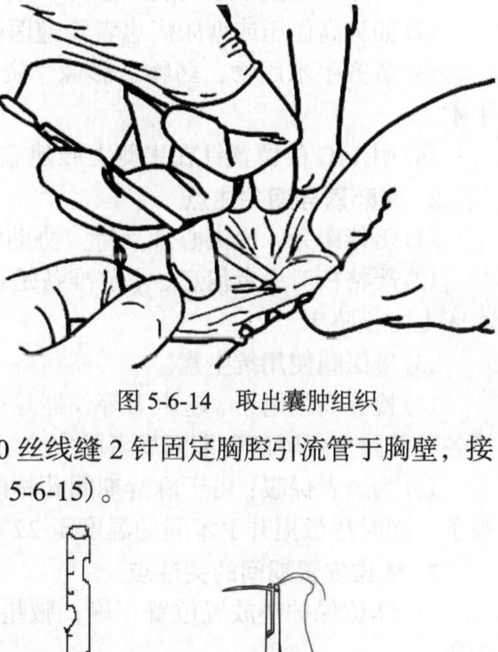

图 5-6-14 取出囊肿组织

8. 创面止血 递电凝钩予主刀医生创面止血，温热生理盐水 1000ml 冲洗胸腔，创面出血用纤丝速即纱填塞止血。

(三)关闭切口

1. 放置引流 放置 28 号胸腔硅胶引流管一根，从第 9 肋间引出，13×24 三角针带 1-0 丝线缝 2 针固定胸腔引流管于胸壁，接胸腔引流瓶嘱麻醉师膨肺排出胸腔内的气体(图 5-6-15)。

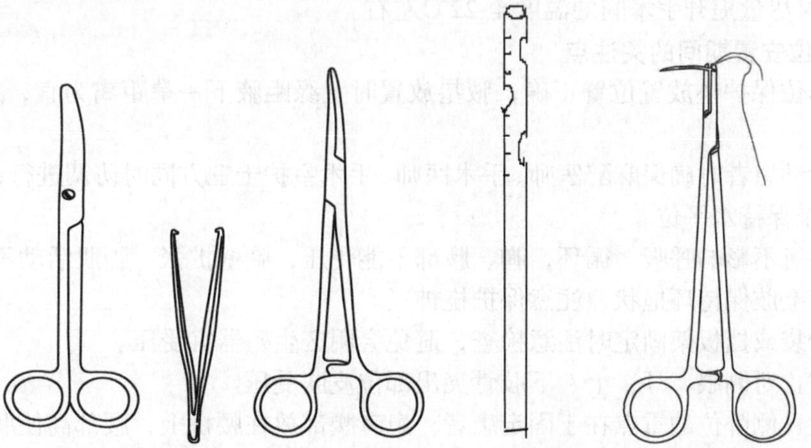

图 5-6-15 胸腔闭式引流安置器械

A. 线剪；B. 组织镊；C. 中弯止血钳；D. 胸腔引流管；E. 固定针线

2. 巡回护士、洗手护士共同清点用物

(1) 胸膜、肋间肌肉缝合：圆针带 1-0 可吸收线。

(2) 皮下缝合：2 号圆针 2-0 丝线。

(3) 皮肤缝合：三角针 4-0 可吸收线。

(4) 6cm×10cm 无菌粘贴敷料粘贴保护伤口，12cm×14cm 无菌粘贴敷料粘贴引流管，检查引流管连接是否紧密，并使之保持负压状态，引流瓶注明安置部位及安置时间。

(5) 归还器械，分类退回清洗间并登记。

五、特殊关注点

1. 术晨患者在病房的术前护理准备

(1) 刷牙，更换干净的病员服等，做好个人卫生，排尽大小便。

(2) 如为高血压或糖尿病患者需遵医嘱给予适当的护理。

(3) 备齐手术用物，药物、影像学资料等，等待与手术室工作人员交接患者，准备手术。

(4) 用 14G 的留置针在患侧上肢建立静脉通道。

2. 麻醉诱导期关注点

(1) 陪伴床旁，提供心理支持。协助麻醉医师观察患者病情，提供技术支持。

(2) 严格核对患者信息、术前准备是否完善、手术部位标识等。将患者安全固定在手术床上防止坠床。

(3) 遵医嘱使用抗生素。

(4) 检查高频电刀、超声刀等仪器是否完好，检查手术间中心负压吸引是否通畅，连接各种管路，保障麻醉期间患者的安全。

(5) 为患者保暖：由于麻醉期间药物的作用及相对紧张，患者会感觉冷，为患者加盖被子，同时尽量提升手术间的温度至 22℃左右。

3. 体位安置期间的关注点

(1) 体位保护垫放置位置正确，腋垫放置时上缘距腋下一拳距离为宜，避免腋神经受压。

(2) 搬动患者时确保麻醉医师、手术医师、手术室护士三方同时协调进行，保护头颅，躯干、颈椎保持水平位。

(3) 注意不影响呼吸、循环，胸、腹部不能受压，胸壁扩张、膈肌活动不受限制。

(4) 双上肢保持环抱状，注意保护桡神经。

(5) 沙袋或挡板架固定时注意检查，避免会阴区生殖器官受压。

(6) 防止对侧眼，耳，上、下肢骨突出部位皮肤受压。

(7) 改良侧卧位的重点在于固定患者，患者腰部放在腰桥上，腰部高使肋间隙增宽，身体与手术床垂直，耻骨联合处与骶尾部使用沙袋，且中间不留空隙，保证身体始终处于垂直位。

4. 术中器械护士关注点

(1)器械、消毒棉球、纱布、纱条、牵引带等数量及完整性。

(2)注意保护胸腔镜器械，光源线、摄像线都用组织钳固定，电凝线用电刀清洁片固定，不能绕小圈，盘放直径不得<15cm，更不能打折。

(3)及时清理超声刀、电刀头、器械上的血迹、血痂、组织，保持器械干净，摆放整齐。

(4)注意手术进程，及时传递术中器械。

5. 术中巡回护士关注点

(1)保持手术间的安静、整洁。

(2)及时提供手术台上用物。

(3)关注患者生命体征和出入量，及时汇报，正确处理。

(4)关注患者的体位，观察患者受压部位的皮肤情况，适当的情况轻微变动手术体位，减少患者皮肤受压，避免压疮的发生。

(5)准确清点与记录手术台上用物，避免将用物遗留在患者体内。

(6)引流管应妥善固定，并做好标记，避免移位。

(7)电外科安全使用的关注。

6. 手术结束关注点

(1)守护床旁，适当约束，避免复苏期躁动引起意外坠床。

(2)保护各种管路，避免意外脱出，如胸腔闭式引流管、尿管等管道的妥善固定。

(3)检查患者皮肤完整性。

(4)注意患者的保暖，及时穿好衣服，保护患者隐私。

(丁宁莹 李义萍)

第七节 胸腔镜胸腺切除术手术配合

胸腺的位置、结构：胸腺位于前纵隔，心包和心底的大血管之上，紧靠心脏，呈灰赤色，扁平椭圆，分左、右两叶，由淋巴组织构成，其两叶在中线处有不同程度的融合，呈“H”形。胸腺的上极伸至颈部，通过胸腺甲状腺韧带与甲状腺相连，下极与心包毗邻，胸腺的上部分位于左无名静脉的前方，左无名静脉在纵隔内斜行横过，与无名静脉汇合成上腔静脉，在胸腺增大时，胸腺可右邻上腔静脉，左邻主动脉(图 5-7-1)。胸腺表面有结缔组织被膜，结缔组织伸入胸腺实质把胸腺分成许多不完全分隔的小叶。小叶周边为皮质，深部为髓质。皮质不完全包围髓质，相邻小叶髓质彼此衔接。胸腺的血液供应：胸腺的动脉有甲状腺下

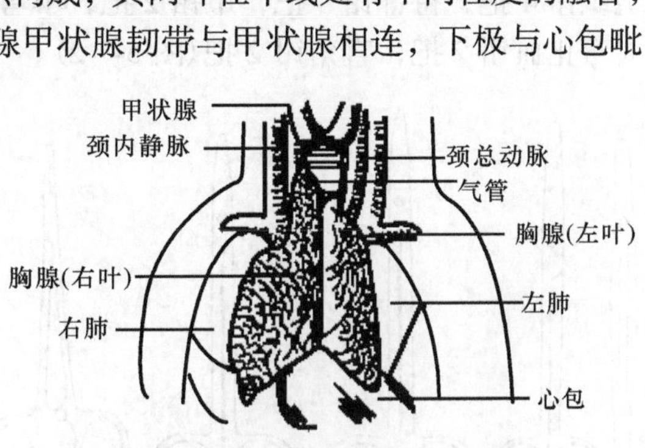

图 5-7-1 胸腺的位置、结构

动脉、心包膈支和乳内动脉的侧支，静脉引流主要是胸腺后方的1～2支或多支，直接引入无名静脉。

重症肌无力是一种神经肌肉系统的自身免疫性疾病，临床表现以骨骼肌无力，易疲劳，症状波动，无肌肉萎缩和无感觉障碍为特点。重症肌无力可累及一组肌群或多组肌肉群，患者女性稍多，儿童少见，多数重症肌无力常伴有胸腺增生，大约10%～15%的重症肌无力存在胸腺瘤。胸腺瘤分类[按Osserman和Genkinns（1971）分类法] ①儿童型：A新生儿型，B幼儿型；②成人型：A眼型、B轻度全身型、C中度全身型、D急性暴发型、E 晚期严重型。手术切除胸腺可缓解重症肌无力的症状，其临床完全缓解可达50%～70%，常用手术方法有：①胸骨正中劈开行全胸腺切除术；②扩大性胸腺切除术；③颈横切口切除胸腺术；④上部胸骨劈开达第3肋间水平的胸腺切除术；⑤胸腔镜胸腺切除术。

胸腔镜手术是把开胸手术的长切口变成了“锁孔”操作，其优点是减轻术后疼痛，保留肩胛带的功能，缩短住院时间，视野更加宽阔，外表更加美观，它覆盖了除肺移植以外的几乎所有的胸科手术，是未来胸科手术发展的趋势，胸腺手术也不例外。适应证：①重症肌无力合并胸腺瘤；②肌无力严重、药物治疗控制不佳者；③全身型重症肌无力；④重症睑肌型。手术禁忌证：①全身情况差，严重心肺功能不全者；②年龄超过60岁，对药物反应良好者；③严重胸膜粘连，胸腔镜不能进入者；④有严重出血倾向者。

一、手术用物准备

（一）常规用物

手术盆1个、手术衣6件、剖口单1张、桌单4张、治疗巾10张。

（二）手术器械

(1) 胸腔镜普通器械1包、胸腔镜特殊器械1包。

1) 胸腔镜普通器械：拉钩1把，组织镊2把，无损伤镊2把，肺叶钳2把，手术剪刀3把(线剪1把、长组织剪1把、长剥离剪1把)，手术刀柄2把(20号、11号刀片)，组织钳4把，持针钳4把，巾钳2把，小弯止血钳4把，卵圆钳3把，弯止血钳4把，大弯止血钳2把，直角钳2把(图5-7-2)。

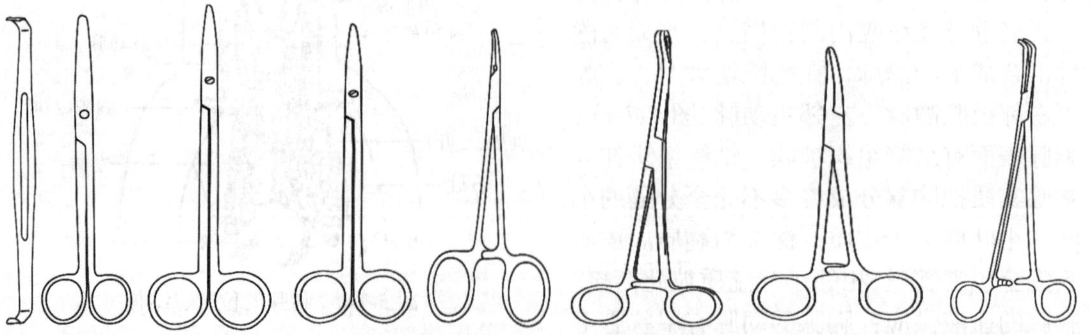
A B C D E F G H

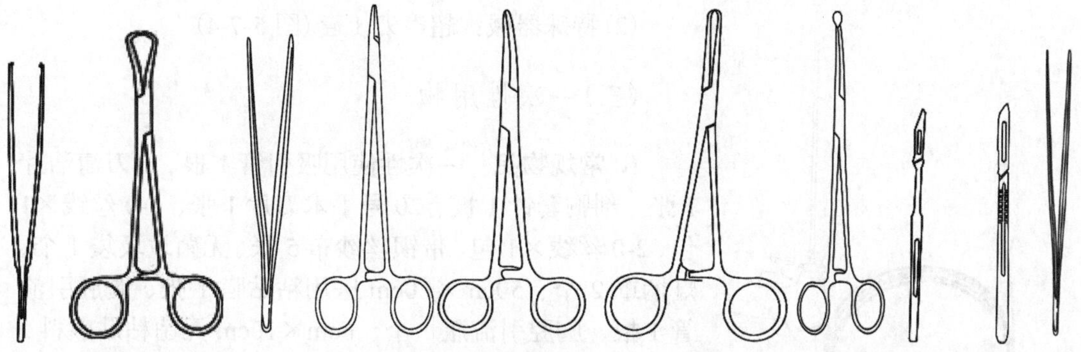

图 5-7-2　胸腔镜普通器械

A. 皮肤拉钩；B. 线剪；C. 组织剪；D. 剥离剪；E. 小弯止血钳；F. 卵圆钳；G. 弯止血钳；H. 直角钳；I. 组织镊；J. 巾钳；K. 长平镊；L. 持针钳；M. 大弯止血钳；N. 组织钳；O. 钝性花生米剥离器；P. 11 号刀柄及刀片；Q. 20 号刀片及刀柄；R. 无损伤镊

2）胸腔镜特殊器械：穿刺鞘 1 个，高频电缆线 1 根，多齿牵开器 1 个，推结器 1 个，腔镜环钳 2 把，持针钳 1 把，电凝钩 1 把，有齿抓钳 1 把，分离钳 1 把，吸引杆 1 把，导光束 1 根，30°光学视管 1 根（图 5-7-3）。

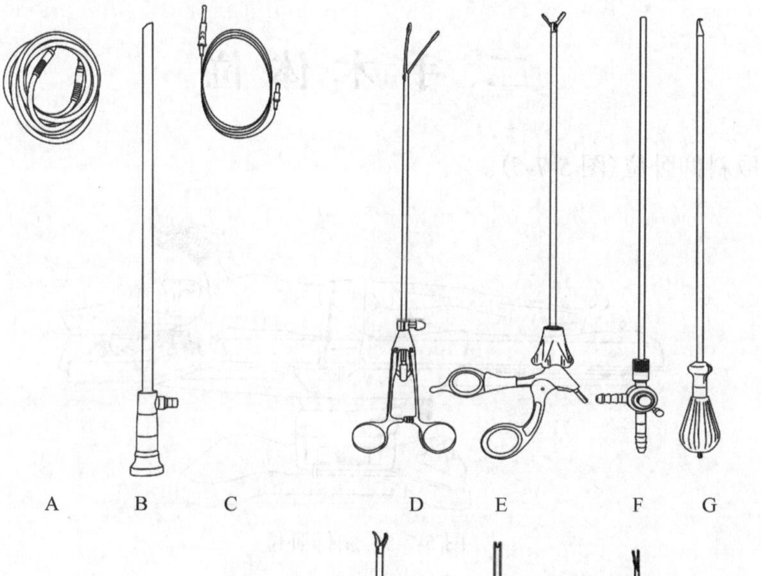

图 5-7-3　胸腔镜特殊器械

A. 导光束；B. 30°光学视管；C. 高频电缆线；D. 腔镜环钳；E. 有齿抓钳；F. 吸引杆；G. 电凝钩；H. 多齿牵开器；I. 穿刺鞘；J. 分离钳；K. 推结器；L. 腔镜持针钳

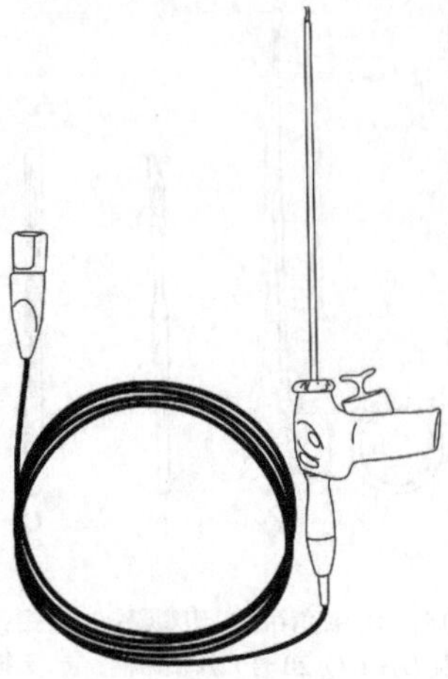

图 5-7-4 超声刀

(2) 特殊器械：超声刀 1 套(图 5-7-4)。

(三) 一次性用物

1. 常规物品 一次性使用吸引管 1 根、电刀清洁片 1 张、剖胸套针 1 板、20 号手术刀片 1 张、1-0 丝线×1 包、2-0 丝线×1 包、带钡丝纱布 5 张、无菌垃圾袋 1 个、灯柄罩 2 个、50cm×60cm 医用粘贴膜 1 张、胸腔引流管 1 根、胸腔引流瓶 1 个、6cm×10cm 无菌粘贴敷料 2 张、12cm×14cm 无菌粘贴敷料 1 张、20cm×200cm 一次性无菌保护套 1 个、手套按需准备。

2. 特殊用物 中号钛夹 LT300、Hem-o-lok 夹、明胶海绵、纤丝速即纱按需准备等。

3. 关闭切口缝线 可吸收线：圆针带 1-0 可吸收线×1 根、三角针带 4-0 可吸收线×1 根。

二、手 术 体 位

患者采取斜仰卧位(图 5-7-5)。

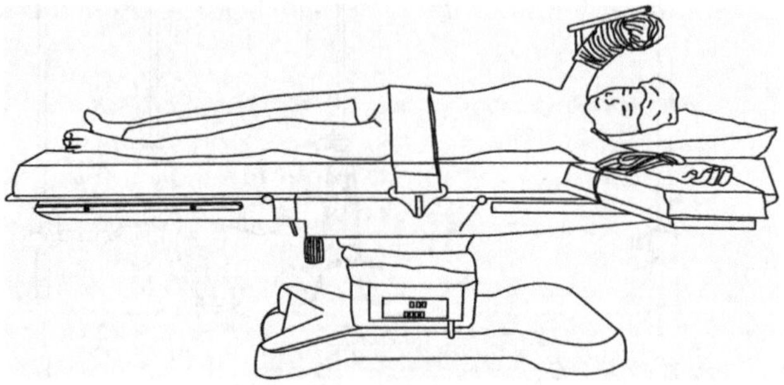

图 5-7-5 斜仰卧位

(1) 手术部位下垫一软垫，抬高患者右侧胸部 30°，利于术野显露。

(2) 右侧手臂自然屈肘，上举，用棉垫包裹好，用绷带将患者上肢悬吊固定在麻醉头架上(注意绷带不要缠绕过紧，不要将肢体裸露在麻醉头架上，以免在使用电刀时灼伤皮肤)。

(3) 健侧上肢根据手术需要手臂外展(小于 90°)，置于托手板上。

(4) 右骶尾部、左髋部各放一沙袋，用束腿带固定。双下肢伸直右下肢下垫一软枕，左膝关节下放一软垫，双足跟垫软垫。约束带固定膝关节处。

(5) 负极板贴于大腿外侧，避开体毛较多处。

(6) 头架固定于右侧，高度与右上臂屈肘后的肘关节相平行，下缘平头顶部。

(7) 检查安全性及舒适度。

(8) 用小棉被遮盖患者髋部和双下肢，暴露胸部手术消毒范围皮肤。

三、消毒铺巾

(一) 消毒液

5%碘伏。

(二) 消毒范围

上至下颌、肩、右上臂的 1/2 处，右侧至腋后线，左侧至腋前线，下平脐(图 5-7-6)。

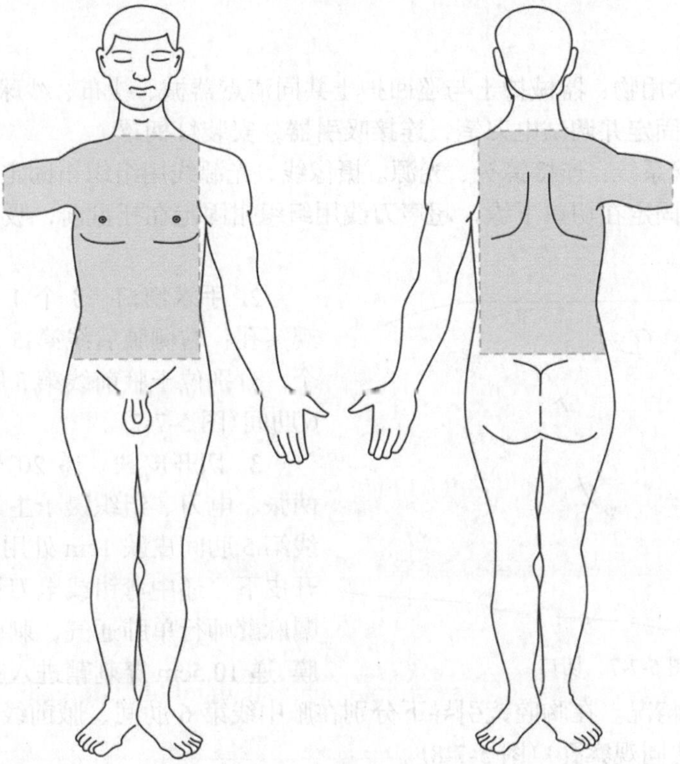

图 5-7-6　消毒范围

(三) 铺巾

(1) 3 张治疗巾 1/4 反折，折边向外，第 1 张铺手术切口下方右侧腋后线与手术床之间，第 2 张铺左侧腋前线与手术床之间，第 3 张铺脐部。

(2) 桌单 1 张，下缘平锁骨，铺盖头部、头架及双上肢。

(3) 1/4 反折的治疗巾 4 张铺盖手术切口四周，显露手术切口，60cm×50cm 医用粘贴膜贴切口区域皮肤并固定治疗巾。

(4) 铺盖剖口单一张，托盘上铺盖桌单 2 张。第 1 张桌单主要铺盖托盘近侧及床尾部；第 2 张桌单上端平齐手术切口下缘，铺盖托盘远侧。

四、手 术 配 合

现以胸腔镜胸腺瘤切除术解析手术配合。手术入路有经胸骨、经颈部、经胸壁、胸骨-颈部联合切口。目前对于重症肌无力的外科治疗主要采用胸腔镜胸腺切除和胸骨正中劈开胸腺切除两种方式。胸腔镜胸腺切除适用于Ⅰ期胸腺瘤肿瘤未外侵的重症肌无力患者。重症肌无力一旦确诊，有手术适应证的，患者全身情况良好，心、脑、肺、肝、肾各主要器官功能基本正常，能耐受手术患者应及时行全胸腺扩大切除。

（一）经侧胸壁入路

1. 术前准备

（1）清点手术用物：器械护士与巡回护士共同清点器械、纱布、纱球、缝针、刀片等所有用物数量。固定并调试电刀笔，连接吸引器，安装灯柄罩。

（2）连接腔镜系统：连接镜头、光源。摄像线、光源线用组织钳固定在托盘前，电凝线用电刀清洁片固定在切口下缘，超声刀线用组织钳固定在托盘前，吸引管固定在切口上缘。

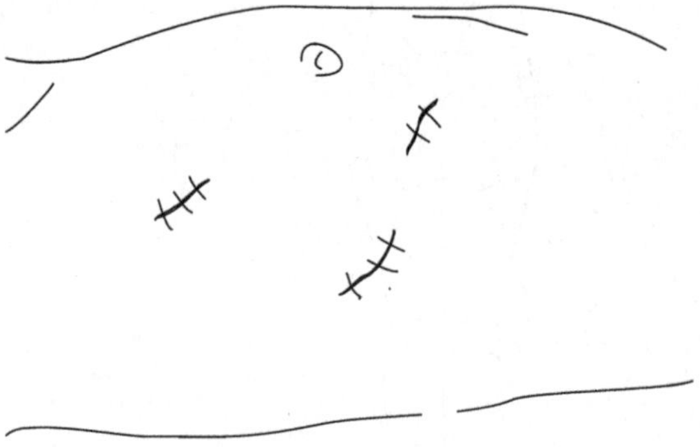

图 5-7-7 切口

2. 手术切口 3 个 1～2cm 小切口。观察孔：右侧腋后线第 5 肋间。操作孔 2 个，分别位于腋前线第 3 肋间，腋中线第 6 肋间（图 5-7-7）。

3. 切开皮肤 递 20 号手术刀、纱布两张、电刀、组织镊予主刀，在右侧腋后线第 5 肋间皮肤 1cm 处用电刀、组织镊切开皮下，递中弯钳或电刀切开胸壁肌肉。嘱麻醉师行单肺通气，刺破胸膜，撑开胸膜，递 10.5cm 穿刺鞘进入胸腔。递胸腔镜，置入观察胸腔内情况。在胸腔镜引导下分别在腋中线第 6 肋间、腋前线第 3 肋间做 1～2cm 小切口（方法同观察孔）（图 5-7-8）。

4. 切开纵隔胸膜 递电凝钩、吸引器给主刀医师于膈神经前纵行切开前纵隔胸膜，递无损伤卵圆钳予一助牵引胸腺。递大弯钳给主刀钝性推开胸骨后间隙，显露胸腺右叶，递电凝钩或超声刀向上游离至右侧乳内静脉汇入上腔静脉处，向下游离至心包前脂肪，向对侧游离至显露出对侧纵隔胸膜（图 5-7-9）。

5. 游离胸腺右上极 向下牵拉胸腺，游离出胸腺右上极，显露出左侧无名静脉汇入上腔静脉交汇处，紧贴左侧无名静脉向对侧游离胸腺（图 5-7-10）。

6. 游离胸腺静脉 递卵圆钳给主刀医师向下牵拉胸腺，递剪刀或超声刀游离胸腺，沿包膜钝性和锐性解剖胸腺后方，分离胸腺静脉。递分离钳钳夹血管，递合成夹钳夹血管两端，递超声刀或剪刀切断血管。

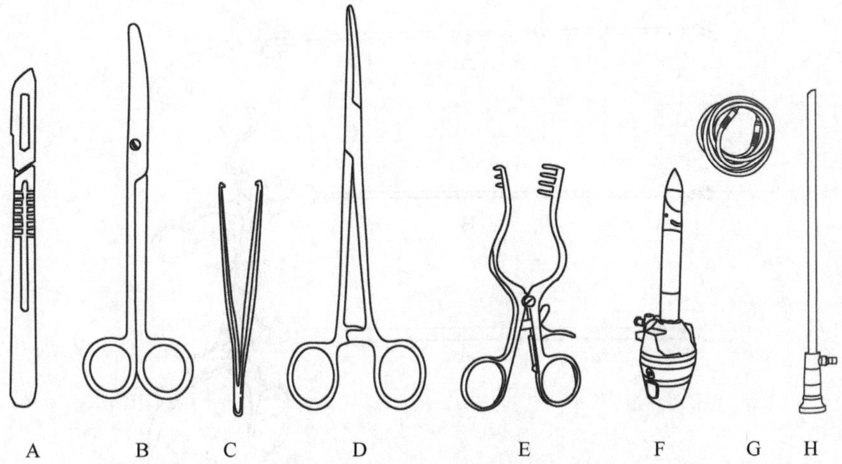

图 5-7-8　开胸阶段器械

A. 20 号刀片及刀柄；B. 组织剪；C. 组织镊；D. 中弯止血钳；E. 多齿牵开器；F. 穿刺鞘；G. 导光束；H. 胸腔镜

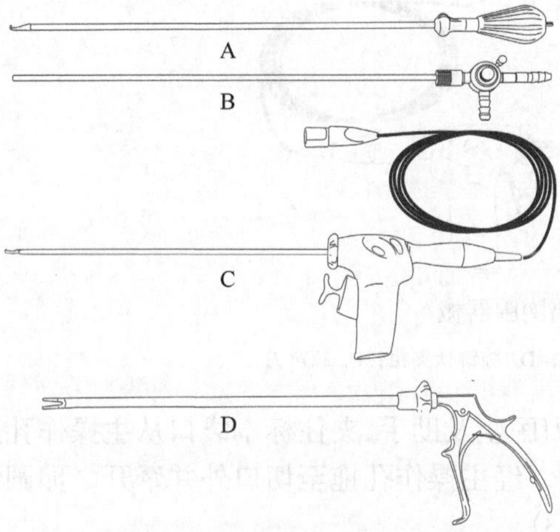

图 5-7-9　切开纵隔胸膜器械

A. 电凝钩；B. 吸引器；C. 超声刀；D. 钛夹钳

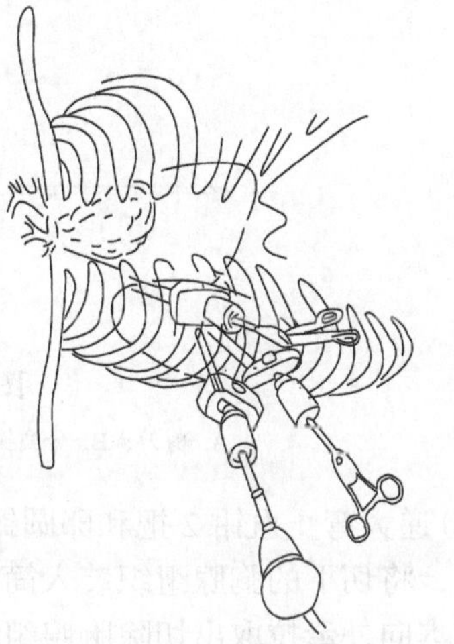

图 5-7-10　游离胸腺

7. 游离胸腺左下极　显露胸腺左下极，递腔镜环钳将胸腺往右牵拉，钝性分离左侧胸腺与胸膜，递钛夹钳夹闭乳内动脉的血管分支(图 5-7-11)。

8. 胸腺切除，清除残余脂肪组织

(1)切除胸腺：递超声刀或电凝钩分离胸腺左上极，完整切除胸腺。

(2)清除残余脂肪组织：递超声刀或电凝钩给主刀医生，沿膈神经前方、颈部上极周围、大血管及心包前方清除脂肪。

9. 取出切除胸腺标本，止血

(1)制作简易标本袋：洗手护士备一只 8 号手套，用 0 号线将五个指套部分捆绑结扎打结(拇指只需结扎到指尖部分)，剪去手指多余部分，做成一个标本袋(图 5-7-12)。

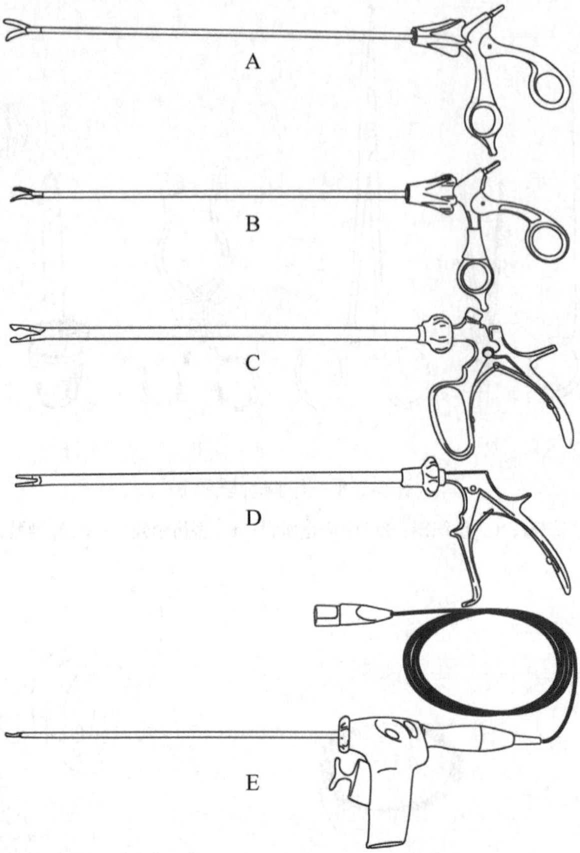

图 5-7-11 游离胸腺器械

A. 剪刀；B. 分离钳；C. 合成夹钳；D. 腔镜钛夹钳；E. 超声刀

(2)递大弯止血钳 2 把和卵圆钳 1 把予主刀医生及助手，夹住标本袋口从主操作孔送入胸腔，将切下的胸腺组织装入简易标本袋中，经主操作孔拖至切口外并牵开，卵圆钳夹住标本向外牵拉取出切除胸腺组织(图 5-7-13)。

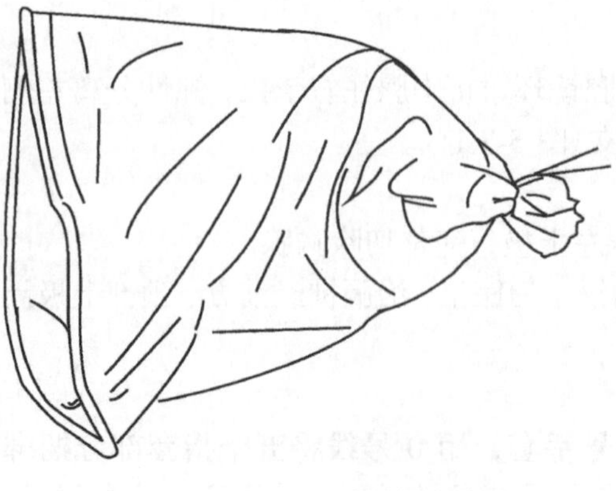

图 5-7-12 自制简易标本袋

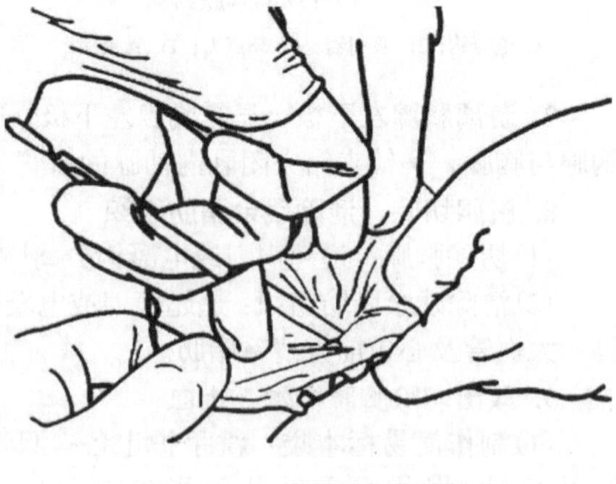

图 5-7-13 经胸壁取出胸腺

10. 创面止血 递电凝钩予主刀医生电凝止血，温热生理盐水 1000ml 冲洗胸腔，局部创面渗血用纤丝速即纱贴附创面止血。

（二）关闭切口

1. 放置引流　放置28号胸腔硅胶引流管1根，从第5肋间引出，13×24三角针带1-0丝线缝2针，固定于胸壁，接胸腔引流瓶嘱麻醉师膨肺排出胸腔内的气体。

2. 关闭切口　巡回护士、洗手护士共同清点用物（图5-7-14）。

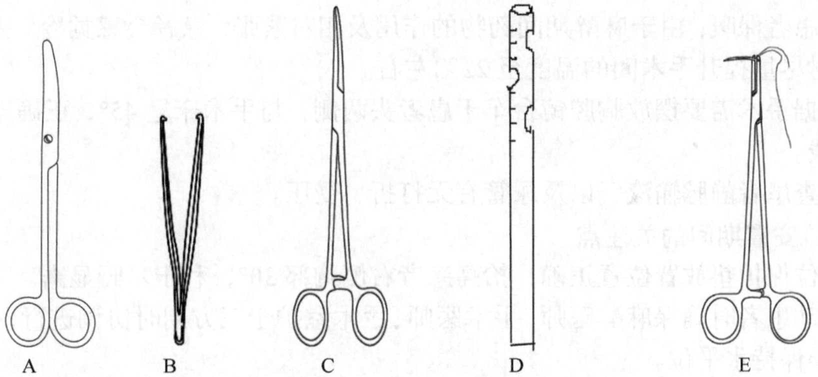

图5-7-14　关闭切口器械

A. 线剪；B. 组织镊；C. 中弯止血钳；D. 胸腔引流管；E. 固定针线

(1) 胸膜、肋间肌肉缝合：圆针带1-0可吸收线。

(2) 皮下缝合：2号圆针带2-0丝线。

(3) 皮肤缝合：三角针带4-0可吸收线。

(4) 6cm×10cm无菌粘贴敷料粘贴保护伤口，12cm×14cm无菌粘贴敷料粘贴引流管，检查引流管与引流瓶连接是否紧密，并使之保持负压状态，引流瓶注明安置部位及安置时间（图5-7-15）。

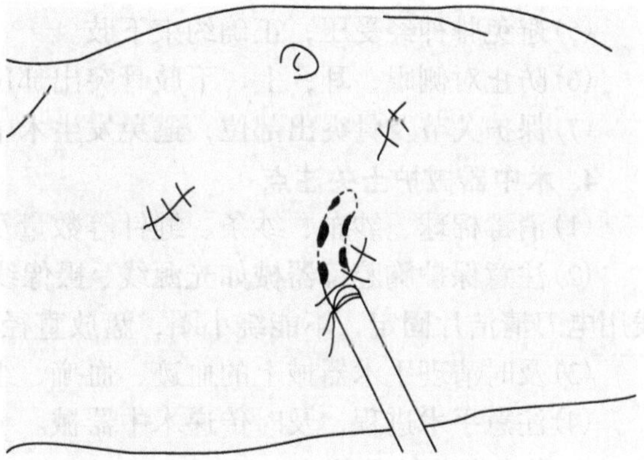

图5-7-15　放置引流、关闭切口

（三）归还器械，分类退回清洗间并登记

五、特殊关注点

1. 术晨患者在病房的术前护理准备

(1) 刷牙，更换干净的病员服等，做好个人卫生，排尽大小便。

(2) 如为高血压或糖尿病患者需遵医嘱给予适当的护理。

(3) 等待与手术室工作人员交接患者，准备手术。

(4) 静脉通道应建立在下肢，用14G的留置针。

2. 麻醉诱导期关注点

(1) 陪伴床旁，提供心理支持。协助麻醉医师观察患者病情，提供技术支持。

(2) 严格核对患者信息及腕带——术前三方三步核查的第一步，包括患者信息、术前准备是否完善、手术部位标识等。将患者安全固定在手术床上防止坠床。

(3) 遵医嘱使用抗生素。

(4) 检查高频电刀、超声刀等仪器是否完好，检查手术间中心负压吸引是否通畅，连接各种管路，保障麻醉期间患者的安全。

(5) 为患者保暖：由于麻醉期间药物的作用及相对紧张，患者会感觉冷。为患者加盖被子，同时尽量提升手术间的温度至22℃左右。

(6) 根据手术需要摆放胸腔镜台车于患者头两侧，与手术床呈45°，正确连接胸腔镜各仪器管线。

(7) 检查患者静脉输液，以及尿管有无打折、受压。

3. 体位安置期间的关注点

(1) 体位保护垫放置位置正确，抬高患者右侧胸部30°，利于术野显露。

(2) 搬动患者时确保麻醉医师、手术医师、手术室护士三方同时协调进行，保护头颅、躯干，颈椎保持水平位。

(3) 右侧手臂自然屈肘，上举，用棉垫包裹好，用绷带将患者上肢悬吊固定在麻醉头架上（注意绷带不要缠绕过紧，不要将肢体裸露在麻醉头架上，以免在使用电刀时灼伤皮肤）。

(4) 沙袋固定时注意检查，避免会阴区生殖器官受压。

(5) 避免腓神经受压，正确约束下肢。

(6) 防止对侧眼，耳，上、下肢骨突出部位直接受压。

(7) 保护关节及骨突出部位，避免发生术中压疮。

4. 术中器械护士关注点

(1) 消毒棉球、纱布、纱条、缝针等数量及完整性。

(2) 注意保护胸腔镜器械如光源线、摄像线、超声刀线，术中都用组织钳固定，电凝线用电刀清洁片固定，不能绕小圈，盘放直径不得 < 15cm，更不能打折。

(3) 及时清理手术器械上的血迹、血痂、组织，保障器械处于备用干净的状态。

(4) 注意手术进程，及时传递术中器械。

5. 术中巡回护士关注点

(1) 保持手术间的安静、整洁。

(2) 及时提供手术台上用物。

(3) 密切观察患者的生命体征，关注手术进程。

(4) 及时留送手术标本。

(5) 关注患者的出入量，及时汇报给团队。

(6) 关注患者的体位，观察患者受压部位的皮肤情况，在可能的情况下及时调整患者的局部皮肤，减少患者皮肤受压，避免压疮的发生。

(7) 准确清点与记录手术台上用物，避免将用物遗留在患者体内。

(8) 胸腺因紧靠大血管，牵拉胸腺组织会引起纵隔的移位从而引起心率和血压的变化，严重者出现心动过缓，低血压等，故术中应加强循环和呼吸功能的观察。

(9)电外科安全使用的关注。

(10)患者生命体征观察。

(11)做好应急开胸准备。

6. 手术结束关注点

(1)守护床旁，适当约束避免复苏期躁动引起意外坠床。

(2)保护各种管路，避免意外脱出，如胸腔闭式引流管、尿管等管道的妥善固定。

(3)检查患者皮肤完整性。

(4)注意患者的保暖。

（丁宁莹　李义萍）

第六章　胸壁手术配合

第一节　胸壁的局部解剖

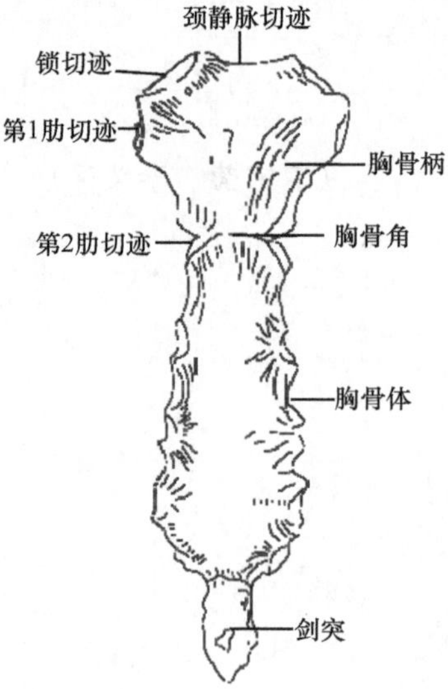

图 6-1-1　胸骨

胸壁由软组织和骨性组织构成。

一、胸壁的骨性组织

胸壁的骨性组织包括：胸骨、肋骨、肋软骨及胸椎。

1. 胸骨　由胸骨柄、胸骨体、剑突组成（图 6-1-1）。

2. 肋骨　左右两侧胸壁各有 12 根肋骨。第 1～7 肋称为真肋，由其肋软骨与胸骨相连（图 6-1-2）；第 8～10 肋称为浮肋，由其肋软骨端依次依附于上一肋；第 11、12 肋称为浮肋，其肋骨前端的肋软骨游离（图 6-1-3）。

3. 胸椎　见图 6-1-4。

二、胸壁软组织

胸壁软组织由皮肤、皮下组织及由外及内的三层组织构成。

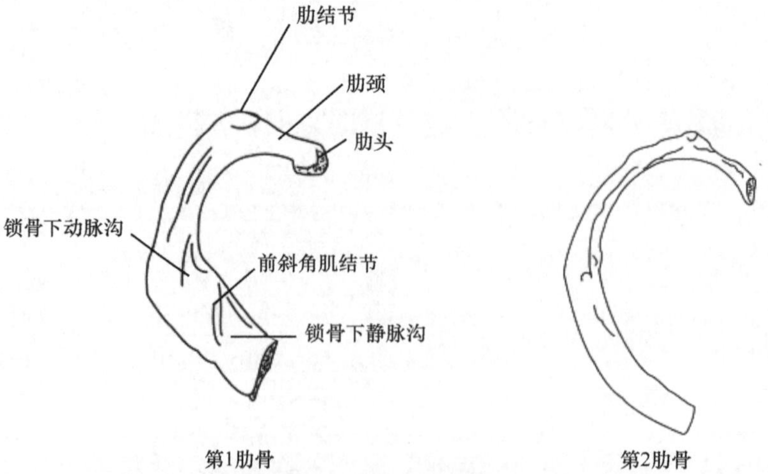

图 6-1-2　肋骨形状

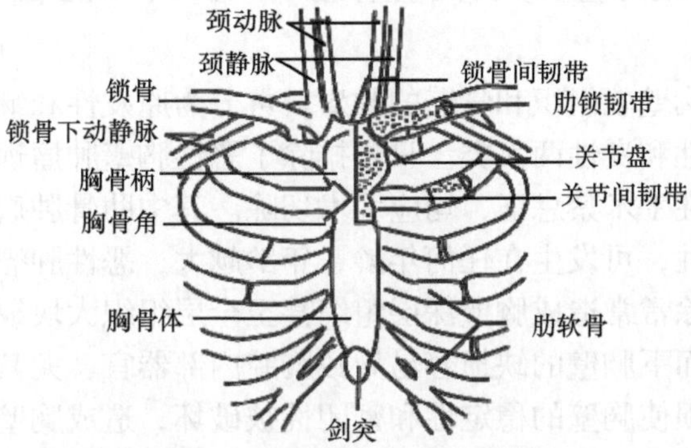

图 6-1-3　胸廓入口骨性解剖

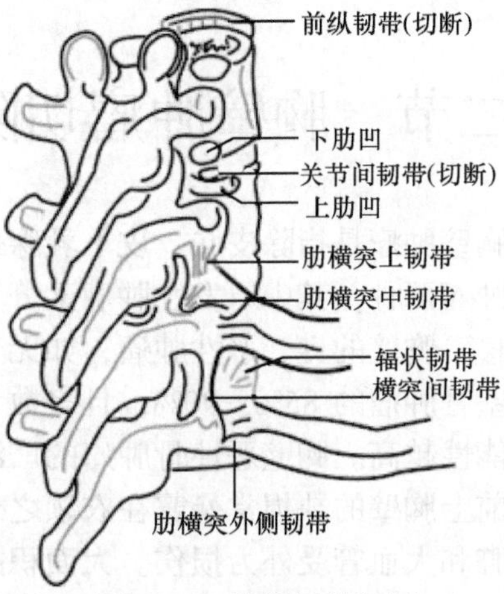

图 6-1-4　胸椎局部解剖

在除皮肤、皮下组织外的三层组织中，最外层为肌肉组织，前胸壁为胸大肌、胸小肌、腹直肌、腹外斜肌和腹横肌(图 6-1-5)，后胸壁为背阔肌、斜方肌、菱形肌、大圆肌、小圆肌、前锯肌、下后锯肌和骶棘肌(图 6-1-6)；中层为肋间肌、血管及神经；最内层为胸内筋膜，是覆盖在胸膜和骨膜及肋间隙组织之间的疏松结缔组织。

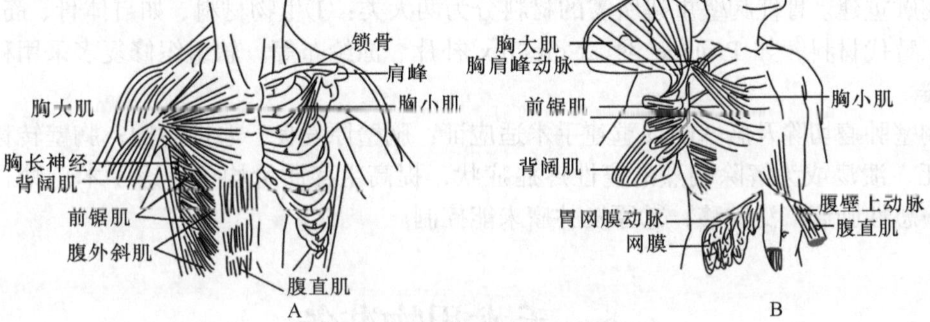

图 6-1-5　前胸壁肌肉组织

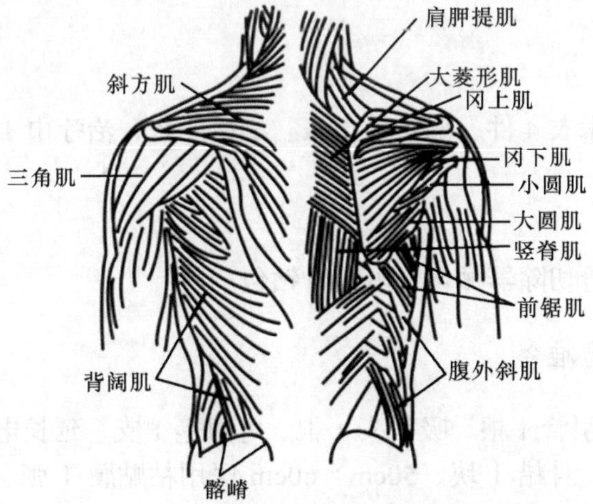

图 6-1-6　后胸壁肌肉组织

（黄　燕　许宁惠）

第二节 胸壁肿瘤切除及胸壁缺损重建术手术配合

胸壁肿瘤是指除皮肤、皮下乳腺外的胸壁软组织和骨骼的肿瘤。可分为原发性和继发性肿瘤两种，其中原发性肿瘤又分为恶性和良性两大类。只要排除了恶性胸壁肿瘤远处转移，胸壁的良、恶性肿瘤，如无全身性手术禁忌证，均应手术切除。其中肋骨肿瘤占胸壁骨肿瘤的 85%～90%，且多数为恶性，可发生在任何年龄，年龄越大，恶性肿瘤的可能性越高。胸壁恶性骨肿瘤的广泛切除常常造成胸壁深层组织甚至全层组织大块缺损。前上胸壁的缺损常暴露在衣领之外，而下胸壁的缺损容易导致胸腔内部器官，尤其是心脏和大血管受外力损伤。大面积的缺损使胸壁的稳定性和密闭性被破坏，造成胸壁软化，出现反常呼吸，严重影响患者呼吸循环功能，因此胸壁稳定性的重建尤为重要。是否需要胸壁重建，以及材料的选择取决于胸壁缺损的大小、位置，患者的年龄、身体状态，有无潜在的呼吸窘迫，患者的生活方式及对胸壁外观效果的期望。胸壁重建包括骨性胸壁重建和软组织修复两部分。骨性胸壁重建指征：胸壁缺损直径＞5cm；后胸壁高位缺损＞11cm；位于肩胛骨尖端的缺损即使＜5cm，但为了避免上肢运动时肩胛骨尖进入胸腔，应当修补缺损。胸骨切除后，为了保护胸骨后的纵隔器官，往往也需要进行骨性胸廓重建。骨性胸壁重建所需的材料分为两大类：①生物材料，如自体骨、筋膜等；②人工替代材料，如 Prolene 网、Core-Tex 补片、涤纶布等。软组织修复多采用移位的组织瓣。

胸壁肿瘤切除及胸壁缺损重建手术适应证：胸壁原发良、恶性肿瘤；胸壁转移瘤出现坏死、溃疡或为解除剧烈的癌性疼痛症状，提高生存质量均可考虑手术。禁忌证：①胸壁恶性肿瘤广泛转移；②原发肿瘤未能控制。

一、手术用物准备

(一) 常规用物

手术盆 1 个、手术衣 4 件、剖口单 1 张、桌单 4 张、治疗巾 10 张。

(二) 手术器械

肺叶器械包、肋骨切除器械包、电动骨钻包。

(三) 一次性用物准备

1. 常规物品 吸引管 1 根、吸引头 1 根、电刀笔 1 支、延长电极 1 根、电刀清洁片 1 张、剖胸套针 1 板、骨蜡 1 块、50cm×60cm 医用粘贴膜 1 张、一次性使用冲洗器 1 个、36 号胸腔引流管 1 根、手术灯罩 2 个、一次性使用无菌垃圾袋 1 个、带钡丝纱布 10～20 张、方纱 3 张、3-0 丝线×3 包、2-0/T 丝线×4 包、0 号丝线×5 包、1 号丝线×3 包、

11 号刀片×1 张、20 号刀片×2 张、切口敷料按需准备、各型号手套按需准备。

2. 骨性胸壁修补材料　$100cm^2$ 涤纶补片按需准备。

3. 缝合涤纶补片缝线　针带 2-0T 涤纶线按需准备。

二、手 术 体 位

根据患者病变部位安置手术体位，可以是仰卧位、俯卧位、侧卧位、侧俯卧位、斜仰卧位等。本节以仰卧位左胸壁肿瘤切除术为例介绍手术配合。

三、消 毒 铺 巾

（一）常规消毒铺巾

（二）消毒范围

以手术切口为中心，由中央向四周涂擦 20cm 以上。如需软组织瓣转移，消毒时应包含供瓣区皮肤消毒。

四、胸壁肿瘤切除术手术配合

（一）术前准备

1. 清点手术用物　器械护士和巡回护士共同清点器械、纱布、纱球、缝针、刀片等所有用物数量，巡回护士将其准确登记在器械清点单上。

2. 调试电刀笔，连接吸引器，安装灯柄罩。

（二）切皮前三方核查

⑴手术开始前，手术医生、麻醉医生、手术护士三方共同核查患者身份（性别、姓名、年龄），手术方式，麻醉方式，手术部位及风险预警等内容。

⑵手术物品准备情况由器械护士向手术医生报告，得到确认后，由巡回护士在手术安全核查表上签字。

（三）经左前胸壁入路

1. 手术切口　位置和长度是根据胸壁肿瘤的大小和位置确定的。常采取肿瘤底部弧形切口。

2. 切开皮肤、皮下、肌肉层　备 20 号手术刀、组织镊、纱布、电刀笔、皮肤拉钩、

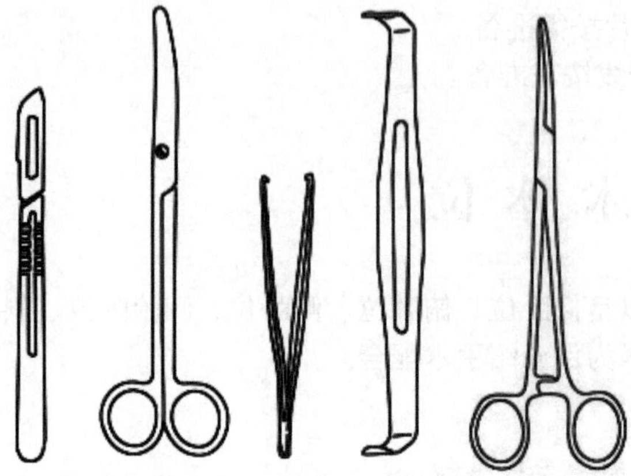

图 6-2-1 切开皮肤、皮下、肌肉层器械

A. 20 号圆刀片及刀柄；B. 组织剪；C. 组织镊；D. 皮肤拉钩；E. 中弯止血钳

线剪。递电刀切开皮肤及皮下，电凝止血（图 6-2-1）。

3. 显露、探查肿瘤 备皮肤拉钩、肩胛拉钩、中弯止血钳、电刀笔、持针钳、线剪（图 6-2-2）。递皮肤拉钩牵开皮肤及皮下组织，显露肿瘤位置（图 6-2-3），递电刀笔游离及离断肿瘤周围肌肉及筋膜组织，电凝止血。肌肉出血递中弯血管钳钳夹，递 13×24 圆针、0 号丝线缝合止血。显露肿瘤四周，包括肿瘤上下方的正常肋骨。

4. 切除肿瘤 备肋骨剪、肋骨钩、骨膜剥离器、咬骨钳。切除范围：良性肿瘤仅切除肿瘤组织及病骨即可。切除恶性肿瘤时，应将包括上下各一根肋骨及距肿瘤 4cm 的周围正常组织整块切除。

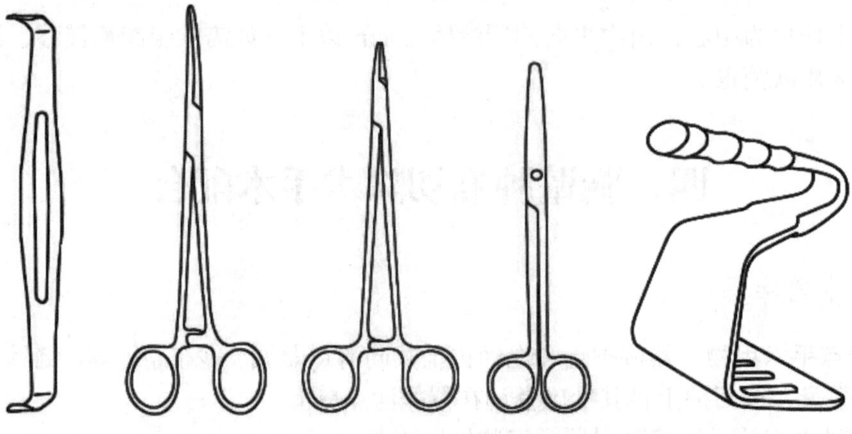

图 6-2-2 显露、探查肿瘤器械

A. 皮肤拉钩；B. 中弯止血钳；C. 持针钳；D. 组织剪；E. 肩胛拉钩

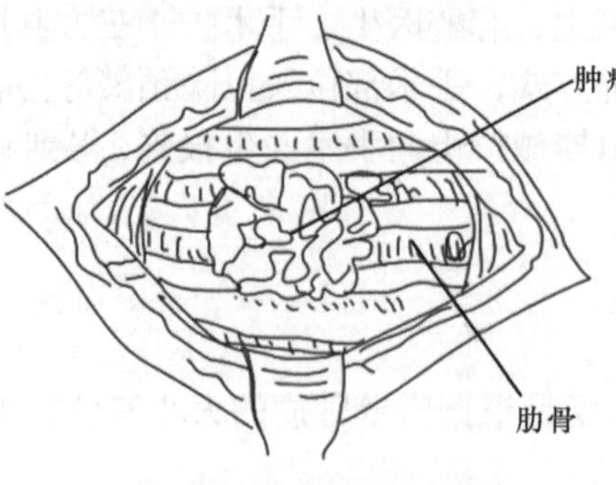

图 6-2-3 显露胸壁肿瘤

(1)递电刀笔沿目标肋骨的纵轴切开骨膜,递骨膜剥离器沿电刀切开处剥离肋骨外侧的骨膜(图 6-2-4，图 6-2-5)。

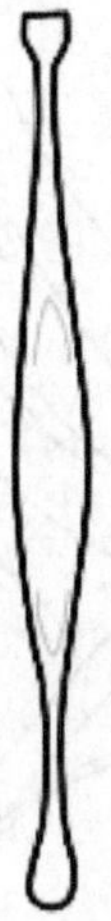

图 6-2-4 骨膜剥离器

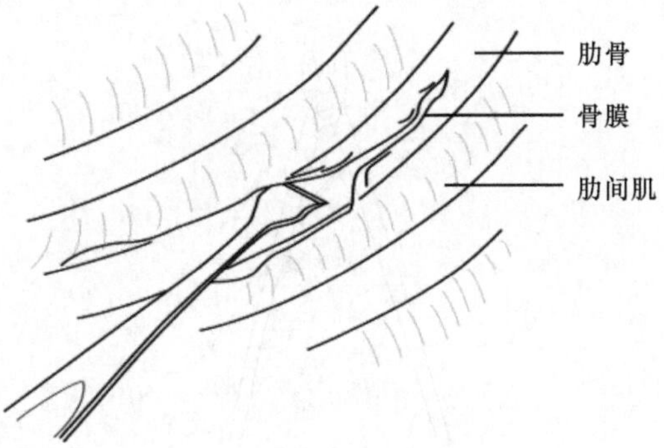

图 6-2-5 剥离肋骨外侧骨膜

(2)用骨膜剥离器的弯角部分从后向前剥离肋骨上缘的骨膜,从前向后剥离肋骨下缘的骨膜。

(3)递肋骨钩剥离肋骨内侧的骨膜(图 6-2-6，图 6-2-7)。

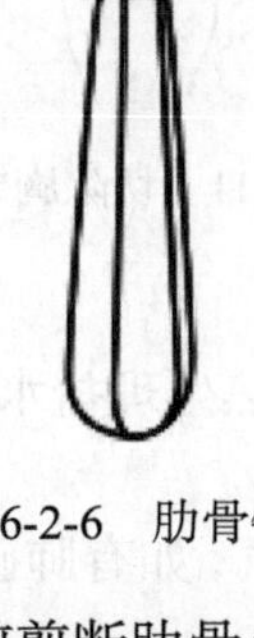

图 6-2-6 肋骨钩

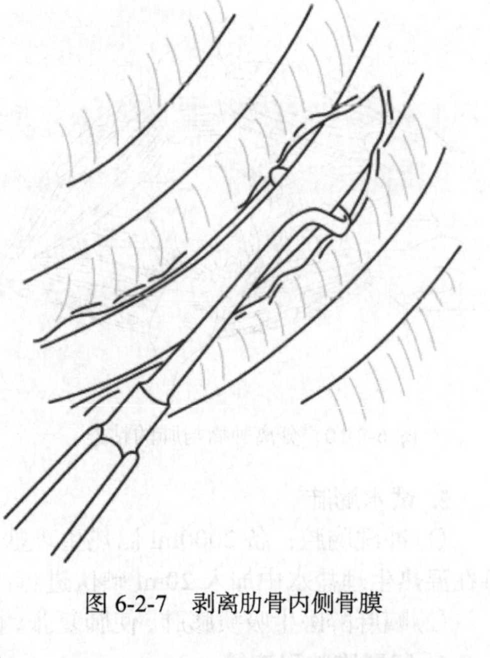

图 6-2-7 剥离肋骨内侧骨膜

(4)递肋骨剪剪断肋骨(图 6-2-8，图 6-2-9)。

(5)手指分离肿瘤与肺的粘连(图 6-2-10)。

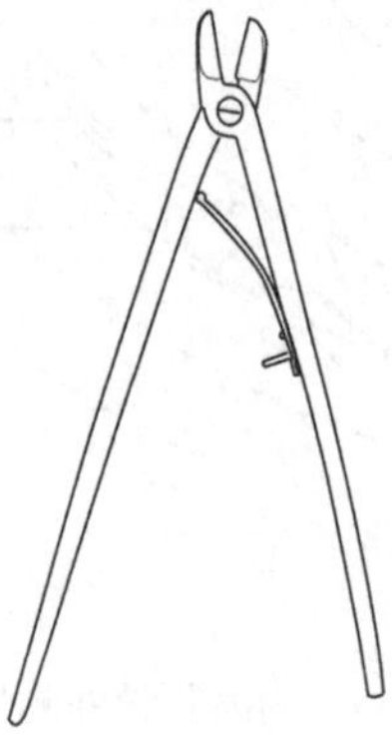

图 6-2-8 肋骨剪

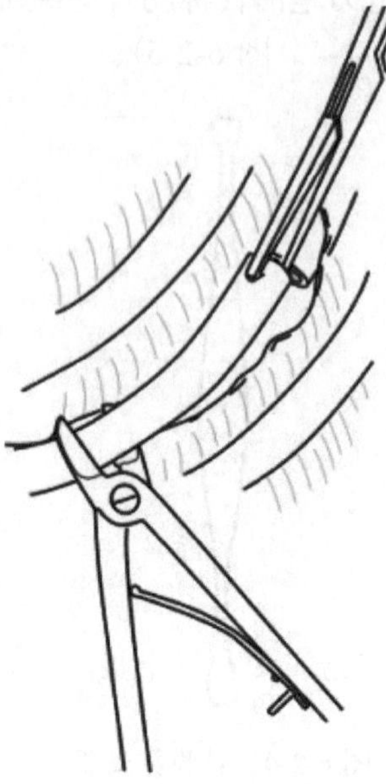

图 6-2-9 剪断肋骨

(6) 切除肿瘤，创面止血：肋骨骨髓腔用骨蜡封闭止血。肌肉出血点以电凝止血或以13×24 圆针带 0 号丝线缝合止血(图 6-2-11)。

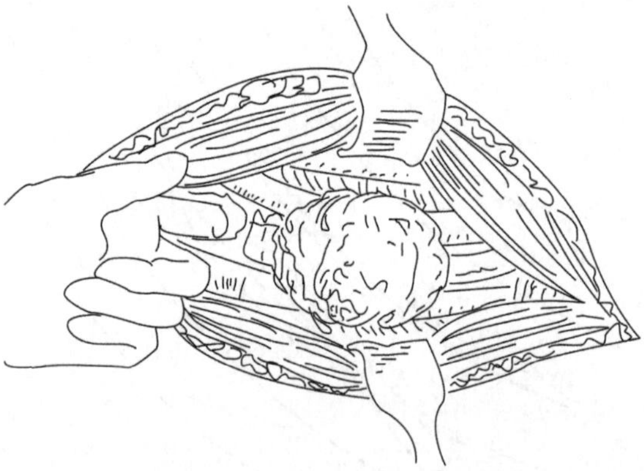

图 6-2-10 分离肿瘤与肺的粘连

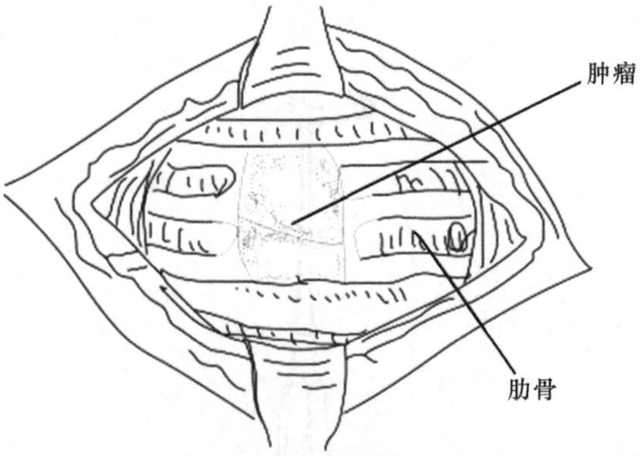

图 6-2-11 切除胸壁肿瘤后

5. 试水膨肺

(1) 冲洗胸腔：备 2000ml 温热生理盐水。胸腔内注入温热生理盐水进行反复冲洗。可在温热生理盐水中加入 20ml 碘伏进行冲洗，递吸引器吸尽。

(2) 嘱麻醉医生吸痰膨肺，使肺复张，同时检查有无肺漏气，如有肺破裂可行肺修补。

6. 留置胸腔引流管

(1) 将 36 号硅胶引流管胸内段前端，按 1cm 间距在管壁不同方向剪出 2 或 3 个侧孔。

(2) 引流管放置于第 7 或第 8 肋间腋中线，以利于排出胸腔内的渗液渗血，9×27 三角针带 0 号丝线固定引流管(图 6-2-12，图 6-2-13)。

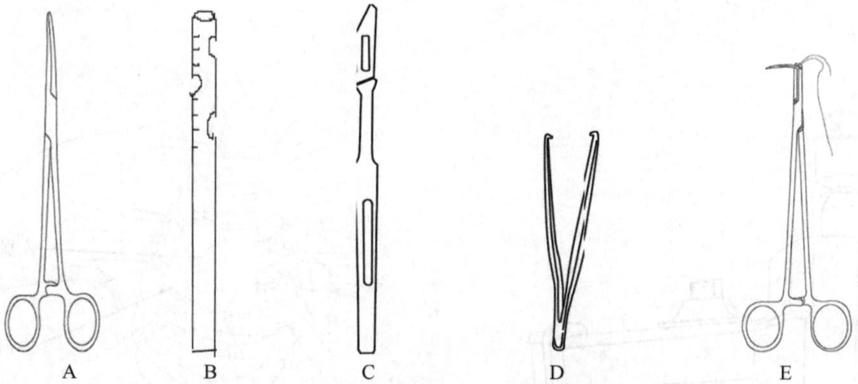

图 6-2-12　胸腔闭式引流安置器械

A. 中弯止血钳；B. 胸腔引流管；C. 尖刀；D. 组织镊；E. 固定针线

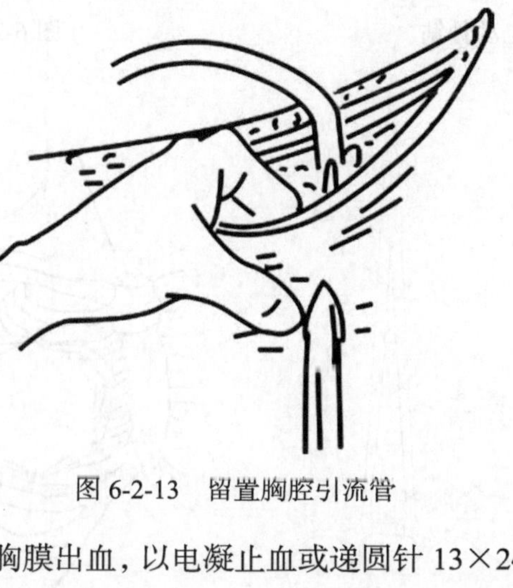

图 6-2-13　留置胸腔引流管

7. 止血　胸壁肌肉和胸膜出血，以电凝止血或递圆针 13×24 带 0 号丝线缝合止血。

五、胸壁缺损重建术手术配合

根据手术需要行胸壁缺损重建，胸壁重建分为骨性胸壁重建和软组织重建。

（一）骨性胸壁重建

（1）确定肋骨边缘及缺损大小，备无菌量尺测量，选择适当补片。

（2）递电钻在缺损四周肋骨上打孔，递 2-0T 涤纶线经过小孔将补片与肋骨缝合，避免因剧烈运动造成补片缝合处肌肉撕裂（图 6-2-14，图 6-2-15）。

（3）修剪补片，重建胸壁完整性，递组织剪修剪补片，补片的边缘应大于缺损面 5～10mm，将补片的游离缘与周围组织连续缝合，以维持胸壁的密闭性且形成一个具有一定张力的平面，为软组织瓣移植提供支撑（图 6-2-16，图 6-2-17）。

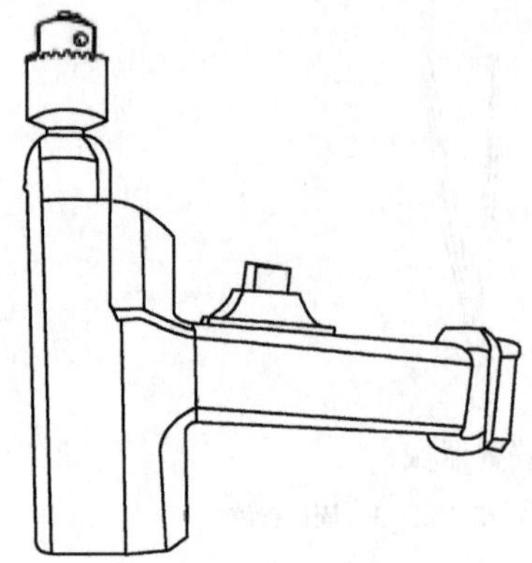

图 6-2-14　电动骨钻

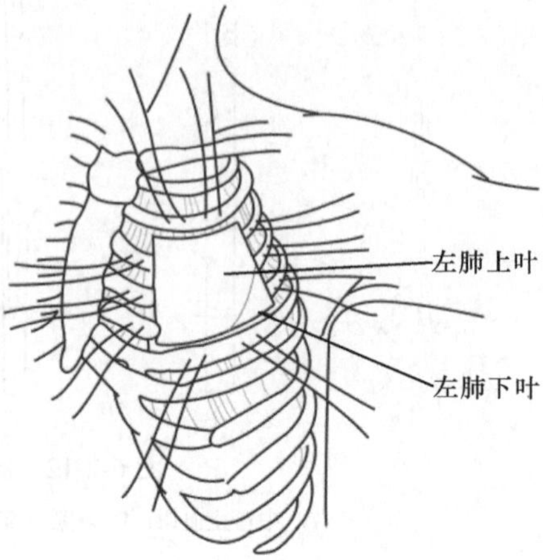

图 6-2-15　肋骨打孔

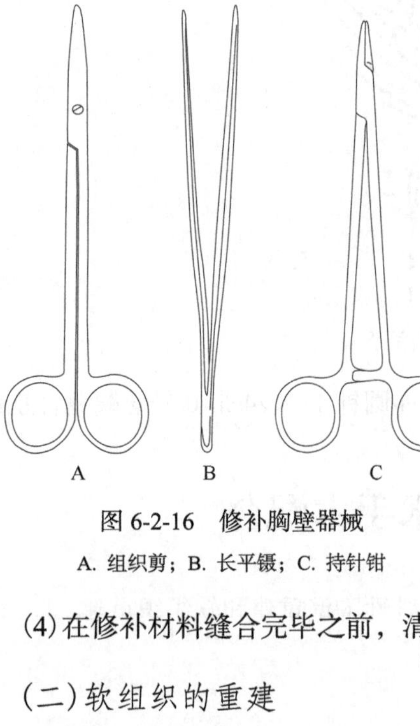

图 6-2-16　修补胸壁器械

A. 组织剪；B. 长平镊；C. 持针钳

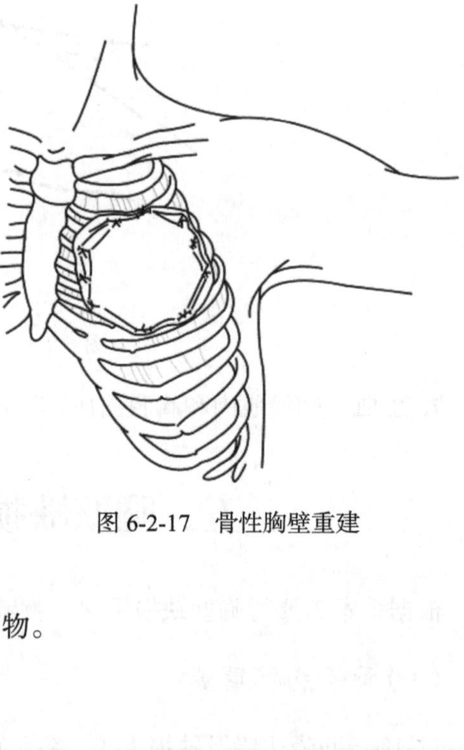

图 6-2-17　骨性胸壁重建

(4)在修补材料缝合完毕之前，清点手术用物。

(二)软组织的重建

1. 游离肌肉组织瓣　备超声刀、组织钳、组织剪、直角钳、缝针、缝线等。游离缺损周围肌肉组织，电凝止血。如覆盖缺损的组织不够，则取软组织瓣修复，同时注意止血及保护转移瓣的血供。临床上常常采用带蒂的肌瓣或肌皮瓣及大网膜进行组织修复(图 6-2-18，图 6-2-19)。

(1)用于覆盖前或前外侧胸壁缺损的肌瓣包括胸大肌、腹直肌、背阔肌肌瓣或肌皮瓣及大网膜。

(2)侧胸壁缺损重建的肌瓣可选择背阔肌、腹直肌及大网膜。

(3) 背部胸壁缺损重建可选择背阔肌。

(4) 后上胸壁缺损重建可选择斜方肌。

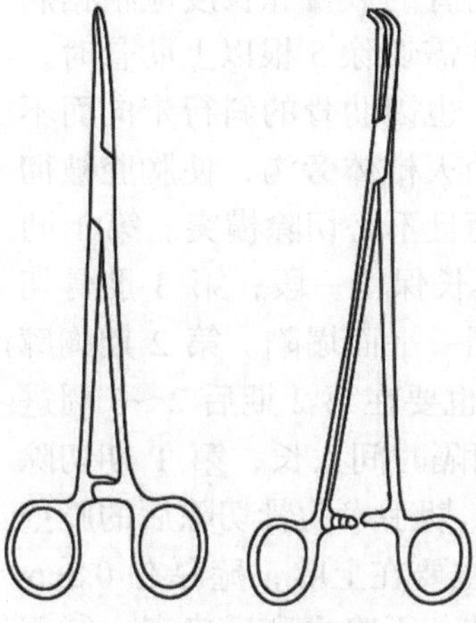

图 6-2-18　游离肌肉组织瓣器械

A. 中弯止血钳；B. 直角钳；C. 剥离剪

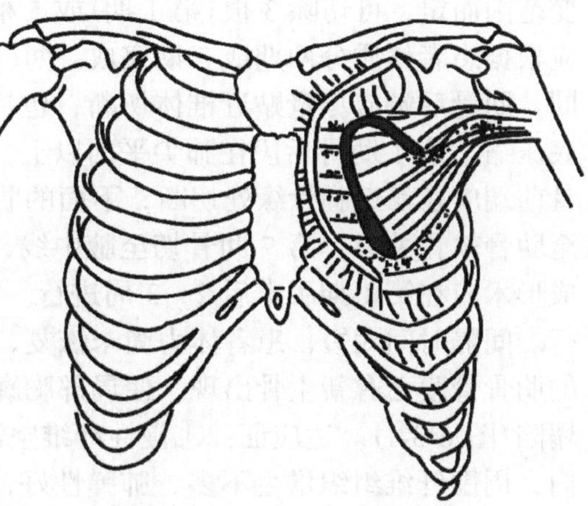

图 6-2-19　游离胸大肌

2. 清点用物　敷料、缝针、器械等，常规止血。

3. 逐层关闭缝合切口　缝合胸壁肌肉用 9×24 圆针带 0 号丝线，缝合皮下用 9×24 圆针带 2-0/T 丝线，缝合皮肤用 9×28 三角针带 2-0/T 丝线。

4. 膨肺　将引流管与胸腔引流瓶连接，嘱麻醉医生吸痰膨肺，使肺复张，恢复胸膜腔负压，同时检查有无肺漏气。引流瓶注明安置部位及安置时间。

5. 敷料覆盖　根据切口大小选择合适的敷料覆盖。

6. 器械归还　手术完毕将器械清点检查后擦去血污，送供应室清点，分种类清洗灭菌，各种医疗废弃物放入指定地点做特殊处理。

六、特殊关注点

(1) 安置患者体位时，注意同时兼顾缺损修补区与软组织供瓣区的有效暴露。

(2) 关注手术进程，尤其是骨膜剥离时，做到在关键步骤和出现紧急情况有预案、有措施。

(3) 裁剪好的材料如为涤纶补片，在缝合前可将其浸湿，增加其顺应性。

(4) 修补材料应保持在最大张力下与缺损边缘组织缝合。

（黄　燕　许宁惠）

第三节　胸廓成形术手术配合

胸廓成形术是一种萎陷疗法，即将不同数目的肋骨节段行骨膜下切除，使胸腔永远缩小，胸壁向病肺塌陷，使病肺松弛和压缩，减小呼吸运动幅度，有利于组织愈合，从而达到治疗疾病的目的。此手术是治疗胸膜感染性疾病——肺结核且胸膜腔内存在有孤立性残腔(特别是位于胸顶部)的主要手术方式。切除肋骨的数目和长度应根据病变范围而定，可切除 3 根(第 1 期)或 5 根(第 2 期)肋骨。如需切除 5 根以上肋骨时，应根据患者体质分两期或三期完成。每一肋骨切除的长度，也因肋骨的斜行走向而不同。肋骨后端应尽量贴近椎体切断，包括将横突切除，以消灭椎体旁沟，使胸腔被彻底压缩。第 1 肋骨后段在肺尖平面以上，可以保留较长，而且不必切除横突。第 1 肋骨前端应在靠近胸骨缘处切断，下面的肋骨前端可以逐渐延长保留一段；第 3 肋骨切至肋骨软骨关节；第 7 肋骨切至腋中线，这样可使胸廓在同一平面塌陷。第 2 期胸廓成形术应在第 1 期手术后 2～3 周进行。需行第 3 期手术者也要在第 2 期后 2～3 周进行。间隔时间太短，患者体力尚未恢复，切口也未愈合；间隔时间太长，第 1 期切除的肋骨骨膜已有新生骨出现，使局部胸廓硬化，将导致第 2 期手术肋骨切除后的胸壁塌陷(图 6-3-1)。适应证：①慢性纤维空洞型肺结核，病变主要在上叶，壁厚在 0.3cm 内，周围纤维组织增生不多，肺弹性好，支气管内膜无结核，无咯血和感染者；②不适合做一侧全肺切除者；③肺结核合并结核性脓胸；④全肺切除术后，胸腔内积液机化收缩，可造成纵隔向术侧明显移位，以致气管和大血管扭曲，引起心悸、气急、咳嗽。胸廓成形术可以纠正纵隔移位，改善症状。禁忌证：①难以达到压缩目的或因病肺压缩后会引起支气管移位梗阻的张力空洞、厚壁空洞、中下叶空洞和近纵隔处空洞；②结核性支气管扩张和球形病灶；③因术后会出现明显的胸廓或脊柱畸形，故青少年患者应尽量避免施行。

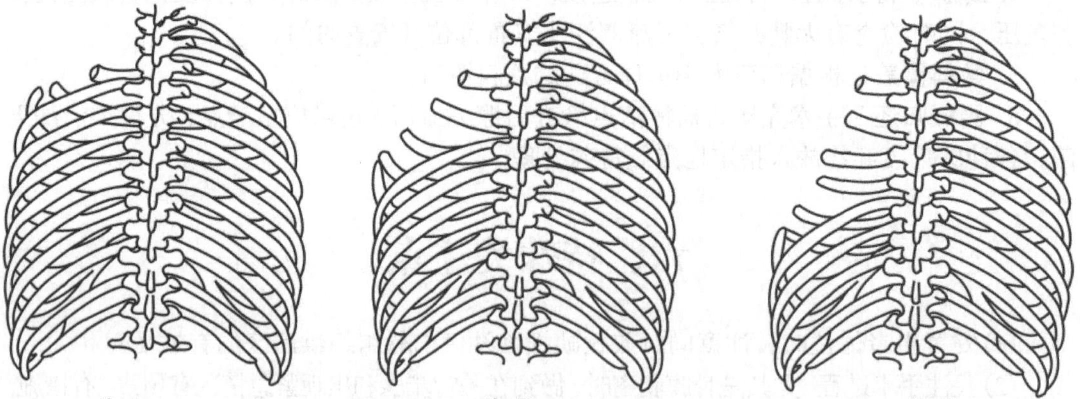

图 6-3-1　胸廓成形分期

一、手术用物准备

(一) 常规用物

手术盆 1 个、手术衣 4 件、剖口单 1 张、桌单 4 张、治疗巾 10 张。

(二)手术器械

肺叶器械包、肋骨切除器械包、胸腔牵开器械包。

(三)一次性用物

带锁丝纱布 10 张、吸引管 1 根、吸引头 1 根、电刀笔 1 把、延长电极 1 根、电刀清洁片 1 个、骨蜡 1 包、剖胸套针 1 板、3-0 丝线、2-0/T 丝线、0 号丝线、1 号丝线按需准备、50cm×60cm 医用粘贴膜 1 张、冲洗器 1 个、28 号胸腔引流管 2 根、胸腔引流瓶 2 个、灯柄套 2 个、手套按需准备。

二、手术体位

患者采取侧卧位：90°健侧卧位，患侧在上(图 6-3-2)。

(1)健侧下肢建立静脉通道。

(2)患者平卧时完成麻醉插管、留置保留尿管、建立有创动脉监测等操作。

(3)健侧手臂前伸置于托手板上，腋枕垫于腋下，距腋窝一拳距离，防止上臂受压损伤神经，手臂加软垫保护后以束手带固定。

(4)患侧手臂消毒后,用双层无菌治疗巾包裹绷带包扎后置于身旁，使肩胛骨放松,以利术中将肩胛骨抬起。

(5)头架安置在患者背侧,可向床头方向倾斜后再固定，以便留出足够的操作空间，高度 50cm。

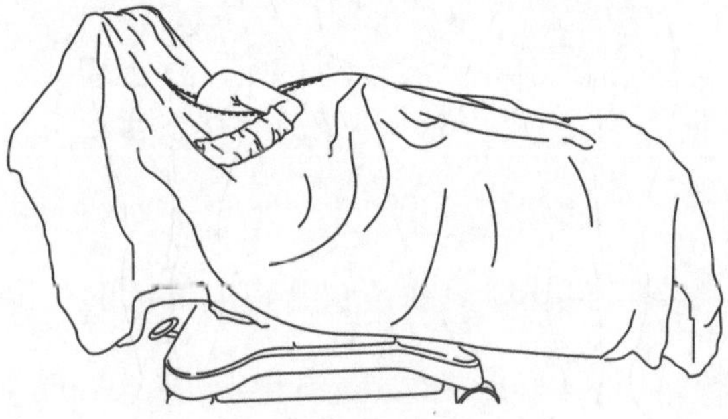

图 6-3-2　侧卧位

三、消毒铺巾

(一)消毒液

5%碘伏。

(二)消毒范围

上至肩及上臂 1/3 处，下过季肋缘，前过胸骨达对侧腋前线，后过脊柱达对侧腋后线，包括同侧腋窝(图 6-3-3)。

四、手 术 配 合

以第一期胸膜外胸廓成形术为例介绍手术配合。

(一)术前准备

1. 标记切口 胸廓成形术的切口为一个标准的高位后外侧切口。切口上端起自肩胛骨上缘或肩胛冈平面，沿棘突与肩胛骨内缘间的中线向下，在肩胛骨下角以下约 3cm 处向前绕过肩胛下角，直达第 6 或第 7 肋骨腋中线(图 6-3-4)。

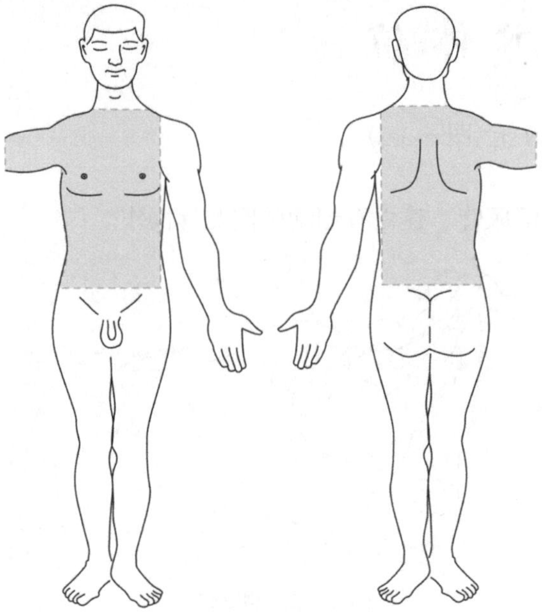

图 6-3-3 消毒范围

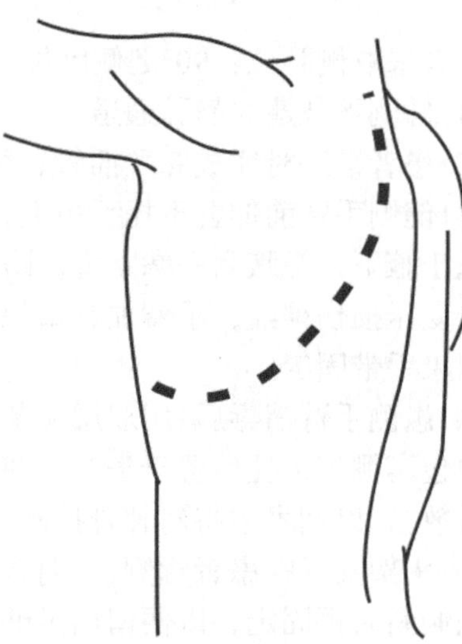

图 6-3-4 高位后外侧切口

2. 清点用物 巡回护士、洗手护士共同清点，包括纱球、纱布、器械、缝针、刀片等台上所有用物，并由巡回护士准确登记在手术清点记录单上。

3. 切皮前三方核查 患者入室后、手术开始前，由手术医生、麻醉医生、手术护士三方共同核查患者身份(性别、姓名、年龄)，手术方式，麻醉方式，手术部位及风险预警等内容。手术物品准备情况由器械护士向手术医生和麻醉医生报告，确认后，巡回护士在安全核查表上签字。

(二)经胸壁入路

1. 切开皮肤、皮下、肌肉 备组织剪、20 号圆刀片、组织镊、皮肤拉钩。递圆刀片切开皮肤，电刀切开皮下组织，电凝止血，纱布块拭血。

2. 切开胸壁肌肉 递电刀在切口后段切断斜方肌与大菱形肌，前段切断前锯肌、背阔肌，电凝止血(图 6-3-5，图 6-3-6)。

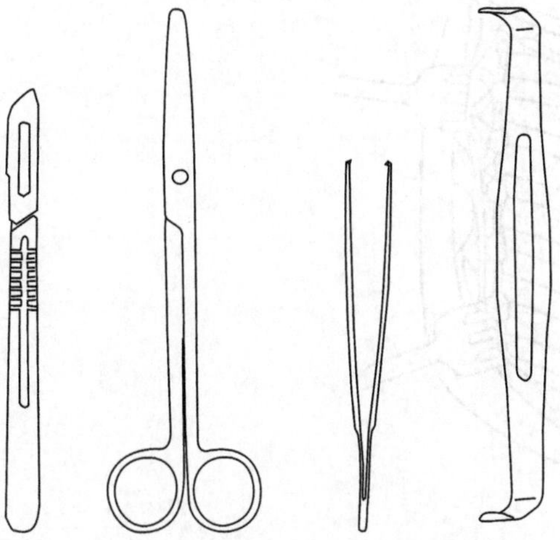

图 6-3-5　切开胸壁肌肉器械

A. 20 号圆刀片及刀柄；B. 组织剪；C. 组织镊；D. 皮肤拉钩

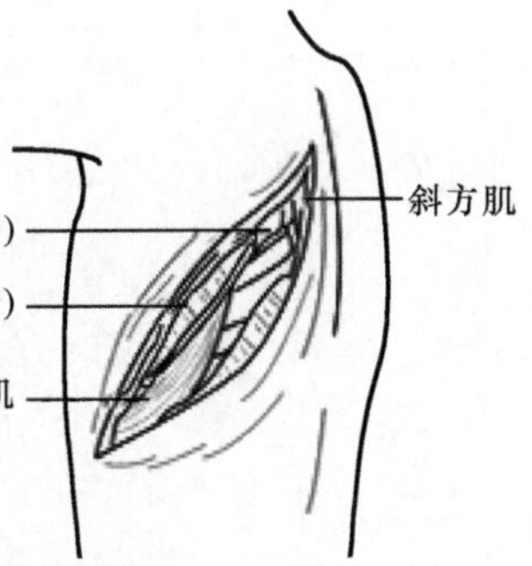

图 6-3-6　切开胸壁肌肉，显露肋骨

3. 显露上部肋骨、分开肩胛下疏松组织　备电刀笔、止血钳、肩胛拉钩、胸腔牵开器。递肩胛拉钩提起皮下及肌肉组织，分离肩胛下疏松组织后，将肩胛骨一并提起。在肩胛骨与第 5 肋骨之间安放小号胸腔牵开器将肩胛骨向上抬起，即可显露第 2 肋骨以下各肋。递电刀切断第 5 肋骨以上的上后锯肌和前锯肌在肋骨的附着处，进一步扩大显露。中弯止血钳夹闭出血点，电凝止血或 0 号丝线结扎出血点(图 6-3-7，图 6-3-8)。

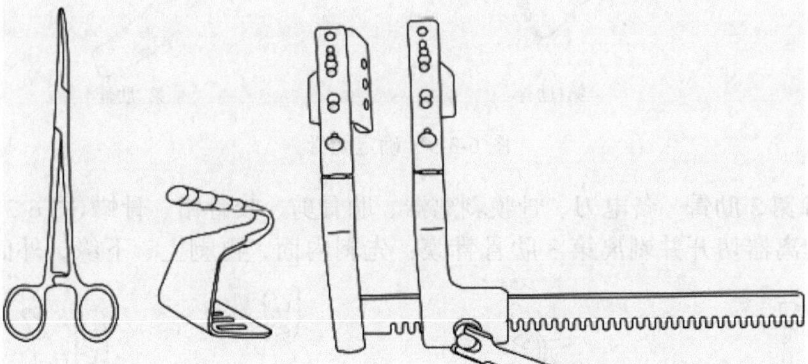

图 6-3-7　显露上部肋骨器械

A. 弯止血钳；B. 肩胛拉钩；C. 胸腔牵开器

4. 识别第 1 肋骨、第 2 肋骨　第 1 肋骨、第 2 肋骨的形状特点是肋骨上、下增宽成面，内、外侧变薄成缘。递肩胛拉钩提起肩胛骨，电刀分离前锯肌后筋膜，将左手伸入肩胛骨下，手指触及最高处为第 2 肋骨，确定第 3 肋骨(图 6-3-9)。

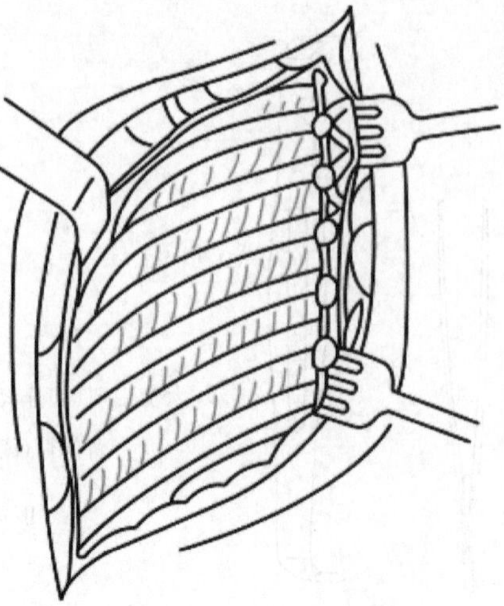

图 6-3-8 显露上部肋骨

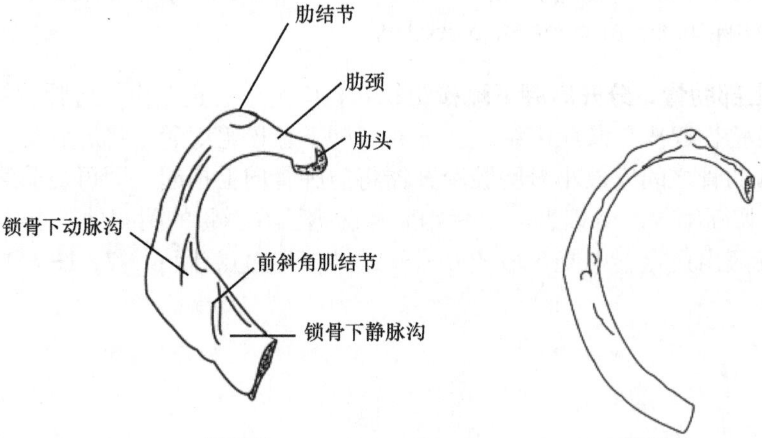

图 6-3-9 确定肋骨

5. 切除第 3 肋骨 备电刀、骨膜剥离器、肋骨剪、咬骨钳、骨蜡(图 6-3-10)。递电刀、骨膜剥离器切开并剥离第 3 肋骨骨膜：先剥内面，再剥上、下缘，外面将自行分

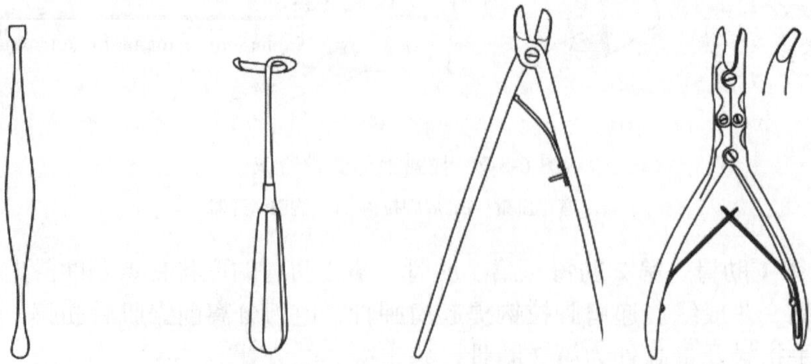

图 6-3-10 切除肋骨器械

A. 骨膜剥离器；B. 肋骨钩；C. 肋骨剪；D. 咬骨钳

离(图 6-3-11)。在横突上、下剪开横突间肌腱和韧带，递肋骨剪剪断第 3 肋骨的大部分，递咬骨钳将横突与残留的肋骨后端咬除，骨髓腔骨蜡止血。如前端切除不够，用咬骨钳或肋骨剪齐肋骨软骨关节处切断(图 6-3-12)。注意保护软骨膜以利骨再生，可防止术后出现胸壁反常运动。

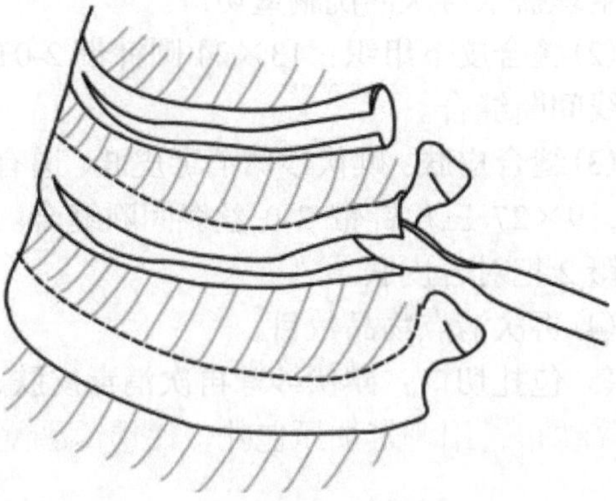

图 6-3-11　切除第 2、第 3 肋骨

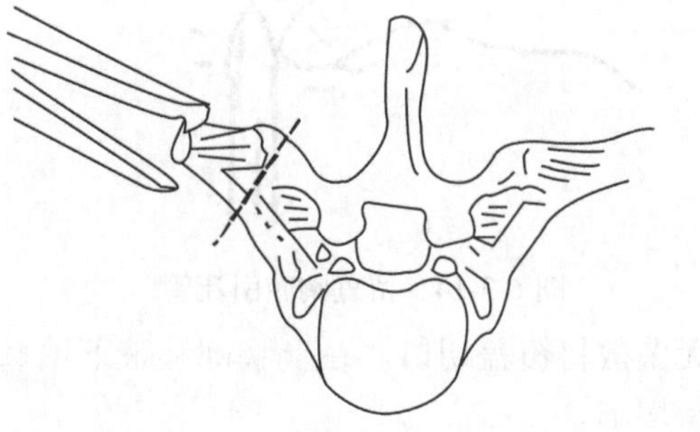

图 6-3-12　横断肋横突关节

6. 切除第 2 肋骨　递组织剪剪断附着在第 2 肋骨上的后斜角肌。因第 2 肋骨的外形结构特殊，骨膜剥离时应先切开和剥离外缘的骨膜，然后剥离上、下面，最后剥离内缘。递肋骨剪在骨膜下切除第 2 肋骨。

7. 切除第 1 肋骨　在切除第 2 肋骨后显露第 1 肋骨。切除第 1 肋骨时需特别谨慎。组织剪将前锯肌和中斜角肌附着处剪断后剥离骨膜，骨膜剥离的手法和顺序同第 2 肋骨。在将内缘骨膜大部剥开后，组织剪剪断附着在前斜角肌结节上的前斜角肌，内缘分离后，第 1 肋骨前段后上方的锁骨下动、静脉即自行塌陷。递肋骨剪切断第 1 肋骨后段，将该骨向外拉开充分显露，用骨膜剥离器剥离其余骨膜，递肋骨剪在贴近胸骨处剪除第 1 肋骨。

8. 冲洗、止血　备温热生理盐水冲洗创面，创面出血电凝充分止血，最后将肩胛骨复位。

9. 清点用物　清点器械、敷料等手术物品数目，并检查其完整性。

10. 放置引流管　备 28 号胸腔引流管 1 根，放置于肩胛下区。三角针带 0 号丝线固定引流管，连接胸腔引流瓶(图 6-3-13，图 6-3-14)。

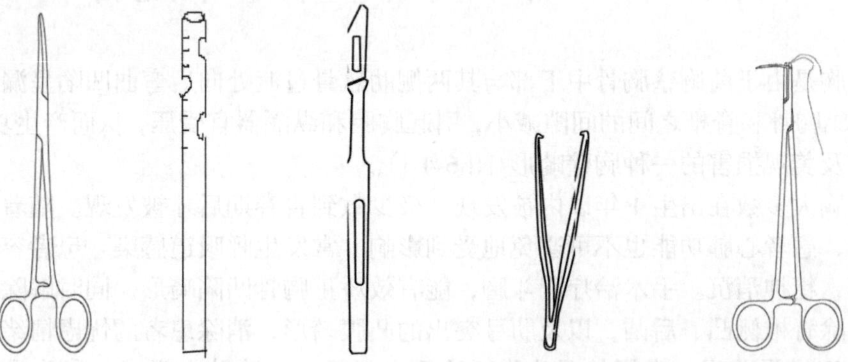

图 6-3-13　胸腔闭式引流安置器械

A. 中弯止血钳；B. 胸腔引流管；C. 11 号尖刀；D. 组织镊；E. 固定针线

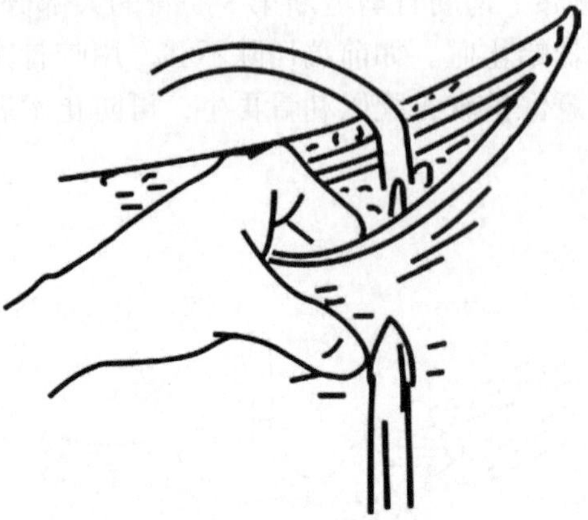

图 6-3-14　留置胸腔引流管

11. 关闭切口　备持针钳、组织镊、组织剪、甲状腺拉钩。

(1) 缝合各层肌肉：递组织镊、13×24 圆针带 0 号丝线间断缝合，缝合完毕后，备温热生理盐水再次冲洗胸壁切口。

(2) 缝合皮下组织：13×24 圆针带 2-0T 号丝线间断缝合。

(3) 缝合皮肤：碘伏纱球消毒皮肤，递有齿镊，9×27 三角针带 3-0 丝线间断缝合。有齿镊 2 把对合皮肤。

(4) 再次清点物品数目。

(5) 包扎切口：碘伏纱球再次消毒皮肤，无菌敷料覆盖切口。在上胸部和腋下填塞大量碎纱布，用绷带加压包扎，使局部胸壁保持塌陷。

12. 归还器械　分类退回清洗间并登记。

五、特殊关注点

(1) 剥离肋骨时创面大、出血多，容易导致血容量不足，引起循环功能紊乱，严重者出现低血压等，故术中应加强循环和呼吸功能的观察。及时根据手术需要做好输血的准备。

(2) 协助外科医生进行加压包扎。包扎时关注患者安全，防止坠床。

（黄　燕　冯　清　许宁惠）

第四节　漏斗胸矫治术手术配合

漏斗胸是由于前胸壁胸骨中下部与其两侧肋软骨过渡处向后弯曲凹陷呈漏斗样错位生长，造成胸骨和脊椎之间的间隙减小，引起胸腔和纵隔器官受压，从而产生功能障碍、外观畸形及美观损害的一种胸壁畸形（图 6-4-1）。

漏斗胸大多数在出生 1 年以内被发现，极少数到青春期后才被发现。随着胸廓畸形逐渐加重，患者心肺功能也不可避免地受到影响，常发生呼吸道感染。患者容易因此而性格孤僻，精神消沉。手术治疗漏斗胸，能有效矫正胸骨凹陷畸形，同时解除对心肺的压迫，解除脊椎侧凸、后凸，以及肋弓突出的凸腹畸形，消除患者的忧虑情绪和自卑心理，有助于增强美观。常用的漏斗胸矫治手术包括：①胸肋上举术；②胸骨反转术；③异物置入如 Nuss 术。分别适用于不同的年龄和畸形类型。随着微创技术的发展，Nuss 术被越来越多的患者接受。Nuss 术最早由 Nuss 于 1998 年报道，该术式是在胸骨凹陷最低点植入钛镍合金支撑条以抬高胸骨，纠正胸骨凹陷达到治疗的目的。现将微创胸腔镜辅助下Nuss术的手术配合介绍如下。

手术适应证：①中、重度对称性漏斗胸畸形；②年龄3～24岁，最佳年龄6～12岁；③心理负担严重，要求矫正外观的青少年；④易患上呼吸道感染，剧烈活动耐受性降低，气喘者；⑤心脏受压移位，心电图检查示心肌损害者。禁忌证：①严重的非对称性漏斗胸及局限凹陷非常重的漏斗胸；②轻度漏斗胸畸形而无症状者；③年龄<3岁。

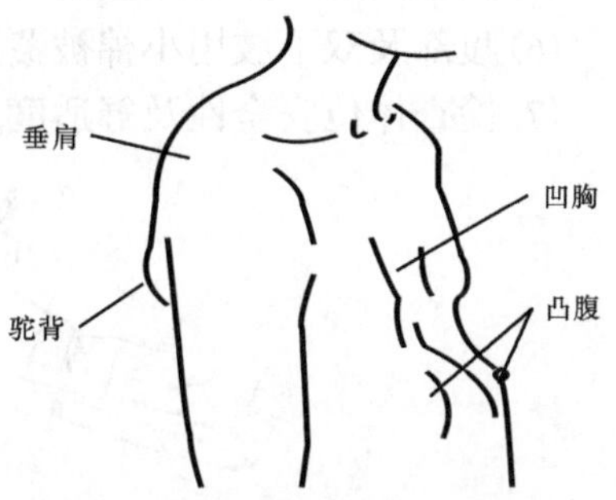

图6-4-1　漏斗胸的外观

一、手术用物准备

(一)常规用物

手术盆1个、手术衣4件、剖口单1张、桌单4张、治疗巾10张。

(二)手术器械

漏斗胸普通器械、漏斗胸特殊器械、胸腔镜镜头及导光束各1根。

(三)一次性用物准备

1. 常规物品　吸引管1根、吸引头1根、一次性电刀笔1个、电刀清洁片1张、剖胸套针1板、纱布10张、60cm×50cm医用粘贴膜1张、20cm×40cm无菌垃圾袋1个、灯柄2个、手套按需准备、3-0丝线×1包、2-0/T×1包、0号丝线×1包、1号丝线×1包、5号带针钢丝×1根、1号带针钢丝×2根。

2. 特殊用物　腔镜机组1套、胸骨固定金属支撑条2根、支撑条固定器4个。

二、手术体位

患者采取双上肢外展仰卧位(图6-4-2)。麻醉后，完成气管插管、有创动脉监测置管、留置导尿等操作。

(1)患者仰卧于手术台，后背垫体位垫使胸部抬高，便于切口暴露及术中操作。

(2)双上肢外展90°置于托手板上，高度与手术床平齐，用棉垫包裹后分别约束固定。

(3)双下肢在膝关节位置加保护垫后，用束脚带约束固定。

(4)电凝器负极板贴于患者体毛较少且肌肉丰富的大腿外侧。

(5)头架固定于主刀医生的对侧床头，高度约 5 0cm，下缘平眉弓。
(6)腹部及双下肢用小棉被覆盖保暖，尽量减少肢体暴露。
(7)检查体位安全性及舒适度。

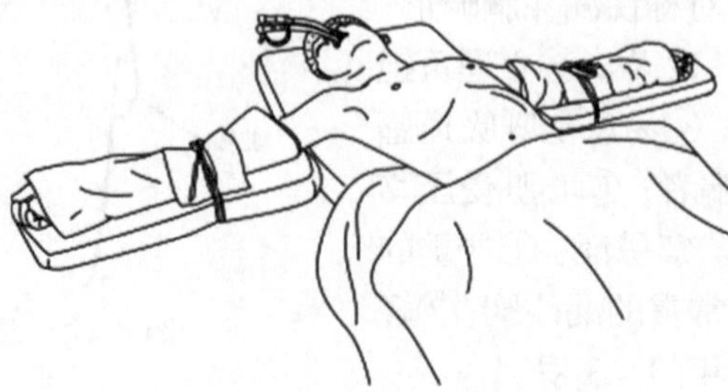

图 6-4-2　双上肢外展仰卧位

三、消 毒 铺 巾

按常规消毒铺巾。消毒范围：上自下颌、颈、肩、上臂的 1/2 处，下至肚脐水平，左右分别至腋后线(图 6-4-3)。

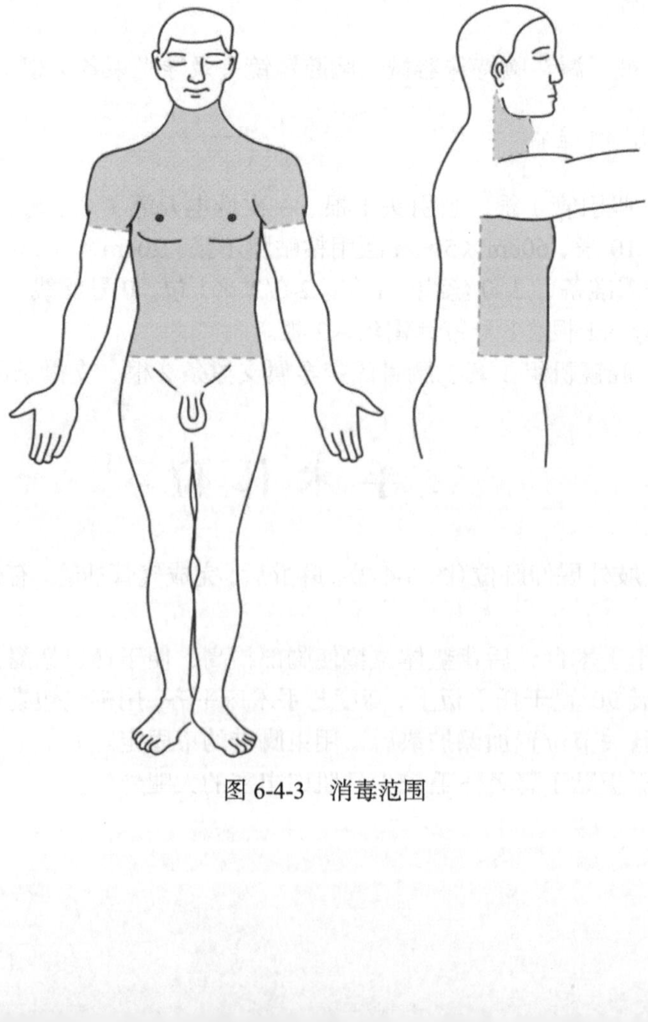

图 6-4-3　消毒范围

四、手术配合

（一）术前准备

1. 评估胸骨凹陷程度 通过测量胸廓横径及漏斗指数评估胸骨凹陷的程度（图6-4-4）。

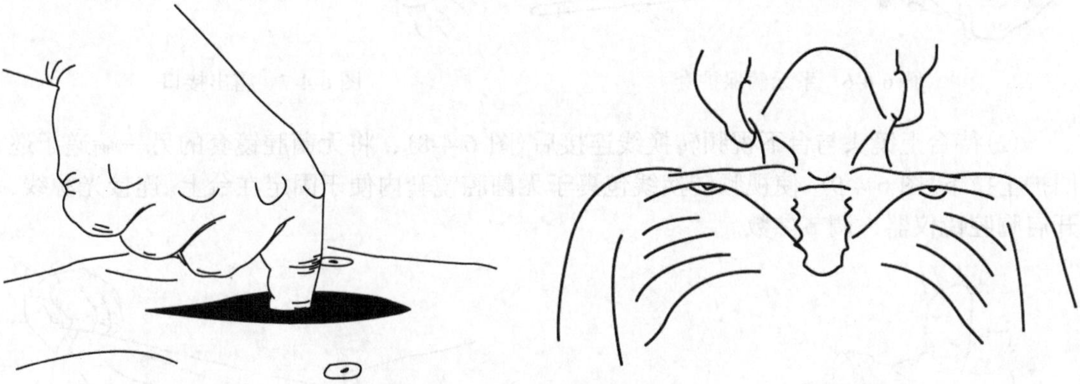

图 6-4-4 评估胸骨凹陷程度

2. 标记切口 用手术用标记笔分别在胸骨凹陷的起始点、最低点及切口处做标记（图 6-4-5）。

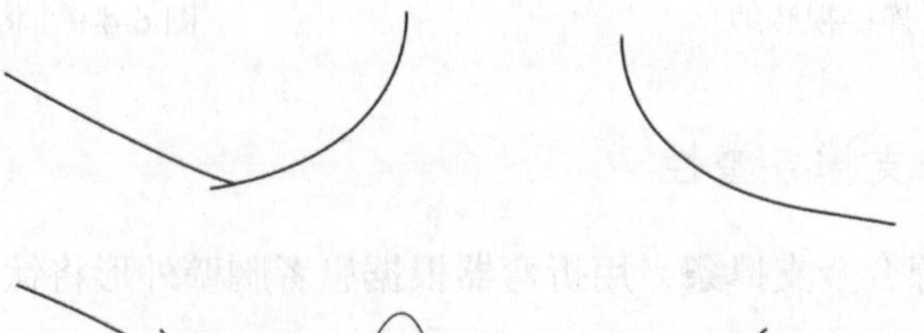

图 6-4-5 标记切口

（二）连接腔镜系统

（1）将腔镜镜头套入一次性无菌保护套，无菌保护套的一端在光源线接口以外的镜头尾部系牢，然后再将镜头接口从保护套中露出(图 6-4-6，图 6-4-7)。

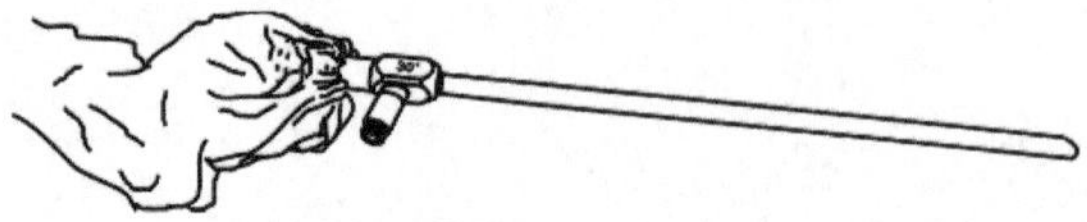

图 6-4-6　系无菌保护套

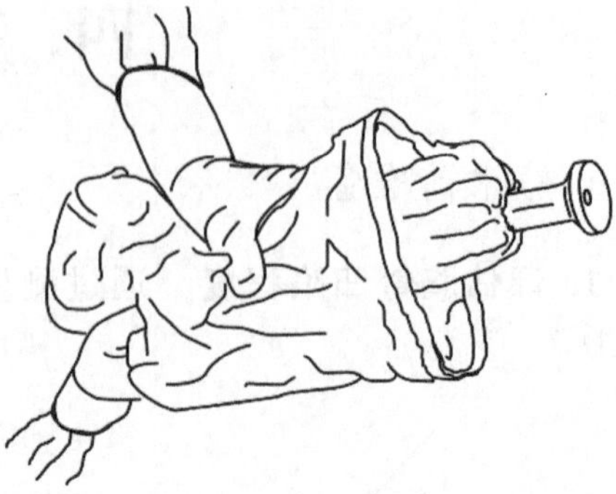

图 6-4-7　露出接口

(2)待台上镜头与台下视频转换线连接后(图 6-4-8)，将无菌腔镜套的另一端递予巡回护士拉下(图 6-4-9)，使视频转换线包裹于无菌腔镜套内便于固定在台上。连接光源线，开启胸腔镜仪器，调节参数。

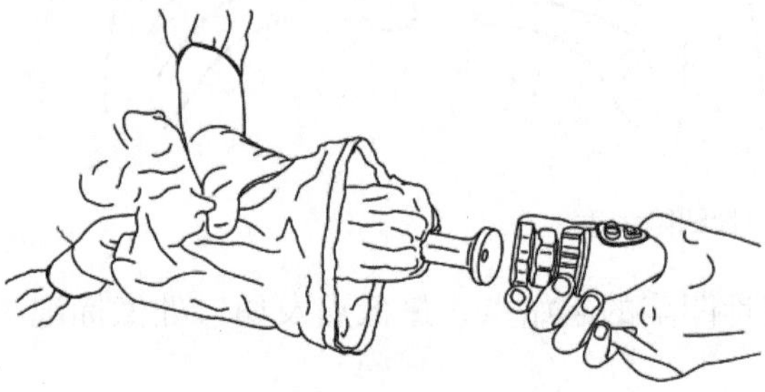

图 6-4-8　连接视频线

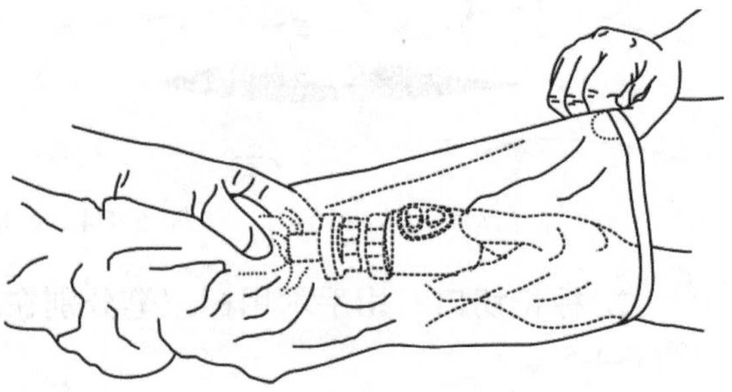

图 6-4-9　将保护套拉下

(三)钛镍合金支撑条塑性

选择合适的钛镍合金支撑条，用折弯器根据患者胸壁外形将钛镍合金支撑条量身塑造备用(图 6-4-10)。

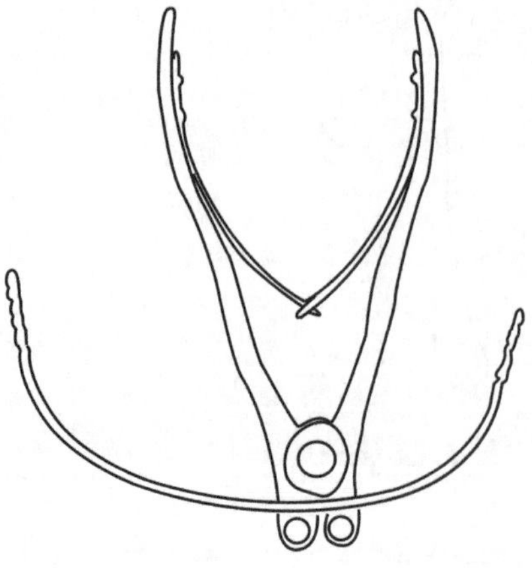

图 6-4-10　制备“弓”状支撑条

(四)清点手术用物

巡回护士、洗手护士共同清点，包括纱球、纱布、器械、缝针、刀片等台上所有用物，巡回护士准确登记在手术记录清点单上。

(五)三方核查

患者入室后、手术开始前、手术结束后，手术医生、麻醉医生、手术护士三方共同核查患者身份(性别、姓名、年龄)，手术方式，麻醉方式，手术部位及风险预警等内容。手术物品准备情况由器械护士向手术医生报告。确认后，巡回护士在三方核查表上签字。

(六)手术切口

经胸壁入路，手术切口位于腋前线和腋中线之间，平漏斗胸胸骨凹陷最低点(左右两侧相同)处。

1. 切开皮肤、皮下　备20号圆刀、组织剪、组织镊、甲状腺拉钩(图6-4-11)。

在两侧的腋中线位置各行2cm的切口，电刀切开皮下，电凝止血。

2. 置入胸腔镜　胸腔镜一般置于切口的下一个肋间。在切口下一肋间与腋中线交界处做1cm小切口。递20号圆刀切开皮肤、皮下，电凝止血。递中弯止血钳钝性分离胸壁肌肉及肋间肌肉，置入胸腔镜。

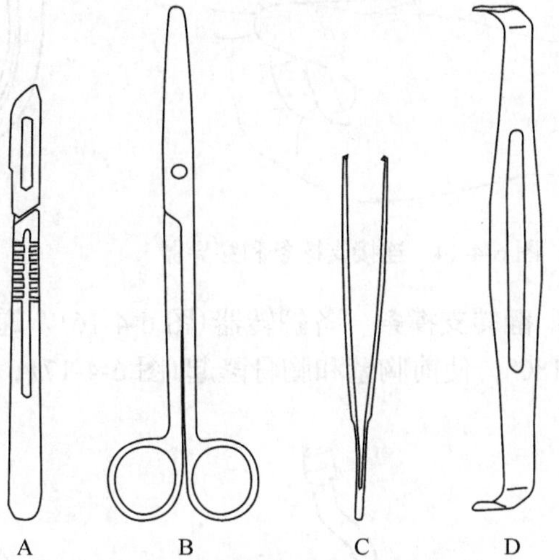

图6-4-11　切开皮肤、皮下器械

A. 20号圆刀及刀柄；B. 组织剪；C. 组织镊；D. 皮肤拉钩

3. 分离隧道　备中弯止血钳、隧道穿导器(图6-4-12)。递中弯止血钳分别钝性分离两侧胸壁肌肉与肋间肌，在胸壁肌层的深部和肋骨及肋间肌之间形成隧道。腔镜监视下的操作可以避免损伤心包和乳内动脉。隧道穿导器在可视情况下沿预定的肋间隙分离出隧道，在胸骨畸形最凹陷处使两侧隧道在胸骨后相通，至对侧切口穿出(图6-4-13)，并尽可能使隧道保持在胸膜外。

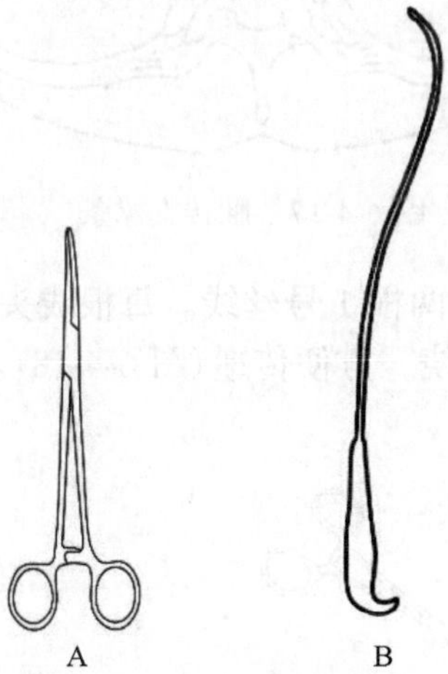

图6-4-12　分离隧道器械

A. 中弯止血钳；B. 隧道穿导器

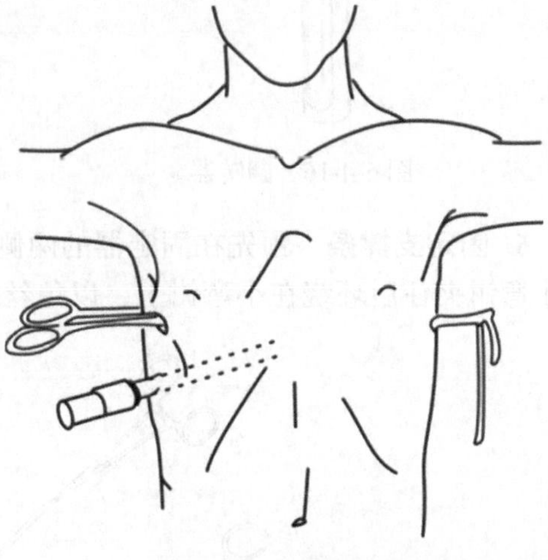
图6-4-13　分离隧道

4. 置入钛镍合金支撑条　将支架与隧道穿导器以套带连接(图6-4-14)，从对侧切口将支架“凹”面朝前拖过胸骨后方(图6-4-15)，观察心率及血压。

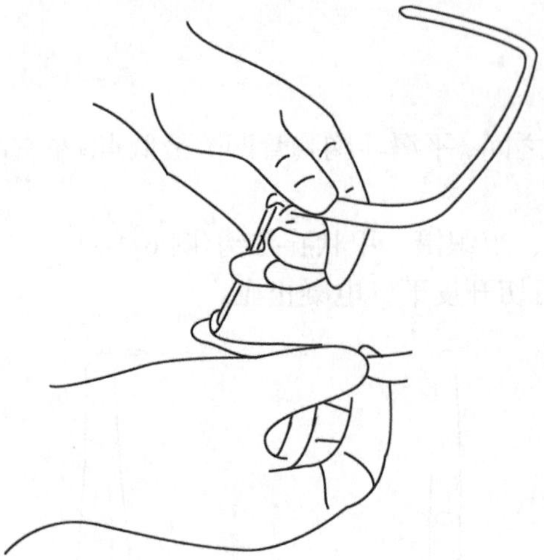

图 6-4-14　连接支撑条和穿导器

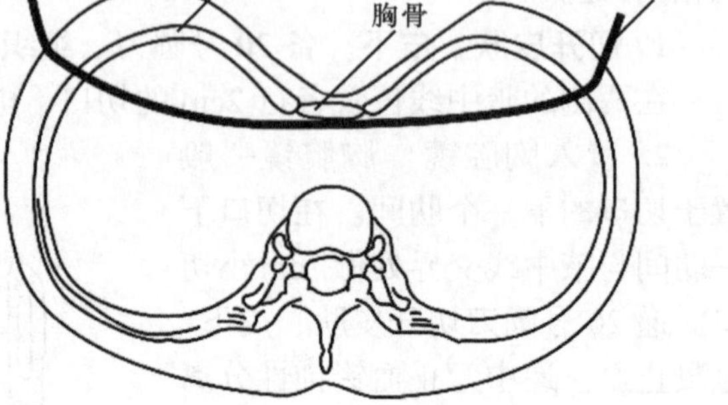

图 6-4-15　置入支撑条

5. 翻转支撑条　备翻转器(图 6-4-16)。递翻转器套入支撑条，使用翻转器将支撑条翻转 180°，使前胸壁和胸骨隆起(图 6-4-17)，前胸凹陷消失。

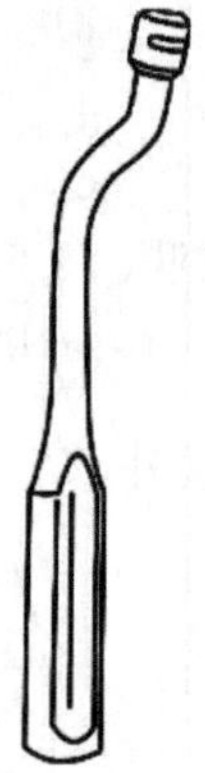

图 6-4-16　翻转器

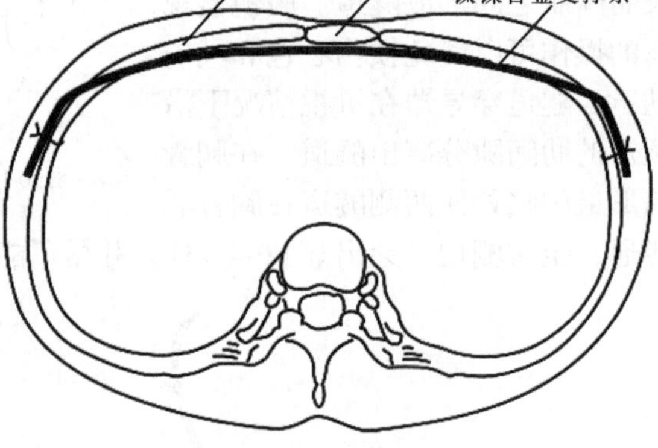

图 6-4-17　翻转支撑条

6. 固定支撑条　预先在固定器的两侧孔分别穿入两根 1 号丝线。每根线头尾相并，用小弯钳夹住后环绕在小弯钳上，以免丝线间相互缠绕，方便传递(图 6-4-18)。

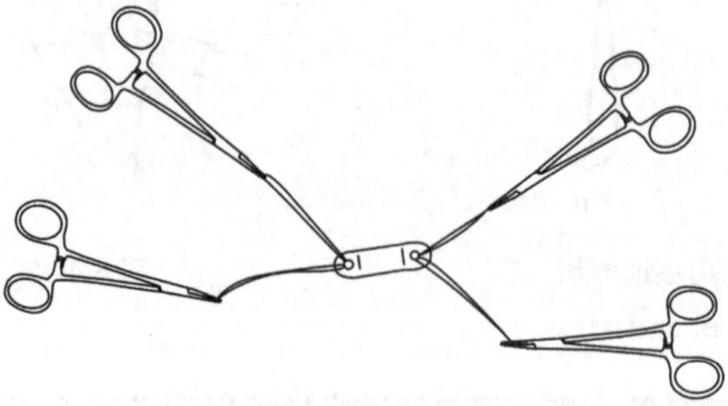

图 6-4-18　固定器侧孔穿入丝线

7. 固定器和支撑条的固定　递皮肤拉钩牵开胸壁肌肉组织，将支架套入固定器后，固定器和支撑条用 1 号胸骨钢丝在肋骨上做斜交叉固定。再以 5 号胸骨钢丝穿过固定器两侧孔将支撑条做横向缝合固定(图 6-4-19，图 6-4-20)。

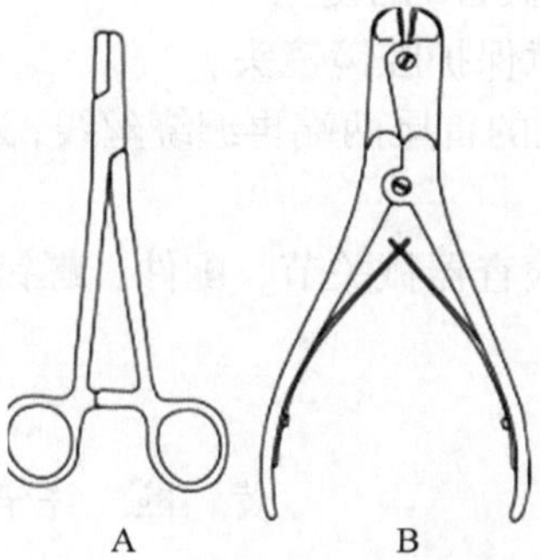

图 6-4-19　固定支撑条器械
A. 钢丝钳；B. 钢丝剪

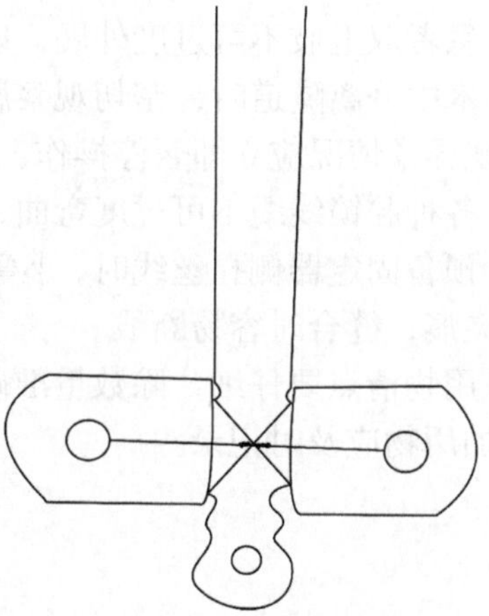

图 6-4-20　固定支撑条和固定器

8. 缝合固定器　将固定器上的 4 根 1 号丝线缝在肋骨骨膜上(图 6-4-21,图 6-4-22)。

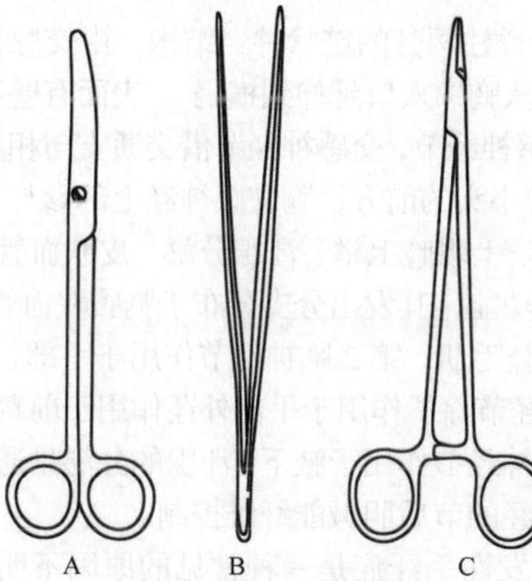

图 6-4-21　缝合固定器器械
A. 组织剪；B. 长平镊；C. 持针钳

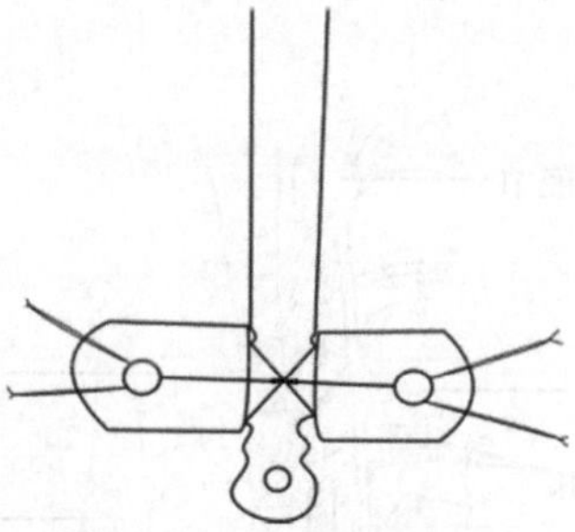

图 6-4-22　缝合固定器

(七)清点用物

纱布、纱球、缝针、器械。

(八)逐层关闭缝合切口

(九)器械归还

手术完毕将器械清点检查后擦去血污，送供应室清点、消毒。

五、特殊关注点

(1)患者双上肢不可过度外展，以免损伤神经。

(2)术中分离隧道时，密切观察患者的生命体征，尤其注意观察患者的血压、心率，一旦出现异常情况应立即暂停操作，解除对心脏和大血管的压迫。

(3)各种腔镜线缆不可过度弯曲、打结，术中注意保护腔镜镜头。

(4)预备固定器侧孔丝线时，小弯钳只可夹住丝线的首尾两端再缠绕丝线，避免丝线中段有夹痕，缝合时容易断线。

(5)用物清点要仔细，除数量准确外，尤其注意检查器械关节、配件、螺钉、螺帽，术中添加用物应及时记录。

（黄　燕　许宁惠）

第五节　胸腔镜下胸交感神经链切断术手术配合

交感神经链的相关解剖：胸交感神经干是位于脊柱两旁的链状神经结构，由交感神经节和节间支组成，呈串珠状(图 6-5-1)，左右各一，从胸廓入口延伸到横膈，表面有壁层胸膜覆盖。每一条交感神经链都发出内脏支到胸部交感神经节，交感神经节借交通支与相应的脊神经相连。胸交感神经节有 10～12 对，位于肋骨小头的前方，胸交感神经上部参与了瞳孔调节、上眼睑上举、汗腺分泌、皮肤血管的收缩等功能，其发出分支分布于胸腹壁血管、汗腺、竖毛肌。第 2 胸神经节作用于手部，第 3 胸神经节除了作用于手部外还作用于前臂，第 4 胸神经节作用于腋下。汗腺的分泌是通过交感神经的节后胆碱能纤维控制。

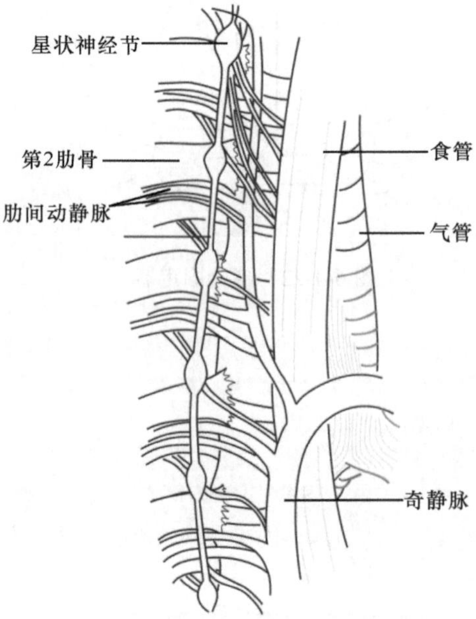

图 6-5-1　胸交感神经链

原发性手汗症是一种常见的原因不明的局部多汗症，多见于青少年，它以不受外界温度影响的双手汗腺分泌异常增多为特点。原发性手汗症可以单独出现，也可同腋窝、足底等多部位多汗同时出现。常自幼儿时期出现症状，至青春期逐渐加重，在精神紧张、感情冲动、手部活动增加时更加明显，严重的甚至出现手部滴汗症状，双手呈“洗手样”。患者常出现心理和精神负担，严重影响生活和工作。其病因不明，大多数学者认为与交感神经过度兴奋有关。内科药物治疗效果欠佳。采用胸交感神经链切断术治疗手汗症的目的是使双手汗液分泌亢进的状态降到患者可以接受的程度。同时此方法也可用于治疗心绞痛、原发性高血压、支气管哮喘、面部潮红症、消化性溃疡、腋汗症、晚期癌痛等。传统的手术方式是在双侧胸壁各切一个 20cm 的切口，此术式创伤大，出血多，患者术后胸壁切口疼痛。90 年代以来，随着微创手术的开展，胸腔镜技术也应用到胸交感神经切断术中，使得手汗症的手术治疗微创化。胸腔镜下胸交感神经切断术只需在胸壁上切两个 1cm 左右的小切口就能完成手术，此手术方式以它操作简单、安全可靠、创伤小、可同时完成两侧手术而成为治疗手汗症的首选术式并广泛应用于临床。适应证：①治疗手汗症采用交感神经链切断术的良好效果，是药物治疗难以达到的，因此该病是手术治疗的较好的适应证；②药物治疗无效的先天性长 QT 综合征，反复晕厥，有时出现致命性的心律失常患者；③上肢血管痉挛性疾病；④与交感神经营养不良有关的反射性上肢慢性疼痛。禁忌证：①有手术史或胸膜炎病史，胸腔有粘连的患者；②不能耐受单肺通气的患者。

一、手术用物准备

（一）常规用物

手术盆 1 个、手术衣 6 件、剖口单 1 张、桌单 4 张、治疗巾 10 张。

（二）手术器械

胸腔镜普通器械 1 包、胸腔镜特殊器械 1 包、超声刀 1 套。

（三）一次性用物

1. 常规物品　吸引管 1 根、吸引头 1 根、电刀笔 1 支、电刀清洁片 1 张、胸科套针 1 板、50cm×60cm 医用粘贴膜 1 张、一次性使用冲洗器 1 个、一次性使用灯罩 2 个、一次性使用无菌垃圾袋 1 个、带钡丝纱布 5 张、11 号刀片×1 张、16 号橡胶尿管 1 根、3-0 丝线×1 包、2-0/T 丝线×1 包、0 号丝线×1 包、手套按需准备。

2. 特殊用物　一次性使用 20cm×200cm 无菌保护套 1 个、5mm 穿刺鞘 2 个、皮肤温度传感器 1 个。

3. 皮内缝线　4-0 可吸收缝线 1 根。

二、手术体位

患者采取双上肢外展仰卧位（图 6-5-2）。

（1）选择 16G 留置针于上肢建立静脉通道。麻醉后，完成气管插管、有创动脉监测置管、留置导尿等操作。

（2）患者仰卧于手术台，后背垫体位垫使胸部抬高，便于切口暴露及方便术中操作。

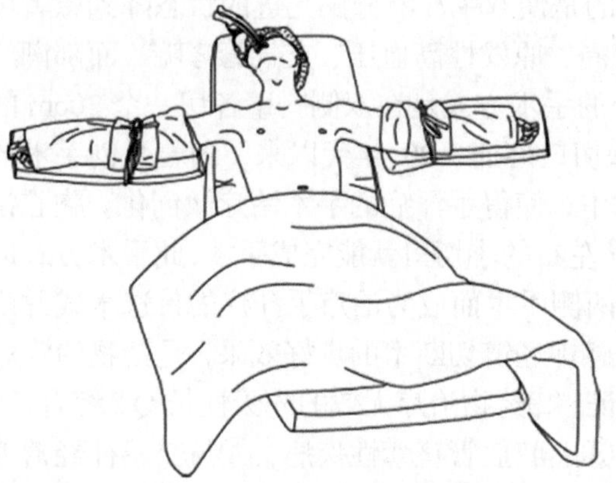

图 6-5-2 双上肢外展仰卧位(上半身抬高)

(3) 双上肢外展 90°，前臂伸直置于托手板上，或屈肘呈双手抱头状，水平高度与手术床平齐，以棉垫包裹后分别用约束带固定。

(4) 双下肢在膝关节位置加软垫后，用束脚带约束固定。

(5) 电凝器负极板贴于患者体毛较少，且肌肉丰富的近切口的大腿外侧。

(6) 头架固定于主刀医生的对侧床头，高度约 5 0cm，下缘平眉弓。

(7) 腹部及双下肢用小棉被覆盖保暖，尽量减少肢体暴露。

(8) 抬高手术床头 30°～45°。

(9) 将温度传感器固定在患者的手部做皮肤温度监测。

(10) 手术床向非手术侧倾斜，术侧升高 10°～20°。

(11) 检查患者体位安全和舒适度。

三、消 毒 铺 巾

按常规消毒铺巾，消毒范围：上自下颌、颈、肩、上臂的 1/2 处，下至肚脐水平，左右分别至腋后线(图 6-5-3)。

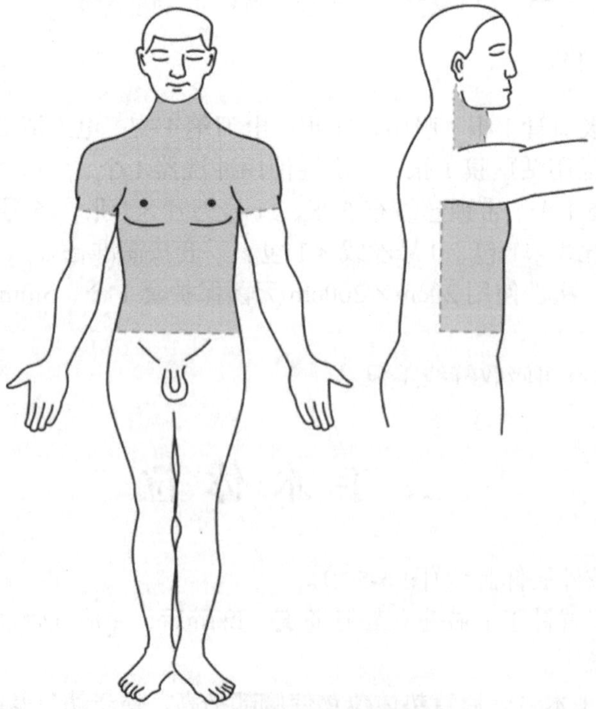

图 6-5-3 交感神经链切断术消毒范围

四、手 术 配 合

（一）术前准备

1. 仪器设备认真检查　充分准备，正确连接，保障有效使用。

2. 标记切口　腋前线第3肋间，腋中线5肋间（左右两侧相同）（图6-5-4）。

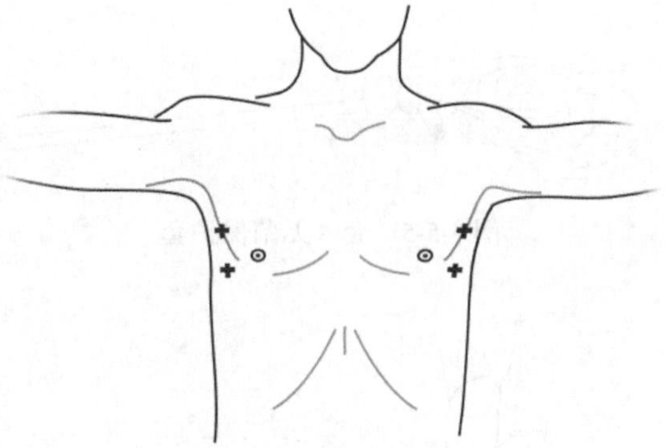

图 6-5-4　手术切口

（二）清点用物

巡回护士、洗手护士共同清点，包括纱球、纱布、器械、缝针、刀片等台上所有用物，巡回护士准确登记在手术清点记录单上。

（三）三方核查

患者入室后、手术开始前、手术结束后，由手术医生、麻醉医生、手术护士三方共同核查患者身份（性别、姓名、年龄），手术方式，麻醉方式，手术部位及风险预警等内容。手术物品准备情况由器械护士向手术医生和麻醉医生报告，确认后，由巡回护士在三方核查表上签字。

（四）连接腔镜机组

（1）将无菌保护套套入台上镜头，无菌保护套的一端在镜头光纤接口以外的尾部系牢（图 6-5-5），然后向镜头头端反向滑拉保护套，将镜头接口从保护套中露出（图6-5-6）。

（2）待台上镜头与台下视频转换线连接后（图 6-5-7），将无菌保护套的另一端递予巡回护士拉下（图 6-5-8），使镜头线包裹于无菌保护套内便于固定在台上。连接光源线，开启胸腔镜仪器，调节参数。

（五）经胸壁入路

1. 建立第一操作孔

（1）切开皮肤、皮下：备10号刀片、组织镊、电刀笔。递手术刀于腋中线第5肋间切开皮肤，电刀切开皮下，电凝止血。

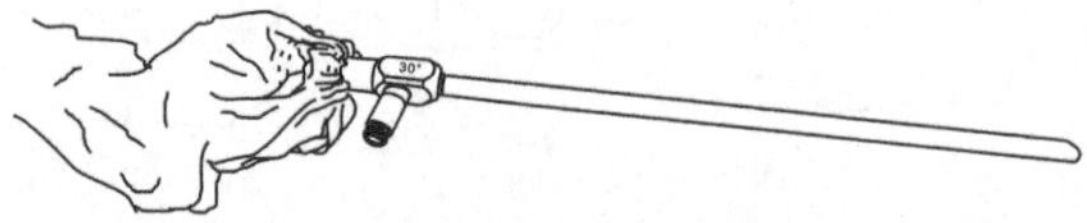

图 6-5-5 套入无菌保护套

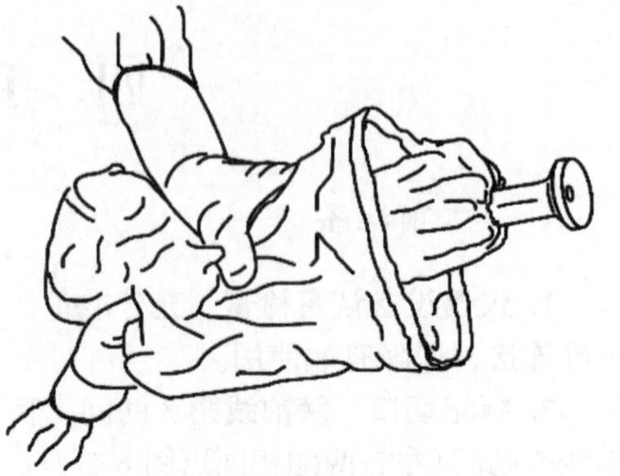

图 6-5-6 露出镜头接口

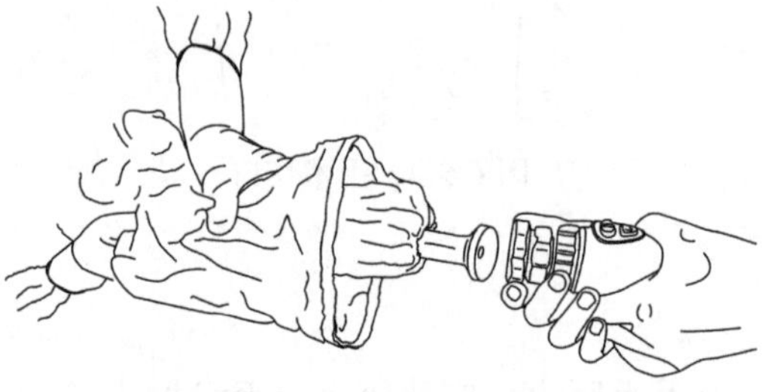

图 6-5-7 连接镜头和视频转换线

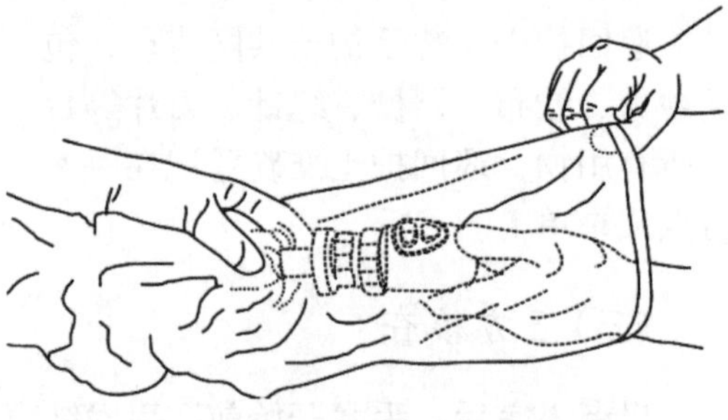

图 6-5-8 巡回护士将无菌保护套拉下

(2)分离肋间肌，置入穿刺鞘：备弯血管钳、5mm 穿刺鞘。递中弯血管钳钝性分离肋间肌肉，在穿透胸壁进入胸腔前，嘱麻醉医生行单肺通气，穿透胸壁后撑开胸壁肌肉，进入胸腔，置入 5mm 穿刺鞘，放入胸腔镜(图 6-5-9，图 6-5-10)。

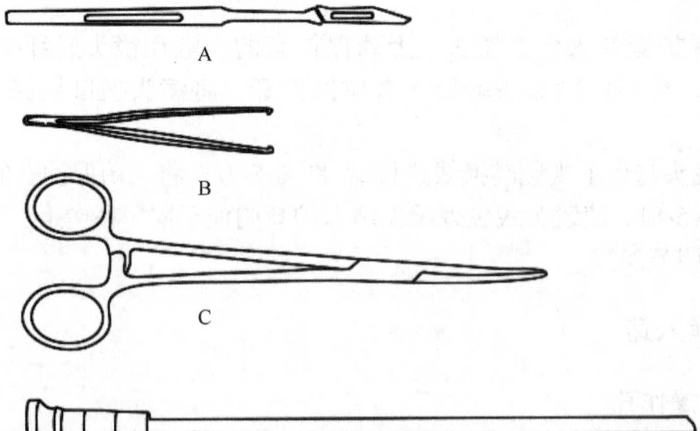

图 6-5-9 建立操作孔器械

A. 11 号刀片及刀柄；B. 组织镊；C. 弯血管钳；D. 胸腔镜；E .5mm 穿刺鞘

2. 建立第二操作孔 于腋中线第3肋间用11号刀片切开皮肤，电刀切开皮下，电凝止血。递中弯血管钳分离肋间肌肉，穿透胸壁后撑开胸壁肌肉，进入胸腔，置入5mm穿刺鞘。

3. 探查胸腔，切断交感神经 备吸引器、电凝钩(图6-5-11)。递电凝钩吸引器确定交感神经干和第2肋骨，分离、切开交感神经干一侧的壁层胸膜(图6-5-12)，解剖、分离交感神经干T2～T4后，递电凝钩烙断，电凝止血(图6-5-13)。

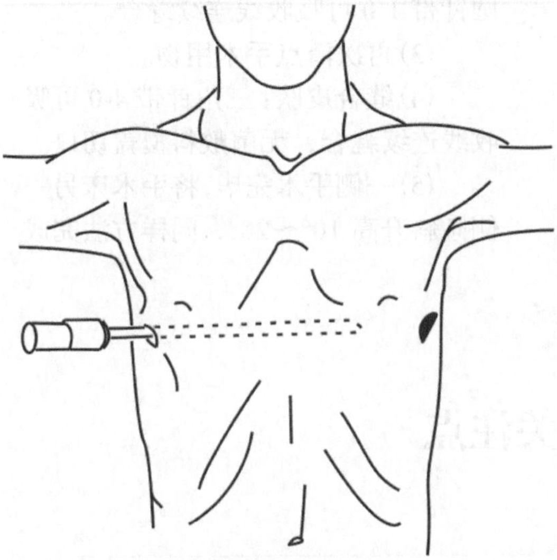

图6-5-10 建立操作孔

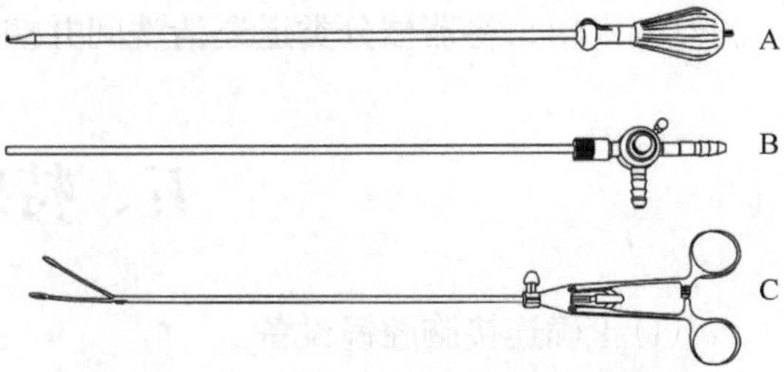

图6-5-11 游离及切断交感神经的器械

A. 电凝钩；B. 吸引器；C. 腔镜环钳

4. 观察手部温度变化 交感神经干切断后5～10分钟，手部温度可升高2～3℃，掌心干燥温暖可视为治疗有效。

5. 排出胸腔内气体 备16号橡胶导尿管1根、腔镜环钳。递腔镜环钳夹持尿管从器械操作孔放入胸腔，将尿管连接负压吸引，嘱麻醉医生膨肺(图6-5-14)。待排出胸腔内气体，肺充分复张后，拔出导尿管和穿刺鞘，及时封闭切口。

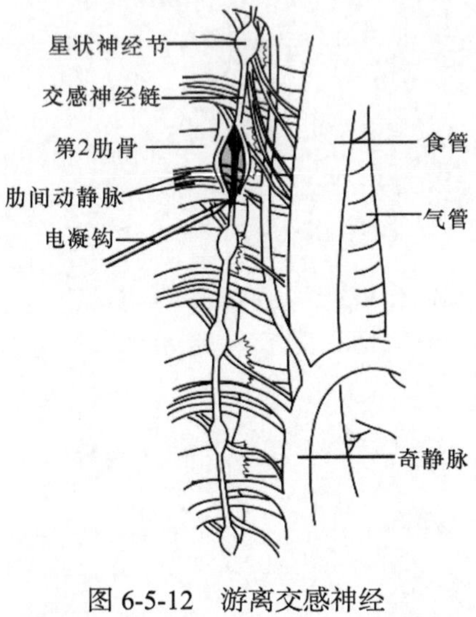

图6-5-12 游离交感神经

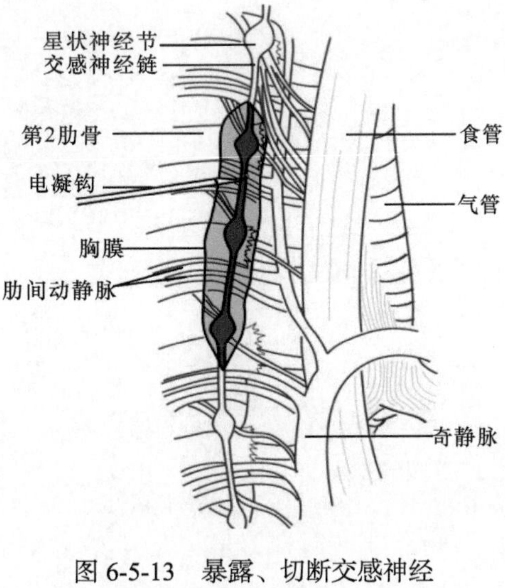

图6-5-13 暴露、切断交感神经

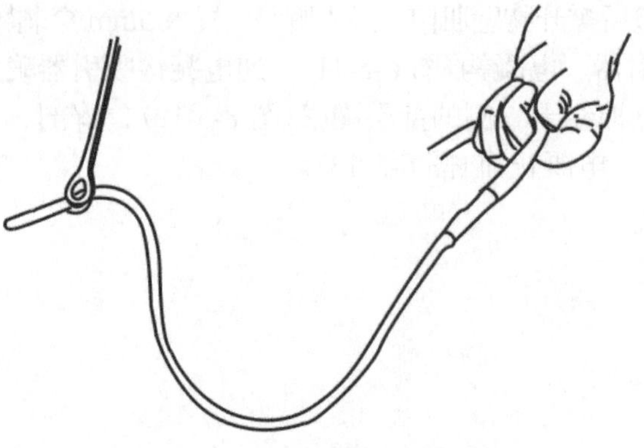
图 6-5-14 排出胸腔内气体

（六）缝合胸壁切口

(1) 洗手护士和巡回护士共同清点手术用物。

(2) 缝合胸膜及胸壁肌肉、皮下：圆针带 1-0 可吸收线连续缝合。

(3) 再次清点手术用物。

(4) 缝合皮肤：三角针带 4-0 可吸收线连续缝合，无菌敷料覆盖切口。

(5) 一侧手术完毕，将手术床另一侧倾斜升高 10°～20°，同样方法完成对侧交感神经切断术。

(6) 术毕，将器械分类退还清洗间并登记。

五、特殊关注点

(1) 正确连接胸腔镜设备。

(2) 双上肢避免过度外展，处于功能位。

(3) 注意观察手部温度变化，特别是切断交感神经干后的数分钟内。

(4) 切断交感神经干后，应特别关注心率和血压的变化，并准备好急救药品，以防止意外的发生。

（黄　燕　许宁惠）

第七章　普胸外科其他手术配合

第一节　肺棘球蚴病手术配合

肺棘球蚴病(肺包虫病)的概念：棘球蚴病(echinoococcosis disease)是人类感染棘球蚴的幼虫所致的疾病。包虫囊肿以发生在肝脏为多，其次为肺。肺棘球蚴病是棘球蚴绦虫的幼虫寄生在人体肺部所致的寄生虫病，人畜共患，常被人们称为“包虫病”。本病最多见于畜牧地区，遍及世界各地，特别是南美洲、新西兰、澳大利亚等，我国主要分布在内蒙古、西藏、甘肃、新疆等省区。肺棘球蚴可分为以下四型：①肺内单纯型：单发或多发，或合并内外囊之间轻度感染；②胸内复杂型：囊肿已明显感染，合并肺部感染，且有局部支气管扩张；③胸腹联合型：膈下肝顶部囊肿感染后浸润膈肌造成肝棘球蚴囊腔与胸膜腔或支气管相通，形成胆道-支气管瘘；④膈下肝顶型：术前 X 线片不易与肺右下叶病变鉴别，B 超已证实为肝顶棘球蚴囊肿。

肺棘球蚴病病理表现：成虫寄生在犬小肠中，卵随着粪便排出后污染食物，人或家畜进食后，在上消化道中卵壳经胃液消化而孵化成幼虫，即六钩蚴，后穿过消化道黏膜进入血液。75%～80%的蚴留在肝内，8%～15%的六钩蚴通过肝进入肺及其他器官。六钩蚴进入肺后，逐渐发育成棘球蚴囊肿，由于肺组织疏松，血液循环丰富，蚴在肺内生长速度比在肝脏内快，平均每年增长至原体积的 1～2 倍，可达 2～6mm。棘球蚴囊肿含有外囊和内囊。内囊又分两层，外层是没有细胞结构的角质层；内层是发生层，分泌无色透明水样囊液，并向囊腔生长许多带蒂的小泡，称为发生囊，其内有许多棘球蚴头节。内、外囊间为潜在的腔隙，无液体和气体，无粘连。

肺棘球蚴病临床表现：肺棘球蚴囊肿如无并发症可存在多年而无症状，可因囊肿大小、数目、部位而不同。当囊肿逐渐长大压迫周围肺组织时则有轻微的胸痛，产生相应的肺部及纵隔压迫症状，引起咳嗽、气急等。巨大囊肿使胸内压力增高，位于肺门附近的，可能有呼吸困难；若食管受压，有吞咽困难。肺尖部囊肿压迫臂丛和颈交感神经节，引起 Pancoast 综合征及 Horner 征。囊肿穿破入支气管时，患者先有阵发性咳嗽、少量咯血，继而咳出大量透明囊液，偶尔部分内囊皮被咳出，痰中可找到头节、棘球蚴囊。囊肿破入胸膜腔，则形成液气胸，继而成脓胸。患者常伴有过敏反应，严重的可休克。

肺棘球蚴病的诊断：

(1)来自流行病区，有羊犬接触史。

(2)胸部 X 线片及 CT 检查是诊断肺棘球蚴病的重要方法。

1)单纯性肺棘球蚴囊肿表现为边缘整齐、密度均匀、圆形或椭圆形阴影(图 7-1-1)。

2)肺棘球蚴囊肿合并破裂感染，已破囊肿的内外囊之间出现充气带，其 X 线片改变为“新月形”(图 7-1-2)，或者见囊内液平面，其上漂浮内囊皮的“水上浮莲征”(图 7-1-3)。

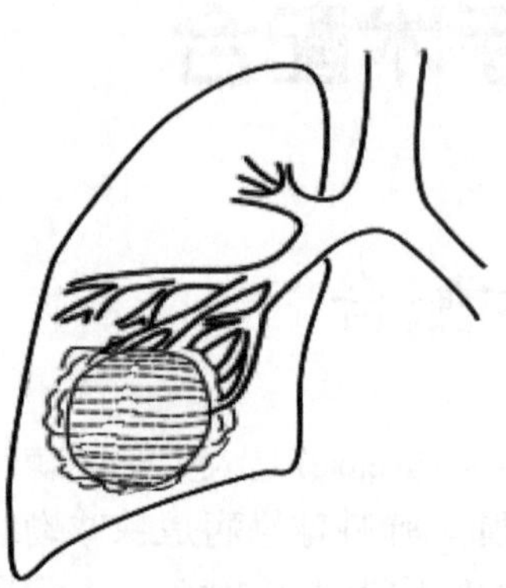

图 7-1-1 肺棘球蚴囊肿呈椭圆形阴影

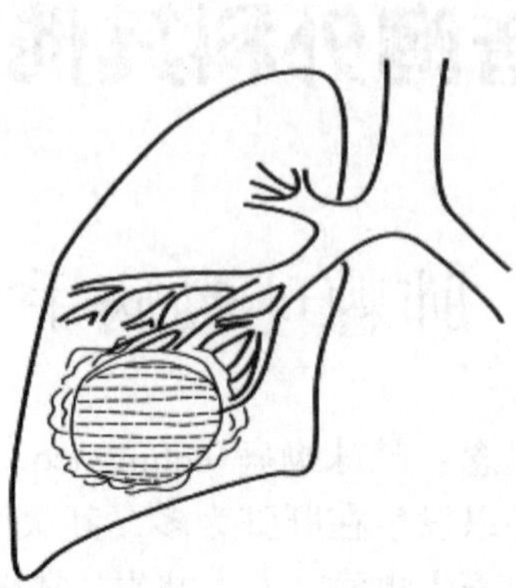

图 7-1-2 新月形

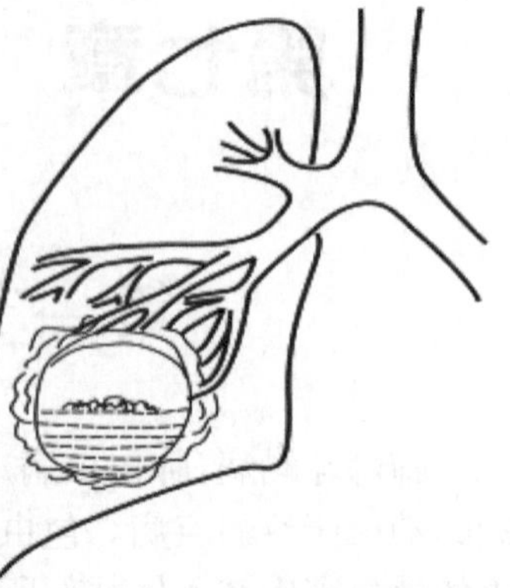

图 7-1-3 水上浮莲征

3）棘球蚴内皮试验：是较简单方便的检查方法，其阳性率为 80%～90%。

4）B 超检查可确定肺棘球蚴囊肿的部位、数量及大小。

肺棘球蚴病手术指征：肺棘球蚴病是棘球绦虫的幼虫寄生在人体肺部所致的寄生虫病，属良性病变，目前，药物疗法仅用于多发囊肿无法手术的患者。肺棘球蚴囊肿一般呈进行性生长，能"自愈"的极少，绝大多数迟早将因囊内压力增加而破裂，产生严重并发症，其治疗方案至今仍主要为外科手术治疗，因此要及时确诊并进行手术。下面就右肺棘球蚴内囊穿刺摘除，进行阐述。

一、手术用物准备

（一）常规用物

手术盆 1 个、桌单 4 张、剖口单 1 张、手术衣 6 件、治疗巾 10 张。

（二）手术器械

1. 肺叶器械 1 件、胸腔牵开器 1 件、肋骨切除器 1 件（见第一章第三节腔镜器械）。

2. 特殊器械 内囊穿刺针 1 件（图 7-1-4）。

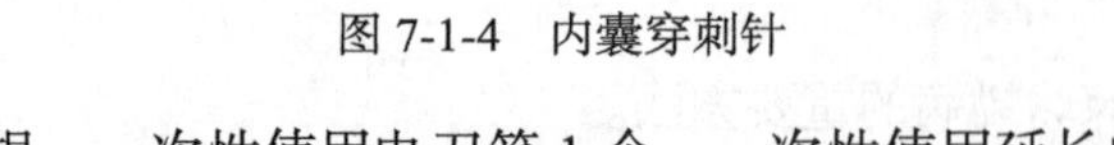

图 7-1-4 内囊穿刺针

（三）一次性用物准备

1. 常规一次性物品 一次性使用吸引管 1 根、一次性使用吸引头 2 根、一次性使用电刀笔 1 个、一次性使用延长电极 1 根、电刀清洁片 1 张、剖胸套针 1 板、骨蜡 1 块、50cm×60cm 医用粘贴膜 1 张、一次性使用冲洗器 1 个、36 号胸腔引流管 1 根、24 号菌形尿管按需准备、一次性使用灯罩 2 个、一次性使用无菌垃圾袋 1 个、带钡丝纱布 10～20 张、3-0 丝线×3 包、2-0 丝线×3 包、0 号丝线×3 包、1 号丝线×3 包、11 号刀片×1 个、20 号刀片×2 个、手套按需准备。

2. 特殊一次性物品 3-0 无损伤缝线 1 根、黑方纱 3 张、20%高渗盐水 100ml、消毒食盐 1 包(600g)。

二、手术体位

左侧卧位，摆放流程见第一章第四节。

三、消毒铺巾

消毒铺巾见第一章第五节。

四、手术配合

(一)切皮前准备

(1)器械护士和巡回护士共同清点器械、纱布、纱球、缝针、刀片等所有用物数量，并检查其完整性，巡回护士将其准确登记在器械清点单上。调试电刀笔，连接吸引器，安装灯柄罩。

(2)手术切口位于右胸第 5 肋间后外侧，做一弧形切口(图 7-1-5)。

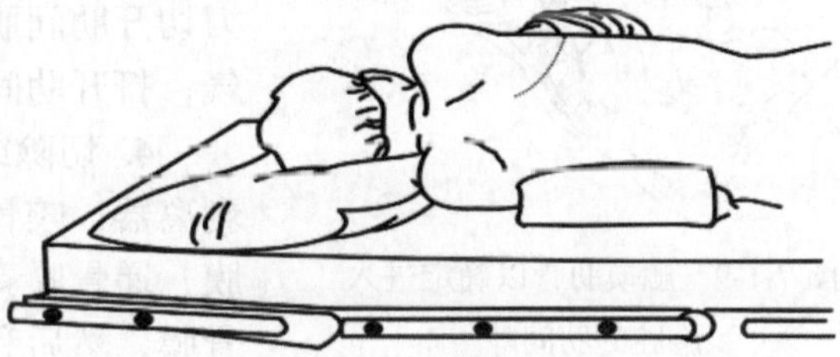

图 7-1-5 右侧胸壁切口

(二)开胸

1. 切开皮肤、皮下组织 备手术刀、组织剪、组织镊、皮肤拉钩、一次性电刀笔。三方核查准确无误后递给手术医生 20 号手术刀切开皮肤，电刀切开皮下组织，电凝止血(图 7-1-6)。

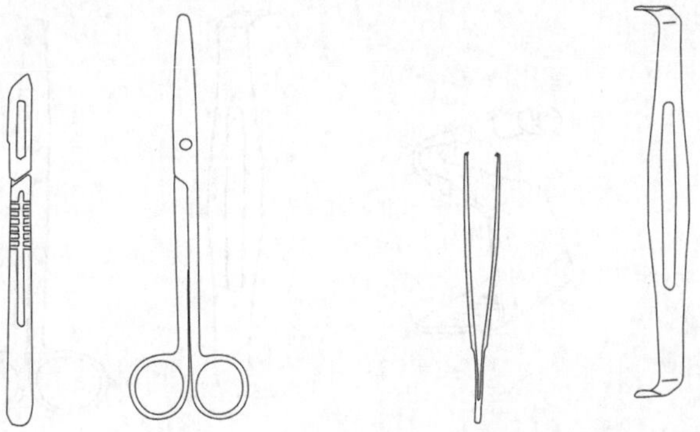

A B C D

图 7-1-6 切开皮肤的器械

A. 手术刀；B. 组织剪；C. 组织镊；D. 皮肤拉钩

2. 切开背阔肌、前锯肌 备甲状腺拉钩、肩胛拉钩、电刀笔。电刀游离背阔肌，并切断附着处组织，电刀切开前锯肌，手术医生用手指挑起前锯肌，分离前锯肌的附着点，小血管分支电凝止血(图 7-1-7，图 7-1-8)。

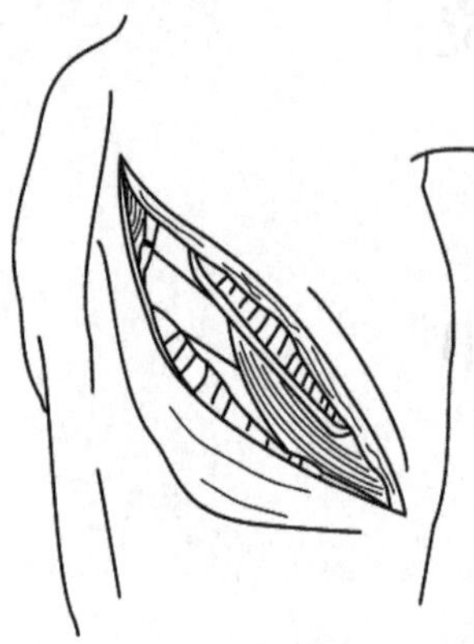

图 7-1-7 切开胸壁肌肉

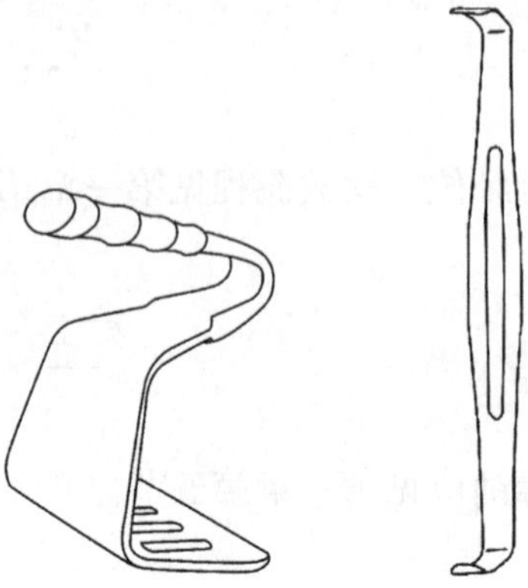

A B

图 7-1-8 切开胸壁肌肉所需器械

A. 肩胛拉钩；B. 皮肤拉钩

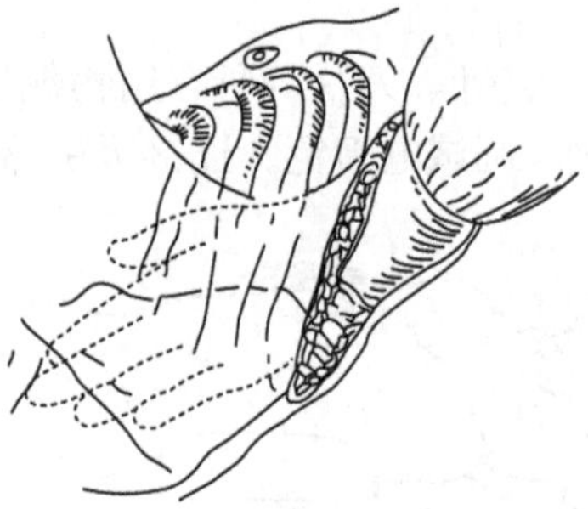

图 7-1-9 触摸肋骨以确定进入胸腔的肋间隙

3. 切开肋间肌 助手用肩胛拉钩提起肩胛骨，电刀分离前锯肌后筋膜，将手伸入肩胛骨，上到下触摸肋骨以确定需要切开的肋间。递电刀笔从后向前沿肋骨下缘分离肋间肌。备肋骨剪、电刀笔，电刀切开肋间肌，电凝止血，嘱麻醉师行右肺单肺通气，打开肋间隙(图 7-1-9，图 7-1-10)。

4. 切除或切断肋骨 备肋骨剪、肋骨钩、骨膜剥离器、咬骨钳。用电刀沿目标肋骨的纵轴切开骨膜，递骨膜剥离器沿电刀切开处剥离肋骨外侧缘的骨膜，然后利用骨膜剥离器的弯角部分从后向前剥离肋骨上缘的骨膜，从前向后剥离肋骨下缘的骨膜。肋骨钩剥离肋骨内侧面的骨膜，递肋骨剪剪断肋骨，或不剥离骨膜用肋骨剪直接剪断肋骨。肋骨骨髓腔骨蜡止血。肌肉出血电凝止血(图 7-1-11，图 7-1-12)。

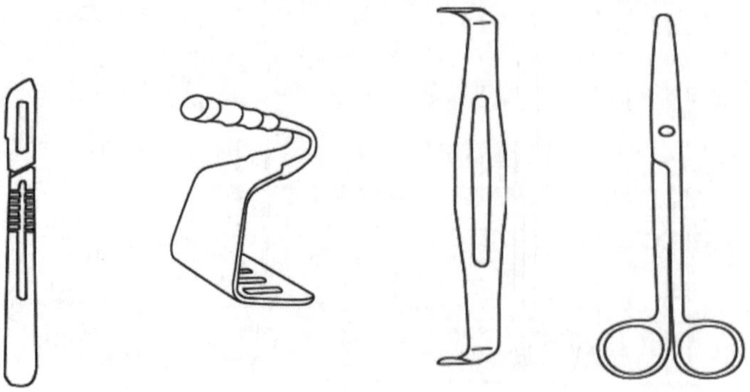

A B C D

图 7-1-10 进入肋间隙器械

A. 20 号刀片及刀柄；B.肩胛拉钩；C. 皮肤拉钩；D.组织剪

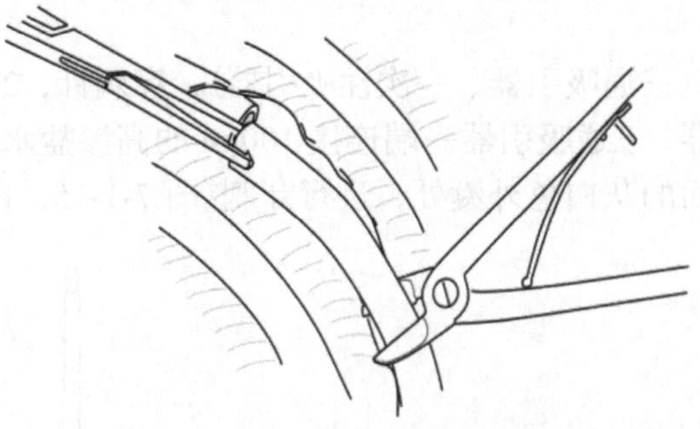

图 7-1-11 切断肋骨

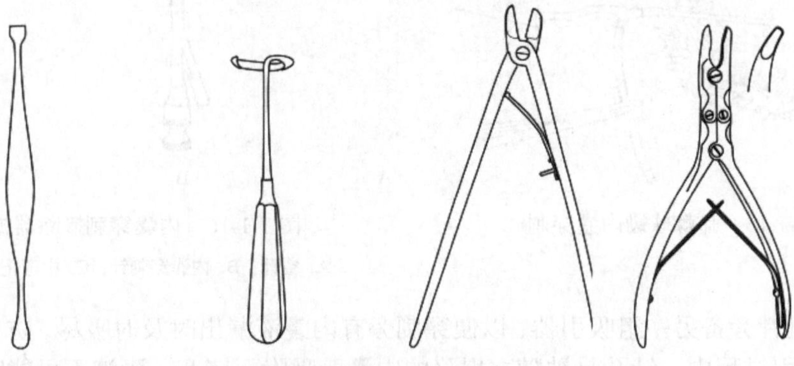

图 7-1-12 切断肋骨器械

A. 骨膜剥离器；B. 肋骨钩；C. 肋骨剪；D. 咬骨钳

5. 暴露胸腔 备黑方纱两张、胸腔牵开器。方纱垫于肋缘，胸腔牵开器手柄向上，两叶放在上下肋缘牵开胸腔(图 7-1-13，图 7-1-14)。

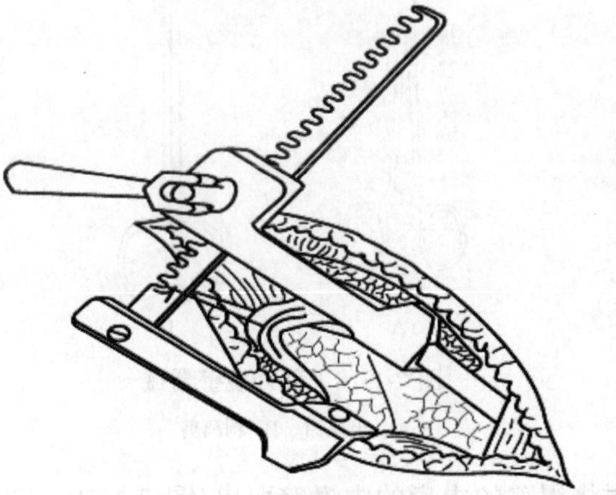

图 7-1-13 暴露胸膜腔

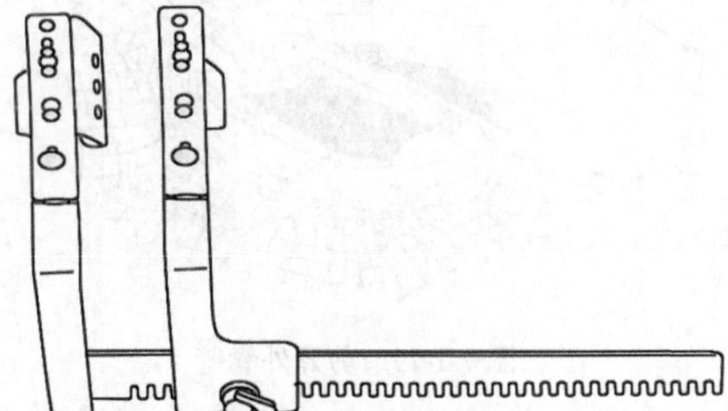

图 7-1-14 胸腔牵开器

6. 探查肺棘球蚴囊肿的大小及其与肺周围组织的关系 备剥离剪、黑方纱垫、电刀笔、长敷料镊。洗手护士递电刀笔、长平镊予主刀医生分离胸腔与病变部的粘连，清楚显露病变部位，黑方纱垫填塞保护棘球蚴囊肿周围及胸腔间隙。

7. 内囊穿刺摘除

(1)备两组吸引管道(三通吸引器、一次性吸引器),穿刺针,20%高渗盐水。棘球蚴囊肿穿刺针接三通吸引器,三通吸引器一端连接100ml的高渗盐水,另一端连接吸引器,手术医生选择露在肺表面的灰白色外囊处,进行穿刺(图7-1-15,图7-1-16)。

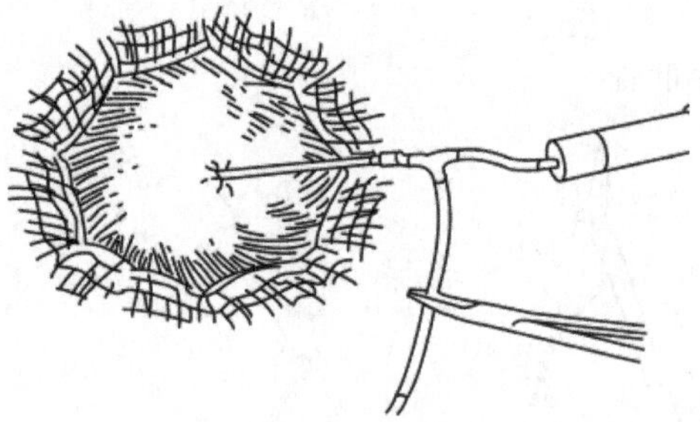

图 7-1-15 肺棘球蚴内囊穿刺

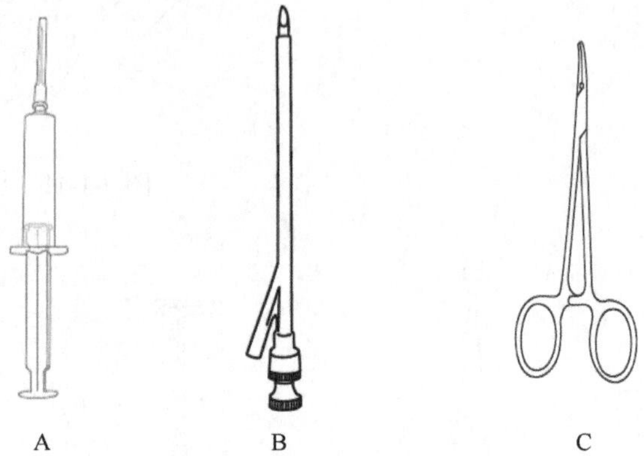

图 7-1-16 内囊穿刺摘除器械

A. 空针;B. 内囊穿刺针;C. 中弯止血钳

(2)穿刺针旁备另一组吸引器,以便穿刺旁有内囊液漏出时及时吸尽,防止囊液污染手术野。吸引过程中,针孔易被随之塌陷的内囊壁吸附而堵塞,囊液不可能吸尽,此时内外囊分离,递剥离剪予主刀医生,剪开外囊壁(图7-1-17,图7-1-18)。

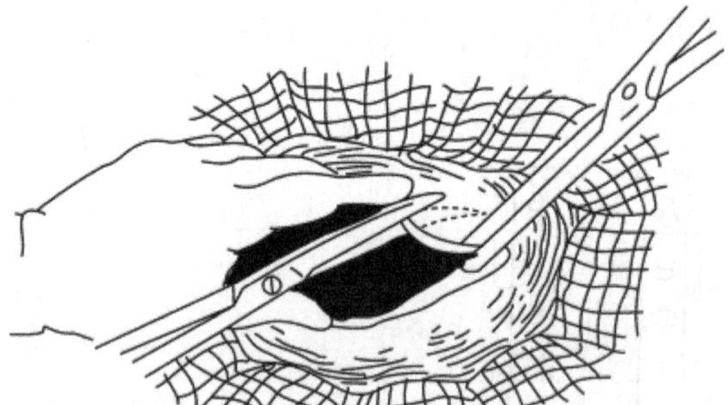

图 7-1-17 剪开外囊壁

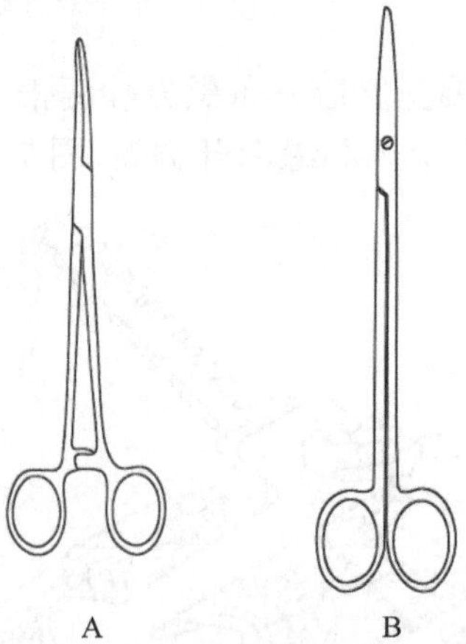

图 7-1-18 剪外囊壁器械

A. 止血钳;B. 剥离剪

(3)递组织钳两把予主刀医生,用卵圆钳将塌陷的内囊的内囊壁取出(图7-1-19,图7-1-20)。

8. 取出内囊壁 备弯盘,弯盘内放一张用高渗盐水浸透的黑方纱,将弯盘递到切口边缘,将取出的内囊壁放入标本弯盘内,再将弯盘连同标本放到指定地方。

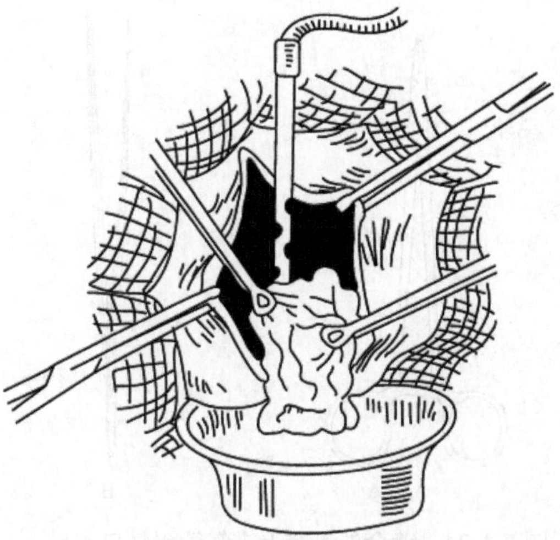

图 7-1-19　取出内囊

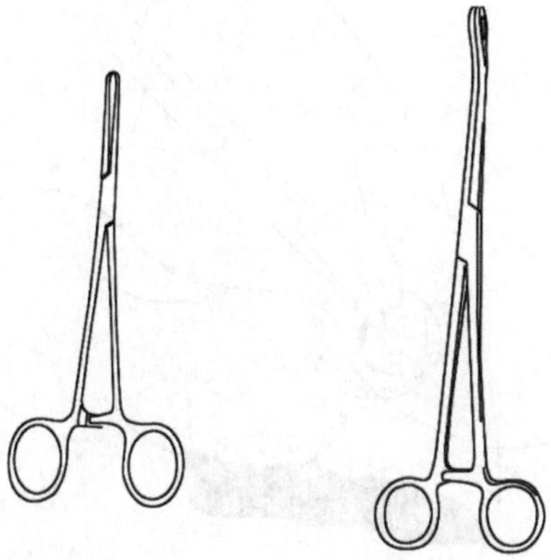

A　B

图 7-1-20　取出内囊器械

A. 组织钳；B. 卵圆钳

9. 处理外囊壁

(1) 递卵圆钳夹 20%的高渗生理盐水纱球于手术医生涂抹外囊壁（图 7-1-21，图 7-1-22）。

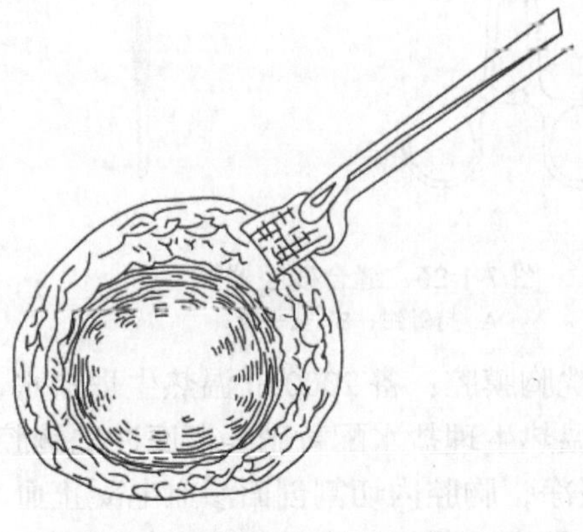

图 7-1-21　卵圆钳夹纱球涂抹外囊壁

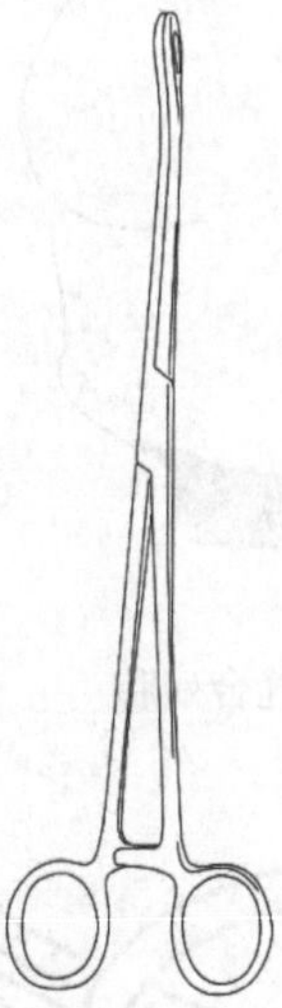

图 7-1-22　涂抹外囊壁器械——卵圆钳

(2) 递 4 号圆针带 4 号丝线连续缝合外囊壁上支气管开口的漏气口（图 7-1-23，图 7-1-24）。

(3) 递长平镊 3-0 无损伤缝线予手术医生，从外囊腔底部两端开始沿支气管树对拢缝合残腔（图 7-1-25，图 7-1-26）。

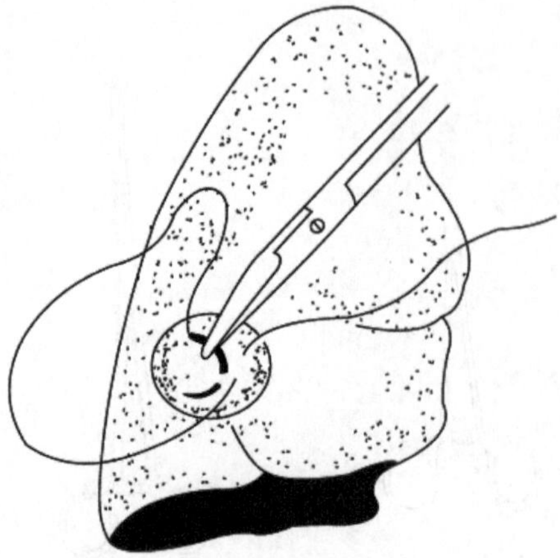

图 7-1-23　缝合外囊壁上支气管漏气口

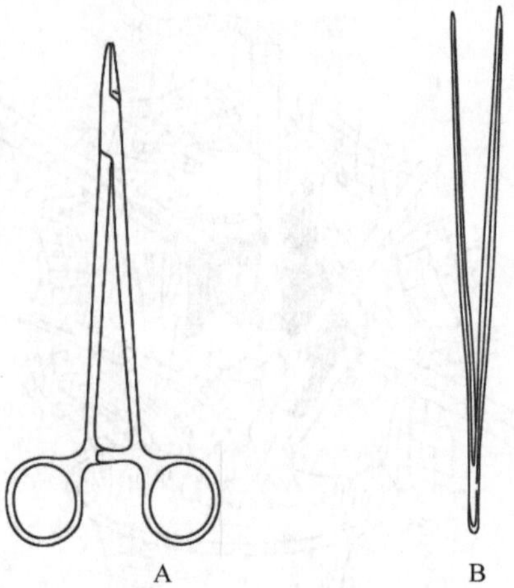

图 7-1-24　缝合外囊壁上支气管漏气口器械

A. 持针钳；B. 长平镊

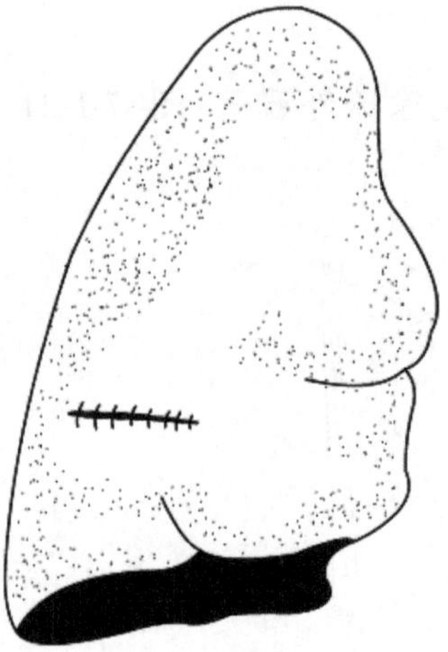

图 7-1-25　缝合残腔

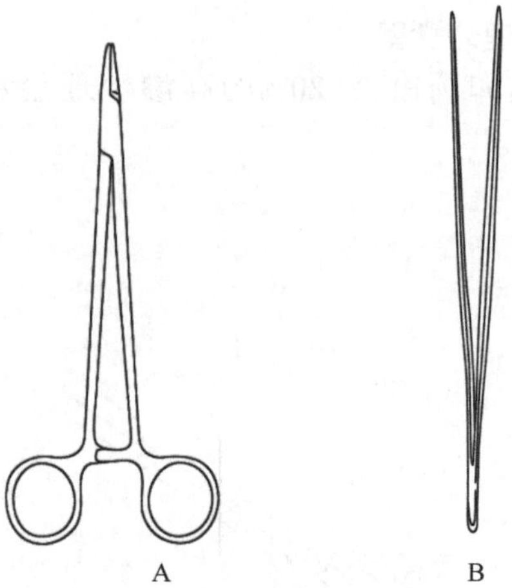

图 7-1-26　缝合残腔器械

A. 持针钳；B. 长平镊

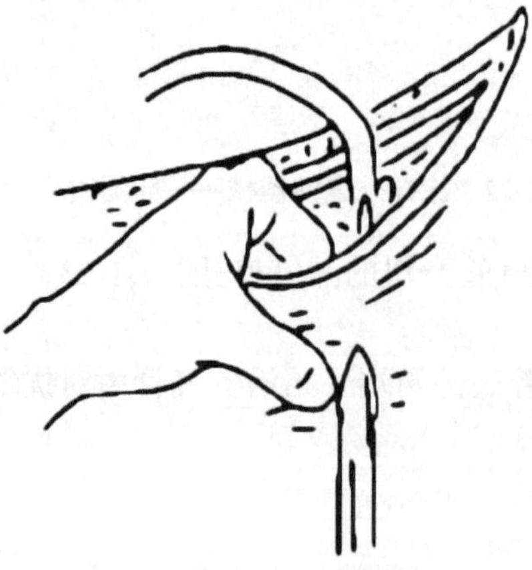

图 7-1-27　安置引流管

(4) 冲洗胸膜腔：备 2000ml 温热生理盐水，用 2000ml 温热生理盐水配替硝唑彻底冲洗胸腔，递吸引器吸净，胸腔内切割创面渗血电凝止血。外囊腔不能倒水试漏气，容易流入支气管内引起窒息。

(三) 关胸

1. 安置引流管　备手术刀、弯止血钳 1 把，24 号菌形管 1 根、三角针带 0 号丝线固定引流管于胸壁，引流管用胸腔闭式引流连接水封瓶（图 7-1-27，图 7-1-28）。

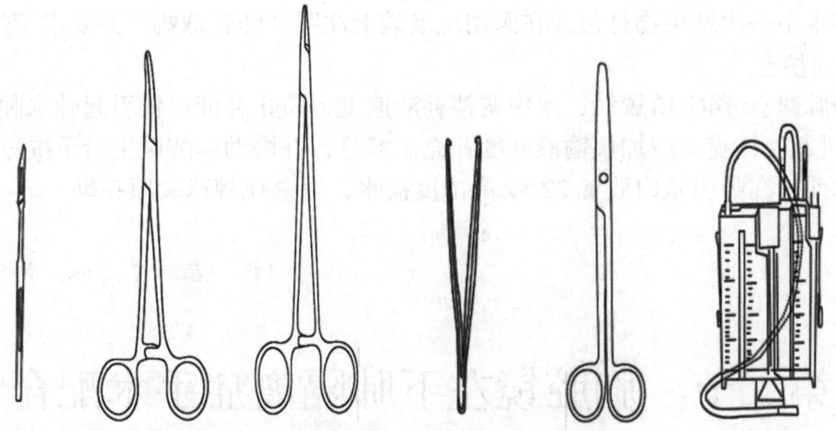

图 7-1-28　放置胸腔引流管的器械

A. 手术刀；B. 弯止血钳；C. 持针钳；D. 组织镊；E. 线剪；F. 胸腔引流瓶

2. 关闭肋间　1 号圆针带 1 号丝线，关胸器闭合肋缘。

3. 肌肉层缝合　2 号圆针带 0 号丝线。

4. 皮下层缝合　2 号圆针带 2-0 丝线。

5. 皮肤缝合　三角针带 3-0 丝线(图 7-1-29)。

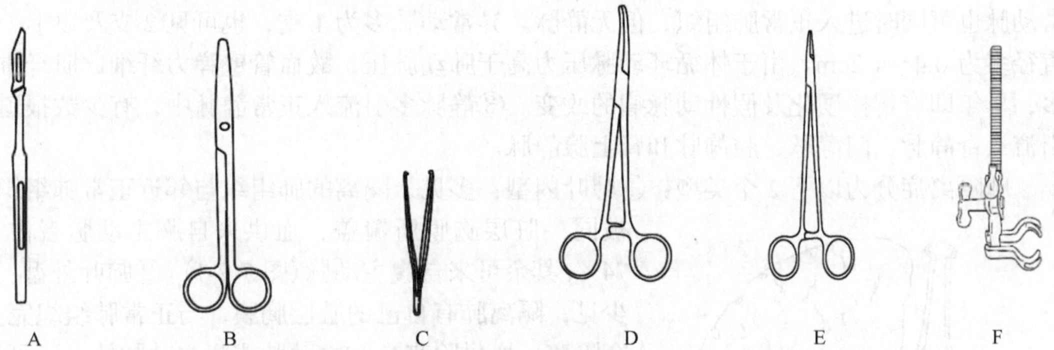

图 7-1-29　关胸阶段器械

A. 手术刀；B. 线剪；C. 组织镊；D. 弯止血钳；E. 持针钳；F. 肋骨闭合器

6. 粘贴敷料，标注引流器　根据伤口的长度粘贴无菌粘贴敷料，引流器注明安置部位及安置时间。

7. 术毕器械处理　用 20%的盐水浸泡手术器械 60 分钟后打包，注明肺棘球蚴后还至器械清点间送供应室消毒处理。手术所用的一次性敷料(包括一次性纸质敷料)全部装医用垃圾袋标明肺棘球蚴放至指定地点处理。

五、特殊关注点

1. 术中器械护士

(1)取出的棘球蚴内、外囊应与手术中器械和用物分开放置，避免再次种植到患者体内。

(2)将术中一次性用物打包并在医用垃圾袋上注明“肺棘球蚴”并要求焚烧。

2. 巡回护士

(1)静脉建立 14G 留置针，术中调整补液速度，防止补液过快引起肺水肿，如术中患者出现过敏性休克，应加快输液速度补充血容量，并协助麻醉医生给予抗过敏药物。

(2)术前，在吸引瓶内放置22.5%高浓度盐水，以杀死棘球蚴原头蚴。

(杨 茜 丁 林 许宁惠)

第二节 胸腔镜左下肺隔离症手术配合

肺隔离症是发育异常的一段或一叶肺和正常支气管肺动脉分离，其静脉通常引流入正常肺静脉，而动脉血供来自体循环的先天性肺畸形之一。1777 年由 Huber 首先报道。1947 年 Pryce 提名为肺隔离症。该病多见于青少年，男性好发，左肺下叶发病率高。

病理表现：①隔离肺组织无呼吸功能，无碳末沉着。由于远端支气管分泌物积聚形成囊肿，周围肺伴有炎症，可与邻近正常的支气管交通，囊肿壁为假复层纤毛柱状上皮、复层柱状上皮或立方上皮型呼吸道上皮。②异常动脉多来自胸降主动脉及腹主动脉上段，少数来自乳内动脉、肋间隙、心包膈动脉等，甚至可直接来自主动脉弓及冠状动脉。异常动脉也可同时进入正常肺组织，但无静脉。异常动脉多为 1 支，也可见 2 支及以上，直径多为 0.4～1.2cm。由于体循环动脉压力高于肺动脉压，故血管壁弹力纤维比肌纤维多，早年即有粥样硬化及假性动脉瘤的改变。③静脉多引流入正常静脉中，有少数报道引流入奇静脉、门静脉、腔静脉和肾上腺静脉。

肺隔离症分为以下 2 个类型：①肺叶内型：多见，隔离的肺组织与邻近正常肺组织被同一脏层胸膜所覆盖，血供来自胸主动脉者占74%，其余可来自腹主动脉(图 7-2-1)。②肺叶外型：少见，隔离肺有自己的脏层胸膜，与正常肺组织完全隔离。血供除来自胸主动脉或腹主动脉外，还可来自胃左动脉或肺动脉，静脉常为奇静脉系统。

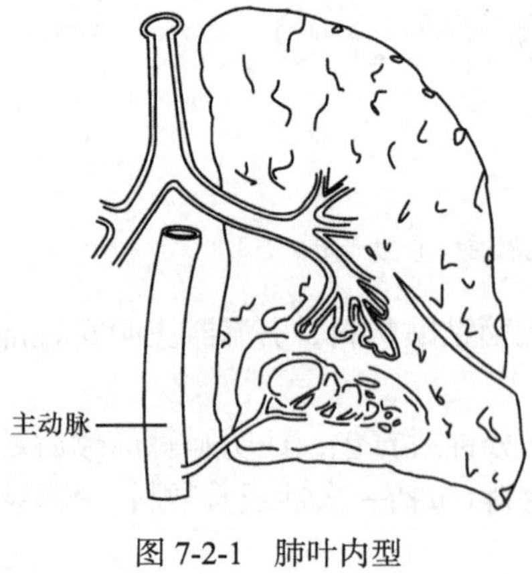

图 7-2-1 肺叶内型

肺隔离症一经确诊，即使患者无临床症状，也需手术治疗。因本病常引起肺部感染，随着年龄增长患者症状逐渐加重，因此一经确诊，应立即手术切除病肺；对于无症状患者，特别是叶外型且不伴有其他畸形者，可暂不手术，随时就诊观察。下面以左下肺隔离症的病例进行阐述。

一、手术用物

(一)常规用物

手术盆 1 个、手术衣 6 件、剖口单 1 张、桌单 6 张、治疗巾 10 张。

（二）手术器械

胸腔镜普通器械 1 件、胸腔镜特殊器械 1 件、超声刀 1 件、Hem-o-lok 钳 1 件（详见第一章第三节）。

（三）一次性用物

1. 常规一次性用物　一次性使用吸引管 1 根、电刀清洁片 1 张、剖胸套针 1 板、11 号手术刀片 1 张、2-0 丝线×1 包、0 号丝线×1 包、带钡丝纱布 5 张、无菌垃圾袋 1 个、50cm×60cm 医用粘贴膜 1 张、36 号胸腔引流管 1 根、手套按需准备。

2. 按需准备　Hem-o-lok 钳及 Hem-o-lok 夹、切割缝合器 1 把、25mm 切割缝合钉仓 3 个、41mm 切割缝合钉仓 1 个、35mm 切割缝合钉仓 2～3 个、20cm×200cm 无菌保护套 1 个。

3. 关闭切口缝线　圆针带 2-0 可吸收线×1 根，三角针带 4-0 可吸收线×1 根。

二、手术体位

改良侧卧位，示意图及摆放流程见第一章第四节。

三、消毒铺巾

消毒铺巾见第一章第五节。

四、手术配合

（一）切皮前准备

1. 清点用物　巡回护士与洗手护士共同对照器械清点单分类清点手术器械、纱布、缝针、刀片等用物的数量，检查其完整性并做好登记。

2. 连接腔镜系统、电外科系统　准备一次性使用电刀笔、一次性使用电刀清洁片、一次性腔镜保护套、一次性使用吸引管，其他器械如图 7-2-2。

3. 胸腔镜手术区手术人员分布　手术过程中，医生、护士合适的操作空间与位置，规范手术间布局，有助于提高手术的质量和速度。胸腔镜手术区域布局一般情况为主刀医生和一助站于患者腹侧；二助站于患者背侧；洗手护士及无菌桌于患者右侧；无菌器械台放于床尾；腔镜显示器放置于床头两侧 30°为宜（图 7-2-3）。

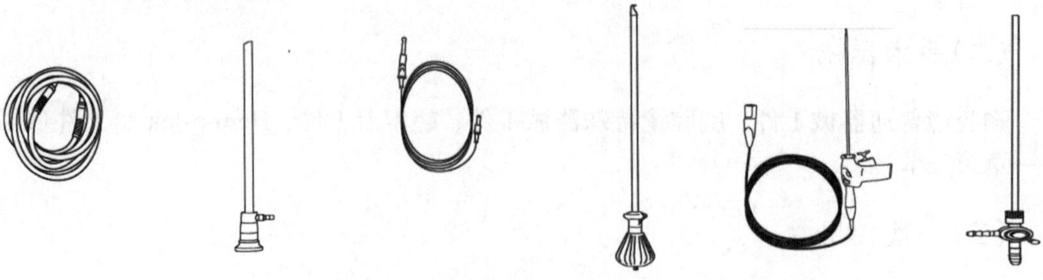

图 7-2-2 腔镜系统器械

A. 导光束；B. 30°光学视管；C. 高频电凝线；D. 电凝钩；E. 超声刀；F. 吸引杆

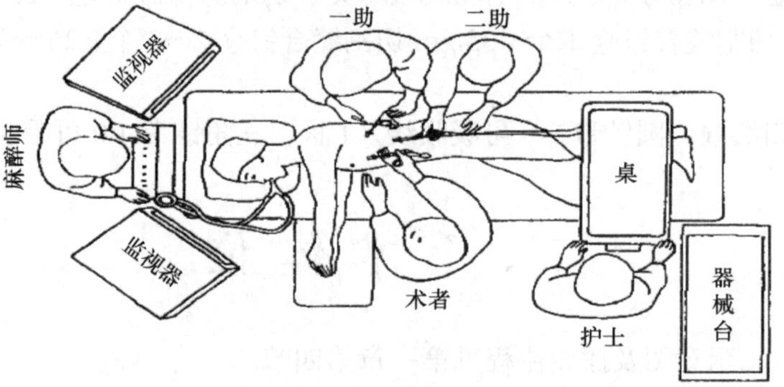

图 7-2-3 胸腔镜手术区分布

(二) 开胸，经胸壁入路

1. 手术切口 分别是：观察孔位于腋中线第 7 肋间；主操作孔、副操作孔分别位于第 4 肋间腋前线、第 8 肋间腋后线(图 7-2-4)。

(1) 观察孔：备 11 号手术刀、电刀、10.5mm 穿刺鞘、血管钳 2 把、多齿牵开器，放置 30° 观察视镜。切皮前嘱麻醉医生做右肺单肺通气。

1) 递 11 号手术刀经腋中线第 7 肋间隙切开表皮约 1cm，电刀切开真皮深层。

2) 递血管钳辅助，钝性分开胸壁肌肉及胸膜，电刀切开、电凝止血，沿切口切开皮下组织、胸壁肌肉，沿肋骨上缘切开胸膜，并用手指沿切口探查有无粘连。

3) 递血管钳辅助，电刀笔切胸壁肌肉、壁层胸膜，10.5mm 带芯套管沿切口旋转置入胸腔(图 7-2-5，图 7-2-6)。

4) 用 45～80℃温生理盐水将镜头加热后经观察孔放入，在胸腔镜直视下观察胸腔内情况。

(2) 直视下做主操作孔、副操作孔：分别于腋前线第 4 肋间、腋后线第 8 肋间做主操作孔、副操作孔。放置腔镜环钳、分离钳、电凝钩、吸引杆等器械，切口步骤同观察孔。

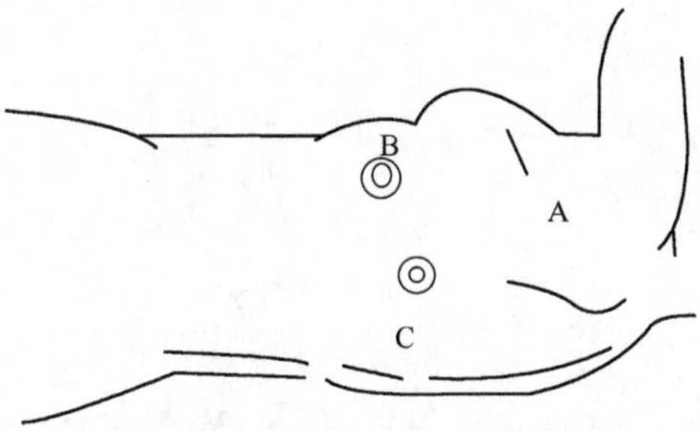

图 7-2-4　手术切口

A. 主操作孔；B. 观察孔；C. 副操作孔

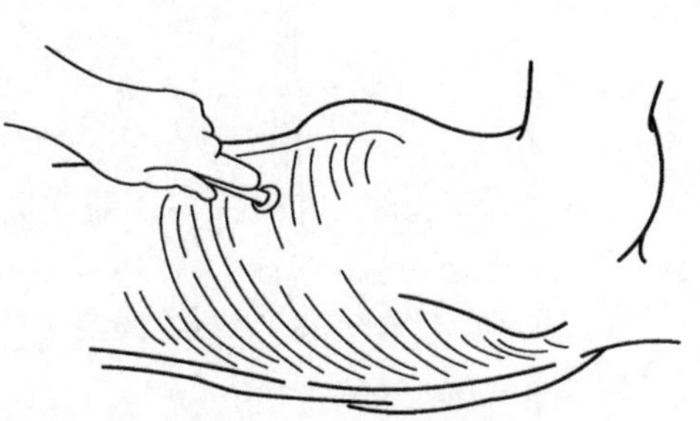

图 7-2-5　观察孔切口

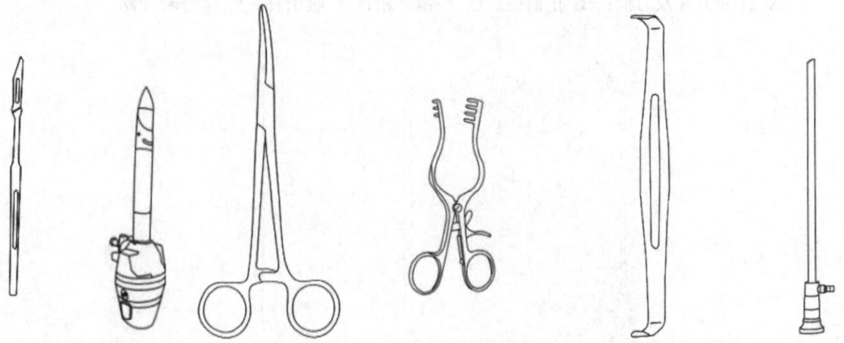

图 7-2-6　观察孔切口器械

A. 11 号刀片及刀柄；B. 穿刺鞘；C. 止血钳；D. 多齿牵开器；E. 甲状腺拉钩；F. 30°光学视管

1) 镜头打向前上方胸顶，用手指按压寻找第 4 肋间腋前线胸壁塌陷位置，即为主操作口。

2) 11 号手术刀切开皮肤约 2.5cm，电刀切开真皮深层。

3) 递血管钳辅助，电刀笔沿切口切开皮下组织、胸壁肌肉，必要时皮肤拉钩牵拉暴露肌肉组织，直视下穿破胸膜。观察切口有无出血，电凝止血。

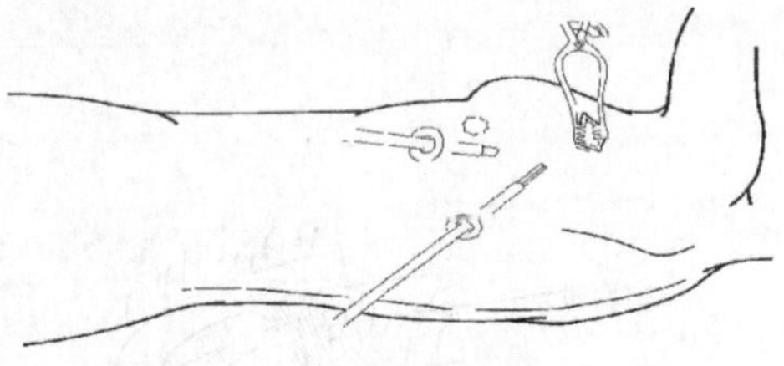

图 7-2-7　主、副操作孔切口

4) 血管钳钝性分离胸壁肌肉、壁层胸膜，电凝止血，递多齿牵开器直接撑开。

5) 副操作孔操作同主操作孔（见图 7-2-7，图 7-2-8）。

2. 探查病变　备腔镜环钳、吸引杆、电凝钩（图 7-2-9）。

3. 分离胸腔内粘连　递腔镜环钳夹持左肺向上牵引，检查下纵隔，递电凝钩游离下肺与膈面及纵隔与胸壁的粘连并烙断，电凝止血（图 7-2-10，图 7-2-11）。

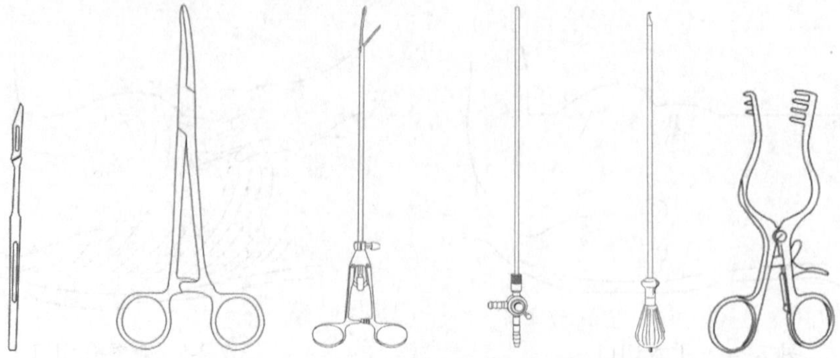

图 7-2-8　主、副操作孔切口器械

A. 11 号刀片及刀柄；B. 止血钳；C. 腔镜环钳；D. 吸引杆；F. 多齿牵开器

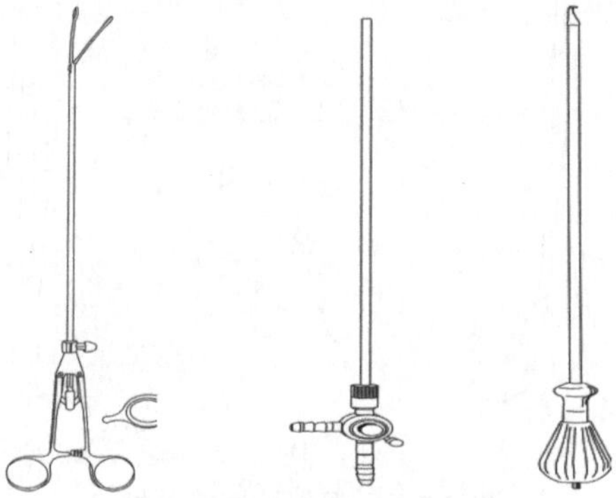

图 7-2-9　探查病变器械

A. 腔镜环钳；B. 吸引杆；C. 电凝钩

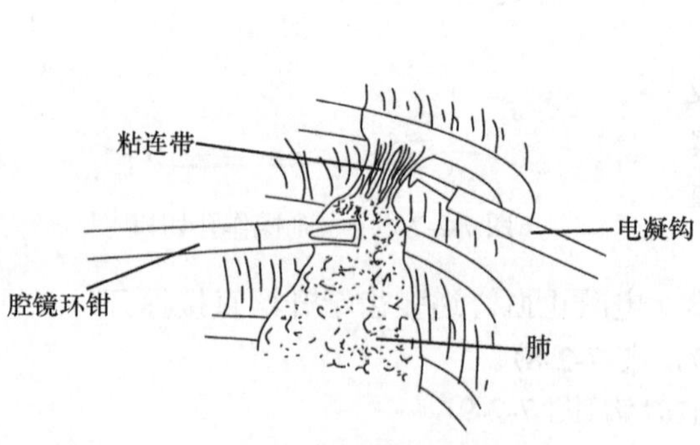

图 7-2-10　分离胸腔内粘连

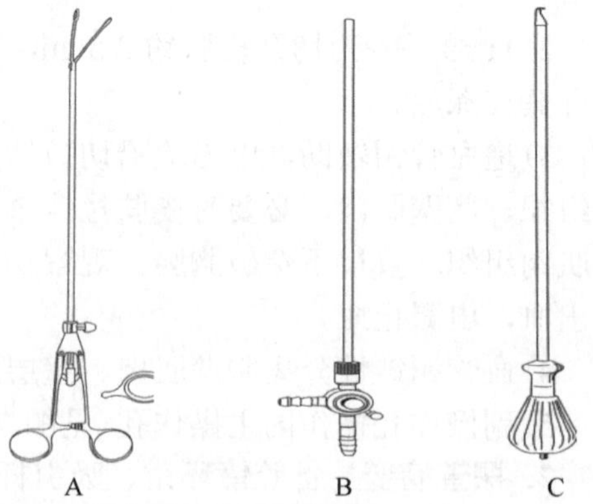

图 7-2-11　分离胸腔内粘连器械

A. 腔镜环钳；B. 吸引杆；C. 电凝钩

4. 游离并切断下肺韧带　递电凝钩予主刀医生，沿下肺韧带、降主动脉及主动脉裂孔附近切开左下肺韧带(图 7-2-12，图 7-2-13)。

5. 寻找进入肺的畸形血管分支　主刀医生寻找异常供血动脉并确认异常动脉，递内镜直角钳钝性分离，递弯止血钳带 0 号线牵引，用切割缝合器带 25mm 钉仓切断异常供血动脉(图 7-2-14，图 7-2-15)。

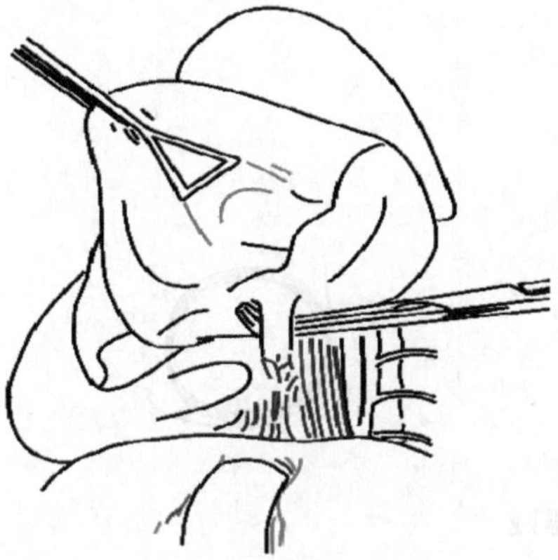

图 7-2-12　游离并切断下肺韧带

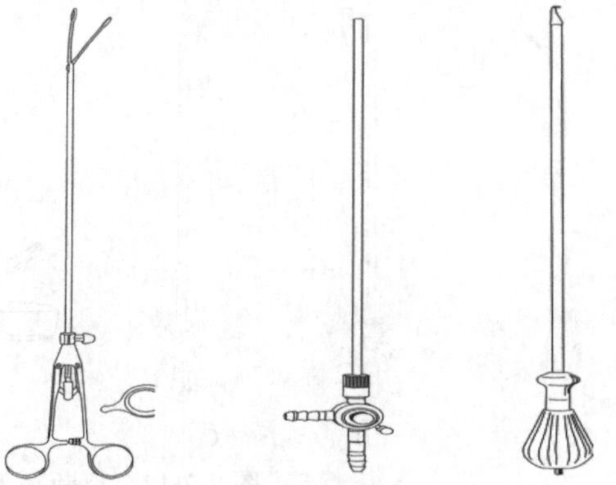

图 7-2-13　游离并切断下肺韧带器械

A. 腔镜环钳；B. 吸引杆；C. 电凝钩

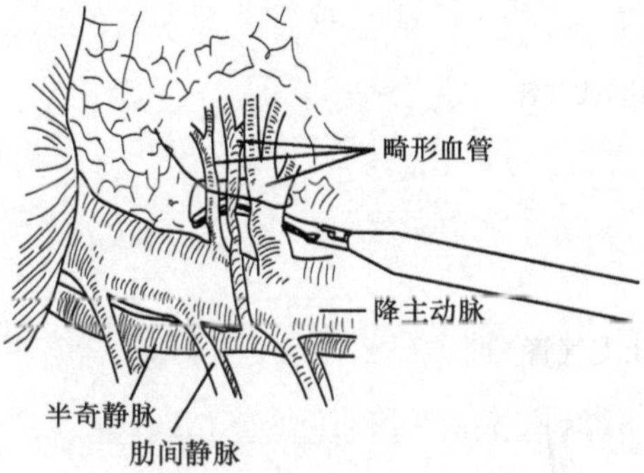

图 7-2-14　寻找肺的畸形血管分支

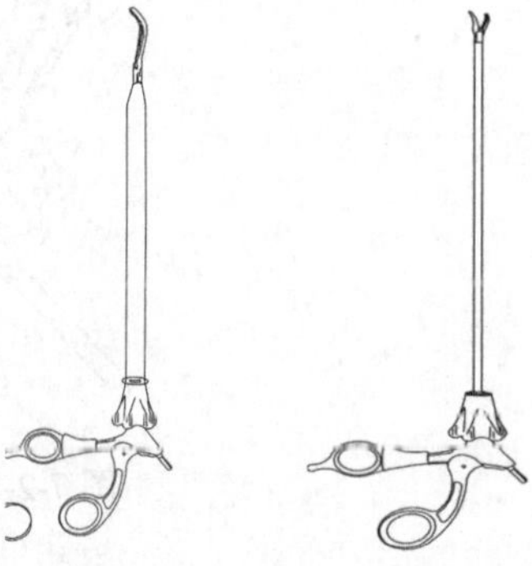

图 7-2-15　寻找肺的畸形血管分支器械

A. 腔镜直角；B. 分离钳

6. 离断左下肺静脉　递腔镜环钳向前上方牵拉肺，暴露肺门，电凝钩打开纵隔胸膜，电凝钩沿纵隔游离出各静脉，直角钳穿通下肺静脉后壁组织，递分离钳带 0 号丝线牵引下肺静脉，内镜下切割缝合器带钉仓靠远端切闭下肺静脉(图 7-2-16，图 7-2-17)。

7. 游离、离断左肺下叶支气管　电凝钩游离支气管周边组织，游离出支气管，直角钳穿过支气管背面组织，分离钳带 0 号丝线牵引，切割缝合器夹闭左下肺支气管，嘱麻醉医师吸痰鼓肺，见剩余肺组织顺利通气后击发切割缝合器(图 7-2-18，图 7-2-19)。

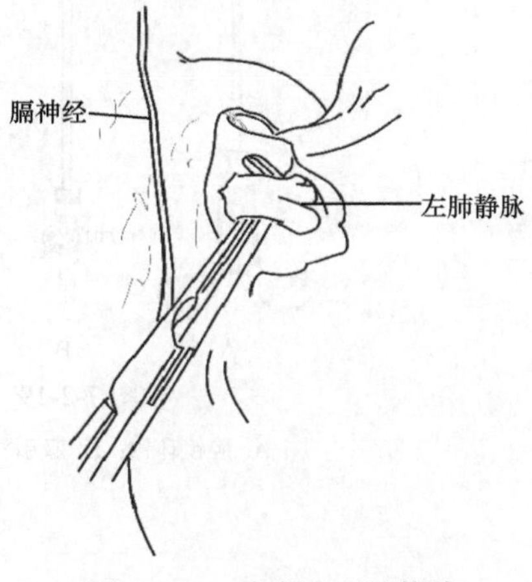

图 7-2-16　离断左下肺静脉

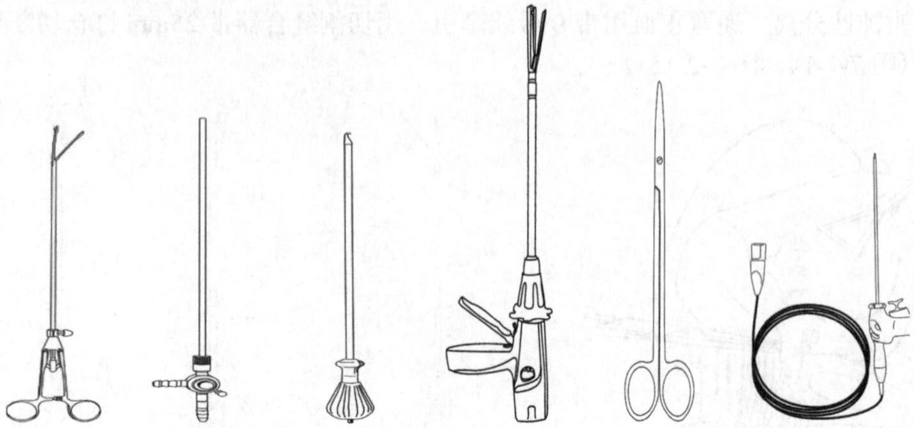

图 7-2-17 离断左下肺静脉器械

A. 腔镜环钳；B. 吸引杆；C. 电凝钩；D. 切割缝合器；E. 剥离剪；F. 超声刀

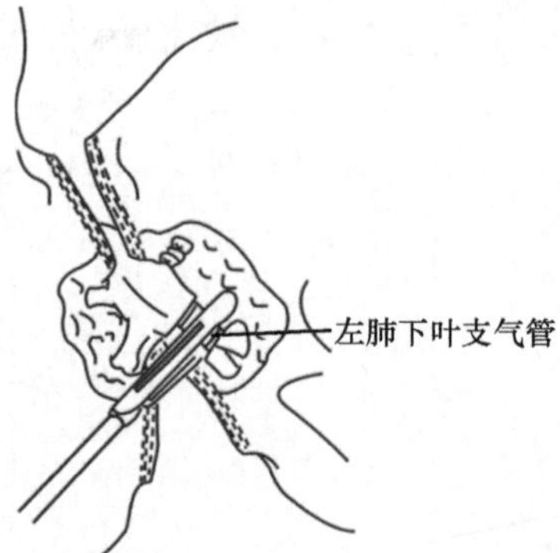

图 7-2-18 离断左肺下叶支气管

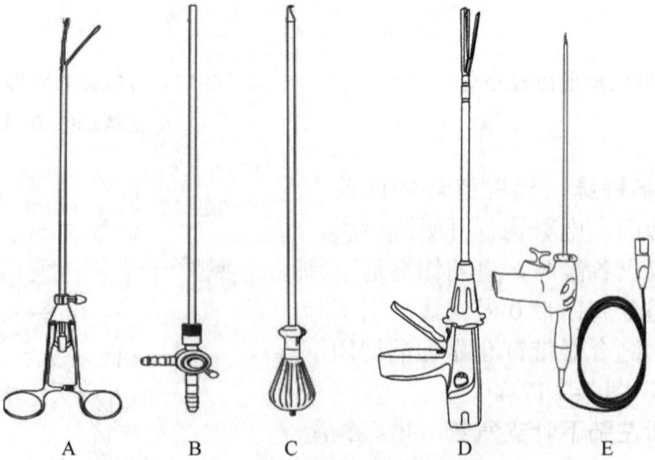

图 7-2-19 离断左肺下叶支气管器械

A. 腔镜环钳；B. 吸引杆；C. 电凝钩；D. 切割缝合器；E. 超声刀

8. 游离、离断左肺下叶肺动脉 在下叶背段与上叶之间电凝钩逐层切开斜裂胸膜，暴露背段动脉，再沿斜裂向下解剖，必要时内镜切割缝合器切断斜裂肺组织(夹闭后检查有无夹闭多于肺、血管或夹持的组织是否完全被夹持在切割钉内后再击发)，暴露下肺叶基底段动脉。同处理静脉方式用切割缝合器加钉仓切闭各动脉(图7-2-20，图 7-2-21)。

9. 游离并切断肺裂 递超声刀予手术医生,游离肺裂并递切割缝合器切断肺裂(图7-2-22，图 7-2-23)。

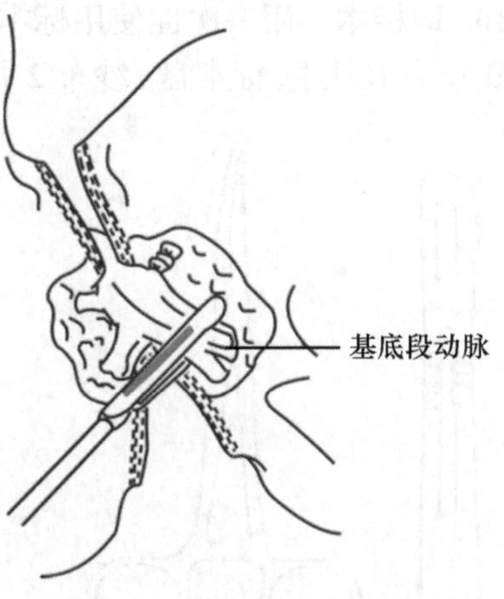

图 7-2-20　离断左肺下叶肺动脉

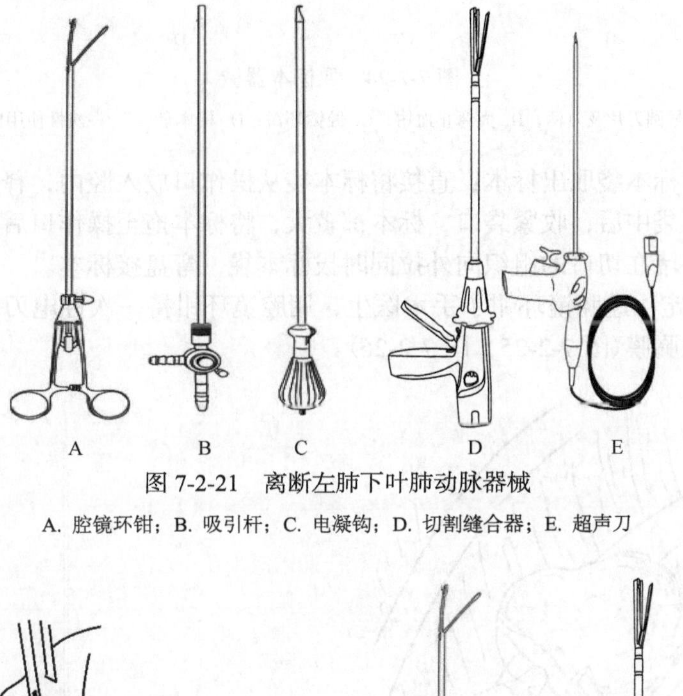

图 7-2-21　离断左肺下叶肺动脉器械

A. 腔镜环钳；B. 吸引杆；C. 电凝钩；D. 切割缝合器；E. 超声刀

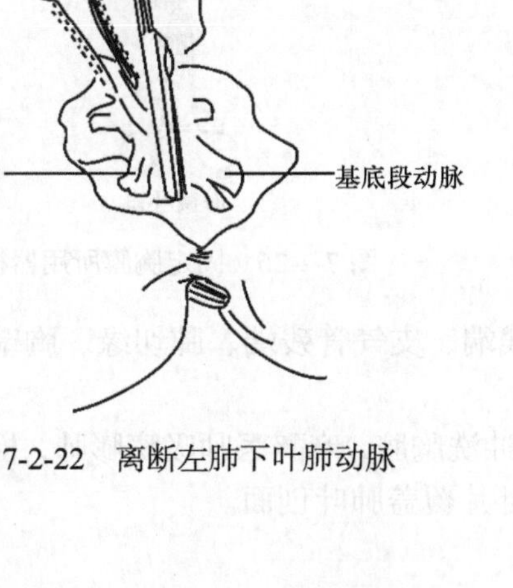

图 7-2-22　离断左肺下叶肺动脉

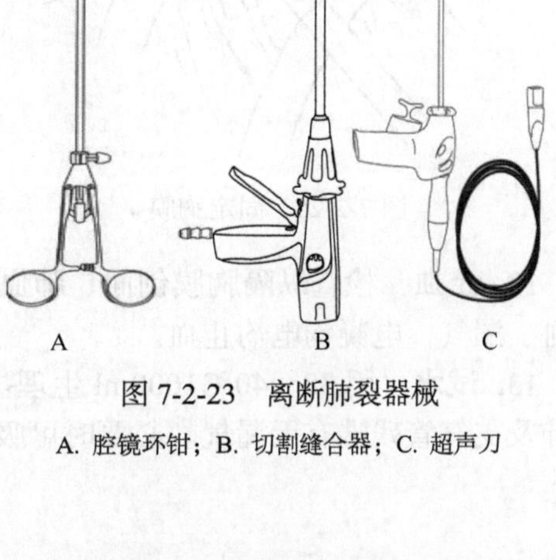

图 7-2-23　离断肺裂器械

A. 腔镜环钳；B. 切割缝合器；C. 超声刀

10. 取标本 用一次性使用标本袋或自制橡胶手套式标本袋取出标本。备大弯止血钳、20 号手术刀片、标本盘、纱布 2 张或 3 张、无菌手套 2 双、腔镜环钳 2 把(图 7-2-24)。

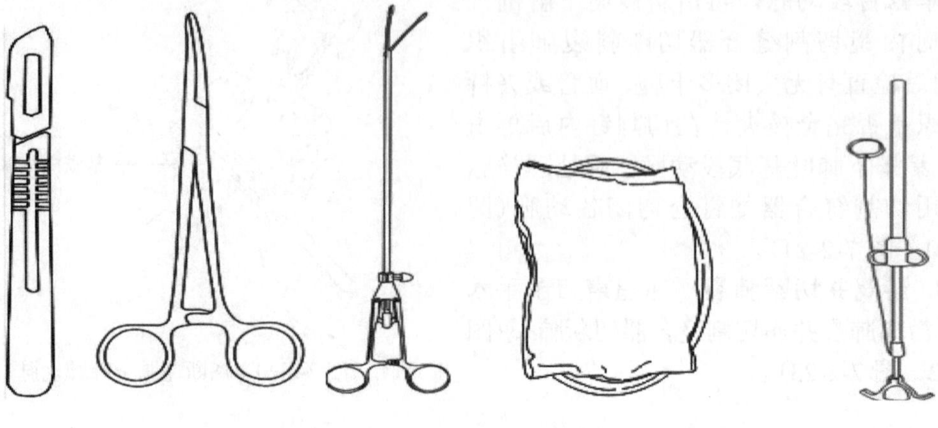

图 7-2-24 取标本器械

A. 20 号圆刀片及刀柄；B. 大弯止血钳；C. 腔镜环钳；D. 标本盘；E. 一次性使用标本袋

一次性使用标本袋取出标本：直接将标本袋从操作口放入腔内，释放标本袋，腔镜环钳将标本送入袋中后，收紧袋口，标本都较大，将标本拖至操作口后，拔出标本袋，若标本过大，将堵在切口的组织向外拉同时拔标本袋，弯盘接标本。

11. 胸膜固定 递腔镜环钳予手术医生，用腔镜环钳持一次性电刀清洁片，在壁层胸膜摩擦，固定胸膜(图 7-2-25，图 7-2-26)。

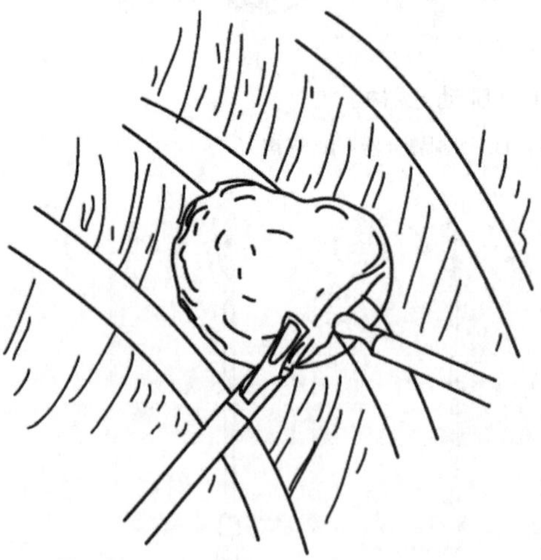

图 7-2-25 固定胸膜

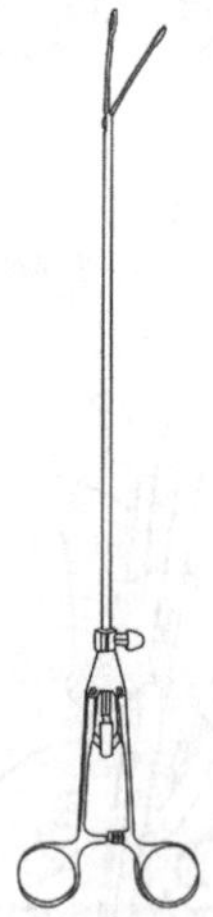

图 7-2-26 固定胸膜所用器械

12. 止血 检查纵隔胸膜创面、肺血管残端、支气管残端、肺切缘、胸壁切口有无出血、漏气，电凝钩电灼止血。

13. 试水 用 38～40℃1000ml 生理盐水冲洗胸腔，麻醉医师吸痰膨肺，检查剩余上叶肺及支气管残端有无漏气。必要时可吸收补片覆盖肺叶创面。

（三）关闭切口

1. 安置引流管　备腔镜环钳、28 号硅胶引流管、9×27 三角针带 1-0 不可吸收丝线、线剪、组织镊。防止引流管压迫肋间神经及血管，选择 28 号较细小的引流管，9×27 三角针带 1-0 非吸收丝线固定引流管（图 7-2-27，图 7-2-28）。

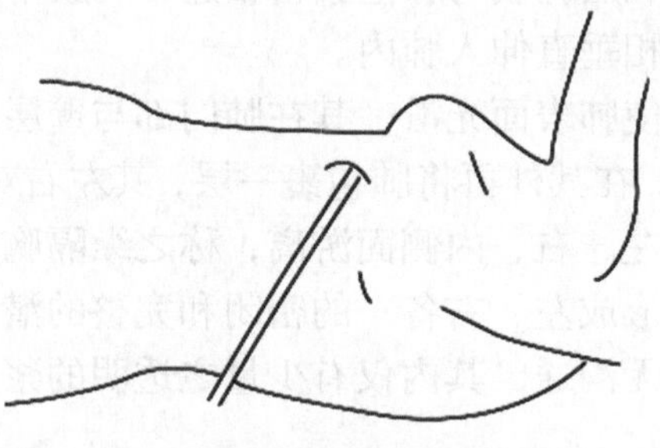

图 7-2-27　安置引流管

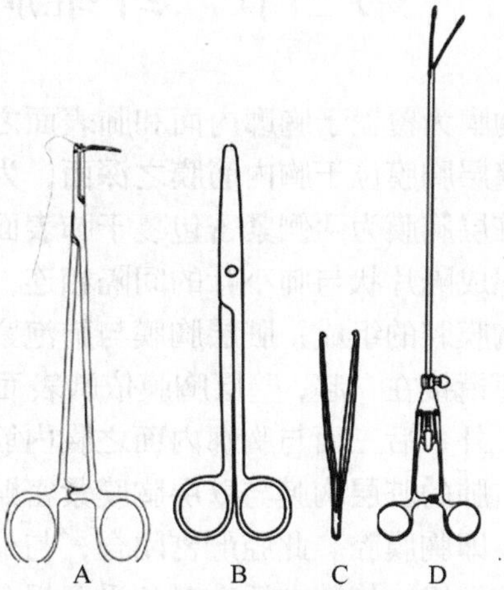

图 7-2-28　安置引流管器械

A. 持针钳带线；B. 线剪；C. 组织镊；D. 腔镜环钳

2. 胸膜、肋间肌肉缝合　圆针带 1-0 可吸收线。
3. 皮下缝合　9×24 圆针带 2-0 非吸收线。
4. 皮肤缝合　9×27 三角针带 4-0 可吸收线。
5. 固定引流管　9×27 三角针带 2-0 丝线。
6. 粘贴敷料，连接引流瓶　根据伤口的长度选择敷料，将引流管与胸腔引流瓶连接，并使之保持负压状态，引流瓶注明安置部位及安置时间。

（四）归还器械，分类退回清洗间并登记

（1）将器械归还到器械清点间。
（2）术中使用的器械按照高温、低温灭菌分别登记。

五、护理特殊关注点

（1）术中应限制补液。肺叶手术过程中手术创伤易引起应激反应，神经体液调节发生改变，抗利尿激素和醛固酮等分泌增加，体液由血管内向组织间隙转移，导致组织间液水钠潴留，肺部病理生理情况复杂。液体超载可能引起并发症——肺水肿，尤其应限制晶体液的输入。

（2）术中如发生出血性休克，配合麻醉医生抢救患者，快速静脉补液，扩充血容量。

(3) 随时备好中转开胸的器械和手术用物，做好应急开胸准备。

（杨　茜　陈　静　许宁惠）

第三节　纤维胸膜板剥脱术手术配合

胸膜为覆盖于胸廓内面和肺表面之菲薄的浆膜，光滑而有弹性，分为壁层和脏层胸膜。壁层胸膜位于胸内筋膜之深面，为胸廓之最内层，覆盖于胸廓顶部和整个胸壁的内面。脏层胸膜为两侧紧密包裹于肺表面之胸膜。脏层胸膜与肺泡紧密粘连，胸膜下的结缔组织成隔片状与肺小叶的间隔相连，同肺表面相垂直伸入肺内。

胸膜腔的组成：脏层胸膜与肺泡紧密粘贴，使肺表面光滑，其在肺门部与壁层胸膜汇合而衔接在一起，壁层胸膜依肺表面胸膜走向，在其外再将肺包裹一层，其左右对称，在前、外、后三面与胸廓内面之胸内筋膜贴附，左、右、内侧面游离，称之纵隔胸膜。左、右肺的脏层胸膜与壁层胸膜紧密贴合，分别形成左、右各一的密闭和完整的潜在性空腔，即胸膜腔。此腔严密闭合，与外界组织毫无沟通，其内仅有少量之透明的浆液，润滑肺组织，使其在活动时免受磨损(图 7-3-1)。

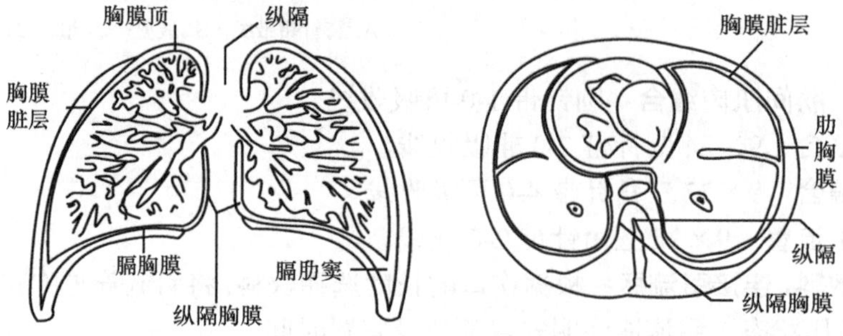

图 7-3-1　胸膜和胸膜腔

胸膜腔与呼吸的关系：胸膜腔为密闭的潜在性空隙，腔内肺组织通过气管与大气相通。在正常情况下，由于肺的弹性回缩力，胸膜腔内的压力低于大气压力。呼吸运动是由于膈肌的升降、胸廓的伸缩及肺组织本身的舒张和收缩，使空气中的氧气进入肺内，使二氧化碳由肺内呼出而产生。呼气时，以膈肌的活动度为最大，其顶部可升高至前胸的第 4 肋间水平(图 7-3-2)。

胸膜纤维板的形成：是由于患者因为外伤、胸科手术、肺炎等引起了胸膜腔内感染和积脓，出现成纤维细胞的生长、增值纤维素沉着，机化形成难以吸收的无弹性的增厚的胸膜纤维板，纤维板包裹肺组织且阻碍肺的复张，使得胸壁塌陷，肋间隙变窄，肺的功能受到严重影响，而手术治疗剥离增厚的纤维板，可闭合脓腔，恢复肺功能。成人胸膜腔感染发展到纤维化脓期时，手术切除剥脱纤维胸膜板是最好的方式。

下面以经左胸纤维胸膜板剥脱手术为例介绍手术配合(图 7-3-3)。适应证：①慢性脓胸肺内无病灶，无广泛的肺纤维性变，剥除脏层纤维板后，估计肺组织能扩张者；②慢性脓胸无结核性支气管炎、支气管狭窄、支气管扩张和支气管胸膜瘘者；③机化性和凝固性血胸；④特发性胸膜纤维化。禁忌证：①结核性脓胸并有活动性肺结核或伴有支气管胸膜瘘者一般不宜行此手术。②患者身体虚弱，全身情况差，不能承受手术创伤者。

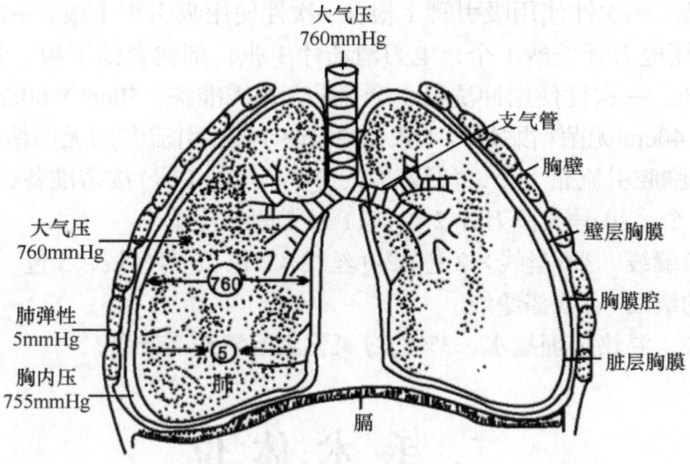

图 7-3-2　胸膜腔和呼吸的关系

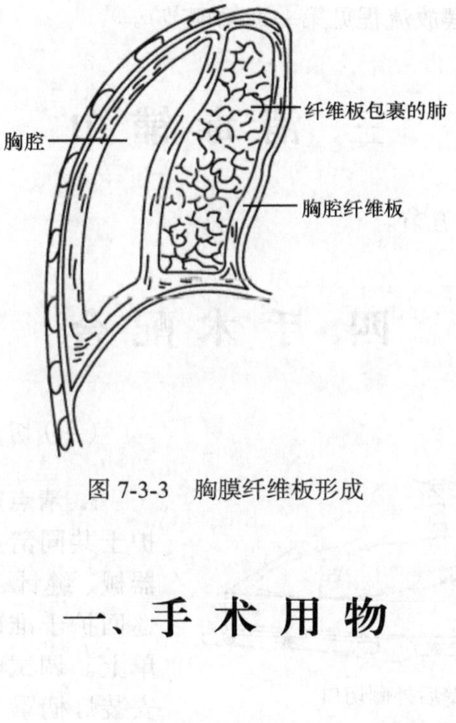

图 7-3-3　胸膜纤维板形成

一、手 术 用 物

(一) 常规用物

手术盆 1 个、手术衣 6 件、剖口单 2 张、桌单 4 张、治疗巾 10 张。

(二) 手术器械

肺叶器械 1 件、胸腔牵开器 1 件、肋骨切除器械 1 件(详见第一章第三节)。

（三）一次性用物准备

1. 常规物品 一次性使用吸引管 1 根，一次性使用吸引头 1 根，一次性使用电刀笔 1 个，一次性使用电刀延长柄 1 个，电刀清洁片 1 张，剖胸套针 1 板，骨蜡 1 板，带钡丝纱布 10～20 张，一次性使用冲洗器 1 个，手套按需准备，50cm×60cm 无菌粘贴手术膜 1 张，10cm×40cm 无菌粘贴敷料 1 张，12cm×14cm 引流专用无菌粘贴敷料 1 张，28 号硅胶管 1 根，胸腔引流瓶 1 个，丝线（3-0、2-0、1-0、1 号）按需准备，无菌灯罩 2 个，一次性垃圾袋 1 个，20 号无菌刀片 2 个，11 号无菌刀片 1 个。

2. 关闭切口缝线 3-0 丝线×2 包、2-0 丝线×2 包、0 号丝线×5 包、1 号丝钱×2 包。

3. 修补肺的缝线 3-0 涤纶线。

4. 特殊准备 温热生理盐水、3%的过氧化氢溶液按需准备。

二、手术体位

患者采取右侧卧位（摆放流程见第一章第四节）。

三、消毒铺巾

消毒铺巾见第一章第五节。

四、手术配合

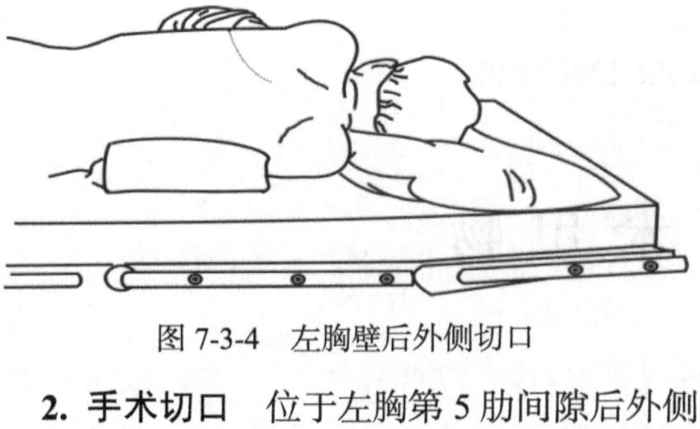

图 7-3-4 左胸壁后外侧切口

（一）切皮前准备

1. 清点用物 巡回护士、洗手护士共同清点，包括纱球、纱布、器械、缝针、刀片等台上所有用物，巡回护士准确登记在手术记录清点单上。调试电刀笔，连接吸引器，安装灯柄罩。

2. 手术切口 位于左胸第 5 肋间隙后外侧，做一弧形切口（图 7-3-4）。

（二）手术入路

1. 切开皮肤、皮下组织 备手术刀、组织剪、组织镊、皮肤拉钩、一次性电刀笔。三方核查准确无误后递给手术医生 20 号手术刀切开皮肤，电刀切开皮下组织，电凝止血（图 7-3-5，图 7-3-6）。

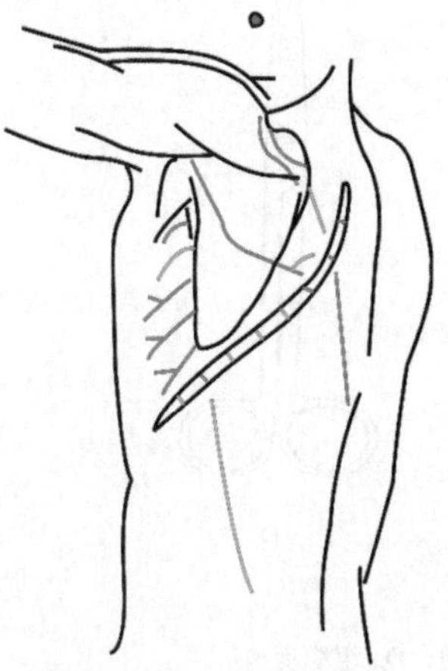

图 7-3-5　切开皮肤

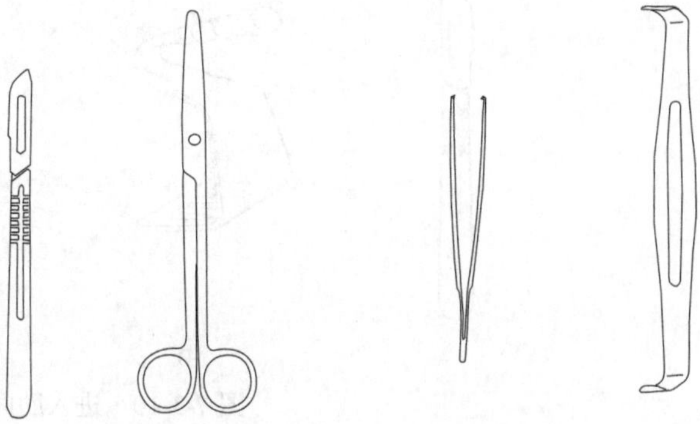

图 7-3-6　切开皮肤、皮下器械

A. 手术刀；B. 组织剪；C. 组织镊；D. 皮肤拉钩

2. 切开背阔肌、前锯肌　备甲状腺拉钩、肩胛拉钩、电刀笔。电刀游离背阔肌，并切断附着处组织，电刀切开前锯肌(图 7-3-7，图 7-3-8)，手术医生用手指挑起前锯肌，分离前锯肌的附着点，小血管分支电凝止血。

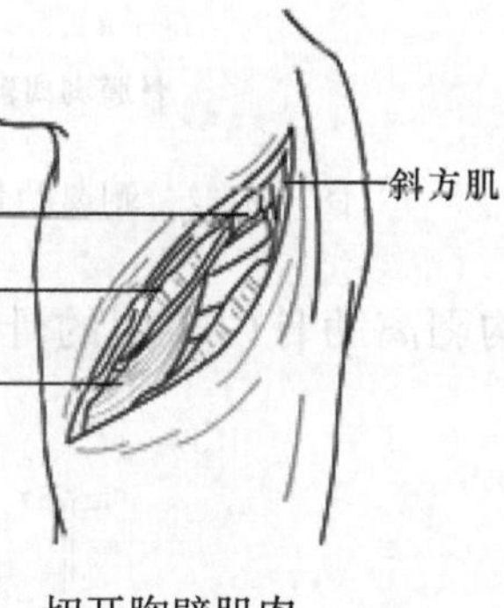

图 7-3-7　切开胸壁肌肉

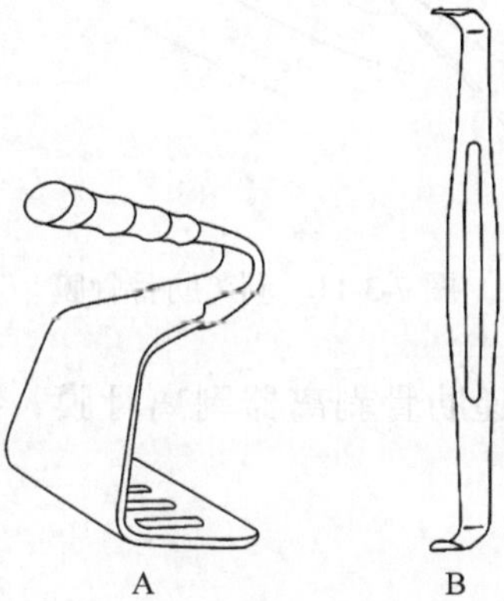

图 7-3-8　切开胸壁肌肉所需器械

A. 肩胛拉钩；B. 皮肤拉钩

3. 切开肋间肌　助手用肩胛拉钩提起肩胛骨，电刀分离前锯肌后筋膜，将手伸入肩胛骨，上到下触摸肋骨以确定需要切开的肋间。递电刀笔从后向前沿肋间下缘分离肋间肌。备肋骨剪，电刀笔。电刀切开肋间肌，电凝止血，嘱麻醉师行右肺单肺通气，打开肋间隙(图 7-3-9，图 7-3-10)。

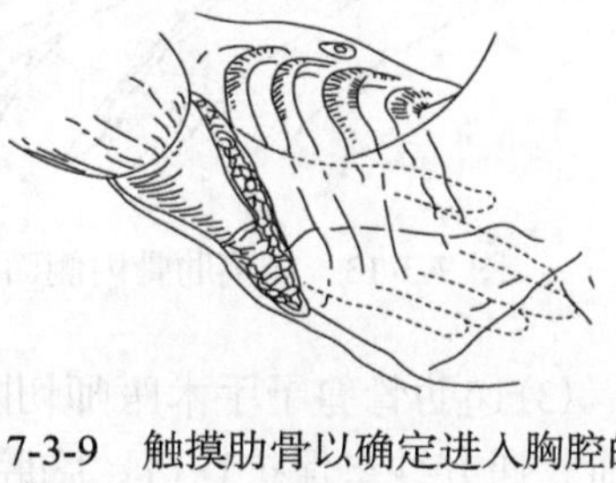

图 7-3-9　触摸肋骨以确定进入胸腔的肋间隙

4. 切除肋骨

(1)沿肋骨轴线切开肋骨表面的筋膜，再用手裹上干纱布将筋膜从肋骨表面充分剥离，露出肋骨骨膜(图 7-3-11，图 7-3-12)。

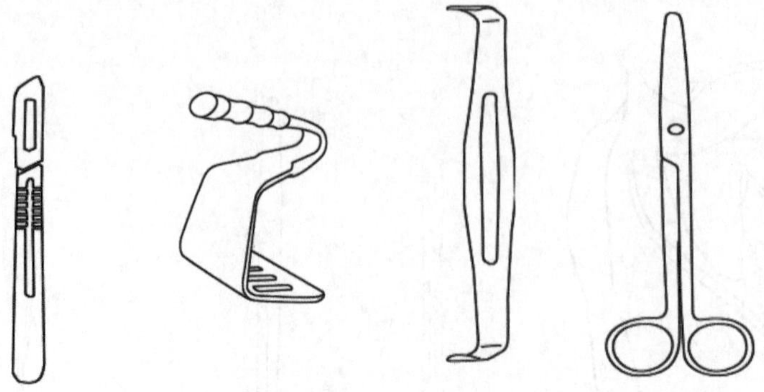

图 7-3-10　进入肋间隙器械

A. 20 号刀片及刀柄；B. 肩胛拉钩；C. 皮肤拉钩；D. 组织剪

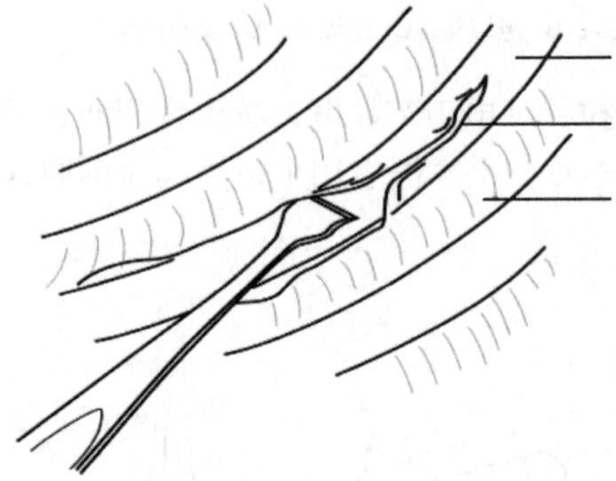

图 7-3-11　剥离肋骨骨膜

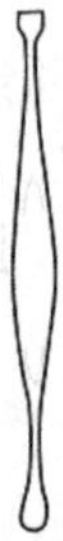

图 7-3-12　剥离肋骨骨膜器械

(2) 递肋骨剥离器剥离骨膜，再用肋骨钩剥离肋骨内表面的骨膜(图 7-3-13，图 7-3-14)。

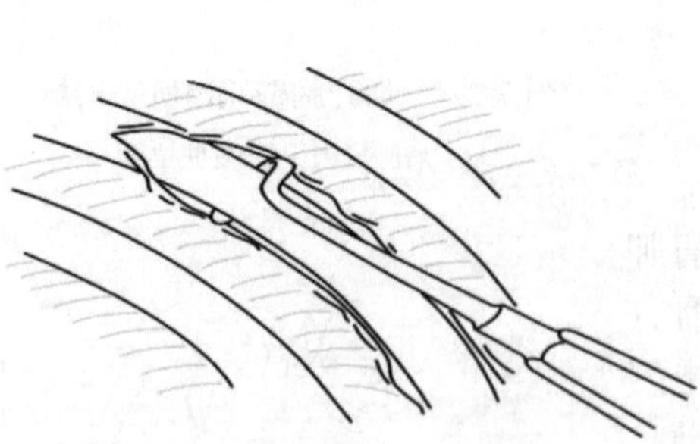

图 7-3-13　剥离肋骨内侧面骨膜

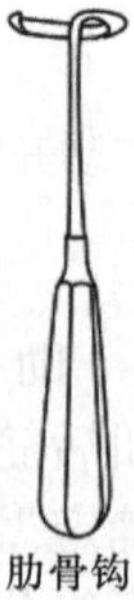

图 7-3-14　剥离肋骨内侧面骨膜器械

(3) 递肋骨剪予手术医师切除第 6 肋骨，便于有足够的空间进入胸腔。肋骨断端骨蜡止血，递方纱垫保护切口，胸腔牵开器撑开切口。备肋骨剥离器、肋骨钩、肋骨剪、咬骨钳、胸腔牵开器(图 7-3-15，图 7-3-16)。

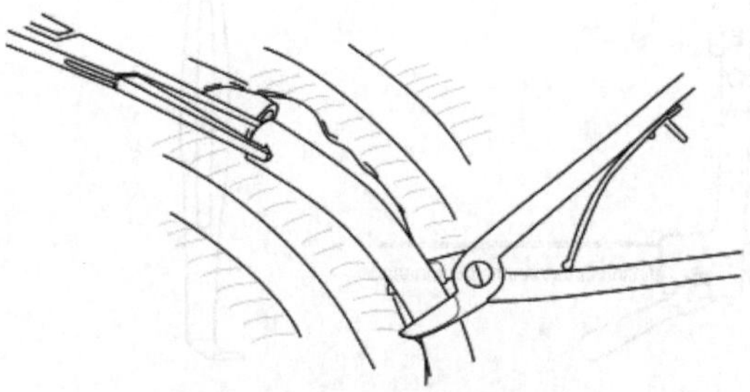

图 7-3-15　切除肋骨

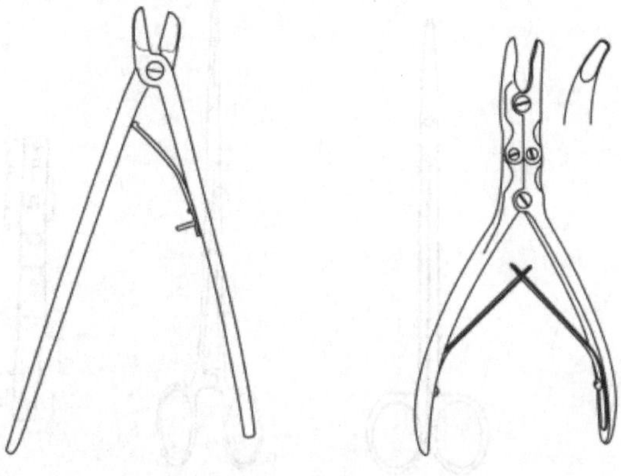

图 7-3-16　肋骨切除器械

A. 肋骨剪；D. 咬骨钳

5. 分离胸膜腔粘连　递甲状腺拉钩牵开胸壁肌肉，剥离剪切开胸膜，组织钳牵开，手指持纱布从肋间隙钝性分离胸腔内粘连(图 7-3-17，图 7-3-18)。

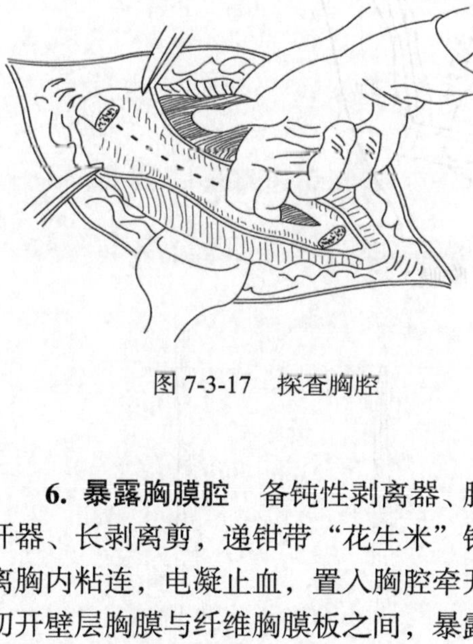

图 7-3-17　探查胸腔

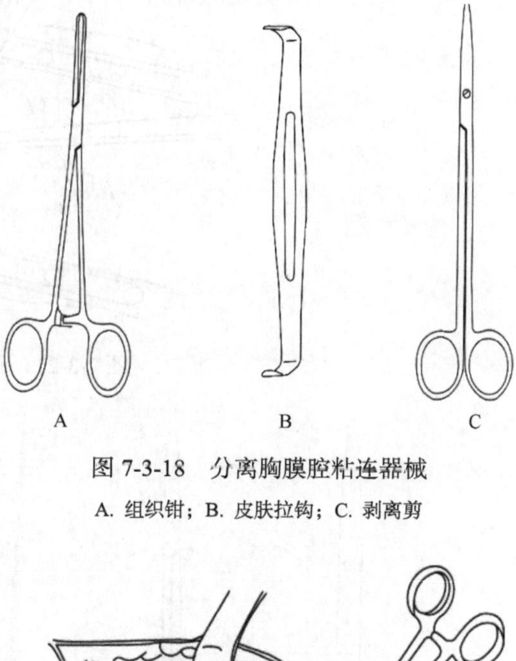

图 7-3-18　分离胸膜腔粘连器械

A. 组织钳；B. 皮肤拉钩；C. 剥离剪

6. 暴露胸膜腔　备钝性剥离器、胸腔牵开器、长剥离剪，递钳带“花生米”钝性分离胸内粘连，电凝止血，置入胸腔牵开器。切开壁层胸膜与纤维胸膜板之间，暴露增厚的胸膜纤维板(图 7-3-19，图 7-3-20)。

7. 剥离增厚的壁层胸膜纤维板　备吸引器、长剥离剪、长敷料镊、直角钳、弯止血钳，递剥离剪予主刀医生，钝性与锐性分离交替进行将壁层胸膜与纤维板剥离到正常组织界面，创面出血电凝止血(图 7-3-21，图 7-3-22)。

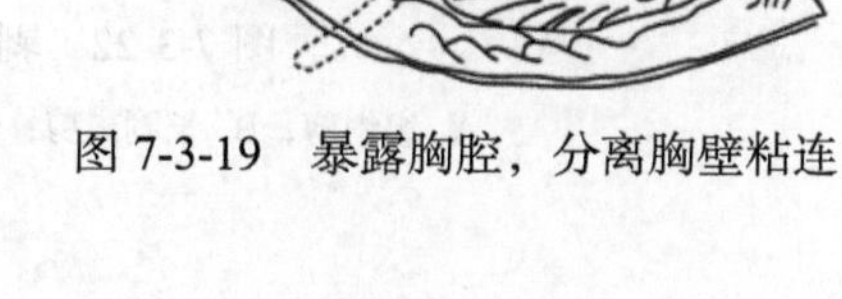

图 7-3-19　暴露胸腔，分离胸壁粘连

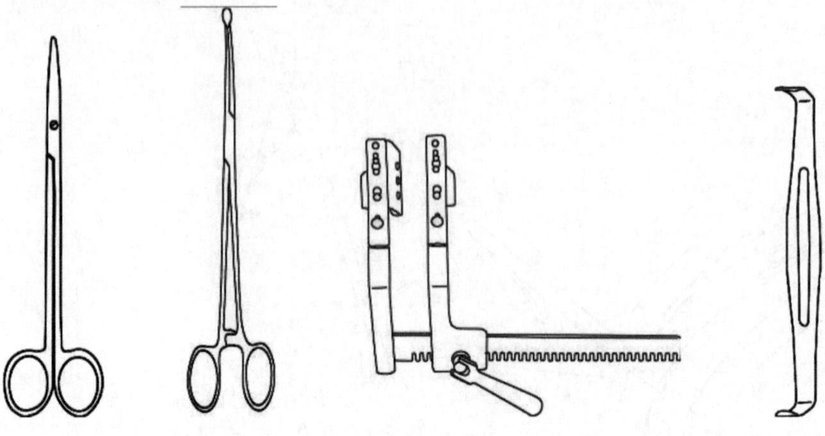

A　B　C　D

图 7-3-20　暴露胸腔器械

A. 长剥离剪；B. 钝性剥离器带“花生米”；C. 胸腔牵开器；D. 皮肤拉钩

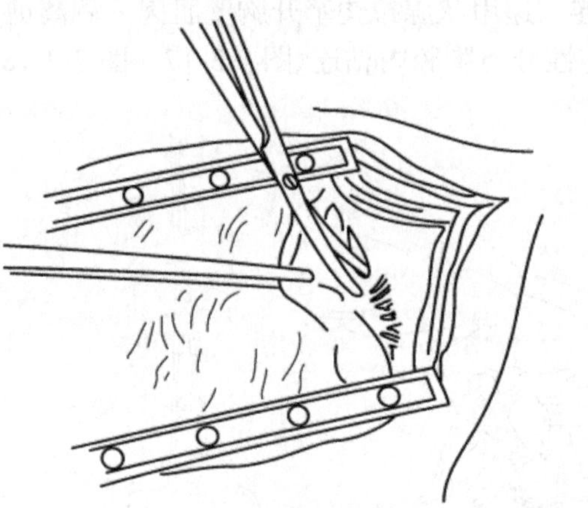

图 7-3-21　剥离壁层胸膜

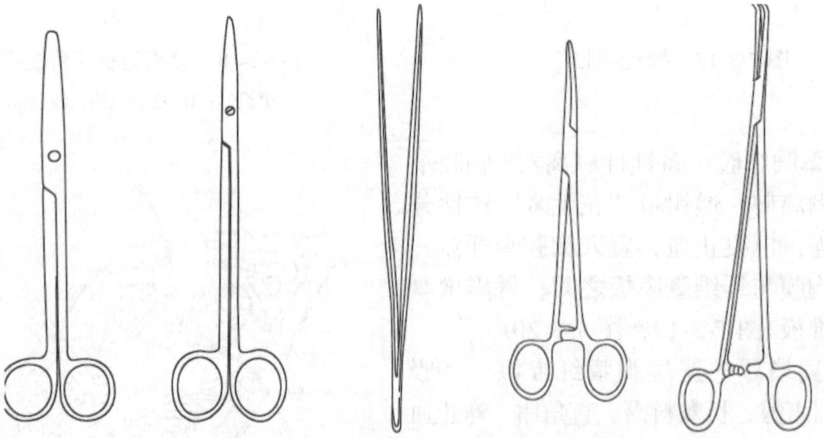

A　B　C　D　E

图 7-3-22　剥离壁层胸膜纤维板器械

A. 组织剪；B. 长剥离剪；C. 长平镊；D. 大弯止血钳；E. 直角钳

8. 切开脓腔，清除脓腔内容物　备组织钳、11 号尖刀片、吸引器，递 11 号尖刀片切开脓腔，递吸引器吸除脓腔内纤维素性内容物，留取足够标本做细菌培养和药敏试验，切除壁层胸膜。

9. 分离脏层胸膜　备吸引器、长组织剪、长敷料镊，递 11 号尖刀锐性解剖分离、确认胸膜纤维板剥离面，递组织钳夹持纤维板，锐性与钝性剥离交替进行至肺完全复张。递持针钳带 3-0 涤纶线缝合肺粗糙面漏气处（图 7-3-23，图 7-3-24）。

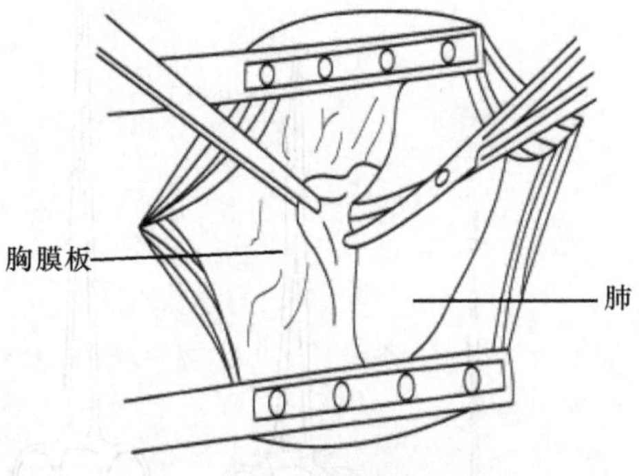

图 7-3-23　分离脏层胸膜

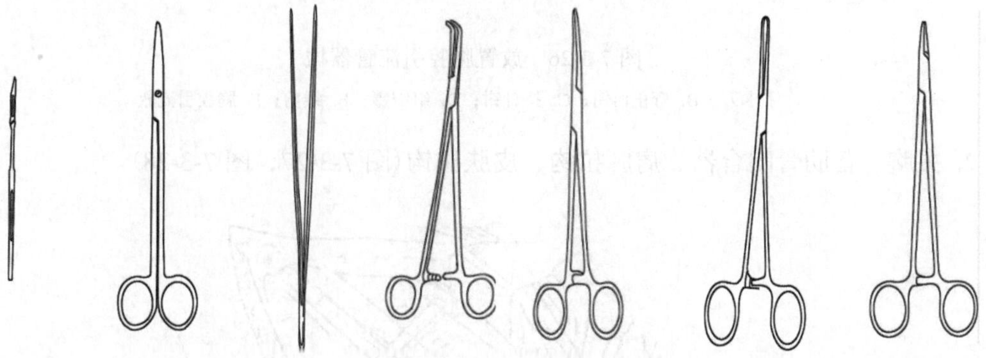

图 7-3-24　分离脏层胸膜器械

A. 11 号尖刀片及刀柄；B. 长剥离剪；C. 长平镊；D. 直角钳；E. 弯止血钳；F. 组织钳；G. 持针钳

10. 冲洗清理胸膜腔　用 3%过氧化氢的水溶液（双氧水）冲洗胸腔止血，在胸腔内保留 3～5 分钟，同时吸除双氧水产生的泡沫，待双氧水的温度明显下降后即吸除双氧水及泡沫并观察渗血情况，此时可发现肺和胸腔内表面形成一层白色假膜，渗血现象减轻或消失。对有较广泛渗血者可重复冲洗 2～5 次，直到渗血停止或基本停止，备大量温热生理盐水，反复仔细冲洗胸腔，清除胸膜腔内残留感染组织。

11. 备温生理盐水 1000ml 再次冲洗胸腔，递吸引器吸尽　反复冲洗彻底嘱咐麻醉师膨肺，检查肺粗糙面有无漏气，如漏气，递 3-0 涤纶线修补肺粗糙面，胸膜剥离创面电凝止血。

（三）关闭胸腔

1. 安置引流管　备手术刀、弯止血钳 1 把、24 号菌形管 1 根，三角针带 0 号丝线固定引流管于胸壁，引流管用胸腔闭式引流连接水封瓶（图 7-3-25，图 7-3-26）。

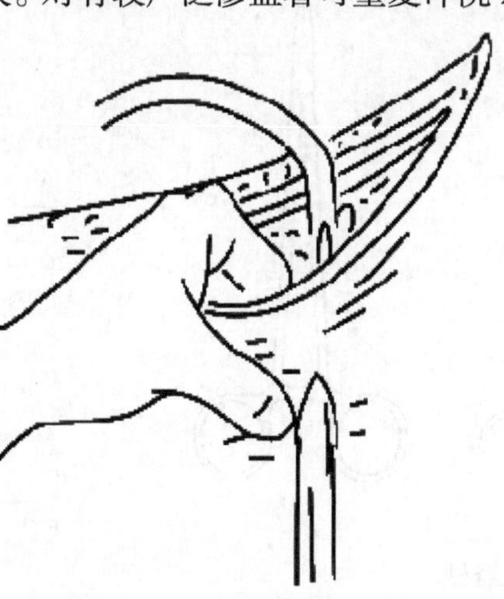

图 7-3-25　安置引流管

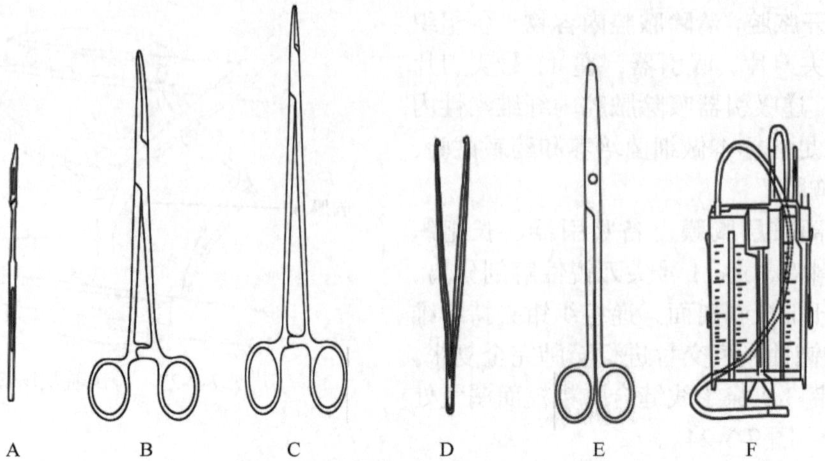

图 7-3-26 放置胸腔引流管器械

A. 手术刀；B. 弯止血钳；C. 持针钳；D. 组织镊；E. 线剪；F. 胸腔引流瓶

2. 关胸 备肋骨闭合器、肩胛拉钩、皮肤拉钩(图 7-3-27，图 7-3-28)。

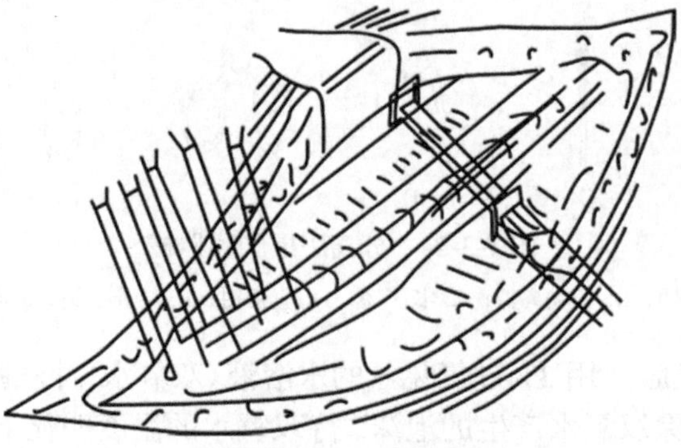

图 7-3-27 闭合胸膜腔

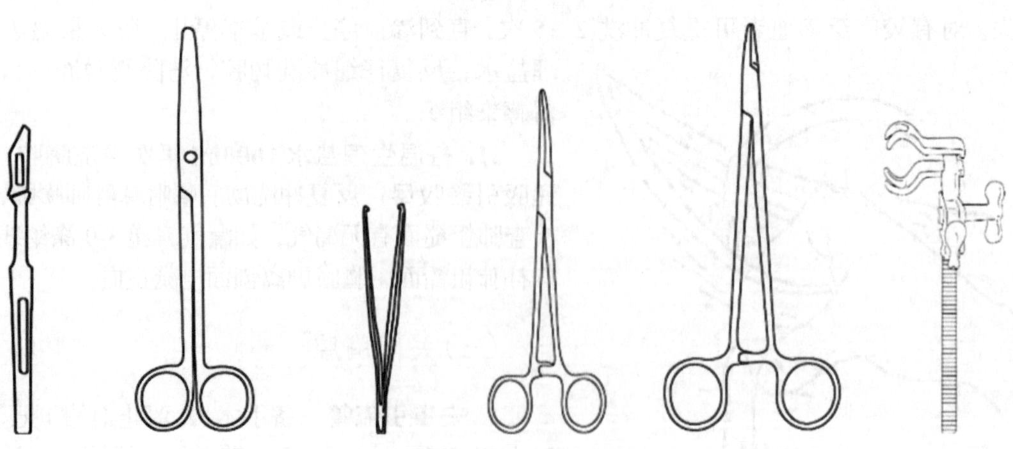

图 7-3-28 关胸阶段器械

A. 11 号尖刀片及刀柄；B. 组织剪；C. 组织镊；D. 弯止血钳；E. 持针钳；F. 肋骨闭合器

(1) 13×34 圆针带 1 号丝线缝合胸膜，肋骨闭合器闭合胸膜，胸膜缝合完之前，麻醉师做气道内加压充分膨肺。

(2) 13×24 圆针带 0 号丝线逐层缝合胸壁肌肉。

(3) 13×24 圆针带 2-0 丝线缝合皮下。

(4) 9×27 三角针带 3-0 丝线缝合皮肤。

(四) 粘贴敷料，安置引流

根据伤口的长度选择无菌粘贴敷料，引流瓶注明安置部位及安置时间。

(五) 再次三方核查

患者离开手术室前再次三方核查，并签字。

(六) 将器械分类退还清洗间并登记

五、特殊关注点

(1) 纤维胸膜板剥脱术手术创面大、出血渗血多，为预防术中患者出现失血性休克，术前用 14G 留置针建立静脉通道，术中如果患者血压偏低，应及时给予输血，以维持循环稳定，血压恢复正常。

(2) 术前应用抗生素，控制感染。

(3) 其余同肺叶切除手术关注点。

（杨　茜　杨　婷　陈　静）

第八章　膈肌手术配合

第一节　先天性食管裂孔疝修补术手术配合

膈肌位于胸腔和腹腔之间，由起源于胸腔底部四周的几组肌肉和筋膜组成。它把体腔分为胸腹两部分，膈呈拱形，可上下运动，膈肌的中心为中心腱，每侧的肌肉组织分三部分：胸骨部分、肋骨部分和腰椎部分，汇合于中心腱。各部分肌肉紧密相连，被胸、腹膜覆盖。膈的中央部由前向后分别为下腔静脉、食管、降主动脉，形成相应的膈裂孔（图8-1-1），这三部分肌肉相连的部位，往往由于发育不正常而形成缺损或发育不全，成为先天性膈疝的解剖基础（图 8-1-2）。

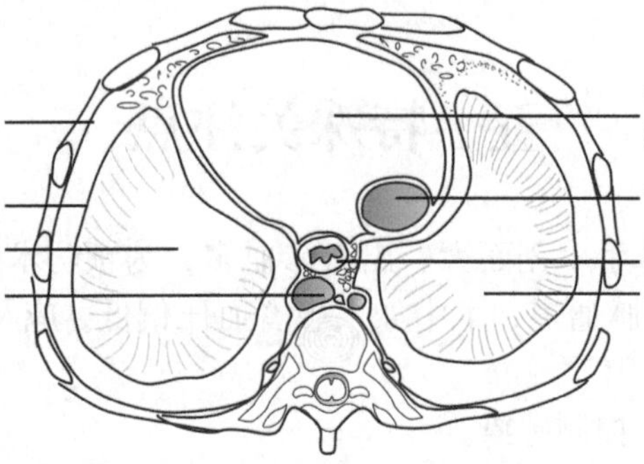

图 8-1-1　膈肌正常解剖

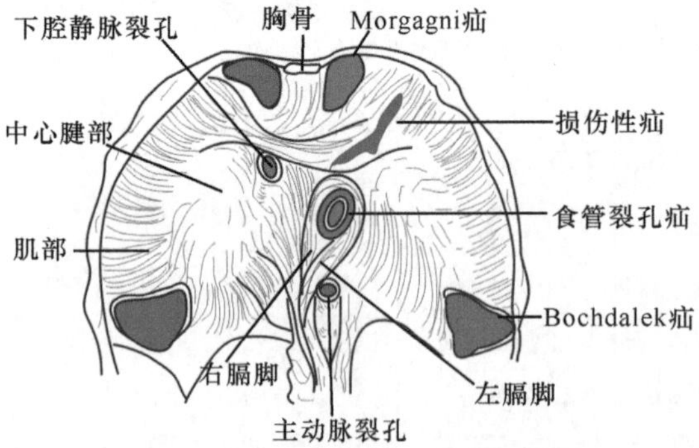

图 8-1-2　先天性膈疝的常见类型

由于膈肌发育存在缺陷致使腹腔器官疝入胸腔，最多见的为食管裂孔疝。食管裂孔疝主要有四种类型①Ⅰ型：滑动型或轴型疝，胃食管结合部即贲门沿食管纵轴疝入纵隔，胃其他部分并未进入胸腔；②Ⅱ型：食管旁疝，贲门部仍在腹腔的正常位置，但部分胃底经食管裂孔疝入胸腔；③Ⅲ型：混合型，除贲门从腹腔疝入纵隔外，胃底也沿食管经食管裂孔进入胸腔；④Ⅳ型：混合型，除贲门和胃底外，还有腹腔内其他组织同时疝入纵隔，四种类型疝都有疝囊存在，其疝囊由胸内筋膜、壁层胸膜和裂孔的膈食管韧带组成（图 8-1-3，图 8-1-4）。

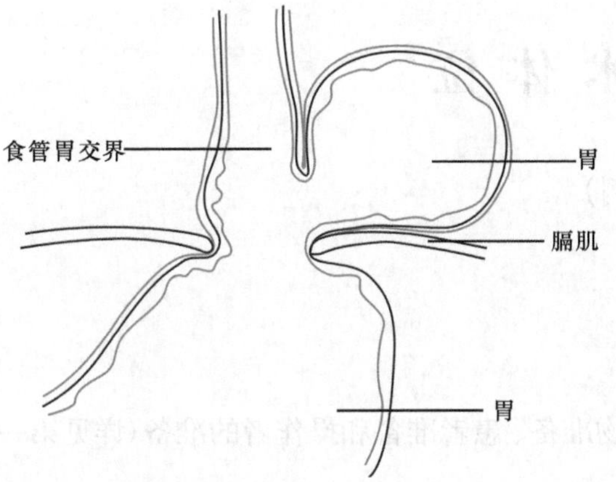

图 8-1-3　Ⅱ型食管裂孔疝

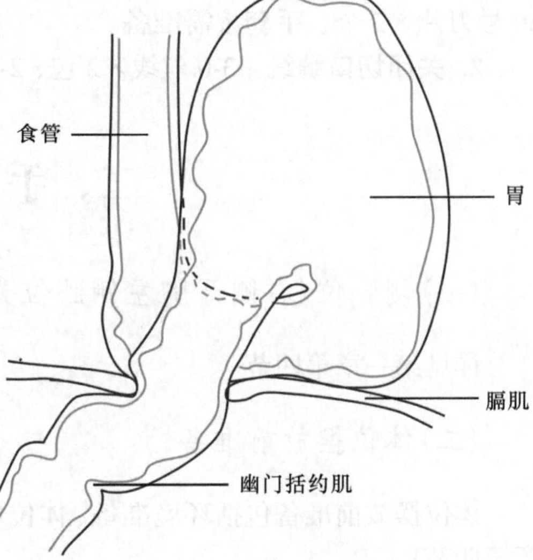

图 8-1-4　Ⅲ型食管裂孔疝

食管裂孔疝的临床症状：进食后疼痛，早期饱胀感及食物反流，而明显的症状是异位器官的压迫所导致的气紧和呼吸困难。食管裂孔疝修补术的手术适应证：①经内科治疗症状无好转者；②食管裂孔疝引起呼吸和循环功能障碍者；③食管裂孔疝有严重并发症如溃疡、出血、幽门梗阻，以及出现疝内容物嵌顿、狭窄或者扭转者；④食管裂孔疝怀疑有癌变者。

一、手术用物准备

(一) 常规用物

手术盆 1 个、手术衣 6 件、剖口单 1 张、桌单 4 张、治疗巾 10 张。

(二) 手术器械

(1) 食管器械 1 包、胸腔牵开器 1 包、肋骨剪 1 件。
(2) 特殊器械：超声刀 1 套(图 8-1-5)。

(三) 一次性用物

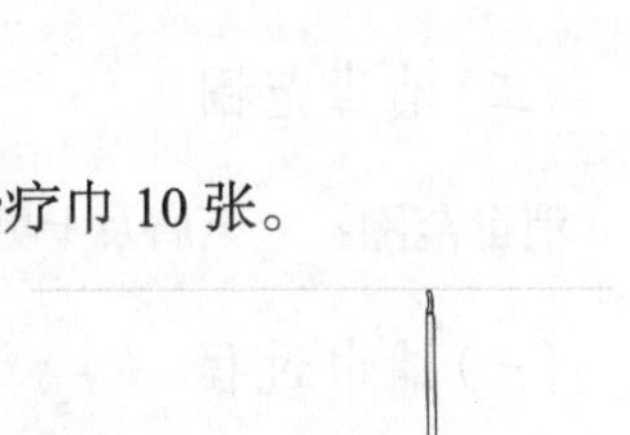

图 8-1-5　超声刀

1. 常规用物　一次性使用吸引管 1 根、一次性使用吸引头 2 根、一次性使用电刀笔 1 个、一次性使用延长电极 1 根、电刀清洁片 1 张、剖胸套针 1 板、骨蜡 1 块、50cm×60cm 医用粘贴膜 1 张、一次性使用冲洗器 1 个、36 号胸腔引流管 1 根、一次性使用灯罩 2 个、一次性使用无菌垃圾袋 1 个、带钡丝纱布 10～20 张、方纱 3 张、

3-0 丝线×1 包、2-0 丝线×3 包、0 号丝线×3 包、1 号丝线×3 包、11 号刀片×1 个、20 号刀片×2 个、手套按需准备。

2. 关闭切口缝线 3-0 丝线×2 包、2-0 丝线×2 包、0 号丝线×5 包、1 号丝线×2 包。

二、手术体位

（一）侧卧位（右侧开胸左侧卧位为例）

详见第一章第四节。

（二）体位摆放前准备

体位摆放前准备包括环境准备、体位用物准备、患者准备和操作者的准备（详见第一章第四节）。

（三）体位摆放流程

详见第一章第四节。

三、消毒铺巾

（一）消毒液、消毒用物及传递方法

详见第一章第五节。

（二）消毒范围

消毒范围：上至肩及上臂 1/2 处，下至肋弓下缘，前至对侧腋前线，后至对侧腋后线。

（三）铺巾过程

见第一章第五节。

四、手术配合

（一）术前准备

器械护士和巡回护士共同清点器械、纱布、纱球、缝针、刀片等所有用物数量，检查其完整性，巡回护士将其准确登记在器械清点单上。调试超声刀、电刀笔，连接吸引器，安装灯柄罩。

（二）手术切口

左胸第5肋间后外侧做一弧形切口。沿背部肩胛骨内侧缘与脊柱之间中线，平肩胛骨下绕过肩胛下角，向外前至左侧腋前线（图 8-1-6）。

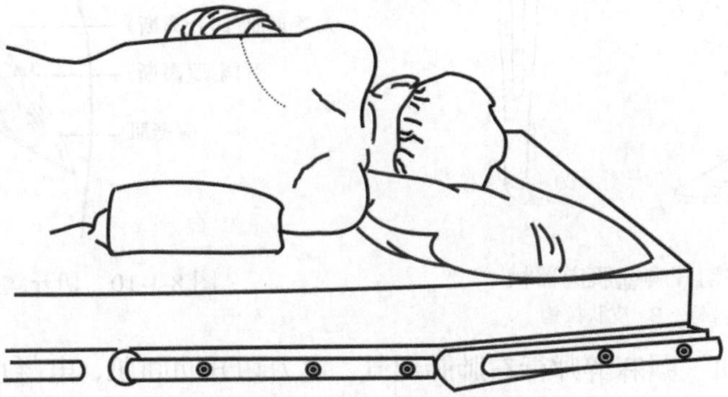

图 8-1-6　左后外侧切口

（三）经左侧胸壁入路，开胸

1. 切开皮肤、皮下组织　备 20 号手术刀、组织剪、组织镊、皮肤拉钩、一次性电刀笔。三方核查准确无误后递给手术医生 20 号手术刀切开皮肤，电刀切开皮下组织，电凝止血（图 8-1-7，图 8-1-8）。

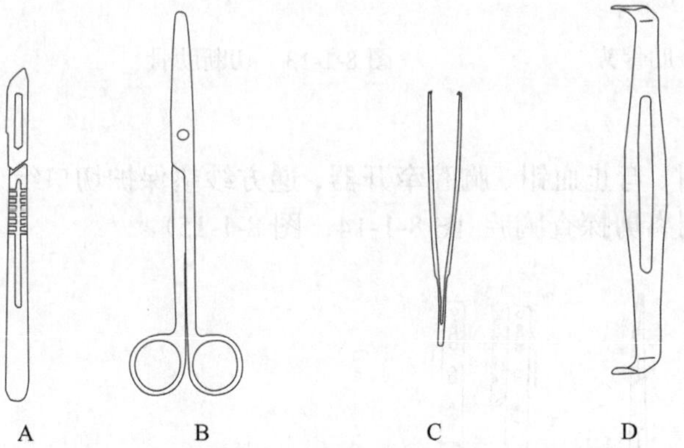

图 8-1-7　切开皮肤器械

A. 20 号刀片及刀柄；B.组织剪；C.组织镊；D. 皮肤拉钩

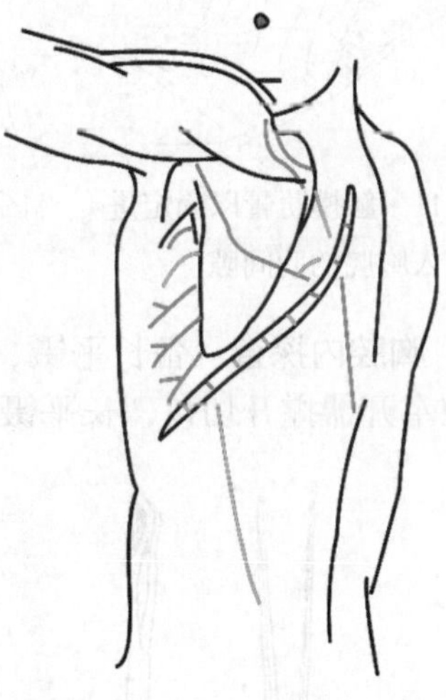

图 8-1-8　切开皮肤及皮下

2. 切开背阔肌、前锯肌　备皮肤拉钩、肩胛拉钩、电刀笔。电刀游离背阔肌，并切断附着处组织，电刀切开前锯肌（图 8-1-9，图 8-1-10），手术医生用手指挑起前锯肌，分离前锯肌的附着点，小血管分支电凝止血。助手用肩胛拉钩提起肩胛骨，电刀分离前锯肌后筋膜，将手伸入肩胛骨，上到下触摸肋骨以确定需要切开的肋间（图 8-1-11）。递电刀笔从后向前沿肋间下缘分离肋间肌。

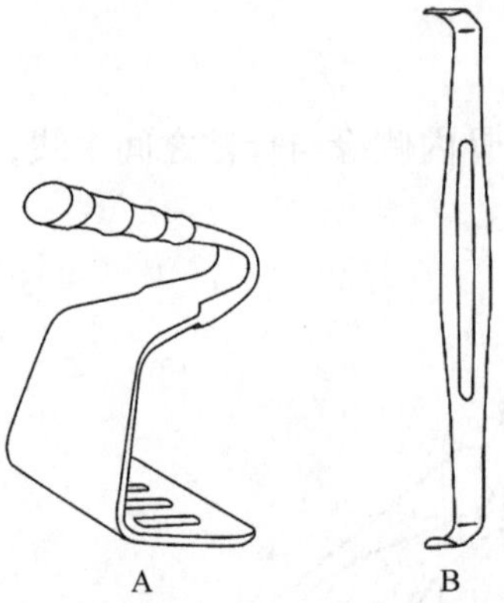

图 8-1-9　切开胸壁肌肉器械

A. 肩胛拉钩；B. 皮肤拉钩

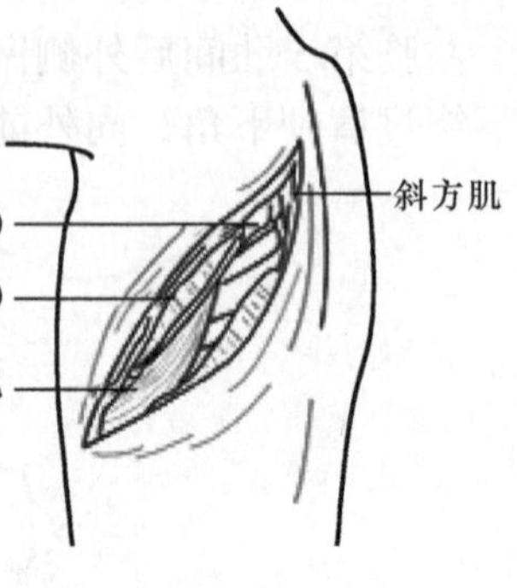

图 8-1-10　切开胸壁肌肉

3. 切开肋间肌　嘱麻醉师行右肺肺通气，电刀切开肋间肌，电凝止血。传递肋骨剪予手术医师剪断第 6 肋骨，骨蜡止血，用方纱垫保护切口，胸腔牵开器撑开切口(图 8-1-12，图 8-1-13)。

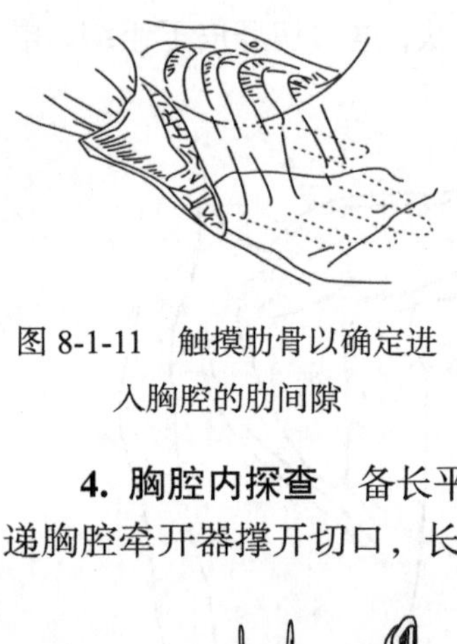

图 8-1-11　触摸肋骨以确定进入胸腔的肋间隙

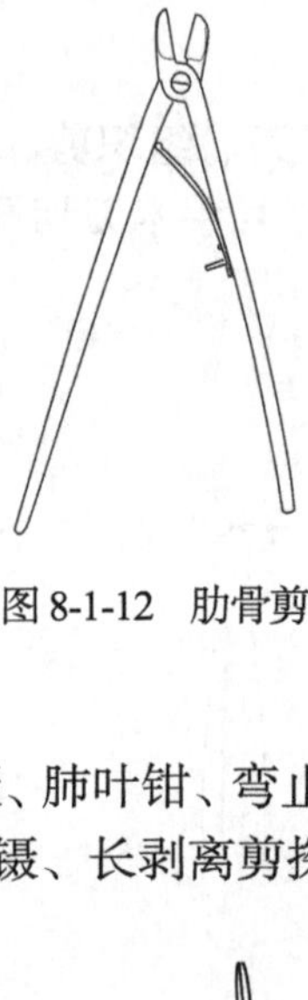

图 8-1-12　肋骨剪

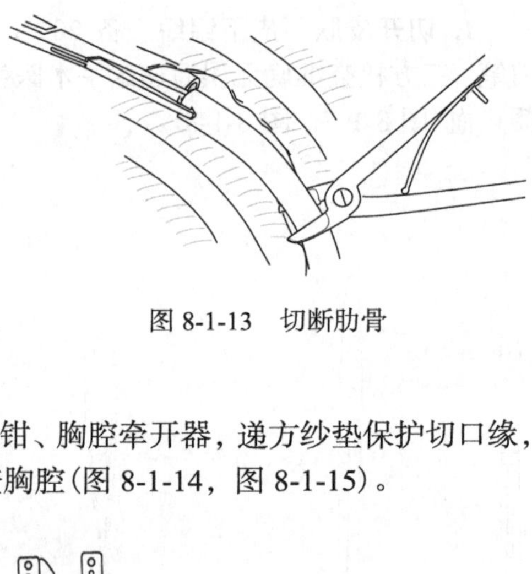

图 8-1-13　切断肋骨

4. 胸腔内探查　备长平镊、肺叶钳、弯止血钳、胸腔牵开器，递方纱垫保护切口缘，递胸腔牵开器撑开切口，长平镊、长剥离剪探查胸腔(图 8-1-14，图 8-1-15)。

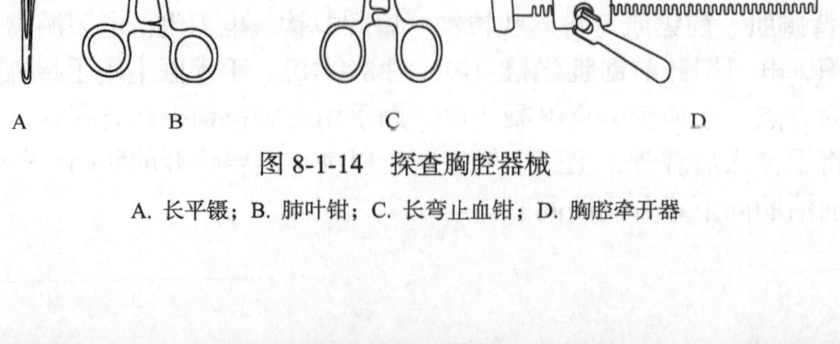

图 8-1-14　探查胸腔器械

A. 长平镊；B. 肺叶钳；C. 长弯止血钳；D. 胸腔牵开器

5. 胸腔内探查　备长平镊，方纱垫保护切口缘，胸腔牵开器撑开切口。长剥离剪探查胸腔，电刀分离胸腔内粘连，电凝止血或中弯止血钳带线结扎止血，如暴露欠佳，则递直角钳带 2-0 丝线结扎下肺韧带或电刀分离切断，电凝止血。探查胃及贲门疝入胸腔的情况(图 8-1-16，图 8-1-17)。

6. 还纳疝内容物　长平镊、长剥离剪剪开食管下段的纵隔胸膜，直角钳钳夹纵隔胸膜出血点，中弯止血钳带 2-0 丝线结扎止血或电凝止血，游离显露食管，递电刀笔切开疝囊颈(图 8-1-18)。递钝性剥离器带“花生米”钝性游离疝囊壁与疝内容物之间的粘连，递剥离剪剪去多余的疝囊组织，经食管裂孔将胃贲门和腹段食管还纳入腹腔，递 7×20 圆针带 0 号丝线间断缝合疝囊(图 8-1-19)。

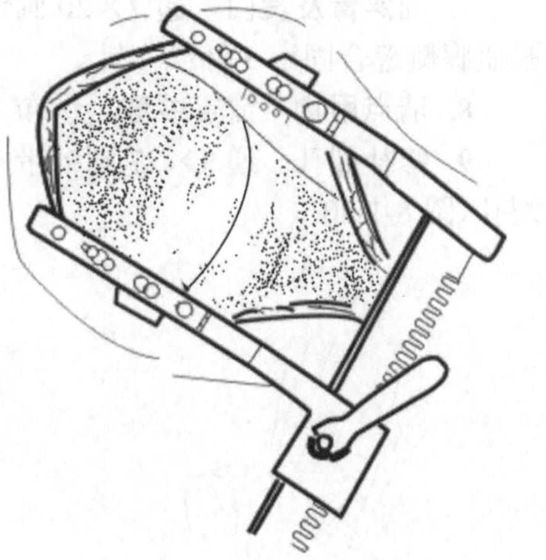

图 8-1-15　暴露胸腔

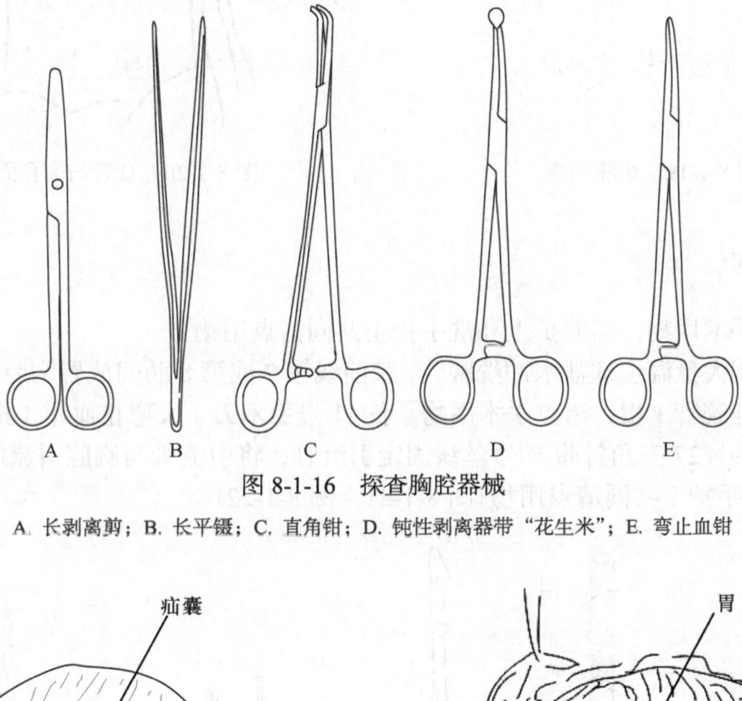

图 8-1-16　探查胸腔器械

A. 长剥离剪；B. 长平镊；C. 直角钳；D. 钝性剥离器带“花生米”；E. 弯止血钳

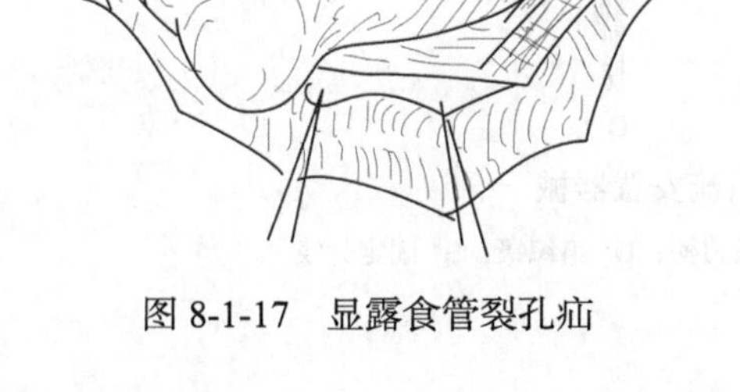

图 8-1-17　显露食管裂孔疝

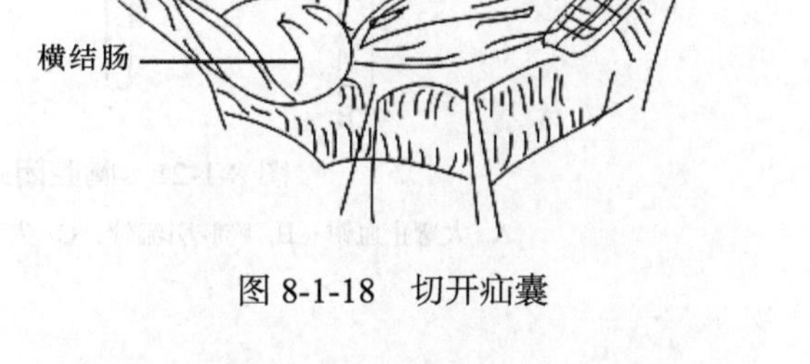

图 8-1-18　切开疝囊

7. 固定胃及贲门 递 7×20 圆针带 2-0 丝线环形缝合膈肌裂孔的腹侧面，将胃底与膈肌腹侧缝合固定 3 针或 4 针。

8. 清点用物 清点纱球、纱布、器械、缝针、刀片等台上所有用物。

9. 修补裂孔 递 9×27 圆针带 0 号丝线间断缝合膈肌脚的肌间束，关闭扩大的食管裂孔(图 8-1-20)。

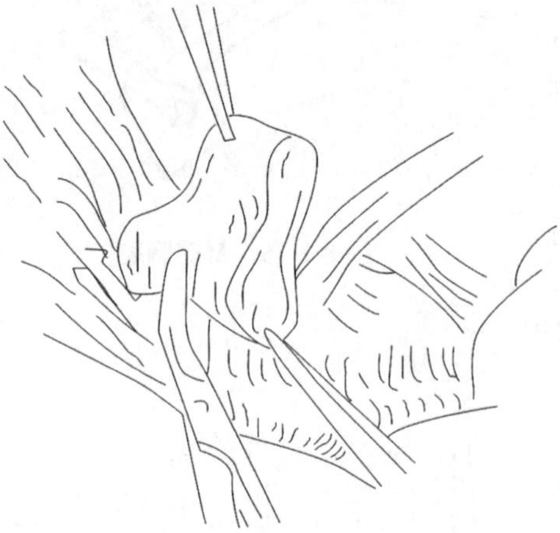

图 8-1-19 切除疝囊

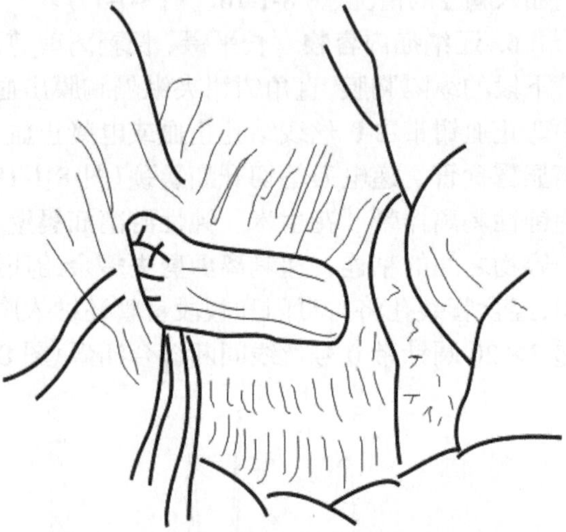

图 8-1-20 食管与裂孔固定

（四）关胸

(1) 清点手术用物，巡回护士和洗手护士共同清点用物。

(2) 再次用大量温生理盐水冲洗胸腔，腋前线第 7 或第 8 肋间放置胸腔引流管、食管床留置 16 号硅胶管 1 根，清点手术用物。备 11 号手术刀、大弯止血钳 1 把、36 号胸腔硅胶引流管，9×27 三角针带 0 号丝线固定引流管，将引流管与胸腔引流瓶连接排气。巡回护士、洗手护士共同清点用物(图 8-1-21，图 8-1-22)。

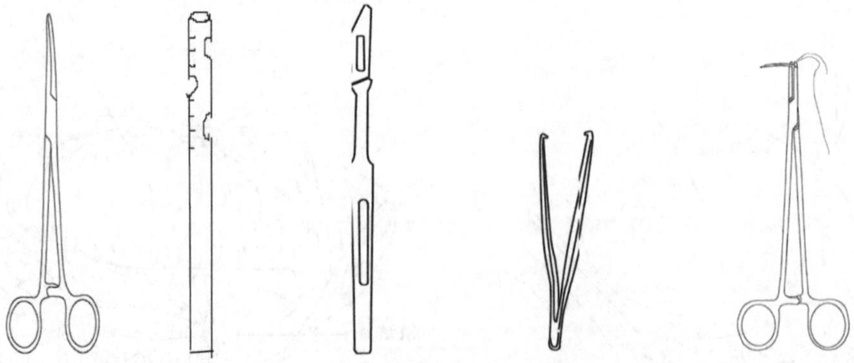

图 8-1-21 胸腔闭式引流安置器械

A. 大弯止血钳；B. 胸腔引流管；C. 尖刀及刀柄；D. 组织镊；E. 固定针线

(3)关闭胸膜腔：备肋骨闭合器，肩胛拉钩，甲状腺拉钩。

1)13×34 圆针带 1 号丝线缝合胸膜，肋骨闭合器闭合肋缘(图 8-1-23，图 8-1-24)。

2)13×24 圆针带 0 号丝线逐层缝合胸壁肌肉，缝线打结时巡回护士协助将肩关节往胸壁推，以减轻胸壁肌肉张力(图 8-1-25，图 8-1-26)。

3)13×24 圆针带 2-0 丝线缝合皮下。

4)9×27 三角针带 3-0 丝线缝合皮肤。

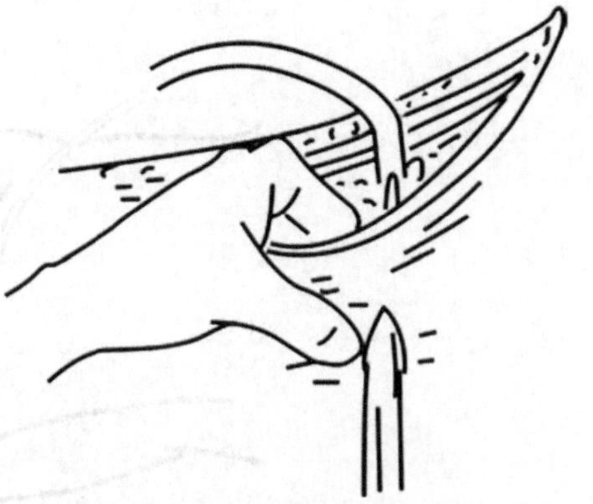

图 8-1-22 胸腔闭式引流安置结果

(4)根据伤口的长度选择无菌粘贴敷料，将引流管与胸腔引流瓶连接排气，引流瓶注明安置部位及安置时间(8-1-27)。

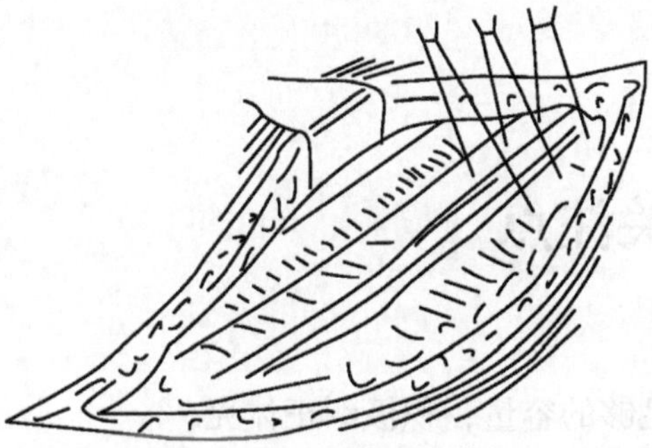

图 8-1-23 缝合胸膜

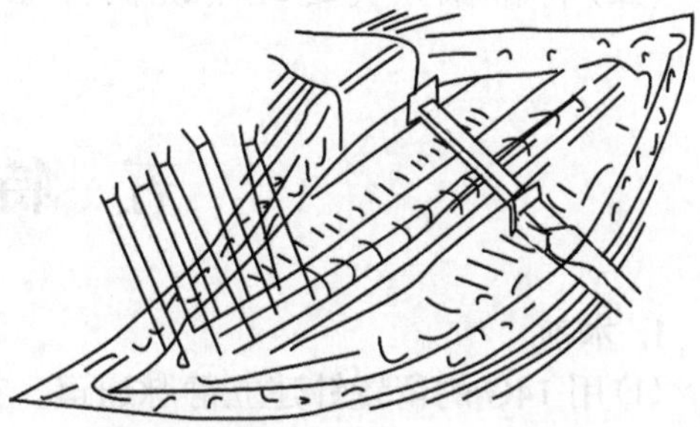

图 8-1-24 肋骨闭合器闭合肋缘

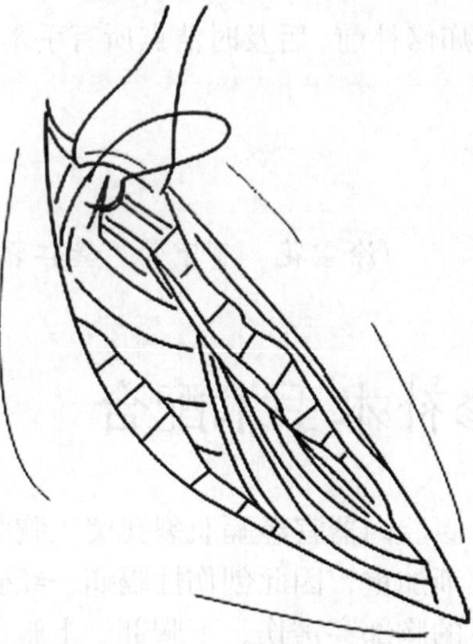

图 8-1-25 缝合胸壁肌肉

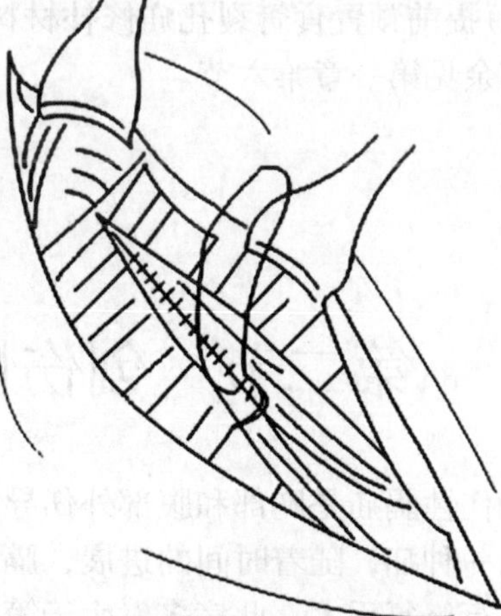

图 8-1-26 肩关节往胸壁推

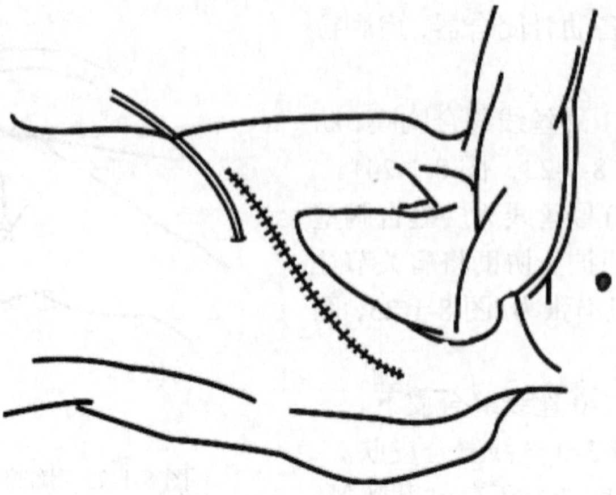

图 8-1-27 关闭胸壁切口

(五)将器械分类退还清洗间并登记

五、特殊关注点

1. 术前

(1)用 14G 的留置针建立静脉通道，补充足够的容量，积极纠正休克。

(2)吸氧、改善患者的缺氧症状。

(3)减压胃管保持通畅，减轻和缓解对胸腔的挤压。

2. 术中

(1)关注、保持术中手术用物的清晰。食管裂孔疝修补前、后及时清点所有手术用物。

(2)提前预置食管裂孔疝修补材料和缝线。

其余见第一章第六节。

(涂雪花　丁宁莹　龚仁蓉)

第二节　创伤性膈疝修补术手术配合

创伤性膈疝是胸部和腹部外伤导致膈肌破裂，腹腔内器官经膈肌裂孔突入胸腔从而形成的一种疝，随着时间的进展，膈肌的损伤会逐渐加重，因此创伤性膈疝一经确诊应尽快进行修复手术。此病多发生于第 4 肋平面以下的胸部穿透伤，下胸部、上腹部严重闭合性损伤，常合并严重的复合性损伤，临床表现错综复杂，容易漏诊、误诊。近几十年来，随着工农业机械化程度的提高，交通运输车辆的增加，发病率有增加趋势。创伤性膈疝患者男性多于女性，比例为 10：1，与男性从事的劳动、职业等因素有关。常以剧烈疼痛、呼吸困难为主要表现，创伤性膈疝以左侧多见(图 8-2-1)。

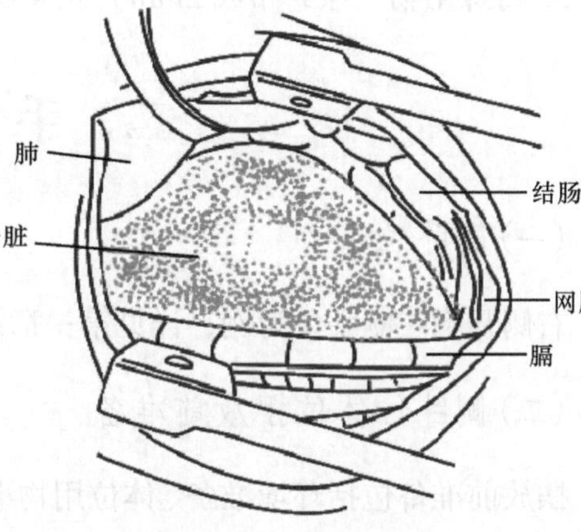

图 8-2-1　膈疝解剖

膈肌破裂通常分为直接穿透性损伤和间接损伤两大类①直接穿透性损伤：锐器(刀刺伤)、枪弹等可直接穿透膈肌，经胸、腹腔压力差的作用，腹腔内器官由膈肌裂孔疝进入胸腔。医源性膈肌损伤，指手术操作失误所引起的损伤。例如，低位胸腔闭式引流手术，经验不足者，可经肋间切口直接切伤膈肌；经膈肌手术，术中膈肌缝合修补不紧密、术后裂开或线结脱落可导致膈疝发生；胸腔引流治疗并发膈肌损伤等。②间接损伤：胸部和腹部严重闭合性损伤，可使胸、腹腔之间的压力差剧变，导致膈肌裂伤从而发生膈疝。压迫伤致使胸、腹腔之间的压力差发生急剧变化，导致膈肌破裂；减速伤如从高处坠落、交通事故致使胸腹受冲击、冲撞；瞬间用力过猛，用力挑重担，过度举重、装卸重物等，可引起胸、腹腔内压力差急剧变化，致使膈肌“自发性”破裂。

创伤性膈疝的并发症：①心排血量降低；②肺膨胀不全；③肺部感染；④胃肠绞窄、坏死。

一、手术用物准备

(一)常规用物

手术盆 1 个、手术衣 6 件、剖口单 1 张、桌单 4 张、治疗巾 10 张。

(二)手术器械

(1)食管器械 1 包、胸腔牵开器 1 包、肋骨剪 1 件。

(2)特殊器械：超声刀 1 套(图 8-2-2)。

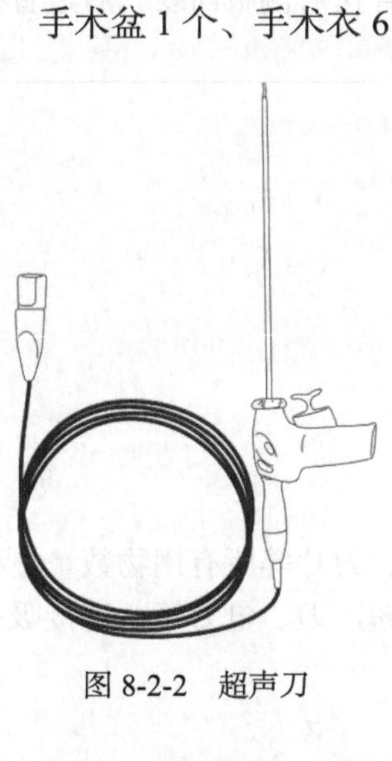

图 8-2-2　超声刀

(三)一次性用物

1. 常规物品　一次性使用吸引管 1 根、一次性使用吸引头 2 根、一次性使用电刀笔 1 支、一次性使用延长电极 1 根、一次性使用电刀清洁片 1 张、剖胸套针 1 板、骨蜡 1 块、50cm×60cm 医用粘贴膜 1 张、一次性使用冲洗器 1 个、36 号胸腔引流管 1 根、一次性使用灯罩 2 个、一次性使用无菌垃圾袋 1 个、带钡丝纱布 10～20 张、方纱 3 张、3-0 丝线×3 包、2-0 丝线×3 包、0 号丝线×3 包、1 号丝线×3 包、11 号刀片×1 张、20 号刀片×2 张、手套按需准备。

2. 关闭切口缝线　3-0 丝线×2 包、2-0 丝线×2 包、0 号丝线×5 包、1 号丝线×2 包。

3. 特殊用物 涤纶布或 2mm 厚的 Gor-Tex 补片按需备。

二、手术体位

(一) 侧卧位

右侧开胸左侧卧位为例，详见第一章第四节。

(二) 侧卧位体位摆放前准备

摆放前准备包括环境准备、体位用物准备、患者准备和操作者的准备（详见第一章第四节）。

(三) 侧卧位体位摆放流程

摆放流程详见第一章第四节。

三、消毒铺巾

(一) 消毒液、消毒用物及传递方法

详见第一章第五节。

(二) 消毒范围

消毒范围：上至肩及上臂 1/3 处，下过季肋缘，前过胸骨达对侧腋前线，后过脊柱达对侧腋后线，包括同侧腋窝。

(三) 铺巾

见第一章第五节。

四、手术配合

(一) 术前准备

器械护士和巡回护士共同清点器械、纱布、纱球、缝针、刀片等所有用物数量，检查其完整性，巡回护士将其准确登记在器械清点单上。调试超声刀、电刀笔，连接吸引器，安装灯柄罩。

(二) 手术切口

手术切口位于右胸第 7 肋间隙后外侧，做一弧形切口（图 8-2-3）。

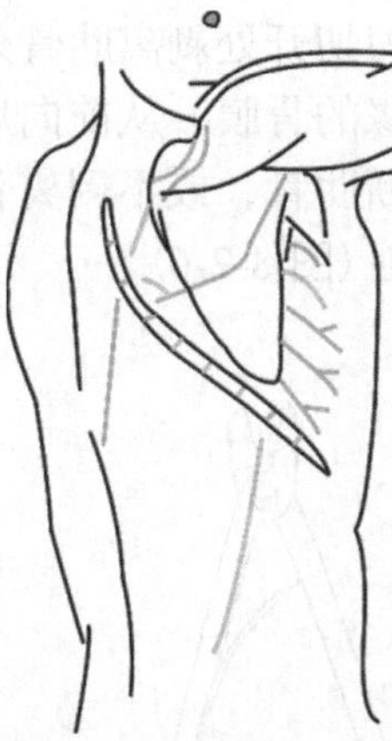

图 8-2-3　右后外侧切口

(三) 开胸

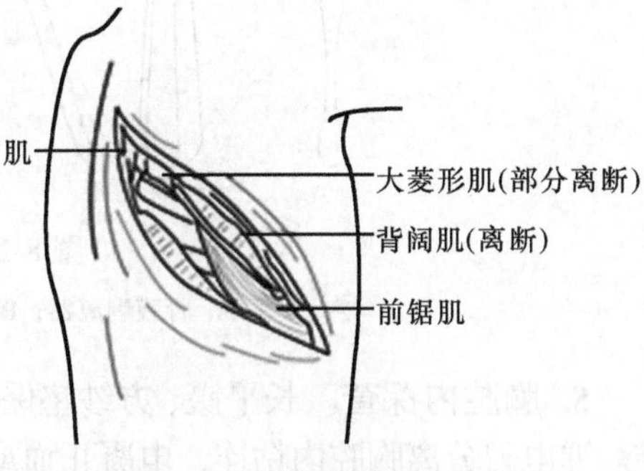

图 8-2-4　分离肋间肌

1. 切开皮肤、皮下、肌肉层　备 20 号手术刀、组织镊、纱布、电刀笔、肩胛拉钩，电刀切开，电凝止血。

2. 切开背阔肌、前锯肌及大菱形肌　备甲状腺拉钩、肩胛拉钩、电刀笔。电刀游离背阔肌，并切断附着处组织，电刀切开前锯肌，手术医生用手指挑起前锯肌，分离前锯肌的附着点，小血管分支电凝止血。助手用肩胛拉钩提起肩胛骨，电刀分离前锯肌后筋膜，将手伸入肩胛骨，从上到下触摸肋骨以确定需要切开的肋间。递电刀笔从后向前沿肋间下缘分离肋间肌(图 8-2-4)。

3. 切开肋间肌　备肋骨剪，电刀笔。电刀切开肋间肌，电凝止血，嘱麻醉师行左肺肺通气，打开肋间隙。递电刀剥离脊旁肌肉组织暴露肋骨(图 8-2-5)。

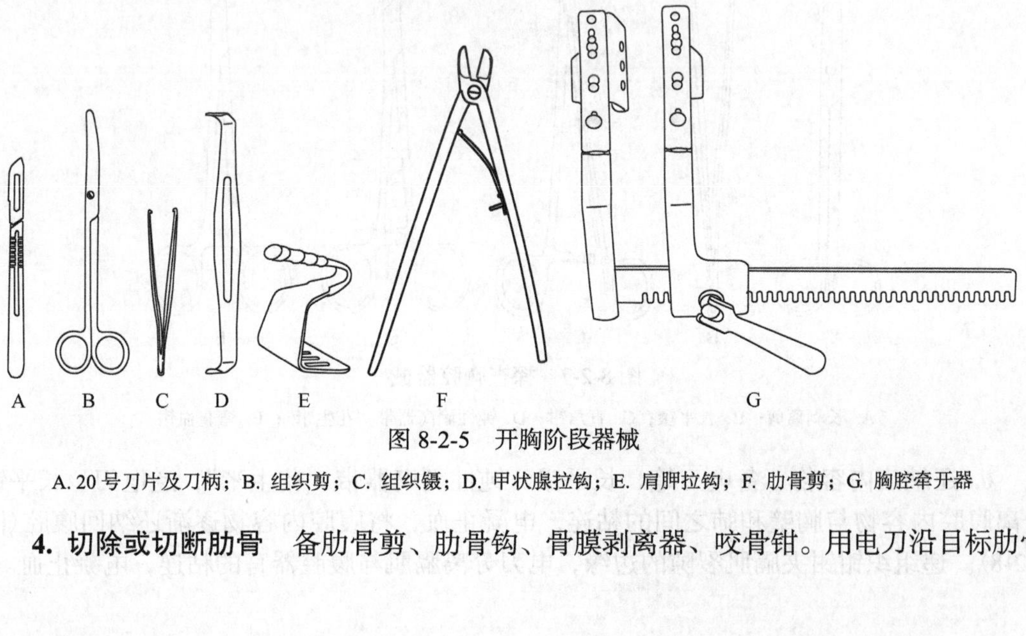

图 8-2-5　开胸阶段器械

A. 20 号刀片及刀柄；B. 组织剪；C. 组织镊；D. 甲状腺拉钩；E. 肩胛拉钩；F. 肋骨剪；G. 胸腔牵开器

4. 切除或切断肋骨　备肋骨剪、肋骨钩、骨膜剥离器、咬骨钳。用电刀沿目标肋骨的纵轴切开骨膜，递骨膜剥离器沿电刀切开处剥离肋骨外侧缘的骨膜，然后利用骨膜剥离器的弯角部分从后向前剥离肋骨上缘的骨膜，从前向后剥离肋骨下缘的骨膜，肋骨钩剥离肋骨内侧面的骨膜，递肋骨剪剪断肋骨，或不剥离骨膜用肋骨剪直接剪断肋骨，肋骨骨髓腔骨蜡止血，肌肉出血电凝止血（图 8-2-6）。

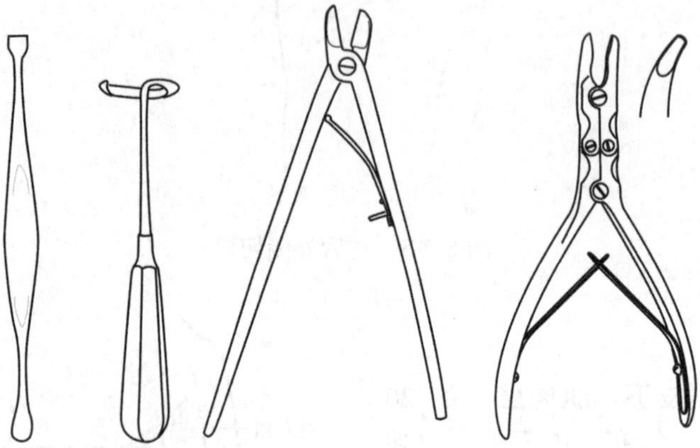

图 8-2-6　切除肋骨器械

A. 骨膜剥离器；B. 肋骨钩；C. 肋骨剪；D. 咬骨钳

5. 胸腔内探查　长平镊、方纱垫保护切口缘，胸腔牵开器撑开切口，递长剥离剪探查胸腔。递电刀分离胸腔内粘连，电凝止血或中弯止血钳带线结扎止血，如暴露欠佳，则递直角钳带 2-0 丝线结扎下肺韧带或电刀分离切断，电凝止血，探查腹腔内容物疝入胸腔的情况（图 8-2-7）。

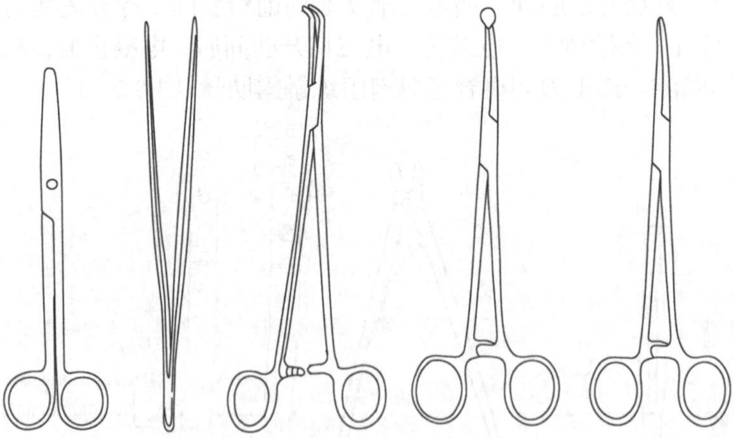

图 8-2-7　探查胸腔器械

A. 长剥离剪；B. 长平镊；C. 直角钳；D. 钝性剥离器带“花生米”；E. 弯止血钳

6. 还纳疝内容物　备电刀笔、长平镊、钝性剥离器带“花生米”，递电刀、长平镊分离腹腔内容物与胸壁和肺之间的粘连，电凝止血，将腹腔内容物逐渐还纳回腹腔（图 8-2-8）。递组织钳钳夹膈肌裂隙的边缘，电刀分离膈肌与腹腔器官的粘连，电凝止血。

7. 清点用物　清点纱球、纱布、器械、缝针、刀片等台上所有用物。

8. 修补膈肌有两种方法

(1) 方法 1：如果膈肌裂孔非常小，则递 9×27 圆针带 0 号丝线间断 8 字缝合膈肌破口。

(2) 方法 2：如果膈肌裂孔不能直接缝合则递组织钳钳夹膈肌破口的边缘，向中间收紧，估计膈肌缺损的大小，用涤纶布或 2mm 厚的 Gor-Tex 补片进行修补，递 13×24 圆针带 0 号丝线间断缝合，从缺损的中央——下腔静脉附近开始，然后沿远侧缺损的内缘缝合，到外侧缘缝合完成后先不打结，于下腔静脉处留一小间隙，递长平镊逐个检查缝合线，保持与膈肌贴附紧密，收紧缝线，使得各部分张力相当，打结关闭膈肌(图 8-2-9，图 8-2-10)。

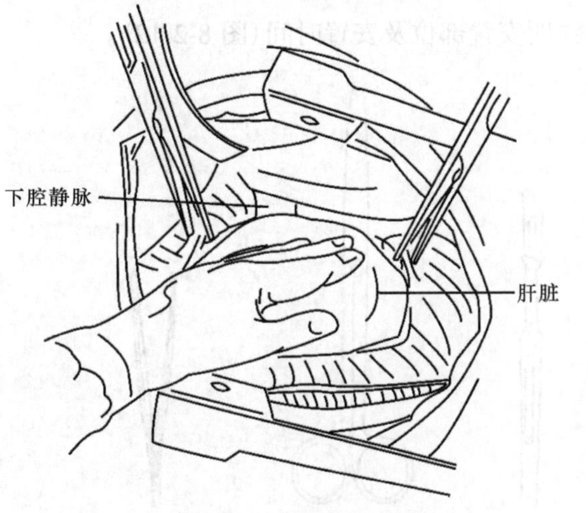

图 8-2-8　还纳腹腔内容物

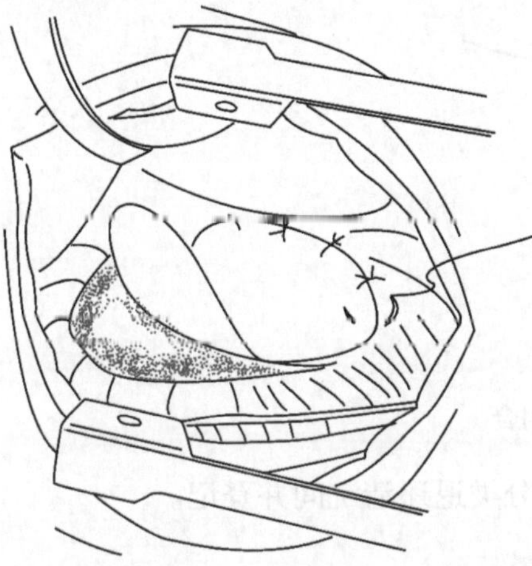
图 8-2-9　修补膈肌

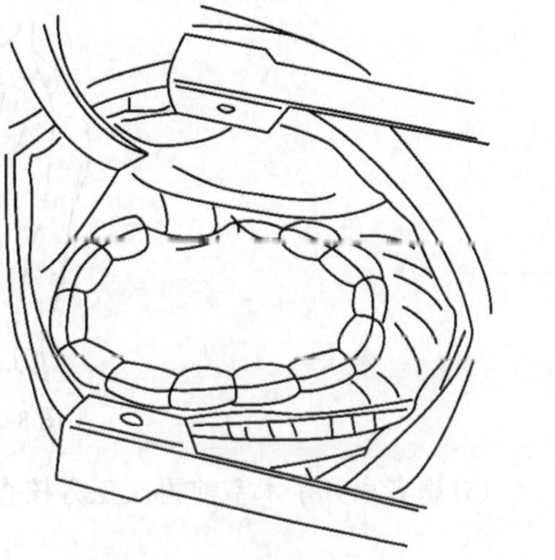
图 8-2-10　膈肌修补后

9. 冲洗胸腔，安置胸腔引流管　用温生理盐水 1000ml 冲洗胸腔，递吸引器吸尽，腋前线第 7 或第 8 肋间放置胸腔引流管、清点手术用物，备 11 号手术刀、弯止血钳 1 把、36 号胸腔硅胶引流管，9×27 三角针带 0 号丝线固定引流管。将引流管与胸腔引流瓶连接排气，巡回护士、洗手护士共同清点用物。

(四) 关胸

(1) 备肋骨闭合器、肩胛拉钩、皮肤拉钩、13×34 圆针带 1 号丝线缝合胸膜，肋骨闭合器闭合肋骨，胸膜缝合完毕之前，麻醉师做气道内加压充分膨肺后打结(图 8-2-11)。

(2) 13×24 圆针带 0 号丝线逐层缝合胸壁肌肉，巡回护士、洗手护士共同清点用物。

(3) 13×24 圆针带 2-0 丝线缝合皮下。

(4) 9×27 三角针带 3-0 丝线缝合皮肤，根据伤口的长度选择无菌粘贴敷料，引流瓶注明安置部位及安置时间(图 8-2-12)。

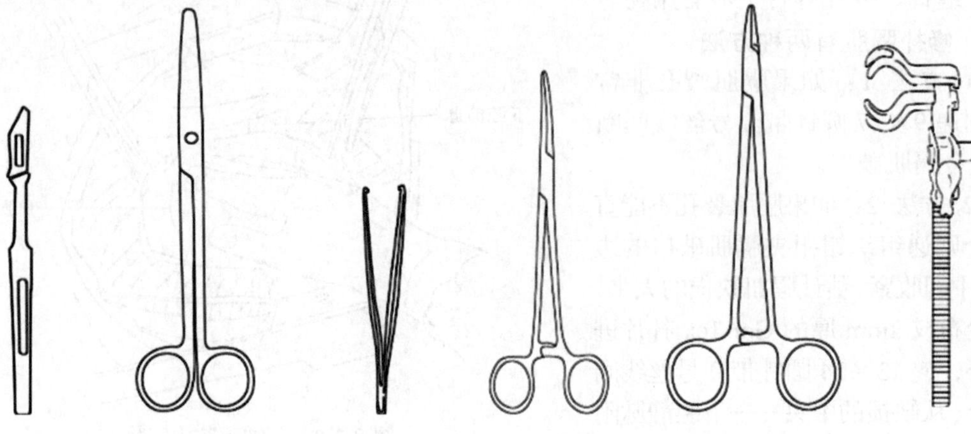

图 8-2-11 关胸阶段器械

A. 11 号刀片及刀柄；B. 线剪；C. 组织镊；D. 弯止血钳；E. 持针钳；F. 肋骨闭合器

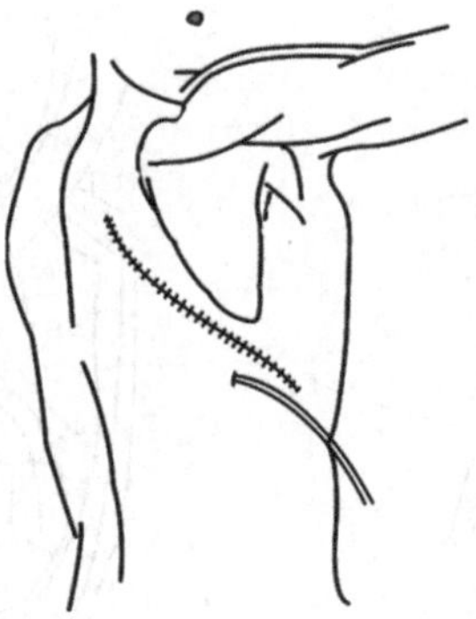

图 8-2-12 切口闭合

(5)患者离开手术室前再次三方核查，将器械分类退还清洗间并登记。

五、特殊关注点

1. 术前

(1)用 14G 的留置针建立静脉通道，补充足够的容量，积极纠正休克。

(2)吸氧、改善患者的缺氧症状。

(3)减压胃管保持通畅，减轻和缓解对胸腔的挤压。

2. 术中

(1)关注、保持术中手术用物的清晰。修补膈肌前、后及时清点所有手术用物。

(2)提前预置修补膈肌材料和缝线。

其余见第一章第六节。

(黄长琴 赵金兰 龚仁蓉)

参考文献

陈鸿义，王俊. 1997. 现代胸腔镜外科学. 北京:人民卫生出版社

丛波，赵小刚，彭传亮. 2010. 胸部微创外科技术. 济南：山东科学技术出版社

顾恺时. 2003. 胸心外科手术学. 上海:上海科学技术出版社

何建行，杨运有，陈满荫，等. 1996. 胸腔镜肺叶切除术. 中华外科杂志，34(2)：76-78

胡国强，王启松，刘京峰. 2002. 实用胸心外科手术彩色图谱. 上海：第二军医大学出版社

黄文霞，谭永琼. 2011. 图解手术室护理学. 北京:科学出版社

刘秋秋，刘小玲，龚瑞娥. 2012. 图解手术部标准工作流程. 长沙:湖南科学技术出版社

刘桐林，丁伟. 2001. 胸部疾病电视胸腔镜诊断治疗学. 天津:天津科技翻译出版公司

钱蒨健，周嫣. 2005. 实用手术室护理. 上海：上海科学技术出版社

曲家骐，高昕，滕洪，等. 2000. 胸腔镜微创外科治疗食管疾病. 中华胸心外科杂志，16(5):286-288

曲家琪，侯维平，史宁江，等. 1998. 胸腔镜外科临床应用体会. 中华胸心血管外科杂志，14(4)：193-195

佘永华，肖洪文. 2004. 系统解剖学. 成都:四川大学出版社

孙晶晶，张珣，张艳. 2011. 手术中发生压疮的相关因素及预防措施. 中国误诊学杂志，11(8):1819

孙玉鹗，初向阳. 2004. 胸外科手术学. 北京:人民军医出版社

孙玉鹗. 2009. 手术学全集. 第二版. 北京:人民军医出版社

孙育红. 2012. 手术室护理操作指南. 北京:人民军医出版社

徐志飞，孙耀昌，李建秋，等. 2004. 食管内翻拔脱术治疗食管癌. 中华胸心血管外科杂志，20：55

郑如恒. 2010. 胸外科手术步骤点评. 北京:科学技术文献出版社

周总光，赵玉沛. 2009. 外科学. 北京:高等教育出版社

朱丹，周力. 2008. 手术室护理学. 北京:人民卫生出版社

Ferguson M K. 2009. 胸外科手术图谱. 蒋仲敏，臧琦，王伟译. 北京:人民卫生出版社

Gossot D. 2011. 胸腔镜肺叶肺段切除术图解. 高文，王安兴译，上海:上海科学技术出版社

Harod C，Urschel Jr，Cooper D. 1997. 胸外科手术图谱. 贺定超，郑雪梅译. 北京：世界图书出版公司

Pearson FG. 1999. 普通胸部外科学. 赵凤瑞译. 沈阳:辽宁教育出版社